U0295211

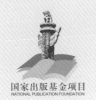

"十三五"国家重点图书出版规划项目

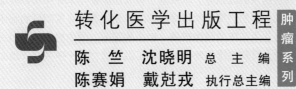

转化医学出版工程 肿瘤系列

陈　竺　沈晓明　总　主　编
陈赛娟　戴尅戎　执行总主编

Head and Neck Tumor:
Basic and Clinical Translation

头颈部肿瘤：基础与临床的转化

嵇庆海　高明　等　编著

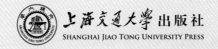

上海交通大学出版社
SHANGHAI JIAO TONG UNIVERSITY PRESS

内容提要

　　本书是"转化医学出版工程·肿瘤系列"之一，内容包括甲状腺癌、喉癌、下咽癌等头颈部肿瘤的研究与转化成果，主要介绍了头颈部肿瘤的流行病学与病因学，分子诊断、标记和分型在诊断和治疗中的应用，靶向治疗、免疫治疗、机器人手术等方法的应用和效果，以及临床诊疗路径的制订和临床试验结果的总结等。本书基于作者团队多年来在头颈部肿瘤临床和基础研究中所取得的成果，如倡导的肿瘤多学科综合诊治，作为首席专家制订的临床诊治路径、诊治指南和专家共识等转化为临床实践的成果，牵头的国际、国内的多中心相关临床试验成果等。本书可供肿瘤研究人员和临床医师参考，也可供对转化医学研究感兴趣的人员阅读。

图书在版编目（CIP）数据

　　头颈部肿瘤：基础与临床的转化／嵇庆海，高明编著．— 上海：上海交通大学出版社，2020.12
　　转化医学出版工程
　　ISBN 978-7-313-24030-9

　　Ⅰ.①头⋯　Ⅱ.①嵇⋯②高⋯　Ⅲ.①头颈部肿瘤—诊疗　Ⅳ.①R739.91

　　中国版本图书馆CIP数据核字（2020）第250353号

头颈部肿瘤：基础与临床的转化
TOUJINGBU ZHONGLIU：JICHU YU LINCHUANG DE ZHUANHUA

编　　著：嵇庆海　高　明　等				
出版发行：上海交通大学出版社		地　　址：上海市番禺路951号		
邮政编码：200030		电　　话：021-64071208		
印　　制：上海锦佳印刷有限公司		经　　销：全国新华书店		
开　　本：710mm×1000mm　1/16		印　　张：34.5		
字　　数：617千字				
版　　次：2020年12月第1版		印　　次：2020年12月第1次印刷		
书　　号：ISBN 978-7-313-24030-9				
定　　价：268.00元				

作者介绍

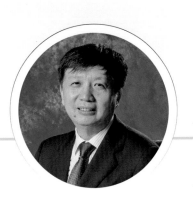

嵇庆海　主任医师、教授、博士生导师，从事头颈部肿瘤外科工作33年，擅长甲状腺癌、喉癌、下咽癌及舌癌的临床及基础研究。现任复旦大学附属肿瘤医院头颈部肿瘤多学科综合治疗组首席专家、中国抗癌协会甲状腺癌专业委员会副主任委员、中国医师协会甲状腺癌专业委员会副主任委员、上海市抗癌协会甲状腺癌专业委员会主任委员、上海医学会普外科专业委员会甲状腺学组组长、中国抗癌协会头颈肿瘤专业委员会常委、上海抗癌协会头颈肿瘤专业委员会前任主任委员、意大利内分泌外科协会荣誉会员；担任《中华耳鼻咽喉头颈外科杂志》《中华外科杂志》《中华肿瘤杂志》《中国医学科学院学报》《肿瘤》《中国癌症杂志》以及 *Chinese Medical Journal*、*Medicine*、*World Journal of Surgical Oncology*、*Oncotargets and Therapy* 等杂志的编委及审稿专家。主持国家科学基金面上项目4项，上海市科委重大项目、上海市基础研究重大项目及上海市重中之重项目多项，参编《肿瘤外科手术学》《现代肿瘤学》《外科学》《口腔颌面头颈部肿瘤生物学》等多部学术专著；发表论文50余篇，其中SCI收录论文30余篇，国内权威期刊论文10余篇。

作者介绍

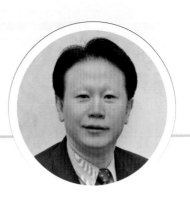

高　明　主任医师、教授、博士生导师。现任天津医科大学肿瘤医院副院长、国家肿瘤临床医学研究中心副主任、甲状腺颈部肿瘤学科带头人、中国抗癌协会头颈肿瘤专业委员会主任委员、中国抗癌协会甲状腺癌专业委员会前任主任委员、中国抗癌协会理事会理事、中华医学会肿瘤学分会副主任委员、中华医学会肿瘤学分会甲状腺专业委员会主任委员、天津市抗癌协会甲状腺癌专业委员会主任委员。

主要从事各型甲状腺癌的临床及基础研究工作，倡导甲状腺癌多学科综合诊治策略。他在传承天津医科大学肿瘤医院头颈外科传统特色的同时，不断完善发展甲状腺外科的专业理念与规范。在临床上，以甲状腺癌功能性外科治疗为重点，包括功能性和微创甲状腺外科，中晚期甲状腺癌、甲状腺癌多功能性和超多功能颈淋巴结清除术，颈动脉外科，全喉和各种部分喉切除术，以及口腔颌面肿瘤、涎腺肿瘤的切除及整形修复。同时，他对各型甲状腺癌的分子病因、分子遗传易感性、分子分型、分子和临床流行病学等基础研究也有较深的造诣；牵头国内大多数甲状腺癌药物 Ⅰ～Ⅳ 期临床试验，包括国际/国内多中心相关试验。

享受国务院特殊津贴，被评为天津市首批海河医学学者、天津市"甲状腺癌精准诊疗131创新人才团队"学术带头人、天津市"131人才工程"第一层次人选，担任国家科技进步奖、国家自然科学基金评审专家；主持国家自然科学基金面上项目2项，承担天津市重点攻关项目等各级课题10余项；荣获中国抗癌协会科技进步奖二等奖、中华医学会科技进步奖三等奖、天津市科技进步奖二等奖和三等奖、天津市科技发明奖二等奖等10余项科技奖励；在各级期刊发表论文150余篇，其中SCI收录论文48篇，总影响因子超过200分。主编《头颈肿瘤学》(第3版)和《甲状腺肿瘤学》，参编《头颈肿瘤学》《新编头颈肿瘤学》《肿瘤手术学》《简明肿瘤学》《头颈、颅内及椎管肿瘤》《临床肿瘤学》等近20部专著及教材。担任 *Thyroid*（中文版）副主编及10余种期刊的执行编委、编委和审稿专家。

2010年牵头国内专家制定了中国首部《分化型甲状腺癌诊治指南》；同时作为首席专家制定了《卫生部甲状腺癌临床诊治路径》；2012年作为共同主编制定《中国甲状腺结节和分化型甲状腺癌诊治指南》；2016年牵头制定了《甲状腺微小乳头状癌诊断与治疗中国专家共识》，并推出英文版发行；2017年牵头制定了《甲状腺癌血清标志物临床应用专家共识》，并于国内外率先推出该共识；牵头制定了《甲状腺外科ERAS中国专家共识(2018版)》，对我国甲状腺癌整体诊治水平的提高与规范起到重要的推动作用。

转化医学出版
工程丛书

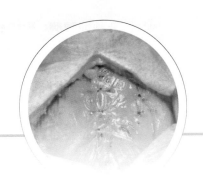

曾益新　国家健康卫生委员会,中国科学院院士

赵春华　中国医学科学院/北京协和医学院,教授

赵玉沛　中国医学科学院/北京协和医学院,中国科学院院士

钟南山　广州医科大学附属第一医院,中国工程院院士

学术秘书

王一煌　上海交通大学系统生物医学研究院,教授

本书编委会

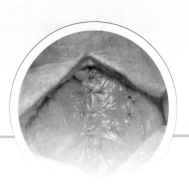

主　编

嵇庆海　复旦大学附属肿瘤医院

高　明　天津医科大学附属肿瘤医院

副主编

王玉龙　复旦大学附属肿瘤医院

郑向前　复旦大学附属肿瘤医院

王　宇　复旦大学附属肿瘤医院

编委会名单（以姓氏汉语拼音排序）

安常明　中国医学科学院肿瘤医院

陈立波　上海交通大学附属第六人民医院

樊友本　上海交通大学附属第六人民医院

房居高　首都医科大学附属同仁医院

高　明　天津医科大学附属肿瘤医院

关海霞　广东省人民医院（广东省医学科学院）

郭　晔　同济大学附属东方医院

胡超苏　复旦大学附属肿瘤医院

嵇庆海　复旦大学附属肿瘤医院

李　超　四川省肿瘤医院

李端树　复旦大学附属肿瘤医院

李新营　中南大学湘雅医院

梁新华　四川大学华西口腔医学院

林岩松　北京协和医院

刘　鸣　　哈尔滨医科大学附属第二医院

刘天润　中山大学附属肿瘤医院

刘学奎　中山大学附属肿瘤医院

卢忠武　复旦大学附属肿瘤医院

陆嘉德　复旦大学附属肿瘤医院

罗全勇　上海交通大学附属第六人民医院

施秉银　西安交通大学第一附属医院

孙国华　复旦大学附属肿瘤医院

孙团起　复旦大学附属肿瘤医院

王　宇　　复旦大学附属肿瘤医院

王玉龙　复旦大学附属肿瘤医院

魏文俊　复旦大学附属肿瘤医院

吴　毅　　复旦大学附属肿瘤医院

向　俊　　复旦大学附属肿瘤医院

肖海鹏　中山大学附属第一医院

徐　伟　　山东第一医科大学附属省立医院

叶　蕾　　上海交通大学附属瑞金医院

殷德涛　郑州大学第一附属医院

于　洋　　天津医科大学附属肿瘤医院

詹维伟　上海交通大学附属瑞金医院

张　彬　　北京大学肿瘤医院

郑　莹　　复旦大学附属肿瘤医院

郑向前　天津医科大学附属肿瘤医院

朱永学　复旦大学附属肿瘤医院

总　序

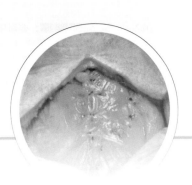

　　多年来,生物医学研究者与患者间存在着隔阂,而这些患者可能从生物医学研究成果中受益。一方面,无数罹患癌症等疾病的患者急切盼望拯救生命的治疗方案;另一方面,许多重要的基础科学发现缺乏实际应用者。近期涌现的转化医学旨在连接基础研究与临床治疗结果,优化患者治疗,提升疾病预防措施。

　　转化医学将重要的实验室发现转变为临床应用,通过实验室研究阐释临床疑问,旨在惠及疾病预测、预防、诊断和治疗。转化医学的终极目标是开发更为有效的预防和治疗方案,促进临床预后和健康水平。因此,无论对患者还是大众,转化医学是以人为本的医学实践。

　　在过去三十年中,中国居民的生活条件、饮食和营养、卫生保健系统都得到了巨大的发展。然而,随着经济增长和社会快速发展,卫生保健系统面临多种问题。中国具有复杂的疾病谱:一方面,发展中国家常见的感染性疾病仍是中国沉重的负担;另一方面,发达国家常见的慢性病也成为中国致死致残的主要原因。中国的卫生保健系统面临巨大的挑战,须举全国之力应对挑战。中国正在深化改革,促进居民的福祉。转化医学的发展将促进疾病控制,有助于解决健康问题。

　　转化医学是多学科项目,综合了医学科学、基础科学和社会科学研究,以促进患者治疗和预防保健措施,其拓展了卫生保健服务领域。因此,全球各方紧密合作对于转化医学的发展至关重要。

　　为了加强国际合作,为基础、转化和临床研究工作者提供交流与相互扶持的平台,我们发起编纂"转化医学出版工程"系列图书。该系列图书以原创和观察性调查为特色,广泛涉及实验室、临床、公共卫生研究,提供医学各亚专业最新、实用的研究信息,开阔读者从实验室到临床和从临床到实验室的视野。

"转化医学出版工程"系列图书与"转化医学国家重大科技基础设施（上海）"紧密合作，为医师和转化医学研究者等对快速发展的转化医学领域感兴趣的受众提供最新的信息来源。作为主编，我热忱欢迎相关领域的学者报道最新的从实验室到临床的研究成果，期待该系列图书能够促进全球知识传播，增进人类健康。

2015年5月25日

前 言

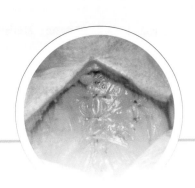

　　转化医学（translational medicine）是将基础医学研究和临床治疗连接起来的一种新的思维方式。它是近些年来国际医学健康领域出现的新概念，同个性化医学（personalized medicine）、可预测性医学（predictive medicine）等一同构成系统医学（systems medicine，包括系统病理学、系统药物学、系统诊断与综合治疗等）的体系。

　　20世纪末，美国国立卫生研究院（National Institutes of Health, NIH）每年的研究经费高达200多亿美元。但美国人却在追问，发明了那么多新技术，积累了那么多新知识，发表了那么多高水平论文，为什么人们的健康状况并没有得到显著改善。由此，NIH提出了转化医学的概念，旨在让基础知识向临床治疗转化，促进诊疗水平的提升。转化医学的主要目的就是要打破基础医学与药物研发、临床及公共卫生之间的固有屏障，在其间建立起直接关联；从实验室到病床，把基础研究获得的知识成果快速转化为临床和公共卫生方面的防治新方法。转化医学致力于弥补基础实验研发与临床和公共卫生应用之间的鸿沟，为开发新药品、研究新的治疗方法开辟出了一条具有革命性意义的新途径。转化医学是"从实验室到临床"的一个连续、双向、开放的研究过程。

　　头颈部肿瘤的涵盖范围较广。本书主体将病种锁定于甲状腺肿瘤和头颈部的喉癌和下咽癌等鳞状细胞癌的研究和转化方面。谈"转化医学"容易，但具体形成转化的成果和实践很难，尤其是头颈部肿瘤既往受到的研究资助较少，产生的研究结果有限。所谓"巧妇难为无米之炊"，无研究谈何转化，因此我们在寻找编委的时候，以近些年获得国家自然科学基金资助的研究者和国内在头颈部肿瘤相关领域具有较大影响力的学者作为主要依据，根据基金资助课题进行相关领域的外延，选择一个相对固定的课题范围作为撰写内容，希望各位研究者可以展示自己的研究成果，尤其是希望看到我们中国人自己的数据，同时也将相关领域国内外的进展进行综述，以及预测将来转化的可能性等。除此之外，我们也尽可能联系了头颈部肿瘤学界有较高影响力的学者，在部分领域进行了研究成果的展示。

随着国家对转化医学重视程度的提高，头颈部肿瘤的转化医学研究也将获得重视。而我国目前这方面的研究尚处于起步阶段，更为突出的是，国内各研究者之间缺乏合作，多中心研究开展困难。因此，我们希望本书的编写仅仅是一个开始，通过本书的编写，让国内有志于从事头颈部肿瘤转化医学研究的医师和研究者相互联系、协作，对每一个独立的研究进行系统的梳理和整合，最终获得更多的转化成果造福患者。

正如其他肿瘤一样，转化医学所呈现的结果，势必会随着医学的发展而过时，有些甚至可能会最终被证明是错误的，或者是伪命题。但这些并不影响这个方向或者课题曾经值得研究的价值和它所代表的一个研究过程。本书所呈现的内容和结果，受制于人们对医学认识的限制，尤其是仍然处于转化阶段的认识不充分的本质所限定，我们必须以批判的眼光进行审视，甚至谨慎地加以应用。这一切都是本书出版的目的，将现阶段我国在头颈部肿瘤转化医学研究的现状和成果进行阶段性总结，对课题、方向和研究队伍进行梳理，对未来的研究方向和潜能进行深入挖掘。

最后，感谢上海交通大学出版社和各位作者的付出，更要感谢各级基金对研究课题的支持和广大研究者的努力，没有这些努力，本书不可能出版。

复旦大学附属肿瘤医院　嵇庆海

天津医科大学附属肿瘤医院　高　明

目 录

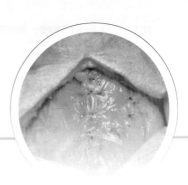

第一篇　甲状腺癌

第二篇　头颈部鳞状细胞癌

第一章

甲状腺癌的流行病学与病因学

郑 莹 沈 洁

甲状腺癌是中国最常见的肿瘤之一，占全部恶性肿瘤的5.12%。在过去的几十年中，其发病率呈逐年攀升的趋势。甲状腺癌发病率的急剧增长主要归因于甲状腺乳头状癌，尤其是甲状腺微小乳头状癌发病率的急剧升高，这种情况部分是由超声诊断技术的发展与普及引起的。甲状腺癌在甲状腺结节中的发现率为5%～10%，甲状腺结节的发病率与年龄、性别、放射线接触史和家族史等因素有关，其中碘摄入量对甲状腺结节的发病率有非常重要的影响，有研究表明甲状腺结节的发病率随碘摄入量的减少而增加。甲状腺癌的发生可能与某些癌基因和抑癌基因的突变、激活、抑制及缺失等有关。

［通信作者］ 郑莹，Email: zhengying@fudan.edu.cn

第一节　甲状腺癌的流行病学

甲状腺癌是内分泌系统和头颈部肿瘤中最常见的恶性肿瘤，是育龄妇女常见的癌症之一。按甲状腺癌的组织来源分，95%来源于甲状腺滤泡上皮细胞，包括分化型和未分化型；还有极少一部分来源于甲状腺滤泡旁C细胞，即髓样癌。分化型甲状腺癌（differentiated thyroid cancer, DTC）又包括乳头状癌和滤泡状癌，预后较好。

近年来，甲状腺癌在全球的发病率有逐年上升的趋势。美国国立癌症研究所（National Caner Institute, NCI）2017年报告的美国癌症发病和死亡数据显示，在2004—2015年期间，美国甲状腺癌的发病率以每年3.8%的速度增长，而甲状腺癌的病死率则以每年0.7%的速度增长。近年来，我国甲状腺癌的发病率也呈明显上升趋势，尤其是在沿海城市，甲状腺癌的发病率以年均4%的幅度上升，是增长速度最快的恶性肿瘤之一。

一、甲状腺癌的全球分布情况

甲状腺癌的发病率在全球的分布差异十分显著。2018年，全球共新发甲状腺癌567 233例，发病率为7.4/10万，其中高收入国家发病率为17.0/10万，远高于低收入国家的1.1/10万。北美洲、大洋洲、拉丁美洲和欧洲是全世界甲状腺癌高发的地区，非洲地区则发病率低。

2018年，全球甲状腺癌死亡病例共41 071例，死亡率为0.5/10万。从全球范围来看，非洲、南美洲、大洋洲地区甲状腺癌患者的死亡率较高，而北美洲、欧洲、亚洲地区的死亡率较低。其中发达国家甲状腺癌患者的死亡率为0.6/10万，是发展中国家（0.9/10万）的2/3。根据《2018中国肿瘤登记年报》数据显示，2005—2015间中国甲状腺癌患者的病死率约0.3%。

甲状腺癌的发病率在不同国家之间差异更加明显。世界上甲状腺癌发病前十的国家有：韩国（60.7/10万）、塞浦路斯（21.0/10万）、加拿大（19.5/10万）、波多黎各（18.8/10万）、法属波利尼西亚（16.9/10万）、新喀里多尼亚（16.6/10万）、美国（14.5/10万）、土耳其（14.3/10万）、哥斯达黎加（13.5/10万）及以色列（13.4/10万）。大多数非洲国家的发病率极低。

世界各地甲状腺癌患者死亡率与发病率水平并不完全一致，中高收入国家的发病率较高，但是死亡率却低于低收入国家。

二、中国甲状腺癌的流行现状

1. 甲状腺癌的发病率

根据《2018中国肿瘤登记年报》，2015年全国肿瘤登记地区甲状腺癌的发病率为13.17/10万。在性别方面，甲状腺癌的发病率存在巨大差异。男性发病率为6.25/10万；女性发病率远高于男性，是男性发病率的3.2倍，发病率为20.28/10万。城市发病率高于农村。农村地区甲状腺癌发病率为8.15/10万，中国人口年龄别标化发病率（简称"标化发病率"）为6.86/10万，世界人口标化发病率为6.06/10万；城市甲状腺癌发病率为农村地区的2倍以上，粗率为18.59/10万，中国人口标化发病率为15.33/10万，世界人口标化发病率为13.25/10万。

2. 甲状腺癌患者的死亡率

根据《2018中国肿瘤登记年报》，2015年全国肿瘤登记地区甲状腺癌患者的死亡率为0.58/10万，中国人口标化死亡率为0.36/10万，世界人口标化死亡率为0.35/10万。男性死亡率为0.44/10万，女性死亡率为0.73/10万，女性死亡率是男性的1.7倍左右。农村地区甲状腺癌患者的死亡率为0.50/10万，城市的死亡率为0.66/10万，城市是农村的1.3倍左右。

3. 甲状腺癌组织学类型分布

根据原发肿瘤的组织学特点可以将甲状腺癌分为甲状腺乳头状癌（papillary thyroid carcinoma, PTC）、甲状腺滤泡状癌（follicular thyroid carcinomas, FTC）、甲状腺髓样癌（medullary thyroid carcinoma, MTC）、低分化型甲状腺癌（pooly differentiated thyroid carcinoma, PDTC）及甲状腺未分化癌（anaplastic thyroid carcinoma, ATC），其中PTC和FTC起源于甲状腺滤泡细胞，属于DTC，占甲状腺癌的90%。病理分型与疾病预后密切相关，PTC、FTC及MTC患者的20年病死率分别为1%～2%、10%～20%及25%～50%，分化更差的甲状腺癌患者的5年病死率达90%。

我国开展全死因和癌症登记工作的地区较少，缺乏连续性、有代表性的全国肿瘤病理类型登记资料。以上海市居民为例，2002—2010年的登记资料表明，PTC始终是甲状腺癌主要的病理类型，男性和女性构成比分别从2002年的53.85%和65.99%，上升至2010年的86.50%和88.82%。从2002—2010年上海市甲状腺癌不同性别病理分型别标化发病率变化来看（见表1-1-1），2007—2010年，男性和女性的PTC、FTC以及女性的MTC标化发病率均高于2002—2006

表1-1-1　2002—2010年上海市市区居民甲状腺癌病理类型别标化发病率变动

分性别病理分型	2002—2006年 发病率(1/10万)	2007—2010年 发病率(1/10万)	百分比变化(%)
男性			
乳头状癌(PTC)	1.57	4.38	179*
微小癌	0.01	0.23	2 200*
滤泡状癌(FTC)	0.10	0.22	120*
髓样癌(MTC)	0.09	0.06	−33
未分化癌(ATC)	0.01	0.00	几乎无变化
其他分型	0.59	0.48	−19
女性			
乳头状癌(PTC)	5.81	14.16	144*
微小癌	0.01	0.75	740*
滤泡状癌(FTC)	0.24	0.60	150*
髓样癌(MTC)	0.06	0.14	133*
未分化癌(ATC)	0.00	0.01	几乎无变化
其他分型	1.62	1.20	−26*

注：* $P < 0.05$。百分比变化表示2007—2010年发病率与2002—2006年发病率比较。

年,男性PTC增幅达179%,男性FTC增幅为120%;女性PTC增幅达到了144%。值得注意的是,PTC的亚型之一微小癌,2007—2010年男性和女性的标化发病率均远高于2002—2006年。

4. 甲状腺癌发病的年龄差异

以上海市区1981—2010年甲状腺癌发病数据为例,男性发病率在2002—2010年上升速度较快,年度变化百分比为111.73%。最大的年度变化百分比区间均为2002—2010年,其中男性为59.89%,女性为76.88%;65岁及以上人群甲状腺癌发病率呈上升趋势,男性和女性甲状腺癌发病率平均年度变化百分比分别为13.62%和26.20%,两者差异有统计学意义($P < 0.05$)。30年间,上海市区人群甲状腺癌高危年龄组存在变化。男性高危年龄组在1981—2007年

是45～64岁组和≥65岁组,2008年以后仅为45～64岁组;女性高危年龄组在1981—2001年主要是20～44岁和45～64岁组,2002—2004年为45～64岁和≥65岁组,2005年以后仅为45～64岁组。

5. 甲状腺癌发病趋势的变化

以上海市为例,在1981—2010年间市区男性、女性的甲状腺癌标化发病率均呈上升趋势,平均每年分别上升7.71%($95\% CI$: 6.50%～8.95%)和7.05%($95\% CI$: 4.97%～9.18%),两者差异无统计学意义($P>0.05$)。相同时间段内,女性发病水平均高于男性,标化发病率是男性的2.59倍(1984—1986年)和4.09倍(2005—2007年)(见表1-1-2)。1981—2001年男性甲状腺癌发病率年度变化百分比为2.82%($95\% CI$: 1.84%～3.82%),2001—2010年为19.43%($95\% CI$: 15.66%～23.32%),2001年后上升速度较之前更快。女性表现出与男性类似的上升趋势,1983—2003年年度变化百分比为5.71%($95\% CI$: 4.89%～6.54%),高于男性相近时期(1981—2001年)的年度变化百分比。

第二节　甲状腺癌发病的危险因素

目前,对于甲状腺癌发病的危险因素研究还没有统一的结论,普遍认为甲状腺癌的发病受性别、年龄、种族等多种因素影响,而相关的病因包括家族史、辐射、激素、良性甲状腺状态、肥胖及胰岛素抵抗等因素。

一、家族史

有甲状腺癌家族史者,发生肿瘤的可能性较大。一级亲属甲状腺癌病史是甲状腺癌的高危因素,一、二级亲属和一般人群的患病率差异有统计学意义,存在"一级亲属>二级亲属>一般人群"的规律;而且随着亲属级别的降低,患病率也逐级下降。

二、辐射

甲状腺位于颈前区浅表部位,且具有很强的摄碘、聚碘能力。因此,甲状腺较其他器官更容易受辐射影响。迄今为止,辐射暴露是甲状腺癌最确定的危险

表1-1-2 上海市区1981—2010年甲状腺癌年龄别发病率（1/10万）变动趋势

组 别	1981—1983年	1984—1986年	1987—1989年	1990—1992年	1993—1995年	1996—1998年	1999—2001年	2002—2004年	2005—2007年	2008—2010年	平均年度变化百分比（%，95% CI）
男性											
0~19岁	0.26	0.05	0.00	0.21	0.00	0.34	0.05	0.24	0.36	0.71	75.95 (−53.35~563.66)
20~44岁	0.87	0.86	0.85	1.06	1.15	1.57	1.46	2.15	3.94	8.35	30.69 (21.56~40.50)
45~64岁	1.35	1.79	2.38	2.19	2.06	2.63	2.71	4.46	6.43	12.13	24.47 (15.04~34.67)
≥65岁	1.91	2.83	2.03	3.51	3.63	3.10	4.23	5.17	5.47	6.76	13.62 (9.20~18.61)
合计	0.94	1.07	1.1	1.34	1.37	1.74	1.81	2.9	4.46	8.72	
女性											
0~19岁	1.25	1.36	0.57	0.62	1.03	1.07	1.83	1.33	1.41	2.11	7.86 (−1.82~18.50)
20~44岁	3.35	2.77	4.00	5.22	6.89	8.47	8.50	8.59	13.34	23.43	22.82 (17.09~28.96)
45~64岁	4.61	4.02	3.92	5.93	6.46	6.30	8.52	13.60	25.75	41.79	30.72 (20.89~41.35)
≥65	2.36	2.49	2.47	2.89	3.67	4.06	6.44	10.66	13.46	16.68	26.20 (19.69~33.07)
合计	3.15	2.77	3.10	4.10	5.10	5.75	6.76	9.15	15.76	26.91	
男性	0.83	0.86	0.85	1.06	0.98	1.29	1.29	1.95	2.56	5.99	
女性	2.45	2.23	2.36	3.17	3.69	4.12	4.7	6.19	10.46	18.1	

因素。儿童和青少年时期暴露于辐射会增加患甲状腺癌的风险。受辐射时年龄越小，患甲状腺癌的风险越大。

切尔诺贝利核爆炸事故导致大量碘泄漏，受污染地区甲状腺癌发病率激增，尤以儿童及青少年为主，这个时期的细胞分裂明显快于成人而使其对辐射暴露更为敏感。辐射暴露时年龄每增加10岁，其患甲状腺癌的相对危险度（relative risk, RR）降低56%。在广岛和长崎原子弹爆炸的幸存者中也出现与年龄相关发病风险的类似情况。15岁以下者甲状腺癌的发病风险及甲状腺结节类型可能与辐射的剂量相关。有研究表明，辐射剂量≤20 Gy时，甲状腺癌发病风险与射线接触剂量呈线性增长。观察日本3 087例原子弹爆炸后的幸存者（受辐射时年龄均＜10岁）发现，童年时暴露于原子弹辐射的幸存者对甲状腺结节的辐射效应在62～66年后依然存在，且结节类型与辐射剂量有关；1 Gy的优势比值比（odds ratio, OR）：恶性肿瘤为4.40，良性结节为2.07，囊肿为1.11。

有研究表明，医学诊疗过程中的辐射暴露可能会增加甲状腺癌的发病风险。病例-对照研究证实，牙齿X线片检查增大了甲状腺癌的患病风险（$OR=2.1$, 95% CI: 1.4～3.1）。此外，还有文献中提到喉、头、颈部的CT扫描，甲状腺受到15.2～52 mGy辐射当量，可能使暴露人群的甲状腺癌发病率上升到39/10万。与未接受放疗相比，接受放疗可增加第二原发甲状腺癌发病的危险。然而，目前对于医学诊疗过程中的辐射暴露是否会引起甲状腺癌并无定论。研究发现，使用核素^{131}I诊断甲状腺疾病并不引起甲状腺癌的发病率升高，但是使用核素^{131}I治疗甲状腺功能亢进症却可导致甲状腺癌的发病风险升高。

头颈部恶性肿瘤的放疗同样可增加儿童甲状腺癌的发病风险。新近有研究还指出，牙齿X线检查也可增加甲状腺癌的发病风险。对此，美国甲状腺协会建议在进行牙齿X线检查时需进行甲状腺防辐射保护。对于上述不同结论，目前一般认为医学诊疗过程中的辐射暴露是否增加甲状腺癌的发病风险主要取决于辐射暴露的剂量，辐射剂量较大的检查或治疗具有引起甲状腺癌的潜在风险，尤其是对儿童及青少年患者应尽可能给予甲状腺防辐射保护或者尽可能减少辐射剂量。

三、激素

1. 促甲状腺激素水平

研究表明促甲状腺激素（thyroid stimulating hormone, TSH）水平高是DTC的独立危险因素。不同研究中TSH水平正常值参考范围略有不同，大致分布在

0.28～5.6 mIU/L，在正常血清TSH水平范围内，DTC发病风险随着血清TSH水平升高而升高。DTC的高危人群包括血清TSH水平高于正常和处于正常高值的甲状腺结节患者，应增加其随访频率。

2. 雌激素

流行病学研究显示，女性甲状腺癌的发病率明显高于男性，提示雌激素可能与甲状腺癌发生有关。进一步研究发现，雌激素对甲状腺癌的影响主要通过雌激素受体（estrogen receptor, ER）（分为2个亚基：ERα和ERβ）起作用。甲状腺癌的ERα/ERβ比例较正常甲状腺组织明显增加；雌激素激活ERα促进甲状腺癌细胞生长，而与ERβ结合后抑制甲状腺癌细胞生长；除雌激素自身外，其代谢产物也可影响甲状腺癌细胞的增殖。

四、桥本甲状腺炎

桥本甲状腺炎（Hashimoto thyroiditis, HT）又称慢性淋巴细胞性甲状腺炎，系自身免疫病。有许多学者报道，HT可以引起PTC发病率增加。美国回顾性分析约翰·霍普金斯医院百余年手术病理记录，发现在过去20年中，HT与PTC的相关性显著增加，PTC合并HT发生率明显高于多结节性甲状腺肿合并HT发生率，差异具有统计学意义（7.7% *vs* 2.5%，$P < 0.000\ 1$）。这与于亚静等的研究结论一致。一些基础研究也提示这两种疾病存在关联。有研究发现，在HT、PTC中均有磷脂酰肌醇3-激酶（phosphatidylinostid 3-protein kinase B, PI3K/AKT）通路分子表达。该通路与肿瘤形成相关，且这种表达在两者合并存在时高于单纯PTC，患病风险增加了约3倍。HT患者血清中多存在高滴度的甲状腺球蛋白抗体（thyroglobulin autibody, TgAb），高滴度TgAb患者其PTC的发病率较低滴度TgAb患者高。另有学者报道，HT与PTC发病率无关。还有文献报道，2010年之前HT与PTC关系的文献均为回顾性分析，为避免回顾性分析的内在偏倚，作者进行前瞻性研究，发现甲状腺结节合并HT与不合并HT的恶性率相似，甚至更低。土耳其的一项研究显示，769例HT患者中PTC占2%（$n=4$），这种低发病率可能是群体差异。有回顾性研究报道，未发现甲状腺癌发病率的增加与HT相关。

五、良性甲状腺状态

良性甲状腺状态是指结节性甲状腺肿、甲状腺腺瘤或甲状腺炎等良性甲状腺疾病。原有研究表明,良性甲状腺状态是甲状腺癌的危险因素,与甲状腺癌发病率升高相关。上海交通大学医学院附属瑞金医院内分泌科团队的最新研究成果表明,甲状腺癌不是从良性结节演变而来,80%的甲状腺癌与24.3%的良性结节具有特殊的突变基因。同时,与其他恶性肿瘤相比,绝大多数PTC的突变基因数目较少,在遗传进化上提示恶性程度并不是很高。两者在遗传进化上完全不相关,甲状腺癌更倾向于从正常甲状腺直接发展而来,而不是之前认为的先变成良性结节,再进一步演变成甲状腺癌。

六、肥胖及胰岛素抵抗

近年来,许多流行病学调查证实肥胖与甲状腺癌的发病风险增加有关。例如,美国学者长期随访研究发现,男性腰围＞102 cm、女性腰围＞88 cm与甲状腺癌发病风险增高相关;体重指数(body mass index, BMI)≥30 kg/m^{2}者的甲状腺癌发病风险约是正常人的2倍。此外,18~35岁的男性,体重增加≥10 kg者的甲状腺癌发病风险高于体重增加＜5 kg者。另一项研究以年龄作为时间度量建立模型,经教育程度、种族、婚姻状况等对比例风险模型进行调整,发现BMI与甲状腺癌的罹患风险在男性和女性中均呈正相关性。

近期有研究显示,胰岛素抵抗可能与高分化甲状腺癌(well differentiated thyroid carcinoma, WDTC)相关。胰岛素可以调节甲状腺的基因表达,有刺激甲状腺细胞增殖、分化及转化的作用,故高胰岛素血症可能对甲状腺癌的发病起一定作用。虽然目前胰岛素抵抗、高胰岛素血症与甲状腺癌的关系并不十分确切,但近年来肥胖、胰岛素抵抗已成为全世界的流行病,不能排除肥胖、胰岛素抵抗等代谢紊乱造成甲状腺癌发病率增加的可能,因此有待进一步研究证实。

七、TgAb 水平

高水平的TgAb可作为DTC的独立预测因素,血清TgAb水平越高,DTC的发病风险也越高。于振乾等的研究结果显示,DTC组的TgAb阳性率为23.6%,明显高于正常组的12.6%;且随着TgAb水平的升高,DTC的发病率也呈现相应的上升趋势。其他学者研究也发现,TgAb水平与甲状腺癌发病风险呈正相关。有些学者建议,对血清TgAb长期持续高水平的患者应怀疑恶变可能,需加强随访。

八、碘摄入量

碘是合成甲状腺激素必不可少的微量元素。碘摄入量与甲状腺疾病间呈现"U"形曲线的关系，碘摄入量过低、过高都会影响甲状腺的形态及其功能。有研究指出，纠正碘缺乏可能使甲状腺癌的亚型转换为恶性程度较低的类型，还可减少人群甲状腺肿的发病。而甲状腺肿是甲状腺癌的主要危险因素，纠正碘缺乏可能间接降低甲状腺癌发病的风险。

有文献中提到，碘缺乏是甲状腺癌的危险因素，特别是FTC，也可能是ATC的危险因素。这一结论基于以下依据：① 碘缺乏动物实验结果一致表明，碘缺乏增加了甲状腺癌的发生（主要是FTC）。② 可能的发病机制：缺碘对TSH的慢性刺激引发甲状腺癌。③ 对比加碘前后的数据，结果一致显示加碘减少了FTC和ATC的发生。④ 尸体解剖研究发现，微小癌的高比例与低碘摄入有关。

对于高碘是否会增加甲状腺癌的发病，目前结论不一。有研究表明，高剂量碘可促进抗凋亡蛋白Bcl-xL表达，抑制促凋亡蛋白p21表达，从而促进甲状腺癌细胞增殖。还有研究显示，黄骅（水源性高碘地区）地区居民自1993年起即开始食用加碘食盐，1994—2004年共发现甲状腺癌23例，且全部为PTC，年均发病率高达19.37/10万，提示在碘过量地区补碘可能对甲状腺癌发病起一定的促进作用。而有些学者却认为，碘摄入量高对甲状腺有一定的保护作用，主要影响PTC的发生。细胞实验发现，高浓度碘可抑制PTC B2-7细胞的增殖，促进其凋亡。同时，研究发现，日本人偏爱富含碘的藻类食物，其消耗量约是西方国家的25倍，但其良、恶性乳腺病和前列腺癌发病率均低于西方人，提示高碘可能具有抗氧化及抗肿瘤细胞的作用。有荟萃分析表明，适当多摄入碘（≥ 300 μg/d）或经常食用海鱼能够降低甲状腺癌的发病风险，可能是甲状腺癌的保护因素。

因此，目前尚未有足够明确的科学证据表明食盐加碘或者碘摄入过量与甲状腺癌的发生有直接关系。关于碘摄入量改变前后甲状腺癌发病率的人群研究，需严格控制混杂因素，谨慎解释其结果。因多数研究结果除受碘摄入量不同的影响外，还受其他因素的影响，如辐照量、肥胖、污染以及饮食习惯等。两者的关系还需更充分的流行病学及基础研究证实。

综上所述，辐射暴露和甲状腺癌的家族史是罹患甲状腺癌较明确的危险因素。年龄、性别、肥胖、术前血清TSH水平、血清TgAb值、良性甲状腺状态、HT、碘摄入过量等与甲状腺癌有较密切的关联。良性甲状腺结节以及甲状腺结节的大小和数目与患甲状腺癌的风险无明显相关性。甲状腺癌是一种多因素疾病，关注甲状腺癌的危险因素,可以有效预防甲状腺癌的发生,为术前对甲状腺结节性质的诊断提供依据,为临床治疗方案提供一定的参考。

---------------------------- 参 考 文 献 ----------------------------

［ 1 ］ Berrington de Gonzalez A, Curtis R E, Kry S F, et al. Proportion of second cancers attributable to radiotherapy treatment in adults: a cohort study in the US SEER cancer registries［J］. Lancet Oncol, 2011, 12(4): 353−360.

［ 2 ］ Bray F, Ferlay J, Soerjomataram I, et al. Global cancer statistics 2018: GLOBOCAN estimates of incidence and mortality worldwide for 36 cancers in 185 countries［J］. CA Cancer J Clin, 2018, 68 (6): 394−424.

［ 3 ］ La Vecchia C, Malvezzi M, Bosetti C, et al. Thyroid cancer mortality and incidence: a global overview［J］. Int J Cancer, 2015, 136(9): 2187−2195.

［ 4 ］ Morris L G, Tuttle R M, Davies L. Changing trends in the incidence of thyroid cancer in the United States［J］. JAMA Otolaryngol Head Neck Surg, 2016, 142(7): 709−711.

［ 5 ］ Siegel R L, Miller K D, Jemal A. Cancer statistics［J］. CA Cancer J Clin, 2019, 69(1): 7−34.

［ 6 ］ Siegel R L, Miller K D, Jemal A. Cancer statistics［J］. CA Cancer J Clin, 2020, 70(1): 7−30.

［ 7 ］ Thun M J. Schottenfeld and Fraumeni cancer epidemiology and prevention[M]. 4ed. England: Oxford University Press, 2018: 839−860.

［ 8 ］ Wang J, Yu F, Shang Y, Ping Z, Liu L. Thyroid cancer: incidence and mortality trends in China, 2005−2015［J］. Endocrine, 2020, 68(1): 163−173.

［ 9 ］ Wild C, Weiderpass E, Stewart B. World cancer report 2020[M]. Lyon: WHO Press, 2020: 310−322.

［10］ 陈玉恒、郭兰伟、张玥,等.中国2008年甲状腺癌发病、死亡和患病情况的估计及预测［J］.中华疾病控制杂志,2014,18（3）: 200−202.

［11］ 高明.国内甲状腺癌的临床关注焦点与现状分析［J］.中国肿瘤临床,2010,37（16）: 901−904.

［12］ 赫捷.2018中国肿瘤登记年报［M］.北京: 人民卫生出版社,2019.

［13］ 李建周、金勇君、刘欣,等.血清促甲状腺素水平与甲状腺癌发病的相关性［J］.中华肿瘤杂志,2011,33（12）: 921−924.

［14］ 李田军、林岩松、梁军,等.分化型甲状腺癌相关基因的研究进展［J］.中华肿瘤防治杂志,2011,18（11）: 896−900.

［15］ 刘玉琴、张书全、陈万青,等.中国2003—2007年甲状腺癌发病死亡现状及流行趋势分析［J］.中华流行病学杂志,2012,33（10）: 1044−1046.

［16］ 罗胜兰、俞敏、龚巍巍.甲状腺癌的流行现况及其危险因素［J］.中国预防医学杂志,2013（14）: 317−322.

［17］ 史良凤、关海霞、李玉妹,等.术前血清促甲状腺素水平与甲状腺结节良恶性关系的研

究［J］.中华内分泌代谢杂志,2010,26（3）: 213-214.

［18］ 王溪,王战建.雌激素及抗雌激素药物与甲状腺癌［J］.中华内分泌代谢杂志,2014,30（12）: 1128-1129.

［19］ 王瑶琪,孟宪瑛,孙旭,等.甲状腺癌相关基因的研究进展［J］.中国医学文摘耳鼻咽喉科学,2016,31（4）: 202-205.

［20］ 吴艺捷.甲状腺癌已成为严重的公共健康问题［J］.中华内分泌代谢杂志,2015,31（1）: 1-3.

［21］ 肖海鹏,洪澍彬,喻爽.甲状腺癌流行趋势及其影响因素［J］.内科理论与实践,2013,5（6）: 383-386.

［22］ 叶艳,赵树君,李永梅,等.不同浓度碘对乳头状甲状腺癌B2-7细胞增殖和凋亡的影响［J］.国际内分泌代谢杂志,2013,33（6）: 370-372.

［23］ 于振乾,单忠艳,滕卫平,等.体内较高水平的TgAb可能是分化型甲状腺癌发生的高风险因素［C］.中华医学会第十二次全国内分泌学学术会议论文汇编,2013: 155.

［24］ 翟建敏,原韶玲.甲状腺癌危险因素研究进展［J］.中华肿瘤防治杂志,2012（19）: 791-795.

［25］ 周峰,吴春晓,郑莹,等.1981—2010年上海市市区甲状腺癌的发病趋势［J］.环境与职业医学,2015,32（11）: 997-1002.

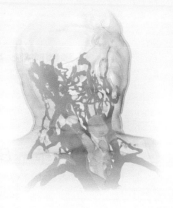

第二章

甲状腺癌的分子病因学

郑向前　只璟泰　高　明

在甲状腺癌发病率上升及构成比改变的同时,甲状腺癌的研究和治疗也还存在一定问题。电离辐射是唯一已知致癌机制,而其他致癌机制仍不明确。分化型甲状腺癌(DTC)目前的主要治疗方式包括手术治疗、放射碘治疗以及促甲状腺激素(TSH)抑制治疗,但是由于DTC的早、晚期两极分化现象十分明显,这些治疗手段对于局部晚期或发生远处转移患者的治疗效果并不理想。肿瘤常侵及周围重要结构,如喉、气管、会厌、食管及颈部重要血管,或发生肺、脑、骨等转移,手术难以彻底切除。DTC的临床生物学特性决定了其对放射治疗(放疗)和化学治疗(化疗)均不敏感,30%～40%的晚期甲状腺乳头状癌(PTC)应用[131]I治疗效果也不明显;甲状腺癌低分化型(PDTC)及未分化型(ATC)的恶性程度较高,目前仍然缺乏有效治疗手段。随着分子生物学技术的发展以及甲状腺癌研究在基因水平上的不断深入,已发现多种基因与甲状腺癌的发生、发展及预后相关,对其早期诊断、个体化治疗理念和预后判断有十分深远的影响,因此,我们有理由相信基因辅助诊断及其相关治疗将逐渐成为肿瘤防治中的重要组成部分。

[通信作者] 高明,Email: gming68@yahoo.com.cn

第一节 *BRAF*基因与甲状腺癌的关系

*BRAF*基因最早在1988年尤文肉瘤中发现，并因该基因与C-RAF和A-RAF具有很高的同源性而得名。*BRAF*基因位于7号染色体，是RET和RAS的下游信号分子，参与RAS-RAF-丝裂原活化的细胞外信号调节激酶（mitogen extracellular signal-regulated kinase, MEK）-细胞外信号调节激酶（extracellular signal-regulated kinase, ERK）-丝裂原活化蛋白激酶（mitogen activation protein kinase, MAPK）途径的信号转导。近年来也有学者发现，*BRAF*基因及其下游分子可与多条信号通路发生交叉关联，从而引起细胞生物学行为的广泛恶变。*BRAF*基因突变在甲状腺乳头状癌（PTC）发生、发展中的作用机制是研究的热点问题，目前认为，*BRAF*突变与肿瘤细胞增殖、侵袭及迁移、抗凋亡、免疫逃逸、血管及淋巴管形成、碘抵抗以及去分化等在内的多种细胞恶性表型改变相关，可促使正常细胞向癌细胞转化并增强癌细胞的存活能力。有学者认为，*BRAF*突变可激活TGF-β-smad3通路抑制钠碘同向转运体（Na/I symporter, NIS）表达，从而引起甲状腺癌细胞摄取、浓聚和利用碘功能的异常。这可以部分解释存在*BRAF*突变的甲状腺癌通常在核素扫描中显示为冷结节的现象，以及部分携带该基因突变的患者放射性碘治疗无效的原因。Husain等认为，*BRAF*突变可促使ATC分泌包括血管内皮生长因子（vascular endothelial growth factor, VEGF）A、C以及白细胞介素-6（interleukin-6, IL-6）在内的多种炎症因子。这些炎性因子的分泌可促使肿瘤细胞周围血管及淋巴管的形成，产生适于肿瘤生长的微环境，从而作为解释ATC患者早期即可出现恶病质的关键。在动物模型实验中，*BRAF*突变对甲状腺癌生物学行为的影响也得到验证。携带有*BRAF* V600E基因突变的裸鼠可形成DTC；在促甲状腺激素（TSH）血清含量较高的情况下，携带有*BRAF* V600E基因的小鼠病情发展迅速，预后较差。其机制可能为*BRAF* V600E基因可被p53基因依赖的致癌基因介导的衰老因子（oncogene-induced senescence, OIS）遏制，而高水平TSH可破坏该平衡，使OIS对*BRAF* V600E的抑制作用失效。

*BRAF*基因突变在PTC以及甲状腺良性肿瘤中较为常见。目前，主流研究认为甲状腺癌中*BRAF*基因突变率为29%～83%。Koziolek和Binczak-Kuleta等发现，在结节性甲状腺肿患者中，有8.2%（7/85）的患者可检测出*BRAF*突变；而

在PTC中，有47.8%（87/126）的患者存在*BRAF*突变，且*BRAF*突变与肿瘤的多灶性及侵袭性相关，提示预后不良。Lee等的荟萃分析认为，*BRAF*突变与PTC的组织学亚型、甲状腺外侵袭、临床晚期显著相关，而与患者的种族、年龄、性别等无关，上述发现都充分说明了*BRAF*突变是PTC预后的重要分子标志物。部分学者认为，*BRAF V600E*突变和PTC的复发无明显相关性，不能作为预测肿瘤复发的危险因素。有研究通过对233例PTC患者，中位随访年龄长达7.5年的研究发现，*BRAF*突变的状态与肿瘤复发及患者的无病生存率均没有关联。也有研究报道，*BRAF V600E*突变虽然在短期/中期内，会增加侵袭性和不良后果的风险，但是*BRAF V600E*突变不能独立预测PTC患者的不良预后。因此，在临床实践中不宜把它作为预后标志物。关于*BRAF V600E*和PTC患者临床预后的关系目前仍争议较大，需要进一步的研究来验证。

术前对*BRAF*基因进行检测有利于手术方案的个体化选择，有利于避免不必要的颈部中央淋巴结清扫。*BRAF*突变还具有十分重要的诊断价值。超声引导的细针抽吸活检（fine-needle aspiration biopsy, FNAB）是术前初步诊断甲状腺结节性质的"金标准"，但仍然有20%～30%的甲状腺结节不能确诊。一项荟萃分析认为，*BRAF V600E*突变联合细胞学检查将提高FNAB的灵敏度。近年来，以*BRAF*为靶点的酪氨酸激酶抑制剂（tyrosine kinase inhibitor, TKI）的临床应用正在逐步开展，其中包括以维罗非尼、达拉非尼为代表的选择性*BRAF*抑制剂。维罗非尼（PLX4032）对甲状腺癌的疗效仍不理想，这可能与肿瘤细胞耐药以及其他信号通路的反馈性激活相关。因此，新型靶向药物的研发以及其他靶向药物与维罗非尼的联用也将成为将来甲状腺癌治疗和研究的重点。

第二节　*RET*基因与甲状腺癌的关系

*RET*癌基因发现于1985年，因其具有转化小鼠NTH/3T3细胞的能力而被发现。*RET*基因定位于染色体10q11，含21个外显子，全长约60 kb，编码跨膜酪氨酸激酶受体，其配体为神经胶质细胞系源性的神经营养因子，包括ART urtimin、N1N微中子（neutrin）、persephin（PSP）和胶质细胞源性神经营养因子（glial cell linederived neurotrophic factor, GDNF）4种。该受体的结构与表皮生长因子、胰岛素受体等结构类似，并高度表达于滤泡旁细胞中，参与调节细胞分化、迁移、增殖、生长、存活和凋亡。

一、基因重排

*RET*基因重排是甲状腺肿瘤发生中的早期事件，特征性表现为*RET*基因的酪氨酸激酶与5′末端的异源基因融合，其机制为：当RET/PTC激活后，RET/PTC与连接蛋白生长因子受体结合蛋白2（growth factor receptor-bound protein 2, GRB2）和鸟苷酸交换因子（RAS/Rac guanine nucleotide exchange factor, SOS）结合，然后依次激活下游分子蛋白如RAS、BRAF以及MEK和ERK等，从而激活整个MAPK信号通路，而该信号通路对肿瘤细胞的分裂、凋亡至关重要。在15种RET/PTC重排中，最常见的是与H4融合的RET/PTC1和与ELEI融合形成的RET/PTC3，约占全部突变的90%，其中又以RET/PTC1型最为常见。有研究认为，超过90%的甲状腺癌存在*RET*基因重排，而PTC与之关系最为密切，是特异性基因。近期研究表明，在家族性或散发性甲状腺髓样癌（MTC）中也可发现此种重排。

*RET*基因重排与电离辐射史、年龄以及性别等显著相关。年龄小于18岁以及电离辐射史与RET/PTC3密切相关；在无电离辐射史的人群中，女性患者较男性患者更易发现RET/PTC1阳性。RET/PTC在不同地区和人群中的分布也存在较大差异。在中国大陆人群中*RET*基因重排较为少见，有学者在中国大陆选择63名PTC患者进行筛查，仅发现1名患者存在*RET*基因重排。而1999年日本的一项研究发现，RET/PTC3是日本PTC中最常见的基因重排形式。近期研究认为，测量方法上的不同对*RET*基因重排发生率的检出也可造成显著影响。检测*RET*基因重排对于PTC的诊断具有一定意义。对于FNAB报告为边缘型恶性组织学特征的微小乳头状甲状腺结节或者不确定细胞类型的患者来说，RET/PTC的检出可能成为其重要的诊断依据。联合检测BRAF和RET/PTC，可提高分子标志物检测的灵敏度。*RET*基因重排不仅可以作为诊断标志物，还是靶向药物治疗的潜在靶点。Ruan等研究表明，在携带RET/PTC1重排的PTC细胞中，卡博替尼和索拉非尼能显著影响细胞增殖，细胞周期阻滞和信号转导通路，并增强放射碘相关基因的表达，诱导甲状腺癌的再分化。

二、基因突变

*RET*基因外显子8、10、11、13、14、15、16均有突变可能，尤以16号外显子突变所占比例最高。*RET*基因突变与MTC关系最为密切，是MTC发病的分子病因学基础，而在甲状腺滤泡状癌（FTC）及甲状腺未分化癌（ATC）中均很少

发现,提示*RET*基因突变对MTC尤其是家族性MTC的筛查和诊断有特定的意义。包括DNA单链多态性分析、DNA的扩增或限制性酶切等在内的一系列检测方法可为MTC患者家族成员提供安全有效的DNA检测。如果分子生物学检测确认存在*RET*基因突变,应长期随访或实施预防性的甲状腺切除术。同时家系中非突变基因携带者也可免除患病的忧虑和重复进行肿瘤相关检测的费用。此外,另有研究证实*RET*基因突变与多发性内分泌腺肿瘤综合征(multiple endocrine neoplasia, MEN)Ⅱ型(Ⅱa和Ⅱb)关系密切。

第三节 其他基因与甲状腺癌的关系

一、*RAS*基因

*RAS*基因与人类肿瘤密切相关的基因成员有三类:N-*ras*、H-*ras*和K-*ras*,分别定位在1、11和12号染色体上。RAS蛋白位于细胞膜内侧,将上皮生长因子受体(epidermal growth factor receptor, EGFR)通路的信号传递到MAPK通路,参与细胞的生长、代谢、增殖、运动以及肿瘤微环境(tumor microenviroment)生成。有研究显示,上述3种*RAS*基因突变在FTC、滤泡亚型乳头状甲状腺癌(follicular variants of papillary thyroid carcinoma, FVPTC)、PDTC以及ATC出现的频率分别为36%、26.5%、55%和52%,并以N-*ras*基因出现的频率更高。而另有国外文献显示,在90%的MTC患者中可检出*RET*基因、H-*ras*基因和K-*ras*基因突变中的其中一种。有学者根据*RAS*基因突变常可在DTC的去分化区域以及PDTC中检出,推测*RAS*基因突变与甲状腺癌去分化有关;而Garcia-Rostan等认为*RAS*基因突变型PDTC远处转移率较高,其他研究也证实61号密码子突变的N-*ras*与FTC远处转移相关。尽管如此,由于FTC、PDTC以及ATC患病率较低、患者随访时间普遍较短以及包括良性结节性病变在内的大多数甲状腺肿瘤皆可检出*RAS*基因突变,*RAS*基因突变与预后的关系还需进一步研究。

二、*TP*53基因

*TP*53基因位于17q31,含有10个内含子和11个外显子,其所编码的p53蛋白在监控细胞周期G_1期DNA损伤、维持细胞正常生长、抑制恶性增殖过程中起

重要作用,被称作细胞内的"基因卫士"。*TP53*基因突变好发于外显子5～9,但其功能异常大多由编码异常蛋白引起。在各种侵袭性较高的PTC亚型(柱状细胞-高细胞亚型等)、PDTC和ATC中可检出p53蛋白异常或*TP53*基因突变,而正常甲状腺组织以及甲状腺滤泡腺瘤、慢性甲状腺炎等良性病变中不会检出;在98%的PTC患者中*TP53*基因正常,因此可认为*TP53*基因与甲状腺癌去分化有关,可以作为提示预后不良的重要指标。*TP53*基因突变或p53蛋白异常不仅可用于判断预后,还为甲状腺癌的个体治疗提供了新的方向。近年来,Garufi等发现小分子Zn(Ⅱ)-curc可使甲状腺癌细胞中的p53蛋白恢复活性从而增加化疗药物的抗肿瘤活性,为治疗甲状腺癌药物的研究提供了新的思路。

三、*PAX8-PPARγ* 融合基因

该基因是由甲状腺特异性转录蛋白PAX8与配体应答性核内受体型转录因子过氧化物酶体增殖物激活受体(peroxisome proliferator-activated recepor, PPARγ)融合而成,其表达产物PPFP是一种癌蛋白,可抑制野生型*PPARγ*功能从而促进细胞增殖、抑制细胞凋亡,并促进细胞DNA的合成。有研究认为,30%～35%的FTC可检出该融合基因,而在FVPTC中该融合基因的检出率可达37.5%。由于该种融合基因的mRNA及其蛋白产物检测结果在滤泡状腺瘤及结节性甲状腺肿中均为阴性,而甲状腺腺瘤与FTC有时难以鉴别,检测甲状腺结节样本是否存在该融合基因有助于临床判断及决策。PPAR γ 激动剂吡格列酮治疗携带该融合基因的转基因小鼠的甲状腺癌有确切疗效,因此认为吡格列酮对融合基因阳性的甲状腺癌患者也有一定疗效。

四、*TERT*启动子突变

端粒酶反转录酶(telomerase reverse transcriptase, TERT)是端粒酶的催化亚单位,是端粒酶活性的主要限制因子。人类*TERT*基因位于染色体5p15.33,其结构由一个包含330个碱基的启动子区,16个外显子以及15个内含子组成。*TERT*启动子突变在多种恶性肿瘤中均可发现,并可在FTC以及部分PTC中检出。该突变可增加端粒酶活性,而端粒酶可在每次细胞分裂后保留端粒的长度。因此,该突变在细胞的永生和肿瘤化中扮演重要角色。*TERT*启动子突变有2处突变位点,分别位于基因转录起始端上游-124 bp(chr5: 1, 295, 228C＞T)以及-146 bp(chr5: 1, 295, 250C＞T)处。该突变在具有高侵袭性的FTC及PTC中

更为多见,并与高风险临床病理特点密切相关,常提示预后不良。在PTC中,该突变可与 BRAF、RAS 突变等其他原癌基因突变联合出现,在癌症的发生和发展中具有协同作用。有研究认为,TERT 启动子突变和 BRAF 突变均与PTC高细胞亚型相关,单独的 BRAF 突变不能作为判断预后的指标,而 TERT 启动子突变可明确提示预后不良。BRAF 突变与 TERT 启动子联合突变具有一定的协同作用,其中一种作用机制为:BRAF 突变激活了MAPK信号通路,并上调ETS的表达,而ETS转录因子可以与 TERT 启动子突变产生的新位点相结合,从而上调 TERT 的表达,而 TERT 的高表达最终将促进甲状腺癌的发展。虽然在PTC与FTC中,TERT 启动子突变常提示预后不良,但在甲状腺微小癌中,单独 TERT 启动子突变并不能提示预后。综上,TERT 启动子突变在甲状腺癌中起重要作用,其对甲状腺癌的发生、发展及预后有一定的预测作用,其在甲状腺癌中的具体作用及其作用机制值得进一步探讨。

近年来,发现还有 Gadd45γ、PTEN、NIS、EGFR、Trk、Bcl-2族、p27、p16、cyclin D1、人类胰岛素-胰高血糖素瘤克隆20(insulinoma-glucagonoma clone 20,IG20)、视网膜母细胞瘤(retinoblastoma, Rb)基因及垂体瘤转化基因(pituitary tumor transforming gene, PTTG)等均被证明与甲状腺癌的发生、发展及预后显著相关。Prasad等利用微阵列分析找出75种可用于检测结节良恶性的基因,从中筛选出14种基因进一步检测。结果发现,MRC2、HMGA2 及 SFN 联合检测有助于甲状腺结节良恶性的判断,具有临床应用价值。IG20基因在甲状腺癌组织及IG20和FRO细胞系中存在高表达。IG20敲除后的WRO细胞对肿瘤坏死因子相关凋亡诱导配体(tumor necrosis factor-related apoptosis-inducing ligand, TRAIL)介导的凋亡更加敏感。这些结果表明,在甲状腺癌细胞中的磷酸化IG20是一个重要的TRAIL抵抗因子,下调或磷酸化IG20可以加强对TRAIL介导凋亡的敏感性。近年来,国外文献报道 STRN/ALK 基因融合与电离辐射引起的成人型PTC有关,而克唑替尼可用来治疗 ALK 基因重排阳性的ATC伴肺转移患者,为甲状腺癌的治疗提供了新的治疗方向。

回顾国内外文献可以看出,相关基因突变以及多基因联合作用是甲状腺癌形成及发展的重要危险因素之一。这些基因将对甲状腺癌的诊断、预后判断以及治疗产生十分深远的影响,基因诊断及治疗逐渐成为肿瘤个体化治疗中的重要组成部分。然而,目前对甲状腺癌有关基因的研究尚有许多不明确的地方,部分基因的作用机制以及对甲状腺癌预后的影响还不明确。另有部分基因虽被证明与甲状腺癌的发生、发展有关,但应用价值较低,还需一一甄别。以部分相关基因作为新靶点开发出来的药物有不良反应较为严重、疗效不稳定等缺陷,还需进行改进与甄选。因此，随着当前精准医学时代的来临，甲状腺癌相关基因的研究前景广阔，我们有理由相信随着分子生物学技术的迅猛发展和人类对甲状腺癌发病机制认识的不断深入，基因诊断以及基因治疗将成为甲状腺癌诊疗的重要组成部分。

-------------------------------- 参 考 文 献 --------------------------------

［1］ Agrawal N, Jiao Y, Sausen M, et al. Exomic sequencing of medullary thyroid cancer reveals dominant and mutually exclusive oncogenic mutations in RET and RAS［J］. J Clin Endocrinol Metab, 2013, 98(2): 364-369.

［2］ Au A Y, McBride C, Wilhelm K G, et al. PAX8-peroxisome proliferator-activated receptor gamma(PPARgamma) disrupts normal PAX8 or PPARgamma transcriptional function and stimulates follicular thyroid cell growth［J］. Endocrinology, 2006, 147(1): 367-376.

［3］ Azouzi N, Cailloux J, Cazarin J M, et al. NADPH oxidase NOX4 is a critical mediator of BRAF V600E-induced downregulation of the sodium/iodide symporter in papillary thyroid carcinomas［J］. Antioxid Redox Signal, 2017, 26(15): 864-877.

［4］ Castro P, Rebocho A P, Soares R J, et al. PAX8-PPARgamma rearrangement is frequently detected in the follicular variant of papillary thyroid carcinoma［J］. J Clin Endocrinol Metab, 2006, 91(1): 213-220.

［5］ de Biase D, Gandolfi G, Ragazzi M, et al. TERT promoter mutations in papillary thyroid microcarcinomas［J］. Thyroid, 2015, 25(9): 1013-1019.

［6］ Dettmer M S, Schmitt A, Steinert H, et al. Tall cell papillary thyroid carcinoma: new diagnostic criteria and mutations in BRAF and TERT［J］. Endocr Relat Cancer, 2015, 22(3): 419-429.

［7］ Dobson M E, Diallo-Krou E, Grachtchouk V, et al. Pioglitazone induces a proadipogenic antitumor response in mice with PAX8-PPARgamma fusion protein thyroid carcinoma［J］. Endocrinology, 2011, 152(11): 4455-4465.

［8］ Enewold L, Zhu K, Ron E, et al, Rising thyroid cancer incidence in the United States by demographic and tumor characteristics, 1980-2005［J］. Cancer Epidemiol Biomarkers Prev, 2009, 18(3): 784-791.

［9］ French C A, Alexander E K, Cibas E S, et al. Genetic and biological subgroups of low-stage follicular thyroid cancer［J］. Am J Pathol, 2003, 162(4): 1053-1060.

［10］ Gandolfi G, Sancisi V, Piana S, et al. Time to re-consider the meaning of BRAF V600E mutation in papillary thyroid carcinoma［J］. Int J Cancer, 2015, 137(5): 1001-1011.

［11］ Garcia-Rostan G, Zhao H, Camp R L, et al. RAS mutations are associated with aggressive tumor phenotypes and poor prognosis in thyroid cancer［J］. J Clin Oncol, 2003, 21(17): 3226-3235.

［12］ Garufi A, D'Orazi V, Crispini A, et al. Zn(II)-curc targets p53 in thyroid cancer cells［J］. Int J Oncol, 2015, 47(4): 1241-1248.

［13］ Godbert Y, Henriques de Figueiredo B, Bonichon F, et al. Remarkable response to crizotinib in woman with anaplastic lymphoma kinase-rearranged anaplastic thyroid carcinoma［J］. J Clin Oncol, 2015, 33(20): e84−87.

［14］ Gregory P J, Wang X, Allard B L, et al. The PAX8/PPARgamma fusion oncoprotein transforms immortalized human thyrocytes through a mechanism probably involving wild-type PPARgamma inhibition［J］. Oncogene, 2004, 23(20): 3634−3641.

［15］ Guerra A, Zeppa P, Bifulco M, et al. Concomitant BRAF(V600E) mutation and RET/PTC rearrangement is a frequent occurrence in papillary thyroid carcinoma［J］. Thyroid, 2014, 24(2): 254−259.

［16］ Guo H Q, Zhao H, Zhang Z H, et al. Impact of molecular testing in the diagnosis of thyroid fine needle aspiration cytology: data from mainland China［J］. Dis Markers, 2014, 2014: 912182.

［17］ Hamatani K, Mukai M, Takahashi K, et al. Rearranged anaplastic lymphoma kinase(ALK) gene in adult-onset papillary thyroid cancer amongst atomic bomb survivors［J］. Thyroid, 2012, 22(11): 1153−1159.

［18］ Howell G M, Hodak S P, Yip L. RAS mutations in thyroid cancer［J］. Oncologist, 2013, 18(8): 926−932.

［19］ Husain A, Hu N, Sadow P M, et al. Expression of angiogenic switch, cachexia and inflammation factors at the crossroad in undifferentiated thyroid carcinoma with BRAF(V600E)［J］. Cancer Lett, 2016, 380(2): 577−585.

［20］ Ikawa S, Fukui M, Ueyama Y, et al. B-raf, a new member of the raf family, is activated by DNA rearrangement［J］. Mol Cell Biol, 1988, 8(6): 2651−2654.

［21］ Jang E K, Song D E, Sim S Y, et al. NRAS codon 61 mutation is associated with distant metastasis in patients with follicular thyroid carcinoma［J］. Thyroid, 2014, 24(8): 1275−1281.

［22］ Kim N W, Piatyszek M A, Prowse K R, et al. Specific association of human telomerase activity with immortal cells and cancer［J］. Science, 1994, 266(5193): 2011−2015.

［23］ Koziolek M, Binczak-Kuleta A, Stepaniuk M, et al. Frequency assessment of BRAF mutation, KRas mutation, and RASSF1A methylation in nodular goitre based on fine-needle aspiration cytology specimens Ocena czestosci wystepowania mutacji genow BRAF, KRas oraz［J］. Endokrynol Pol, 66(5): 384−393.

［24］ Lee J H, Lee E S, Kim Y S. Clinicopathologic significance of BRAF V600E mutation in papillary carcinomas of the thyroid: a meta-analysis［J］. Cancer, 2007, 110(1): 38−46.

［25］ Levine A J, Oren M. The first 30 years of p53: growing ever more complex［J］. Nat Rev Cancer, 2009, 9(10): 749−758.

［26］ Liu X, Qu S, Liu R, et al. TERT promoter mutations and their association with BRAF V600E mutation and aggressive clinicopathological characteristics of thyroid cancer［J］. J Clin Endocrinol Metab, 2014, 99(6): E1130−1136.

［27］ Melo M, da Rocha A G, Vinagre J, et al. TERT promoter mutations are a major indicator of poor outcome in differentiated thyroid carcinomas［J］. J Clin Endocrinol Metab, 2014, 99(5): E754−765.

[28] O'Grady T J, Gates M A, Boscoe F P. Thyroid cancer incidence attributable to overdiagnosis in the United States 1981-2011[J]. Int J Cancer, 2015, 137(11): 2664-2673.

[29] Park J Y, Kim W Y, Hwang T S, et al. BRAF and RAS mutations in follicular variants of papillary thyroid carcinoma[J]. Endocr Pathol, 2013, 24(2): 69-76.

[30] Pelizzo M R, Dobrinja C, Casal Ide E, et al. The role of BRAF(V600E) mutation as poor prognostic factor for the outcome of patients with intrathyroid papillary thyroid carcinoma[J]. Biomed Pharmacother, 2014, 68(4): 413-417.

[31] Prasad N B, Kowalski J, Tsai H L, et al. Three-gene molecular diagnostic model for thyroid cancer[J]. Thyroid, 2012, 22(3): 275-284.

[32] Putti T C, Bhuiya T A. Mixed columnar cell and tall cell variant of papillary carcinoma of thyroid: a case report and review of the literature[J]. Pathology, 2000, 32(4): 286-289.

[33] Ruan M, Liu M, Dong Q, et al. Iodide-and glucose-handling gene expression regulated by sorafenib or cabozantinib in papillary thyroid cancer[J]. J Clin Endocrinol Metab, 2015, 100(5): 1771-1779.

[34] Sahpaz A, Önal B, Yeşilyurt A, et al. BRAF(V600E) Mutation, RET/PTC1 and PAX8-PPAR Gamma Rearrangements in Follicular Epithelium Derived Thyroid Lesions-Institutional Experience and Literature Review[J]. Balkan Med J, 2015, 32(2): 156-166.

[35] Soares P, Cameselle-Teijeiro J, Sobrinho-Simoes M. Immunohistochemical detection of p53 in differentiated, poorly differentiated and undifferentiated carcinomas of the thyroid[J]. Histopathology, 1994, 24(3): 205-210.

[36] Song Y S, Lim J A, Choi H, et al. Prognostic effects of TERT promoter mutations are enhanced by coexistence with BRAF or RAS mutations and strengthen the risk prediction by the ATA or TNM staging system in differentiated thyroid cancer patients[J]. Cancer, 2016, 122(9): 1370-1379.

[37] Su X, Jiang X, Xu X, et al. Diagnostic value of BRAF(V600E)-mutation analysis in fine-needle aspiration of thyroid nodules: a meta-analysis[J]. OncoTargets Ther, 2016, 9: 2495-2509.

[38] Su X, Li Z, He C, et al. Radiation exposure, young age, and female gender are associated with high prevalence of RET/PTC1 and RET/PTC3 in papillary thyroid cancer: a meta-analysis[J]. Oncotarget, 2016, 7(13): 16716-16730.

[39] Sun J, Zhang J, Lu J, et al. BRAF V600E and TERT promoter mutations in papillary thyroid carcinoma in Chinese patients[J]. PloS One, 2016, 11(4): e0153319.

[40] Tsuda T, Tokinobu A, Yamamoto E, et al. Thyroid Cancer Detection by Ultrasound Among Residents Ages 18 Years and Younger in Fukushima, Japan: 2011 to 2014[J]. Epidemiology, 2016, 27(3): 316-322.

[41] Xue J, Jia X, Li J, Gao R, et al. Description of the thyroid hormone resistance syndrome illustrated by such a case, which had two different carcinomas and was mistreated with iodine-131[J]. Hell J Nucl Med, 2015, 18(3): 247-251.

[42] Zhang Y, Sui F, Ma J, et al. Positive feedback loops between NrCAM and major signaling pathways contribute to thyroid tumorigenesis[J]. J Clin Endocrinol Metab, 2017, 102(2): 613-624.

［43］ Zhu Z, Ciampi R, Nikiforova M N, et al. Prevalence of RET/PTC rearrangements in thyroid papillary carcinomas: effects of the detection methods and genetic heterogeneity［J］. J Clin Endocrinol Metab, 2006, 91(9): 3603-3610.

［44］ Zhu Z, Gandhi M, Nikiforova M N, et al. Molecular profile and clinical-pathologic features of the follicular variant of papillary thyroid carcinoma. An unusually high prevalence of ras mutations［J］. Am J Clin Pathol, 2013, 120(1): 71-77.

［45］ Zou M, Baitei E Y, Al-Rijjal R A, et al. TSH overcomes Braf(V600E)-induced senescence to promote tumor progression via downregulation of p53 expression in papillary thyroid cancer［J］. Oncogene, 2016, 35(15): 1909-1918.

［46］ 郑荣寿, 孙可欣, 张思维, 等.2015 年中国恶性肿瘤流行情况分析［J］.中华肿瘤杂志, 2019,41（1）: 19-28.

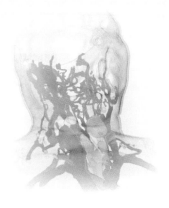

第三章

家族性非髓样甲状腺癌的易感基因

董 莉 于 洋

非髓样甲状腺癌（NMTC）是起源于甲状腺滤泡上皮细胞的恶性肿瘤，包括甲状腺乳头状癌（PTC）、甲状腺滤泡状癌（FTC）和甲状腺未分化癌（ATC），其中PTC是最常见的病理类型。有研究显示直系亲属患有滤泡上皮细胞起源的甲状腺癌患者较普通人群发生甲状腺癌的风险增加5～10倍。Robinson和Orr在1955年首次报道了有遗传倾向证据的NMTC。这类表现出NMTC家族聚集的患者被称为家族性非髓样甲状腺癌（FNMTC）。

自1955年对FNMTC的第一次描述后，将FNMTC作为一个独立的临床实体研究的报道越来越多。FNMTC是遗传性最高的癌症之一，但是目前所发现的遗传易感基因在不同家系中的可重复性比较差。因此，建议受累家系的所有一级亲属，即使无症状者也应进行仔细的病史记录、全面的体格检查以及广谱的基因筛查。预防性筛查可以帮助及早发现、及时干预，并有望提高患者及其家属的预后。尽管还存在争议，但是很多研究，包括大型队列研究，均表明FNMTC比散发性非髓样甲状腺癌（SNMTC）的侵袭性高，发病年龄早，多发性甲状腺良性结节发病率增加，肿瘤多灶性、淋巴结受累和转移、复发率高，而无病生存期短。因此，应该对FNMTC患者进行更积极的术后治疗和更严格的随访。

［通信作者］ 于洋，Email: nkyuyang@126.com

第一节　家族性非髓样甲状腺癌的发病特征

一、流行病学特点

根据目前的非髓样甲状腺癌（non-medullary thyroid carcinoma, NMTC）流行病学研究显示，5%～10%的NMTC患者为家族性。家族性非髓样甲状腺癌（familial non-medullary thyroid cancer, FNMTC）是指家族一级亲属间具有2个或2个以上甲状腺滤泡上皮细胞起源的甲状腺癌患者，并排除头颈部射线暴露史。由于某些地区甲状腺癌的高发生率，关于FNMTC的实际发病率仍有一些争议，尤其是家族中一级亲属间只有2例NMTC患者。根据Charke的研究，在具有2例NMTC患者的家系中，甲状腺癌患者属于散发性非髓样甲状腺癌（sporadic non-medullary thyroid carcinoma, SNMTC）的风险为62%～69%；在具有3个或3个以上NMTC患者的家系中，甲状腺癌患者为SNMTC的风险仅为6%。

根据报道，甲状腺癌患者发生第2种肿瘤的风险是9.0%～42.0%。Kim等在对52 103名甲状腺癌患者的随访中发现，乳腺癌、皮肤恶性肿瘤、肾癌及涎腺肿瘤等继发恶性肿瘤的风险均有上升，其中继发性乳腺癌的发生率最高，占全部继发肿瘤的35.3%。根据Lu等的报道，甲状腺癌患者继发乳腺癌的风险增加1.5倍，继发肾癌的风险增加2.0倍。有些肿瘤的发生也会增加患者发生甲状腺癌的风险，即各种肿瘤之间表现出双向促进作用。FNMTC家系中患者亲属发生乳腺癌、结肠癌、前列腺癌和符合孟德尔遗传规律的肿瘤风险为2～4倍，而甲状腺癌发生风险是8～10倍。

二、临床生物学行为

通过临床和病理学特征难以鉴别SNMTC和FNMTC，但是相较于SNMTC，FNMTC生物学行为可能表现出高侵袭的特点：患者发病年龄早，多灶、双侧发病比例高，局部浸润、淋巴结转移及腺内进展出现早，并且FNMTC患者的复发率高、无病生存期短。此外，FNMTC家系中的子代患者可能会出现"遗传早现"现象，即子代患者发病年龄提前，甚至甲状腺癌表现出更高的侵袭性。

三、与NMTC相关的家族性肿瘤综合征

FNMTC可以进一步分为非综合征类和综合征类。非综合征类FNMTC是指在一个患病家系中,患者以发生甲状腺滤泡细胞起源的恶性肿瘤为特征,不合并其他内分泌肿瘤或疾病;综合征类是指以非甲状腺肿瘤为主要特征的家族性肿瘤综合征,符合孟德尔遗传规律,如家族性腺瘤性息肉病(familial adenomatous polyposis, FAP)、多发性错构瘤综合征(multiple hamartoma syndrome, cowden syndrome)等。

1. FAP

FAP是一种常染色体显性遗传病,由位于染色体5q21上的*APC*基因的失活突变引起。FAP的多发性息肉发生在胃肠道黏膜,尤其是结肠,息肉有恶变的潜质,患者发病年龄较早。据报道,FAP家系的成员发生PTC的风险约增加10倍。这类与FAP有关的甲状腺癌在组织学上表现出典型的筛块状,多数患者发病年龄早(小于30岁),且多为女性。大多数同时患有FAP和PTC的女性患者,不仅存在*APC*基因上的胚系突变,同时具有RET/PTC体细胞突变。

2. 加德纳综合征 (Gardner syndrome)

加德纳综合征又称遗传性肠息肉综合征,是FAP的变异形式。患者的大肠息肉病与结肠外特征明显相关,如多生牙、颅骨纤维结构异常、下颌骨骨瘤、纤维瘤、上皮囊肿、视网膜色素上皮增生及上消化道错构瘤甲状腺肿瘤。甲状腺肿瘤的发病年龄早,且多为女性患者。患有该综合征的患者发生甲状腺肿瘤的整体风险约为2%。

3. 多发性错构瘤综合征

多发性错构瘤综合征是一种常染色体显性遗传病,致病基因是位于染色体10q22-23上的肿瘤抑癌基因*PTEN*。该综合征患者以发生错构瘤和其他部位的肿瘤为特征,如甲状腺癌、乳腺癌、结肠癌、子宫内膜癌和脑部肿瘤。该病最常见的皮肤外表现是甲状腺肿瘤,大约发生在2/3的患者中。

4. 沃纳综合征(成人早老症)

沃纳综合征是一种常染色体隐性遗传病,主要特点是过早老化、硬皮样皮肤改变、白内障、皮下钙化、肌肉萎缩、糖尿病和高肿瘤发生率。其致病性突变发生在*WRN*基因上,该基因位于染色体8p11-21上。沃纳综合征患者发生甲状腺癌的年龄早,主要为FTC、PTC和ATC。

5. 卡尼综合征 (Carney syndrome)

卡尼综合征主要表现为软组织黏液瘤、皮肤黏膜色素沉着(蓝痣)、神经鞘

瘤和发生在肾上腺、垂体和睾丸的肿瘤，是由位于染色体17q24上的 *PRKAR1* 基因突变引起的常染色体显性遗传病。甲状腺疾病在卡尼综合征患者中也很常见（约11%的患者），包括腺瘤样增生或 PTC 和 FTC。

6. 林奇综合征 (lynch syndrome)

林奇综合征又称遗传性非腺瘤性结肠癌（hereditary non-polyposis colorectal cancers, HNPCC），属于常染色体显性遗传病。其致病性突变发生在错配修复基因（*MMR*），包括 *MSH6*、*MSH2*、*MLH*1、*PMS*2 等。*MMR* 基因编码蛋白通过纠正 DNA 复制过程中出现的碱基错配阻止突变的发生，而 *MMR* 基因发生变异会导致编码蛋白功能缺陷，无法及时修复 DNA 损伤，而大大增加肿瘤的发生率。林奇综合征患者发生多种肿瘤的风险升高，例如，结肠癌为40%～80%、子宫内膜癌为25%～60%、卵巢癌为4%～24%和胃癌为1%～13%。已有林奇综合征患者中发现甲状腺癌的报道。Rein 的报道显示一例携带 *MSH2* 基因突变的林奇综合征女性患者，有结肠性腺瘤病史且患有 ATC，其甲状腺癌组织经免疫组织化学法检测结果显示 MSH2 和 MSH6 蛋白表达缺失。目前，针对 FNMTC 家系的胚系突变研究中，37.1%的胚系突变位点发生在错配修复基因上。

第二节　家族性非髓样甲状腺癌的遗传学研究

在分子水平上，人们对 FNMTC 这种独特综合征的遗传基础知之甚少。与原癌基因 *RET* 的胚系点突变导致的遗传性 MTC 不同的是，FNMTC 的致病基因尚未明确。FNMTC 的多样性表达提示特异性致病基因可能导致甲状腺癌易感倾向。随着分子遗传学新技术的出现，已经发现了一些潜在的 FNMTC 基因位点。另外，还有学者调查研究了不同的 miRNA 和端粒、端粒酶在 FNMTC 遗传易感中的作用。

一、易感位点

有一些研究采用微卫星标记方法，针对信息完善、有多个成员患病的大家系进行了全基因组连锁分析，发现了一些潜在位点，同时也排除了一些被认为与 FNMTC 易感性相关的重要基因。

研究发现的第一个与 FNMTC 可能相关的基因是 *MNG1*，位于染色体14q31

上。该研究的对象是一个包含18例多发性甲状腺结节（multinodular goiter, MNG）患者和2例NMTC患者的加拿大家系。单体型分析与连锁分析的数据一致，显示该家系是一个常染色体显性遗传模式。为了验证这一发现，研究者在其他几个家系中重复进行了连锁分析。该基因在患有MNG的家系中得到了证实，但是在其他FNMTC家系中并没有发现相关的证据，提示该基因与FNMTC的发病可能无关，或者它可能只是小部分伴有MNG的FNMTC患者的发病原因。另一种解释是，MNG1位点上可能含有MNG而非FNMTC的致病基因。

法国NMTC协会对一个由6例MNG和3例NMTC患者组成的法国家系的研究发现，伴有嗜伊红细胞增多的甲状腺肿瘤的基因座位于染色体19p132上。TCO基因长达2Mb，通过增加更多的标记和更多的有嗜酸性肿瘤患者的家系，进一步将其精确到一个1.6 Mb的区段。最初推测TCO基因仅与这种合并嗜伊红细胞增多的FNMTC相关。然而，对22个FNMTC家系进行连锁分析时发现，其中1个家系与TCO基因有关联，但是这个家系中的患者仅患有甲状腺癌而不伴有嗜伊红细胞增多。重要的是，在之后的独立性研究中也发现了FNMTC与TCO基因的关联。另外，对其他家系的分析发现了TCO基因与2q21上的NMTC1基因相互作用的证据，同时携带有这2个易感基因突变的患者发生NMTC的风险将会增加。

fPTC/PRN的首次发现是在一个美国家系患者的1q21染色体上。这个家系中有5例PTC患者、1例结肠癌患者和2例乳头状肾肿瘤（papillary renal neoplasm, PRN）患者。对这个家系中的31例成员进行了基因型和单体型分析，结果显示在这个连锁区域内，多例患者具有相同的表型。目前，fPTC/PRN与FNMTC之间的关系尚没有在其他的独立研究中得到证实，也没有针对同时发生PTC和PRN的家系的深入研究报道。与PRN相关的PTC，是一个独特的罕见FNMTC表型，以上这些研究提示fPTC/PRN基因座上可能含有一个与这种表型有关的易感基因。

位于染色体2q21上的FNMTC易感性基因（NMTC1）首次发现于一个含有复发性PTC的大家系中。在进行了广泛的全基因组扫描之后，又进行了单倍型分析，结果显示8例PTC患者中有7例携带一个染色体2q21上的共同的单倍型。这些发现随后在一个针对80个FNMTC家系的连锁分析研究中得到证实。此外，一项对10个FNMTC家系（其中9个家系包含伴有嗜伊红细胞增多的甲状腺癌）进行连锁分析的研究揭示了TCO和NMTC1基因遗传模型的有意义证据，提示TCO和NMTC1基因的相互作用可能会增加同时携带有这2个位点突变的患者发生FNMTC的风险。此外，在一些FNMTC的样本中还发现了TCO和

*NMTC*1 基因的杂合性丢失。总之，所有这些研究结果表明，*TCO* 和 *NMTC*1 上的突变可能对一小部分的 FNMTC 至关重要。

位于染色体 8p23.1-p22 上的 *FTEN* 基因是在对一个葡萄牙家系的临床筛选研究中发现的。该家系中有 11 例甲状腺良性疾病患者和 5 例甲状腺癌患者，研究采用对基因组分辨率更高的技术，如单核苷酸多态性，其次是微卫星标记。全基因组连锁分析显示，相关的基因位于染色体 8p23.1-p22 上一个单独的区域，且将最小区域划定到 7.46 Mb 跨度。该研究者通过突变分析将 17 个位于边缘区域的可疑易感基因排除，发现 7 例甲状腺癌患者都缺乏染色体 8p23.1-p22 上等位基因的丢失，提示预先假设的肿瘤抑癌基因可能已经失去活性。但是在确定这一区域含有 FNMTC 易感基因之前，应该进行更深入的研究。

值得注意的是，所有这些研究表明在个别的家系中进行 FNMTC 遗传学研究具有一定局限性。这些 FNMTC 的变异形式（例如肾乳头状瘤、嗜酸细胞肿瘤），不存在于绝大多数 FNMTC 家系中。因此，已报道的基因位点在其他 FNMTC 家系中仍有待证实。有研究分别在染色体 9q22.33 和 14q13.3 上发现了与 FNMTC 易感性可能相关的 2 个常见的单核苷酸多态性变异，突变基因分别是编码甲状腺转录因子的 *FOXE*1 和 *NKX*2-1 基因，该研究还发现纯合型突变携带者发生甲状腺癌的风险比未携带者高 5.7 倍。此外，对来自美国和意大利的 38 个 FNMTC 家系的单核苷酸多态性阵列-基因型进行分析，发现 FNMTC 表型与分别位于染色体 1q21 和 6q22 上的 2 个单核苷酸多态性有关联。这 2 个区域可能包含至今尚未发现的 FNMTC 易感基因，然而，确切的基因还没有被鉴别出来。

另一方面，新技术在分子遗传学上的出现，如多重胚系突变分析，已经排除了散发性甲状腺癌相关基因上的最常见的体细胞突变，包括 *RET*、*RET/PTC*、*MET*、*MEK*1、*MEK*2、*APC*、*PTEN* 和 *NTRK*，这些基因曾被认为是 FNMTC 的候选致病基因。然而，在有 NMTC 患者的葡萄牙家系中也发现了 *BRAF* 和 *RAS* 基因的体细胞突变，作者认为这些体细胞基因的改变也可能参与了 FNMTC 肿瘤的进展。

二、FNMTC 中的 miRNA

miRNA 是守恒的单链小分子（约 22 个核苷酸长度）非编码 RNA，它能够以 mRNA 为目标，在转录后水平上抑制基因表达。Lin-4 是第一个被发现的 miRNA（1993 年），通过结合 mRNA 的 3′UTR，抑制 lin-14 蛋白质的表达，从而调控线虫的生长。根据 miRNA 数据库 miRBase，目前发现人类基因组可以编码1 500多个miRNA序列。这些miRNA的目标可能是大约60%的人类蛋白质编码基因。在蛋白质编码基因的mRNAs的3′UTR区域,miRNA退火成为互补序列,导致mRNA裂解或抑制蛋白质合成所需的转化机制。因此,根据结合位点互补性的总体程度、结合位点的数量和这些结合位点的可接近性,miRNA可以抑制目标mRNA的翻译或诱导其降解。miRNA与预期的目标mRNA的互补性越强,越有可能降解目标mRNA;那些和目标mRNA表现出不完美的序列互补性的miRNA会导致翻译抑制。与癌症相关的miRNA分为完全不同的两类:onco-miR与肿瘤促进效应有关,而肿瘤抑制性miRNA会抑制癌症的进展。

就目前所知,仅有一项研究将FNMTC患者的miRNA谱与SNMTC对照进行了对比。在这项研究中,作者发现了*miR-886-3p*和*miR-20a*在两组患者之间的表达有差异。重要的是,通过反转录聚合酶链反应(RT-PCR)证实这两个miRNA分别差异性表达3倍和4倍。另外,相比于正常的甲状腺组织,*miR-886-3p*和*miR-20a*在NMTC中也会下调3.5～4倍。*miR-20a*(*13q31.3*)和*miR-886-3p*(*5q31.2*)均不在之前通过连锁分析研究发现的FNMTC易感位点上,但是这并不奇怪,因为miRNA的核苷酸长度较小。

最近,有研究者观察到肺鳞状细胞癌中miR-886-3p下调,提示*miR-886-3p*对这种miRNA可能存在肿瘤抑制作用。作者证实,*miR-886-3p*的过表达会引起基因表达的剧烈下降(超过4倍)。在2个表型特征不同的甲状腺癌细胞系中,这些受影响的基因能调控DNA的复制(CDC6)和点粘连(PIP5K1C、PXN、ZYX)。*miR-886-3p*的过表达,通过增加S期细胞的数量(12%～16%)和降低G_0/G_1期细胞的数量(11%～22%),而将细胞增殖明显地抑制到79%($P < 0.001$)。另一方面,当细胞在超低的贴壁培养瓶培养时,*miR-886-3p*过表达会减少甲状腺癌细胞系中球体的数量和大小;通过划痕实验发现*miR-886-3p*过表达还会显著抑制甲状腺癌细胞的迁移($P < 0.001$)。

有研究曾观察到前列腺、卵巢和头颈部鳞状细胞中*miR-20a*表达失调。*miR-20a*促进细胞增殖和入侵,较高的表达水平与肿瘤去分化相关。miRNA的生物学研究是一个新兴的研究领域,为识别新的miRNA在FNMTC中的作用,必须开展进一步的研究。未来以了解miRNA如何融入FNMTC为目的的研究是miRNA作为潜在的治疗靶点开发的先决条件。

三、FNMTC与端粒和端粒酶

端粒位于真核生物染色体末端的非编码区域,由数百段简单的重复序列串联（脊椎动物中的TTAGGG）组成。这些重复序列可以保证细胞分裂时染色体稳定复制。由于DNA链合成和氧化损伤的不完全滞后，随着每个细胞复制，端粒逐步缩短。当端粒变得非常短时，细胞发生衰老或凋亡。端粒酶是一种特异性的核糖核蛋白，有反转录酶活性；通过将端粒重复序列添加到G富集链上，抵消端粒缩短。它是由端粒酶RNA基因（*TERC*）和一种蛋白质成分的人端粒酶反转录酶（hTERT）组成的，其中TERC是重复序列添加的模板。端粒酶活性在人类的生殖细胞、成体干细胞和激活的免疫细胞中活性很高，但在成人的分化细胞和静止的免疫细胞中活性缺失或很低。在缺乏端粒酶或酶活性很低时，就会引发细胞凋亡。有趣的是，当端粒变得非常短时，大部分细胞会凋亡，但也有一些罕见的细胞仍然存活，或通过能促进细胞无限增殖化的端粒酶的再激活，保持稳定的短端粒长度。这些研究提示要使细胞继续分裂和无限增殖化，维持端粒长度是必要的；而在控制正常和恶性肿瘤细胞的增殖能力方面都涉及细胞继续分裂和无限增殖化。因此，患者遗传或获得了端粒维持方面的遗传缺陷，发生家族性良性疾病和恶性疾病的风险就会增加，如头颈癌症、肺癌、乳腺癌和肾癌。

端粒酶再活化与癌症有很强的相关性，因此其在癌症的发展中起着重要作用。此外，端粒酶活性也可以被看作是人类癌症的标志。在正常甲状腺样本中，端粒酶活性几乎缺失。而在甲状腺癌（PTC、FTC、MTC和ATC）组织中均发现端粒酶活性增强，但是接近50%以上的样本之间存在很大的变化。这个发现在1997年首先被报道，在100%的FTC样本中观察到端粒酶活性，而在76%的良性甲状腺病变中没有观察到端粒酶活性。根据文献报道，端粒酶活性可能是一个潜在的诊断标志物，用于区分良性和恶性甲状腺滤泡性肿瘤。一些研究表明端粒酶活性与临床分期的进展有很大关系，提示端粒酶表达在确定甲状腺癌的临床生物学行为上可能很重要。

最近，在FNMTC患者中发现了一些端粒异常，如端粒关联和端粒融合，使得染色体变脆弱。此外，一项34例FNMTC患者的研究报道了端粒-端粒酶复合物的不平衡，并且在另一项包含18例FNMTC患者的研究中得到验证。作者观察到，与SNMTC患者相比，FNMTC患者的端粒更短、hTERT基因拷贝数扩增增加、端粒酶活性更高。FNMTC患者中端粒酶的高活性、放大的hTERT活性和hTERT基因拷贝数的增加，代表基因异常，导致基因组不稳定性和无限增殖化；基因组不稳定性使DNA损伤的细胞逃避凋亡。这些报道表明，先天性端粒短的患者可能更早达到足以引发癌症发展的端粒长度阈值。重要的是，相比家系中的第一代甲状腺癌患者，第二代患者被诊断出患有甲状腺癌的年龄总是比较早。

以上这些有关端粒酶的发现与"遗传早现"现象一致,这更说明FNMTC是一个真正的家族遗传病而不是同一疾病偶然出现在一个家庭中。

第三节　下一代测序技术在家族性非髓样甲状腺癌易感基因研究中的应用

天津医科大学肿瘤医院开展了利用下一代测序(NGS)技术筛查FNMTC易感基因的临床转化应用研究,设计了一个NGS试剂盒应用于NMTC患者的遗传易感性筛查中。与传统的测序方法(Sanger测序技术)相比,NGS具有明显的优势,它能够同时检测成千上万的核苷酸序列,可以很快地完成对一个物种的基因组或转录组的深度测序,方便易行。这种高通量测序技术不仅可以满足大规模基因组测序的需求,而且具有检测突变的高灵敏度,能够定量评估突变等位基因。在该项研究中,采用的是目标基因捕获的测序方法:设计一组目标基因的寡核苷酸探针,与全基因组DNA杂交,富集基因组上的特定区段,并利用NGS技术进行测序。将人的目标基因的全部外显子捕获下来,只需要针对这些外显子区域进行DNA测序即可。因为外显子区域包含了基因表达的重要信息,大部分与个体表型相关的功能性变异可能都发生在这个区域。因此,与进行全基因组测序相比,目标序列测序更简便、经济。这种新的方法用于NMTC易感性筛查,可以同时检测与遗传性甲状腺癌发病相关的广泛的点突变和短序列插入/缺失突变。

整个测序试剂盒探针覆盖了31个基因的全外显子区域,和*RET*基因的部分内含子区域,以及两个rs位点。这些基因包括遗传性MTC的致病基因(*RET*和*MEN*1)、与甲状腺癌相关的家族性肿瘤综合征的致病基因(*APC*、*PTEN*、*GNAS*1、*PRKAR*1*A*、*WRN*、*MSH*6、*MSH*2、*MLH*1及*PMS*2等)、与FNMTC相关的基因位点(TIMM44、DNMT1、SMARCA4、rs965513及rs944289)以及甲状腺癌易于继发的第2种肿瘤的致病基因(*BRCA*1、*BRCA*2、*TP*53、*CDH*1及*ATM*等)。另外,还纳入了甲状腺癌中常见的体细胞突变基因,如*RET*融合基因、*BRAF*、*KRAS*、*HRAS*、*NRAS*、*PTEN*及*PIK*3*CA*。

2014年3月至2015年7月共收集在天津医科大学肿瘤医院就诊的22个FNMTC家系样本,每个家系中选择至少2例甲状腺癌患者,共47例。同时,随机选择了16例SNMTC患者作为对照。采集这些患者的外周血,提取DNA,采用NGS技术进行目的基因的全外显子区域杂交捕获测序，筛查基因突变位点。

在63例NMTC样本中，最终筛选出45个高质量突变，包括38个单核苷酸突变，1个4 bp的短序列移码缺失突变，1个剪接供体突变和5个框内插入或缺失突变。45个高质量胚系突变分布在31个基因中的13个基因上，分别为*APC*、*MSH2*、*MSH6*、*ATM*、*BRAF*、*BRCA1*、*BRCA2*、*EPCAM*、*GNAS*、*MEN1*、*TIMM44*、*WRN*和*WT1*。在FNMTC组中有61.7%（29/47）的患者携带胚系突变，SNMTC组基因突变携带者比例为37.5%（6/16），但是2组患者基因突变携带者比例差异无统计学意义（$P=0.092$），这可能与样本量不足有关。将来自同一家系患者的测序结果进行对比后，在其中的8个家系中发现同一家系的患者携带相同的胚系突变位点，分别为APC L292F、A2778S，MSH6 G355S、A36V，MSH2 L719F，BRAF D22N，MEN1 G508D，BRCA1 SS955S，BRCA2 G2508S和GNAS P459PDAPADPDSGAAR。这些突变可能是以上8个FNMTC家系易感甲状腺癌的遗传因素。临床病理学特征分析显示，在47例FNMTC患者中，突变组患者中央区淋巴结转移率较未突变组明显增高（$P=0.031$），切除腺叶的比例也高于未突变组（$P=0.051$）。在具有亲子关系的FNMTC患者中，子代患者表现出中央区淋巴结转移率高的特点（$P=0.019$）；与亲代患者相比，子代患者在确诊时具有年龄较小、肿瘤直径较大的趋势。

该项研究中，利用NGS技术发现的45个突变，其中7个为插入或缺失突变，其他均为单核苷酸变异；在8个FNMTC家系中，同一家系的患者存在相同的胚系突变位点。这些结果提示，在不同的FNMTC家系中其致病基因可能不同，而单核苷酸多态性可能是FNMTC发病的重要基础。NGS技术的应用可能会帮助研究者突破FNMTC遗传学研究的现有瓶颈。筛查出的FNMTC易感基因可以帮助临床医师发现早期FNMTC患者，为甲状腺癌患者的个体化治疗提供依据；也可以用于评估甲状腺癌患者继发第2种原发肿瘤的风险及肿瘤可能发生的位置。

-------------------------- 参 考 文 献 --------------------------

［1］Alsanea O, Wada N, Ain K, et al. Is familial non-medullary thyroid carcinoma more aggressive than sporadic thyroid cancer? A multicenter series［J］. Surgery, 2000, 128(6): 1043−1050, 1050−1051.

［2］Artandi S E, Alson S, Tietze M K, et al. Constitutive telomerase expression promotes mammary carcinomas in aging mice［J］. Proc Natl Acad Sci U S A, 2002, 99(12): 8191−8196.

［ 3 ］　Bartel D P. microRNAs: genomics, biogenesis, mechanism, and function［J］. Cell, 2004, 116(2): 281－297.

［ 4 ］　Bevan S, Pal T, Greenberg C R, et al. A comprehensive analysis of MNG1, TCO1, fPTC, PTEN, TSHR, and TRKA in familial nonmedullary thyroid cancer: confirmation of linkage to TCO1［J］. J Clin Endocrinol Metab, 2001, 86(8): 3701－3704.

［ 5 ］　Bignell G R, Canzian F, Shayeghi M, et al. Familial nontoxic multinodular thyroid goiter locus maps to chromosome 14q but does not account for familial nonmedullary thyroid cancer［J］. Am J Hum Genet, 1997, 61(5): 1123－1130.

［ 6 ］　Bonadona V, Bonaiti B, Olschwang S, et al. Cancer risks associated with germline mutations in MLH1, MSH2, and MSH6 genes in Lynch syndrome［J］. JAMA, 2011, 305(22): 2304－2310.

［ 7 ］　Bonora E, Tallini G, Romeo G. Genetic predisposition to familial nonmedullary thyroid cancer: An update of molecular findings and state-of-the-art studies［J］. J Oncol, 2010, 2010: 385206.

［ 8 ］　Bornstein-Quevedo L, Garcia-Hernandez M L, Camacho-Arroyo I, et al. Telomerase activity in well-differentiated papillary thyroid carcinoma correlates with advanced clinical stage of the disease［J］. Endocr Pathol, 2003, 14(3): 213－219.

［ 9 ］　Brown A P, Chen J, Hitchcock Y J, et al. The risk of second primary malignancies up to three decades after the treatment of differentiated thyroid cancer［J］. J Clin Endocrinol Metab, 2008, 93(2): 504－515.

［10］　Cantara S, Pisu M, Frau D V, et al. Telomere abnormalities and chromosome fragility in patients affected by familial papillary thyroid cancer［J］. J Clin Endocrinol Metab, 2012, 97(7): E1327－E1331.

［11］　Canzian F, Amati P, Harach H R, et al. A gene predisposing to familial thyroid tumors with cell oxyphilia maps to chromosome 19p13. 2［J］. Am J Hum Genet, 1998, 63(6): 1743－1748.

［12］　Capezzone M, Cantara S, Marchisotta S, et al. Short telomeres, telomerase reverse transcriptase gene amplification, and increased telomerase activity in the blood of familial papillary thyroid cancer patients［J］. J Clin Endocrinol Metab, 2008, 93(10): 3950－3957.

［13］　Capezzone M, Marchisotta S, Cantara S, et al. Familial non-medullary thyroid carcinoma displays the features of clinical anticipation suggestive of a distinct biological entity［J］. Endocr Relat Cancer, 2008, 15(4): 1075－1081.

［14］　Capezzone M, Marchisotta S, Cantara S, et al. Telomeres and thyroid cancer［J］. Curr Genomics, 2009, 10(8): 526－533.

［15］　Cavaco B M, Batista P F, Martins C, et al. Familial non-medullary thyroid carcinoma (FNMTC): analysis of fPTC/PRN, NMTC1, MNG1 and TCO susceptibility loci and identification of somatic BRAF and RAS mutations［J］. Endocr Relat Cancer, 2008, 15(1): 207－215.

［16］　Cavaco B M, Batista P F, Sobrinho L G, et al. Mapping a new familial thyroid epithelial neoplasia susceptibility locus to chromosome 8p23. 1-p22 by high-density single-nucleotide polymorphism genome-wide linkage analysis［J］. J Clin Endocrinol Metab, 2008, 93(11):

4426－4430.

［17］ Cetta F, Montalto G, Gori M, et al. Germline mutations of the APC gene in patients with familial adenomatous polyposis-associated thyroid carcinoma: results from a European cooperative study［J］. J Clin Endocrinol Metab, 2000, 85(1): 286－292.

［18］ Charkes N D. On the prevalence of familial nonmedullary thyroid cancer in multiply affected kindreds［J］. Thyroid, 2006, 16(2): 181－186.

［19］ Correa R, Salpea P, Stratakis C A. Carney complex: an update［J］. Eur J Endocrinol, 2015, 173(4): M85－M97.

［20］ Dong C, Hemminki K. Modification of cancer risks in offspring by sibling and parental cancers from 2, 112, 616 nuclear families［J］. Int J Cancer, 2001, 92(1): 144－150.

［21］ Gilson E, Londono-Vallejo A. Telomere length profiles in humans: all ends are not equal ［J］. Cell Cycle, 2007, 6(20): 2486－2494.

［22］ Gudmundsson J, Sulem P, Gudbjartsson D F, et al. Common variants on 9q22. 33 and 14q13. 3 predispose to thyroid cancer in European populations［J］. Nat Genet, 2009, 41(4): 460－464.

［23］ Hillenbrand A, Varhaug J E, Brauckhoff M, et al. Familial nonmedullary thyroid carcinoma-clinical relevance and prognosis. A European multicenter study. ESES Vienna presentation ［J］. Langenbecks Arch Surg, 2010, 395(7): 851－858.

［24］ Hsu C H, Huang C L, Hsu Y H, et al. Co-occurrence of second primary malignancy in patients with thyroid cancer［J］. QJM, 2014, 107(8): 643－648.

［25］ Hu Z, Chen X, Zhao Y, et al. Serum microRNA signatures identified in a genome-wide serum microRNA expression profiling predict survival of non-small-cell lung cancer［J］. J Clin Oncol, 2010, 28(10): 1721－1726.

［26］ Huang S, Lee L, Hanson N B, et al. The spectrum of WRN mutations in Werner syndrome patients［J］. Hum Mutat, 2006, 27(6): 558－567.

［27］ Hui A B, Lenarduzzi M, Krushel T, et al. Comprehensive microRNA profiling for head and neck squamous cell carcinomas［J］. Clin Cancer Res, 2010, 16(4): 1129－1139.

［28］ Ito Y, Kakudo K, Hirokawa M, et al. Biological behavior and prognosis of familial papillary thyroid carcinoma［J］. Surgery, 2009, 145(1): 100－105.

［29］ Ju Z, Lenhard R K. Telomere dysfunction and stem cell ageing［J］. Biochimie, 2008, 90(1): 24－32.

［30］ Kim C, Bi X, Pan D, et al. The risk of second cancers after diagnosis of primary thyroid cancer is elevated in thyroid microcarcinomas［J］. Thyroid, 2013, 23(5): 575－582.

［31］ Kozomara A, Griffiths-Jones S. miRBase: integrating microRNA annotation and deep-sequencing data［J］. Nucleic Acids Res, 2011, 39(Database issue): D152－D157.

［32］ Lewis B P, Shih I H, Jones-Rhoades M W, et al. Prediction of mammalian microRNA targets［J］. Cell, 2003, 115(7): 787－798.

［33］ Liaw D, Marsh D J, Li J, et al. Germline mutations of the PTEN gene in Cowden disease, an inherited breast and thyroid cancer syndrome［J］. Nat Genet, 1997, 16(1): 64－67.

［34］ Lu C H, Lee K D, Chen P T, et al. Second primary malignancies following thyroid cancer: a population-based study in Taiwan［J］. Eur J Endocrinol, 2013, 169(5): 577－585.

［35］ Malchoff C D, Sarfarazi M, Tendler B, et al. Papillary thyroid carcinoma associated with papillary renal neoplasia: genetic linkage analysis of a distinct heritable tumor syndrome ［J］. J Clin Endocrinol Metab, 2000, 85(5): 1758-1764.

［36］ Mazeh H, Benavidez J, Poehls J L, et al. In patients with thyroid cancer of follicular cell origin, a family history of nonmedullary thyroid cancer in one first-degree relative is associated with more aggressive disease［J］. Thyroid, 2012, 22(1): 3-8.

［37］ McKay J D, Lesueur F, Jonard L, et al. Localization of a susceptibility gene for familial nonmedullary thyroid carcinoma to chromosome 2q21［J］. Am J Hum Genet, 2001, 69(2): 440-446.

［38］ McKay J D, Thompson D, Lesueur F, et al. Evidence for interaction between the TCO and NMTC1 loci in familial non-medullary thyroid cancer［J］. J Med Genet, 2004, 41(6): 407-412.

［39］ Moses W, Weng J, Kebebew E. Prevalence, clinicopathologic features, and somatic genetic mutation profile in familial versus sporadic nonmedullary thyroid cancer［J］. Thyroid, 2011, 21(4): 367-371.

［40］ Neumann S, Willgerodt H, Ackermann F, et al. Linkage of familial euthyroid goiter to the multinodular goiter-1 locus and exclusion of the candidate genes thyroglobulin, thyroperoxidase, and Na+/I-symporter［J］. J Clin Endocrinol Metab, 1999, 84(10): 3750-3756.

［41］ Nose V. Familial thyroid cancer: a review［J］. Mod Pathol, 2011, 24 Suppl 2: S19-S33.

［42］ Orenes-Pinero E, Montoro-Garcia S, Patel J V, et al. Role of microRNAs in cardiac remodelling: new insights and future perspectives［J］. Int J Cardiol, 2013, 167(5): 1651-1659.

［43］ Pal T, Vogl F D, Chappuis P O, et al. Increased risk for nonmedullary thyroid cancer in the first degree relatives of prevalent cases of nonmedullary thyroid cancer: a hospital-based study［J］. J Clin Endocrinol Metab, 2001, 86(11): 5307-5312.

［44］ Pesta M, Klecka J, Kulda V, et al. Importance of *miR-20a* expression in prostate cancer tissue［J］. Anticancer Res, 2010, 30(9): 3579-3583.

［45］ Risch N. The genetic epidemiology of cancer: interpreting family and twin studies and their implications for molecular genetic approaches［J］. Cancer Epidemiol Biomarkers Prev, 2001, 10(7): 733-741.

［46］ Robinson D W, Orr T G. Carcinoma of the thyroid and other diseases of the thyroid in identical twins［J］. AMA Arch Surg, 1955, 70(6): 923-928.

［47］ Straight A M, Patel A, Fenton C, et al. Thyroid carcinomas that express telomerase follow a more aggressive clinical course in children and adolescents［J］. J Endocrinol Invest, 2002, 25(4): 302-308.

［48］ Stulp R P, Herkert J C, Karrenbeld A, et al. Thyroid cancer in a patient with a germline MSH2 mutation. Case report and review of the Lynch syndrome expanding tumour spectrum［J］. Hered Cancer Clin Pract, 2008, 6(1): 15-21.

［49］ Suh I, Filetti S, Vriens M R, et al. Distinct loci on chromosome 1q21 and 6q22 predispose to familial nonmedullary thyroid cancer: a SNP array-based linkage analysis of 38 families

［J］. Surgery, 2009, 146(6): 1073−1080.

［50］ Umbricht C B, Saji M, Westra W H, et al. Telomerase activity: a marker to distinguish follicular thyroid adenoma from carcinoma［J］. Cancer Res, 1997, 57(11): 2144−2147.

［51］ Wightman B, Ha I, Ruvkun G. Posttranscriptional regulation of the heterochronic gene lin-14 by lin-4 mediates temporal pattern formation in C. elegans［J］. Cell, 1993, 75(5): 855−862.

［52］ Wu X, Amos C I, Zhu Y, et al. Telomere dysfunction: a potential cancer predisposition factor［J］. J Natl Cancer Inst, 2003, 95(16): 1211−1218.

［53］ Xiong Y, Zhang L, Holloway A K, et al. MiR-886-3p regulates cell proliferation and migration, and is dysregulated in familial non-medullary thyroid cancer［J］. PLoS One, 2011, 6(10): e24717.

［54］ Zhang A, Zheng C, Lindvall C, et al. Frequent amplification of the telomerase reverse transcriptase gene in human tumors［J］. Cancer Res, 2000, 60(22): 6230−6235.

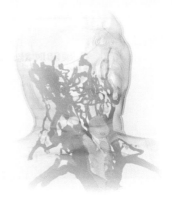

第四章

低分化型甲状腺癌和甲状腺未分化癌的演化与诊治

安常明　张溪微

　　甲状腺癌是头颈外科最常见的恶性肿瘤，也是内分泌系统最常见的恶性肿瘤，占全身恶性肿瘤的5.12%。传统的甲状腺癌分为乳头状癌（PTC）、滤泡状癌（FTC）、髓样癌（MTC）和未分化癌（ATC）4种类型，PTC占所有甲状腺癌的60%～80%，FTC占15%～20%，MTC占5%～10%，而ATC占1%～5%。由于乳头状癌和滤泡状癌生物学行为良好，临床预后好，10年生存率可在90%以上，因而被称为分化好的甲状腺癌；而ATC虽然仅占1%～5%，但却占甲状腺癌病死率的一半以上，既往的ATC包括大细胞癌、小细胞癌、鳞状细胞癌、巨细胞癌、腺样囊性癌、黏液腺癌、淋巴瘤及低分化的PTC和FTC等，随着肿瘤临床与基础研究的进展，淋巴瘤因病理特点及治疗方法不同而最先被分出，而低分化的PTC和FTC被认为是从分化好的甲状腺癌向ATC过渡的类型，其基因改变、蛋白表达及预后均介于两种类型的癌之间，因而有研究者建议将其作为独立的类型进行分类，将甲状腺癌分为WDTC、PDTC和ATC 3类。

［通信作者］　安常明，Email: mran1979@163.com

第一节　低分化型甲状腺癌及甲状腺未分化癌的演化

目前，多数研究认为 ATC 是由分化良好的 PTC、FTC 过渡而来，而低分化型甲状腺癌（PDTC）正是这个演化过程中的一种类型。PDTC 虽然有其特殊的病理组织学形态，但其细胞分化程度、基因突变率、蛋白表达水平及预后等特点均介于高分化和未分化癌之间，因而有研究者建议将其作为独立的类型进行分类。在未分化型甲状腺癌的演变过程中，重要的基因改变包括 *BRAF*、*RAS*、*TP53* 等突变及甲状腺球蛋白（thyroglobulin, Tg）、TTF-1 的表达降低。

在临床实践中，甲状腺未分化癌患者中既往有甲状腺疾病史或同时在病理检查中发现分化良好的甲状腺癌的患者可达 43%，有的病史达 600 个月，之后才确诊为未分化癌；在分子生物学层面中，*BRAF V600E* 基因突变在未分化癌中出现的比率达 60%。这些均为甲状腺未分化癌可由分化好的甲状腺癌转变而来提供了依据，而 PDTC 则是这个演化过程中重要的环节。Wiseman 利用激光显微切割（laser capture microdissection, LCM）的方法获取 1 例未分化癌患者中不同区域分化好的 PTC 和 ATC 组织，再利用简单序列重复区间（inter-simple sequence repeat, ISSR）的方法对 DNA 进行扩增、电泳发现，PTC 和 ATC 的基因较大体标本的正常和肿瘤组织增加了 2 条基因带，而 ATC 则较其他 3 种组织减少 1 条基因带。这些基因带的差别可能来源于 ATC 内不同细胞群的基因异质性，也为 ATC 由 PTC 演化而来提供了证据。在 ATC 的演化过程中，最重要的基因变化之一就是 *p53* 的突变。*p53* 基因是抑癌基因，它的突变是肿瘤发生中的重要事件。Lam 报道了 22 例岛状细胞癌（PDTC 的一种组织学类型）和 38 例 ATC 的特点及 *p53* 和 *p21* 的表达情况，结果显示两者的 10 年生存率分别为 42% 和 3%，岛状细胞癌的 *p53* 和 *p21* 表达均为阴性，而 ATC 表达阳性率分别为 69%、3%，同时作者回顾了对 ATC *p53* 的研究，发现 PDTC 表达阳性率在 5%～41%（病例数 > 20 例），ATC 阳性率在 0～75%（病例数 > 20 例），近一半的 ATC 有 *p53* 的突变，而 PDTC 表达却很不一致。作者推测这种现象的可能原因同 PDTC 的界定不清有关。在另一项研究中，Quiros 分别利用突变等位基因特异性扩增（mutant allele-specific amplification, MASA）及免疫组织化学的方法分析了 8 例 ATC 患者的 *BRAF*、*RAS*、*p53* 基因突变和 *RET/PTC* 基因重排情况，发现 8 例患者中有 5 例携

带有 *BRAF* 基因突变，而这 5 例中有 4 例癌组织标本中含有 PTC 成分，提示这些 ATC 可能由含 *BRAF* 基因突变的 PTC 转变而来；3 例没有 *BRAF* 突变的病例中有 2 例为梭形细胞结构，1 例为表现滤泡特点的混合乳头状结构。而 8 例患者中有 1 例含有 *RAS* 基因突变，未发现有 *RET/PTC* 基因重排。而 5 例含 *BRAF* 基因突变的患者免疫组织化学检测 *p53* 均为阳性，3 例不含 *BRAF* 基因突变的患者有 2 例 *p53* 为阳性。以上结果也提示，部分含有 PTC 成分的 ATC 是由携带 *BRAF* 突变的 PTC 转变而来，*p53* 的突变可能在其中发挥了关键作用。β-联蛋白（catenin）不仅是 Wnt 通路中重要的信号转导分子，也是细胞黏附重要的功能单位，在上皮类肿瘤中和上皮钙黏着蛋白（E-cadherin）形成上皮细胞间稳定的细胞黏合连接。上皮钙黏着蛋白与癌细胞的侵袭转移潜能呈负相关，其被归为转移抑制基因。研究表明上皮钙黏着蛋白表达下调时伴有细胞黏合能力的减弱、侵袭转移潜能增强及低分化表型。von Wasielewski 研究组对甲状腺癌的上皮钙黏着蛋白表达进行的研究发现肿瘤病理分期越晚，上皮钙黏着蛋白表达越低，而且表达降低的肿瘤易出现远处转移，进一步研究表明上皮钙黏着蛋白在女性患者及发生淋巴结转移的肿瘤中低表达和远处转移、肿瘤大小同为肿瘤的独立预后因素，提示上皮钙黏着蛋白可作为判断肿瘤预后的指标，其表达降低可能是部分分化良好的甲状腺癌出现未分化转型的原因。Wiseman 利用组织芯片对 12 例 ATC 组织中乳头状癌成分和未分化癌成分进行分析，发现两者的 *Tg*、*p53*、β-联蛋白、上皮钙黏着蛋白的表达率分别是 91% *vs* 10%、75% *vs* 25%、92% *vs* 50%、17% *vs* 92%，作者认为上皮钙黏着蛋白/β-联蛋白的变化同 PTC 向 ATC 的转变有关。

　　WHO 肿瘤学分类中的内分泌肿瘤将 PDTC 的组织学形态分为岛状、梁状和实体性 3 种，大多数肿瘤根据上述形态结构、侵袭性生长方式、坏死程度和有无明显的血管侵犯可作出诊断。而 ATC（间变性）的组织学特点呈广泛侵袭性，由梭形细胞、多形巨细胞和上皮样细胞混合组成，大多数病例常见核分裂象，常能见到广泛的凝固性坏死不规则边缘和栅栏状结构，血管壁浸润常伴有血管腔闭锁。WDTC、PDTC 和 ATC 三者在蛋白表达、基因突变率上有明显差别：免疫组织化学检测显示低分化型癌中 Tg 和 TTF-1 阳性，常见局灶 TP53 阳性，上皮钙黏着蛋白阴性；ATC 中则 AE1/AE3 表达，而 Tg 和 TTF-1 阴性，TP53 强阳性。Ki-67、*TP53*、*RAS*、β-联蛋白在 WDTC、PDTC 和 ATC 的差异表达如表 4-1-1 所示。同时，病理学家也会利用相关的免疫组织化学指标如结蛋白（desmin）、CD31、S100、CD45 等同肉瘤、恶性黑色素瘤和淋巴瘤进行鉴别。

表4-1-1　不同分化型甲状腺癌的基因及蛋白表达差异

名称	Ki-67/MIB1 表达	TP53 突变	RAS 突变	Wnt/β-联蛋白
WDTC	低（<10%）	缺乏	10%～20%	缺乏
PDTC	中等（10%～30%）	20%～30%	50%	0～30%
ATC	高（>30%）	70%～80%	50%	80%

第二节　低分化型甲状腺癌及甲状腺未分化癌的临床特点

分化差的甲状腺癌患者的平均发病年龄较分化良好的甲状腺癌患者大，文献报道在57.1～71.3岁；男性和女性发病率比多为1∶1～1∶2，也有报道称男性患者多于女性患者。ATC患者主要以迅速增大的颈前肿块就诊，常常与颈部转移淋巴结融合，表现为单侧或双侧巨大的结节，平均直径在5.5～8.8 cm，由于肿瘤易侵犯气管、食管、喉、颈总动脉、喉返神经、交感神经、颈部及椎前肌肉等周围结构，患者病程中可出现声嘶、呼吸困难、吞咽障碍、颈部疼痛、体重下降、甲状腺功能低下及霍纳综合征等，而气管和食管是最常见的受累部位，分别占69.0%和55.2%。患者从出现症状到确诊的时间为1.5个月左右。初诊患者有20%～43%的远处转移，转移部位主要是肺、骨和脑组织，加上治疗中或随诊中新出现的远处转移最终可使这一比例达70%左右。

ATC的临床诊断并不困难，对于年龄为60～70岁的患者出现甲状腺肿物短期迅速增大，均应考虑ATC的可能。体格检查除了大概了解肿瘤的大小、位置，还应初步判断喉、气管、食管、颈动脉等周围结构的受侵情况。而要更清楚地了解必须借助于影像学检查，颈部和上纵隔的CT检查能精准判断出甲状腺病变与颈动脉、颈静脉、气管、食管及上纵隔淋巴结的关系，由于肺是甲状腺癌最常见的转移部位，因此颈部和胸部的CT检查应当成为治疗前的常规检查。如果有条件建议行正电子发射计算机体层显像仪（positron emission tomography and computed tomography, PET/CT）检查排除其他部位的远处转移。此外，骨扫描、纤维喉镜、支气管镜及胃镜等应当根据不同患者的情况进行选择。AJCC及TNM分期均将ATC归为Ⅳ期，ⅣA期（T4aN0-1M0）为局限于甲状腺腺体内的病变，手术可切除；ⅣB期（T4bN0-1M0）为有甲状腺外侵犯的病变，手术不可切除；ⅣC期为有远处转移的患者（M1）。

第三节 低分化型甲状腺癌及甲状腺 未分化癌的治疗现状

一、外科手术

外科在ATC治疗的主要作用包括活检诊断、姑息性切除及根治性切除三类，必要时还需要行气管切开解决呼吸道梗阻。由于甲状腺肿瘤患者首先就诊于外科，因此外科医师的意见对治疗方案拟订及手术实施具有举足轻重的作用。在综合治疗的前提下，手术彻底切除能显著提高患者的生存率。根治性切除主要针对T4aN0M0、部分T4aN1M0及T4bN0-1M0的患者，无论原发肿瘤或淋巴结转移侵及椎前、纵隔血管、包裹颈总动脉或广泛侵犯气管、食管等结构均不可能达到彻底切除。手术的主要方法以甲状腺全切除为主，在切除原发肿瘤的情况下可切除部分受侵的气管、食管，利用锁骨骨膜瓣或颈部组织瓣进行修复。上纵隔受累者可行胸骨劈开，同期行颈部淋巴结颈清扫术。张宗敏报道58例ATC中，临床肉眼所见完全切除者的5年生存率为41.4%，明显高于肿瘤残存者12.4%的生存率（$P=0.002\,3$）。而Haigh报道的33例ATC中，行根治性手术的8例患者中位生存期为43个月，5年生存率为50%，而姑息性手术+术后放疗组与单纯放化疗组的中位生存期并无区别，分别为3个月和3.3个月，因而作者建议对ATC进行积极的手术干预，尽可能地切除肿瘤，术后行辅助放化疗。Pierie等报道的67例患者中有44例行手术治疗，12例达根治切除。根治切除患者6个月、1年、3年的生存率分别为92%、92%、83%，而部分切除者为53%、35%、0，未手术者为22%、4%、0（$P<0.000\,1$）。但是，由于ATC局限于甲状腺腺内（ⅣA期）的比例不足10%，出现淋巴结或周围组织侵犯后切除率明显下降，能达到根治切除的比例多在17%～31%，而切除不净的原因主要有气管受侵（27.6%）、食管受侵（13.8%）、颈动脉受侵（13.8%）、椎前等其他部位受侵（22.4%）。也有报道认为手术切除范围大并不能改善患者的生存。McIver总结134例ATC中完整切除者的中位生存期为4个月，而部分切除有肿瘤残留者为2.3个月，但无论完整切除，还是部分切除治疗后的中位生存期（3.5个月）均长于姑息性治疗组（3周）。因此，治疗ATC时应采取积极的手术治疗，即使重要器官残留少量肿

瘤,术后配合积极放化疗等治疗方法也可有望改善生存,但病变范围较广泛时行姑息性切除和放化疗的生存率相似,似无必要完全切除,仅在行气管切开或造瘘时部分切除达到减瘤目的即可。ATC引起的呼吸道梗阻时由于肿瘤包绕气管前方甚至达上纵隔,气管切开非常困难,此时应当首先行气管插管再行气管切开。若气管受侵部位比较靠下,可选用较长的气管套管或者T形管。虽然呼吸问题是ATC患者致死的主要原因之一,但预防性气管切开并未得到认可。HÖlting总结的170例ATC患者中有69例气管切开,其中45%是预防性,但随访发现预防性气管切开的患者生存率反而较低,主要原因是伤口并发症延迟了辅助治疗措施的实施。虽然Shaha认为这可能也与预防性气管切开患者的病变范围较大有关,但他不考虑预防性气管切开的原因则是认为气管切开后气道分泌物增多会使患者更加痛苦,同时也给家属的护理增加难度。

二、放疗和常规化疗

单纯放疗对于ATC并无根治效果,常常作为根治性手术后的辅助治疗。放疗和手术相结合的方式有术前放化疗、术后放疗或术中放疗。多数文献采用超分割放疗治疗ATC,其疗效也优于常规分割放疗,但同时也引起较严重的放疗不良反应,而适形和调强适形放疗的疗效和常规放疗相当。放疗过程中常采用化疗药物增敏,最常用的药物为阿霉素,放疗总剂量一般在40～75 Gy。有作者认为放疗剂量在45 Gy以上能提高生存率,也有报道认为这一界值在60 Gy。Simpson等对比了单次大剂量(300～800 rad/d)(1 Gy=100 rad)的放疗和超分割放疗(100 rad, 千次/d),发现14例接受单次大剂量放疗的患者均在9个月内死亡,而采用超分割放疗的14例患者中有6例达到完全缓解,7例达到部分缓解,1例患者因肿瘤无变化而采用常规分割放疗(1次/d)。但超分割放疗方式也产生了严重的不良反应。其中2例患者因放射性脊髓坏死而死亡。Tennvall等对比了55例ATC术前放化疗+手术的效果,均采用2次/d的分割方式,分次剂量分别为1.0 Gy(A组)、1.3 Gy(B组)和1.6 Gy(C组),总剂量46 Gy,同时采用阿霉素增敏。结果显示:入组患者均能完成治疗方案,全部患者的2年生存率为9%(5/55),三组患者的中位生存期无差别,但在33例(60%)局部得到控制的患者中,A、B、C组的局部控制率分别为31%(5/16)、65%(11/17)和77%(17/22),差异有统计学意义($P=0.017$);而40例按计划进行手术的患者局部控制率在A、B、C组分别为56%(5/9)、79%(11/14)和100%(17/17),差异也有统计学意义($P=0.005$)。作者分析指出,手术仍是局部控制的先决条件,同时给予的放剂量越大局部控制率越高。De Crevoisier利用超分割放疗（1.25 Gy/f，2次/d，总剂量40 Gy）、化疗（阿霉素+顺铂）和手术综合治疗30例ATC患者，3年生存率为27%，中位生存期为10个月，19例（63.3%）患者达到局部控制，随访45个月有7例患者达到长期生存，其中6例是手术达到完全切除；但放化疗的不良反应比较严重，Ⅲ/Ⅳ度咽食管黏膜炎10例；Ⅳ度粒细胞减少21例，有13例合并感染；而Ⅲ/Ⅳ度贫血和血小板减少分别有8例和4例。

化疗一般作为放疗增敏或者辅助治疗的措施，单独应用时是对不能治愈患者的一种姑息性治疗手段。常用的化疗药物是阿霉素，其他还有多西他赛（泰索帝）、紫杉醇、顺铂、卡铂、依托泊苷及博来霉素等。阿霉素是常用的放疗增敏剂，剂量为20 mg/次，每周1次，每周放疗开始的第1天给药，辅助化疗时剂量为60 mg/m^2。Shinohara报道了1例联合化疗和超分割放疗治疗ATC癌患者，先采用顺铂（40 mg/m^2，第1～3天）、阿霉素（60 mg/m^2，第1天）、依托泊苷（100 mg/m^2，第1～3天）、培洛霉素（5 mg/d，第1～5天）的联合化疗方案化疗2个周期，达到部分缓解后再利用加速超分割（1.8 Gy×5 d+1.2 Gy 2次/d）至总剂量69 Gy，患者最后行下咽、喉、食管切除+双颈上纵隔清扫，胃管代食管，术后病理学检查并未见肿瘤残存，即病理完全缓解（pCR），随诊2年仍无瘤生存。虽然该病例最初病变不大（4.1 cm），侵犯椎前及食管，可以先选择手术，手术范围与辅助治疗后的范围相同，这一治疗模式还是比较具有代表性的，尤其是随着同步放化疗在头颈部肿瘤治疗中广泛开展之后。Tennvall等报道的55例患者也是先行术前阿霉素增敏的同步放化疗之后再进行手术。

利用单药化疗的研究并不多见，有研究发现紫杉醇、多西他赛的疗效较好。Ain利用紫杉醇治疗甲状腺未分癌的Ⅱ期研究中，20例手术或放疗后未控或有远处转移的患者采用120 mg/m^{2}或140 mg/m^{2}剂量持续96 h静脉给药，每3周一次，有1例患者达到完全缓解，9例达到部分缓解，有效率为53%（95% CI：29%～76%）；之后采用每周225 mg/m^{2}持续1 h的静脉给药方法治疗其中9例患者，有7例部分缓解的患者再次达到部分缓解，2例无效的患者有1例达到部分缓解，第一种给药方式不良反应均较小（2级以下），周围神经病变（可达Ⅲ度）是第二种给药方式最常见的不良反应，因此作者认为缩短给药周期能提高化疗的效果。Higashiyama利用紫杉醇每周给药的方法治疗9例ⅣB期和4例ⅣC期患者，结果ⅣB期患者中有1例达到完全缓解，2例达到部分缓解，有效率为33.3%；而ⅣC期患者中1例部分缓解，有效率为25%。与未用紫杉醇的50例ⅣB期和13例ⅣC期患者分别比较发现，用紫杉醇诱导化疗能提高ⅣB期患者的生存率，而对ⅣC期患者则未达统计学意义。国内也有报道认为紫杉醇较阿霉素有更好的疗效。Kawada利用多西他赛治疗7例ATC患者，其中1例达到完全缓解，2例稳定，4例进展，有效率为17%，控制率为43%，不良反应均能耐受，说明多西他赛也是一种比较有效的药物。而Voigt利用药敏方法也发现紫杉醇、吉西他滨、长春瑞滨单药或联合较阿霉素或顺铂对ATC细胞系生长抑制作用更强。正如Ain总结的那样，虽然紫杉醇等药物对甲状腺分化癌有明显的抗癌活性，但仍不能阻止ATC的发展，需要探索更多、更新的治疗方法，而靶向药物的出现似乎给治疗带来一线希望。

三、分子靶向药物

分子靶向治疗是针对细胞癌变过程的受体或肿瘤信号转导过程中关键的酶，从分子水平抑制肿瘤生长的治疗模式。分子靶向药物是肿瘤内科治疗的里程碑。由于分子靶向药物以肿瘤细胞的特征分子为靶点，因此在发挥抗肿瘤作用的同时，减少了对正常细胞的不良反应。随着对甲状腺癌基因变化、肿瘤生长机制等方面的研究进展，针对ATC的靶向药物主要有激酶抑制剂、单克隆抗体及抗新生血管生成等，临床应用的有索拉非尼、吉非替尼、贝伐珠单抗、CA4P（combretastatin A4 phosphate, Fosbretabulin）等。

索拉非尼（BAY 43-9006, Nexavar，多吉美）是一种口服的多靶点激酶抑制剂。一方面，通过抑制RAF/MEK/ERK信号转导通路中的RAF激酶来阻断肿瘤细胞增殖，另一方面，靶向作用于VEGF R-2/3和血小板衍生生长因子受体β（PDGFR-β）酪氨酸激酶发挥抗血管生成效应。这两方面在甲状腺癌的发生中均起到重要作用。Gupta-Abramson进行的一项Ⅱ期临床研究对30例不摄碘的远处转移PTC患者进行至少16周的索拉非尼治疗，虽然治疗获益（进展＋稳定）达77%，中位无进展生存期达79周，但其中入组的2例ATC均为进展。另一项Kloos报道的Ⅱ期临床41例患者中仅PTC达到15%的部分缓解和56%的稳定，其他类型的包括ATC均未达到部分缓解。虽然索拉非尼对ATC患者的治疗效果在基础实验研究中得到证实，但真正的临床效果尚需进一步的验证。目前，美国国家临床试验中心有10项对甲状腺癌的临床研究，其中5项包括ATC患者，希望能给ATC患者的治疗带来新的希望。

吉非替尼（gefitinib）是口服小分子靶向药物，通过选择性抑制表皮生长因子受体酪氨酸激酶（EGFR-TK）的信号转导通路发挥作用。Pennell报道的开放性Ⅱ期临床研究结果，共入组27例不吸碘、局部晚期或转移的甲状腺癌患者，其中包括5例ATC，结果25例患者均未达到部分缓解，而5例ATC患者中有1例稳定维持超过12个月。虽然疗效不甚满意，但目前另一个具有相同作用机制而更有效的靶向药物厄洛替尼对ATC的作用值得期待。目前，正在进行对头颈部癌（包括甲状腺癌）同步放化疗的Ⅰ期临床研究。

贝伐珠单抗（bevacizumab）是一种重组的人类单克隆IgG1抗体，通过抑制人类血管内皮因子（VEGF）的生物活性而起作用。其单独及联合西妥昔单抗治疗裸鼠ATC均有很好效果，且疗效均优于阿霉素。目前，有3项针对治疗甲状腺癌的临床研究，其中有一项是联合阿霉素用于ATC的术后辅助化疗的研究。

抗肿瘤药风车子抑碱（combretastatin）是从南非一种灌木风车子植物（非洲灌木柳树）（combretum caffrum）中提取的一系列活性组分，能抑制微管蛋白的聚合，其中以CA-4前体（CA-4P）的活性最好，在体内能特异性靶向聚集于肿瘤血管内皮细胞，抑制微管聚合和有丝分裂，从而导致肿瘤血管内皮细胞死亡，达到抑制肿瘤生长的作用。在一项Ⅱ期临床研究中入组26例局部晚期（27%）或远处转移（73%）的ATC患者，92%的患者经过手术或放疗，每周给予CA-4P 45 mg/m²，4周为1个疗程，没有达到部分或完全缓解，但有27%的（7例）患者达到稳定，中位生存期为12.3个月；全组患者的中位生存期为4.7个月，6个月生存率为34%，1年生存率为23%。另外一项阿霉素+顺铂诱导化疗后和再利用CA-4P同步增敏放疗的Ⅱ期临床试验也已完成。目前，有1项联合紫杉醇和卡铂联合化疗的临床研究正在进行。

目前，临床研究的靶向药物如表4-3-1所示，均在进行Ⅱ期临床研究。

表4-3-1　甲状腺未分化癌（ATC）的靶向药物研究

中文名	英文名	靶点
索拉非尼	sorafenib	*RAF*、*VEGFR*-1/2 *RET*、*PDGFR*、*c-KIT*
舒尼替尼	sunitinib	*VEGFR*-2、*c-KIT* *PDGFR*、*RET*、*CSF-1R*、*FLT3*
莫替沙尼	motesanib	*VEGFR*-1/2/3、*PDGFR*、*c-KIT*
阿西替尼	axitinib	*VEGFR*-1/2/3、*PDGFR*、*c-KIT*
帕唑替尼	pazopanib	*VEGFR*-1/2/3、*PDGFR*、*c-KIT*
依维莫司	everolimus	*mTOR*
色瑞替尼	ceritinib	*ALK*
未命名	pembrolizumab	*PD-1*

第四节 低分化型甲状腺癌及甲状腺未分化癌的预后及相关因素

虽然目前关于ATC的研究较多，但这一致死率很高的肿瘤的治疗效果到目前为止仍没有明显提高。由于患者年龄偏大、局部发展迅速、远处转移率高，给局部治疗和全身治疗均带来很大挑战。ATC的1年生存率为9.7%～37.8%，3年生存率为11.7%～31.2%，5年生存率仅见于个别报道，为14%～25.9%。总的中位生存期为2.9～10个月，不同报道差异较大的可能原因与病例数相对少、病变分期、中远处转移患者的比例不同有关。死亡原因主要是局部未控和远处转移。张宗敏等报道的58例患者中39例死亡，其中原发灶复发或局部未控的占61.5%，远处转移死亡的占23.1%，颈部淋巴结转移致死的有5.1%，其他原因占10.3%。而De Crevoisier报道的30例患者中有20例死亡由肿瘤引起，其中局部未控占5%，远处转移占68%，两者均有的占27%。PDTC患者的生存率相对较高，介于WDTC和ATC之间。Pulcrano报道的40例PDTC患者的5年生存率为63%。Volnate报道的生存率更高，183例PDTC患者的5年生存率为85%，10年生存率为67%，远远高于ATC，与预后相关的因素有年龄、肿瘤有无坏死及核分裂数目等。

ATC是致死率很高的肿瘤，其中部分组织病理学为PDTC的患者预后相对较好，建议在临床实践中单独分类。两者的治疗方式基本相同，应选择手术、放疗和化疗相结合的综合治疗，而首选手术彻底切除。术后辅助放化疗，放疗多采用超分割的方式，而常用的放疗增敏药物为阿霉素。目前，部分文献认为紫杉醇、多西他赛较阿霉素有更好的疗效，而新的靶向药物如索拉非尼、CA-4P虽然临床前结果鼓舞人心，但实际临床效果并不理想，要提高这一肿瘤的生存率还需要对肿瘤的发生机制深入研究以及更有效化疗药物的出现。目前看来要实现这一目标还要走很长的一段路。

------------------------------ **参 考 文 献** ------------------------------

[1] Ain K B, Egorin M J, DeSimone P A. Treatment of anaplastic thyroid carcinoma with paclitaxel: phase 2 trial using ninety-six-hour infusion. Collaborative Anaplastic Thyroid Cancer Health Intervention Trials (CATCHIT) Group[J]. Thyroid, 2000, 10(7): 587-594.

［ 2 ］　Are C, Shaha A R. Anaplastic thyroid carcinoma: biology, pathogenesis, prognostic factors, and treatment approaches［ J ］. Ann Surg Oncol, 2006, 13(4): 453−464.

［ 3 ］　Bhatia A, Rao A, Ang K K, et al. Anaplastic thyroid cancer: Clinical outcomes with conformal radiotherapy［ J ］. Head Neck, 2010, 32(7): 829−836.

［ 4 ］　Chang H S, Nam K H, Chung W Y, et al. Anaplastic thyroid carcinoma: a therapeutic dilemma［ J ］. Yonsei Med J, 2005, 46(6): 759−764.

［ 5 ］　Crevoisier R D, Baudin E, Bachelot A, et al. Combined treatment of anaplastic thyroid carcinoma with surgery, chemotherapy, and hyperfractionated accelerated external radiotherapy［ J ］. Int J Radiat Oncol Biol Phys, 2004, 60(4): 1137−1143.

［ 6 ］　Gupta-Abramson V, Troxel A B, Nellore A, et al. Phase II trial of sorafenib in advanced thyroid cancer［ J ］. J Clin Oncol, 2008, 26(29): 4714−4719.

［ 7 ］　Haigh P I, Ituarte P H, Wu H S, et al. Completely resected anaplastic thyroid carcinoma combined with adjuvant chemotherapy and irradiation is associated with prolonged survival ［ J ］. Cancer, 2001, 91(12): 2335−2342.

［ 8 ］　Hiltzik D, Carlson D L, Tuttle R M, et al. Poorly differentiated thyroid carcinomas defined on the basis of mitosis and necrosis: a clinicopathologic study of 58 patients［ J ］. Cancer, 2006, 106(6): 1286−1295.

［ 9 ］　Kim S, Yazici Y D, Calzada G, et al. Sorafenib inhibits the angiogenesis and growth of orthotopic anaplastic thyroid carcinoma xenografts in nude mice［ J ］. Mol Cancer Ther, 2007, 6(6): 1785−1792.

［ 10 ］　Kim T Y, Kim K W, Jung T S, et al. Prognostic factors for Korean patients with anaplastic thyroid carcinoma［ J ］. Head Neck, 2007, 29(8): 765−772.

［ 11 ］　Kloos R T, Ringel M D, Knopp M V, et al. Phase II trial of sorafenib in metastatic thyroid cancer［ J ］. J Clin Oncol, 2009, 27(10): 1675−1684.

［ 12 ］　Lam K Y, Lo C Y, Chan K W, et al. Insular and anaplastic carcinoma of the thyroid: a 45-year comparative study at a single institution and a review of the significance of p53 and p21［ J ］. Ann Surg, 2000, 231(3): 329−338.

［ 13 ］　Lundgren C I, Hall P, Ekbom A, et al. Incidence and survival of Swedish patients with differentiated thyroid cancer［ J ］. Int J Cancer, 2003, 106(4): 569−573.

［ 14 ］　McIver B, Hay I D, Giuffrida D F, et al. Anaplastic thyroid carcinoma: a 50-year experience at a single institution［ J ］. Surgery, 2001, 130(6): 1028−1034.

［ 15 ］　Mooney C J, Nagaiah G, Fu P, et al. A phase II trial of fosbretabulin in advanced anaplastic thyroid carcinoma and correlation of baseline serum-soluble intracellular adhesion molecule-1 with outcome［ J ］. Thyroid, 2009, 19(3): 233−240.

［ 16 ］　Pennell N A, Daniels G H, Haddad R I, et al. A phase II study of gefitinib in patients with advanced thyroid cancer［ J ］. Thyroid, 2008, 18(3): 317−323.

［ 17 ］　Pierie J P, Muzikansky A, Gaz R D, et al. The effect of surgery and radiotherapy on outcome of anaplastic thyroid carcinoma［ J ］. Ann Surg Oncol, 2002, 9(1): 57−64.

［ 18 ］　Prichard C N, Kim S, Yazici Y D, et al. Concurrent cetuximab and bevacizumab therapy in a murine orthotopic model of anaplastic thyroid carcinoma［ J ］. Laryngoscope 2007, 117(4): 674−679.

［ 19 ］　Pulcrano M, Boukheris H, Talbot M, et al. Poorly differentiated follicular thyroid carcinoma: prognostic factors and relevance of histological classification [J]. Thyroid 2007, 17(7): 639−646.

[20] Quiros R M, Ding H G, Gattuso P, et al. Evidence that one subset of anaplastic thyroid carcinomas are derived from papillary carcinomas due to BRAF and p53 mutations [J]. Cancer, 2005, 103(11): 2261−2268.

[21] Rosai J. Poorly differentiated thyroid carcinoma: introduction to the issue, its landmarks, and clinical impact [J]. Endocr Pathol, 2004, 15(4): 293−296.

[22] Sakamoto A. Definition of poorly differentiated carcinoma of the thyroid: the Japanese experience [J]. Endocr Pathol, 2004, 15(4): 307−311.

[23] Shaha A R. Airway management in anaplastic thyroid carcinoma [J]. Laryngoscope, 2008, 118(7): 1195−1198.

[24] Sherman S I. Early clinical studies of novel therapies for thyroid cancers [J]. Endocrinol Metab Clin North Am, 2008, 37(2): 511−524.

[25] Shinohara S, Kikuchi M, Naito Y, et al. Successful treatment of locally advanced anaplastic thyroid carcinoma by chemotherapy and hyperfractionated radiotherapy [J]. Auris Nasus Larynx 2009, 36(6): 729−732.

[26] Swaak-Kragten A T, de Wilt J H, Schmitz P I, et al. Multimodality treatment for anaplastic thyroid carcinoma—treatment outcome in 75 patients [J]. Radiother Oncol, 2009, 92(1): 100−104.

[27] Tennvall J, Lundell G, Wahlberg P, et al. Anaplastic thyroid carcinoma: three protocols combining doxorubicin, hyperfractionated radiotherapy and surgery [J]. Br J Cancer 2002, 86(12): 1848−1853.

[28] Voigt W, Kegel T, Weiss M, et al. Potential activity of paclitaxel, vinorelbine and gemcitabine in anaplastic thyroid carcinoma [J]. J Cancer Res Clin Oncol, 2005, 131(9): 585−590.

[29] Volante M, Landolfi S, Chiusa L, et al. Poorly differentiated carcinomas of the thyroid with trabecular, insular, and solid patterns: a clinicopathologic study of 183 patients [J]. Cancer 2004, 100(5): 950−957.

[30] Volante M, Rapa I, Papotti M. Poorly differentiated thyroid carcinoma: diagnostic features and controversial issues [J]. Endocr Pathol, 2008, 19(3): 150−155.

[31] Wilhelm S M, Carter C, Tang L, et al. BAY 43-9006 exhibits broad spectrum oral antitumor activity and targets the RAF/MEK/ERK pathway and receptor tyrosine kinases involved in tumor progression and angiogenesis [J]. Cancer Res, 2004, 64(19): 7099−7109.

[32] Wiseman S M, Loree T R, Hicks W L, et al. Anaplastic thyroid cancer evolved from papillary carcinoma: demonstration of anaplastic transformation by means of the inter-simple sequence repeat polymerase chain reaction [J]. Arch Otolaryngol Head Neck Surg, 2003, 129(1): 96−100.

[33] Wiseman S M, Masoudi H, Niblock P, et al. Derangement of the E-cadherin/catenin complex is involved in transformation of differentiated to anaplastic thyroid carcinoma [J]. Am J Surg, 2006, 191(5): 581−587.

[34] Wreesmann V B, Singh B. Clinical impact of molecular analysis on thyroid cancer management [J]. Surg Oncol Clin N Am, 2008, 17(1): 1−35.

[35] 张宗敏,徐震纲,唐平章,等.重新认识甲状腺未分化癌[J].中国医学科学院学报 2006, 28：322−324.

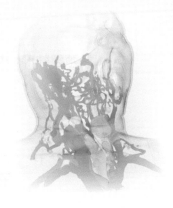

第五章

RET 基因突变在甲状腺髓样癌诊断与治疗中的应用

叶 蕾

RET原癌基因主要在神经嵴起源的细胞、腮弓来源的细胞(甲状旁腺细胞)和泌尿生殖细胞中表达。遗传性甲状腺髓样癌(MTC)由胚系RET基因激活突变所致,RET基因型与MTC危险等级之间存在较强的基因型-表型相关关系。胚系RET基因突变检测,有助于遗传性MTC的诊断,同时有助于术前排除嗜铬细胞瘤,并指导临床医师决定手术次序;家系成员RET基因胚系突变筛查,可实现MTC的早期诊疗;而针对RET的靶向治疗有望为晚期进展性MTC患者提供有效的治疗机会。因此,在临床实践中,需重视MTC的分子诊断,结合基因型预测临床表型,为临床诊治提供依据,实现早期、个体化治疗,提高患者的生存率与生存质量。

[通信作者] 叶蕾,Email: lei_yelei@163.com

第一节　*RET*基因型与甲状腺髓样癌表型的相关性

一、*RET*基因

RET（RE-arranged during transfection）原癌基因位于10号染色体长臂（10q11.2），全长约60 kb，含21个外显子，主要在神经嵴起源的细胞（如甲状腺C细胞、肾上腺髓质细胞和神经细胞，包括交感神经和副交感神经节细胞）、腮弓来源的细胞（甲状旁腺细胞）和泌尿生殖细胞中表达。*RET*原癌基因编码的RET蛋白属于酪氨酸激酶受体家族成员，为单跨膜受体，包含3个结构域：① 胞外区：包含4个钙黏着蛋白样的重复片段（cadherin-like repeats）、1个钙结合区和1个富含半胱氨酸的结构区，胞外区为配体结合区，在受体二聚体化过程中起重要作用；② 跨膜区：疏水性单跨膜结构域；③ 胞内区：为酪氨酸激酶的催化位点，其催化核心含2个酪氨酸激酶亚结构域。

RET蛋白的配体为胶质细胞源性神经营养因子家族配体（glial cell line-derived neurotrophic factor family ligand, GFL），目前已知有4种：胶质细胞源性神经营养因子（GDNF）、neurturin（NRTN）、artemin（ARTN）和persephin（PSPN）。GDNF家族α受体（GDNF-family α-receptors, GFRαs）为RET蛋白的共受体，是一组糖磷脂酰肌醇锚定（glycosylphosphatidylinositol-anchored）的蛋白质家族，包括GFRα-1、GFRα-2、GFRα-3及GFRα-4。配体先与共受体结合形成GFL/GFRα复合物，然后受体二聚化使两个RET分子相互靠近，胞内结构域磷酸化，激活下游JAK-STAT、RAS-MAPK及PI3K-AKT等通路从而调控细胞分化、增殖、存活以及迁移等多个生物过程。

二、*RET*基因型与MTC表型的相关性

遗传性MTC由胚系*RET*基因激活突变所致。迄今报道的200余种*RET*基因突变中，最为常见的突变类型为错义突变，常累及受体蛋白胞外富含半胱氨酸的二聚体结构域（8～13号外显子）和胞内酪氨酸激酶催化位点（15～16号外显子）。

遗传性MTC是多发性内分泌瘤2型（multiple endocrine neoplasia type 2,

MEN2）的一个组成部分。多数情况下，MTC为MEN2患者最早的临床表现，MEN2患者几乎100%发生MTC，且常为多灶性。对于同时或者先后发生MTC、嗜铬细胞瘤（pheochromocytoma, PHEO）的患者，或者携带胚系 *RET* 基因突变的MTC患者，均可诊断为MEN2。

MEN2根据肿瘤组分不同，又可分为MEN2A和MEN2B。MEN2A的 *RET* 突变大多位于10号外显子（包括609、611、618和620密码子）以及11号外显子（包括630和634密码子）。此种突变引起半胱氨酸残基的丢失，导致RET受体的非配体依赖性自发二聚体化，进而导致酪氨酸激酶的构成性激活。MEN2A患者PHEO的外显率为50%，甲状旁腺功能亢进的外显率为20%。95%的MEN2B患者突变位点位于16号外显子（918密码子），5%位于15号外显子（883密码子），偶有804密码子串联突变的报道。其中，*M918T* 突变引起胞内激酶结构域的自发磷酸化并与细胞内底物结合，从而激活下游通路。除MTC与PHEO之外，MEN2B患者的特征表现为口唇神经纤维瘤。

RET 基因型与MTC危险等级之间存在较强的基因型-表型相关性。美国甲状腺协会（American Thyroid Association, ATA）根据MTC的危险等级将 *RET* 突变分为最高危、高危以及中度危险性3个等级（见表5-1-1）。其中 *M918T* 突变属于极高危，携带者可于婴幼儿期发生MTC，具有高度侵袭性，最小的患者转移年龄仅为3个月；*C634* 和 *A883* 突变属于高危，携带者最小的转移年龄分别为5岁和10岁。不同危险等级的MTC患者的发病年龄、肿瘤分期、复发及长期生存率均有明显差异。德国一项纳入263例MEN2的回顾性队列研究结果显示，极高危、高危与中度危险性MTC患者手术的平均年龄分别为（14.9±9.3）、（23.0±15.7）及（35.3±18.8）岁（$P < 0.0001$）；并且三组患者就诊时肿瘤分期亦具有差异性，71%的极高危患者就诊时为 Ⅲ/Ⅳ 期（$P < 0.0001$）。另一项纳入66例遗传性MTC（中位随访9.3年）的单中心研究发现，较之其他位点突变，胚系 *RET M918T* 突变患者复发率显著增高（83% *vs* 0，$P < 0.001$）。上述德国的回顾性研究中位随访12年后，发现 *RET* 突变最高危、高危以及中度危险性患者的5年疾病特异性生存率（disease-specific survival, DSS）分别为89.1%、96.5%和97.9%；10年DSS分别为76.8%、94.3%和89.9%。

表5-1-1　常见 *RET* 突变与MTC侵袭性以及其他MEN2病变发生率的关系

RET 突变	外显子	MTC危险等级	PHEO发病率	HPTH发病率	CLA	HD
G533C	8	MOD	+	−	N	N
C609F/G/R/S/Y	10	MOD	+/++	+	N	Y

（续表）

*RET*突变	外显子	MTC危险等级	PHEO发病率	HPTH发病率	CLA	HD
C611F/G/S/Y/W	10	MOD	+/++	+	N	Y
C618F/R/S	10	MOD	+/++	+	N	Y
C620F/R/S	10	MOD	+/++	+	N	Y
C630R/Y	11	MOD	+/++	+	N	N
D631Y	11	MOD	+++	−	N	N
C634F/G/R/S/W/Y	11	H	+++	++	Y	N
K666E	11	MOD	+		N	N
E768D	13	MOD			N	N
L790F	13	MOD	+		N	N
V804L	14	MOD	+		N	N
V804M	14	MOD	+		Y	N
A883F	15	H	+++		N	N
S891A	15	MOD	+	+	N	N
R912P	16	MOD	−		N	N
M918T	16	HST	+++		N	N

2015年美国甲状腺协会《甲状腺髓样癌指南（修订版）》

注：MOD，中度危险性（moderate risk）；H，高危（high risk）；HST，最高危（highest risk）；+，约10%；++，20～30%；+++，约50%；N，不发生（negative occurrence）；Y，可发生（positive occurrence）。

第二节　*RET*基因型与甲状腺髓样癌患者甲状腺预防性切除

　　MTC是MEN2患者死亡的主要原因，而C细胞癌变是一个逐步进展的过程，包括C细胞增生、非侵袭性微小MTC直至进展为MTC、侵袭性MTC伴淋巴结及远处转移。因此，MTC的早诊早治是治疗MEN2患者的关键。

　　RET通路异常激活是C细胞肿瘤转化的一个关键起始事件，因此通过胚系*RET*突变检测可以早期发现遗传性MTC患者，甚至早于临床MTC的发生。那么，这些患者是否可以接受甲状腺预防性/治愈性手术呢？首先，MEN2-MTC预防性甲状腺切除符合以下标准：① *RET*基因突变者其一生中患MTC风险接近100%；② 目前，已经能可靠地检测出突变（*RET*基因突变）；③ 甲状腺是可以被切除的，切除后有合适的功能替代治疗（如左甲状腺素等）；④ 切除甲状腺后给患者带来的风险较小；⑤ 术后有一项敏感方法来确定患者是否治愈和/或有MTC残留（如血清降钙素及超声等检查）。

1994年，Wells等对13例胚系*RET*基因突变者行甲状腺预防性切除，其中6例血清降钙素正常，术后病理学检查发现每个突变者的甲状腺均存在C细胞增生伴或不伴MTC，术后血清降钙素水平全部恢复正常。提示携带胚系*RET*基因突变者，即使血清降钙素水平正常，也已经存在MTC，甲状腺预防性切除具有临床实施的必要性与可行性。之后的研究结果提示，对于遗传性MTC，早期的手术治疗有助于提高治愈率。近期的一项回顾性研究对149例预防性切除的遗传性MTC儿童进行了随访观察，中位随访时间6年，均未发现残余结构病灶或复发；同时，该研究队列中115例术前血清降钙素水平升高的儿童行预防性切除后，生化治愈率高达99.1%（114/115），仅1例（7月龄）患者（M918T突变）术后未达生化治愈。2019年一项多中心研究发现胚系*RET M918T*突变患者在1岁之前手术者，术后治愈率显著高于1岁以后手术者（83% *vs* 15%，*P* < 0.000 1）。因此，对于未临床发病的*RET*基因胚系突变携带者，建议进行预防性甲状腺全切。预防性切除的时间点，根据2015年ATA推荐，最高危*RET*基因型（M918T）患者出生第1年内行甲状腺切除术（越早越好）；高危基因型（C634；A883）患者于5岁前行甲状腺切除术；其他基因型患者在血清降钙素水平升高之后行甲状腺切除术。然而，在我们国家，预防性甲状腺切除尚未被医师与患者接受，目前只有个案报道。

第三节　针对*RET*的甲状腺髓样癌的靶向药物

RET蛋白作为一个酪氨酸激酶受体，其激酶结构域与其他酪氨酸激酶具有相似的序列及结构。因此，目前临床使用的多靶点酪氨酸激酶抑制剂（TKI）也具有RET抑制作用，如卡博替尼（cabozantinib）、乐伐替尼（lenvatinib）、凡德他尼（vandetanib）及索拉非尼（sorafenib）等，其中卡博替尼、凡德他尼已获美国FDA批准用于晚期MTC的治疗。Ⅲ期临床试验结果提示，凡德他尼可显著延长晚期

MTC患者的无进展生存期（用药组30.5个月 *vs* 安慰剂组19.3个月；*HR*=0.46；95%*CI*：0.31～0.69；*P*＜0.001）、提高客观缓解率（用药组45% *vs* 安慰剂组13%；*OR*=5.48；95%*CI*：2.99～10.79；*P*＜0.001）。卡博替尼治疗组无进展生存期和客观缓解率分别为11.2个月和28%，而安慰剂组仅为4个月和0。回顾性分析发现，*RET M*918*T*突变的MTC患者使用卡博替尼治疗获益大于无突变者，其总生存期达44.3个月（安慰剂组18.9个月，*P*=0.03），无进展生存期达13.9个月（安慰剂组4.0个月，*P*＜0.000 1）。

国内研发的多靶点TKI包括索凡替尼（surufatinib）及安罗替尼（anlotinib）均对晚期MTC具有一定的治疗效果。其中，索凡替尼Ⅱ期临床试验结果显示治疗MTC的客观缓解率可达22.2%，疾病控制率达88.9%。安罗替尼Ⅱ期临床试验结果提示其治疗晚期MTC有效，客观缓解率为56.9%，疾病控制率高达93.1%。同时，安罗替尼常见不良反应总发生率低于凡德他尼和卡博替尼。

近几年研发的一些选择性RET抑制剂具有更强效力的同时毒性更小，主要有普雷西替尼（pralsetinib, BLU-668）和塞尔帕替尼（selpercatinib, LOXO-292）。体内及体外模型功能实验结果提示，上述两个药物可抑制多种RET改变，包括*M*918*T*、*C*634*W*、*gatekeeper*突变、*V*804*L*与*V*804*M*、KIF5B-RET融合以及CCDC6-RET融合等。前期临床试验初步结果显示，*RET*突变的MTC患者普雷西替尼治疗的客观缓解率为56%；其中曾接受过多靶点TKI治疗（400 mg/d）的*RET*突变MTC患者普雷西替尼治疗的客观缓解率达60%（ARROW试验，NCT03037385试验）；塞尔帕替尼治疗*RET*突变MTC患者的客观缓解率为56%（LIBRETTO-001和NCT03157128试验）。在这两项临床试验中，绝大多数的不良反应为1、2级，仅一小部分患者因治疗相关不良反应而终止治疗，不良反应导致的停药率大大降低，如凡德他尼停药率为21%，卡博替尼停药率为8%。

------------------------------ **参 考 文 献** ------------------------------

［1］ Anders J, Kjar S, Ibanez C F. Molecular modeling of the extracellular domain of the RET receptor tyrosine kinase reveals multiple cadherin-like domains and a calcium-binding site ［J］. J Biol Chem, 2001, 276(38): 35808-35817.

［2］ Arighi E, Borrello M G, Sariola H. RET tyrosine kinase signaling in development and cancer［J］. Cytokine Growth Factor Rev, 2005, 16(4-5): 441-467.

［3］ Avantaggiato V, Dathan N A, Grieco M, et al. Developmental expression of the RET protooncogene［J］. Cell Growth Differ, 1994, 5(3): 305-311.

［4］ Castinetti F, Waguespack S G, Machens A, et al. Natural history, treatment, and long-term follow up of patients with multiple endocrine neoplasia type 2B: an international, multicentre, retrospective study[J]. Lancet Diabetes Endocrinol, 2019, 7(3): 213-220.

[5] Chen J, Ji Q, Bai C, et al. Surufatinib in Chinese patients with locally advanced or metastatic differentiated thyroid cancer and medullary thyroid cancer: A multicenter, open-label, phase II trial[J]. Thyroid, 2020.

[6] Durbec P, Marcos-Gutierrez C V, Kilkenny C, et al. GDNF signalling through the RET receptor tyrosine kinase[J]. Nature, 1996, 381(6585): 789-793.

[7] Eng C, Clayton D, Schuffenecker I, et al. The relationship between specific RET proto-oncogene mutations and disease phenotype in multiple endocrine neoplasia type 2. International RET mutation consortium analysis[J]. JAMA, 1996, 276(19): 1575-1579.

[8] Ishizaka Y, Itoh F, Tahira T, et al. Human ret proto-oncogene mapped to chromosome 10q11. 2[J]. Oncogene, 1989, 4(12): 1519-1521.

[9] Iwamoto T, Taniguchi M, Asai N, et al. cDNA cloning of mouse ret proto-oncogene and its sequence similarity to the cadherin superfamily[J]. Oncogene, 1993, 8(4): 1087-1091.

[10] Machens A, Elwerr M, Lorenz K, et al. Long-term outcome of prophylactic thyroidectomy in children carrying RET germline mutations[J]. Br J Surg, 2018: 150-157.

[11] Mathiesen J S, Habra M A, Bassett J H D, et al. Risk profile of the RET A883F germline mutation: an international collaborative study[J]. J Clin Endocrinol Metab, 2017, 102(6): 2069-2074.

[12] Modigliani E, Cohen R, Campos J M, et al. Prognostic factors for survival and for biochemical cure in medullary thyroid carcinoma: results in 899 patients. The GETC Study Group. Groupe d'etude des tumeurs a calcitonine[J]. Clin Endocrinol, 1998, 48(3): 265-273.

[13] Mulligan L M. RET revisited: expanding the oncogenic portfolio[J]. Nat Rev Cancer, 2014, 14(3): 173-186.

[14] Pachnis V, Mankoo B, Costantini F. Expression of the c-ret proto-oncogene during mouse embryogenesis[J]. Development (Cambridge, England), 1993, 119(4): 1005-1017.

[15] Qi X P, Zhao J Q, Du Z F, et al. Prophylactic thyroidectomy for MEN 2-related medullary thyroid carcinoma based on predictive testing for RET proto-oncogene mutation and basal serum calcitonin in China[J]. Eur J Surg Oncol, 2013, 39(9): 1007-1012.

[16] Raue F, Bruckner T, Frank-Raue K. Long-term outcomes and aggressiveness of hereditary medullary thyroid carcinoma: 40 years of experience at one center[J]. J Clin Endocrinol Metab, 2019, 104(10): 4264-4272.

[17] Santoro M, Carlomagno F, Romano A, et al. Activation of RET as a dominant transforming gene by germline mutations of MEN2A and MEN2B[J]. Science, 1995, 267(5196): 381-383.

[18] Schlumberger M, Elisei R, Muller S, et al. Overall survival analysis of EXAM, a phase III trial of cabozantinib in patients with radiographically progressive medullary thyroid carcinoma[J]. Ann Oncol, 2017, 28(11): 2813-2819.

[19] Shankar R K, Rutter M J, Chernausek S D, et al. Medullary thyroid cancer in a 9-week-old infant with familial MEN 2B: Implications for timing of prophylactic thyroidectomy[J].

Int J Pediatr Endocrinol, 2012, 2012(1): 25.

[20] Skinner M A, Moley J A, Dilley W G, et al. Prophylactic thyroidectomy in multiple endocrine neoplasia type 2A[J]. N Engl Med, 2005, 353(11): 1105-1113.

[21] Spanheimer P M, Ganly I, Chou J, et al. Long-term oncologic outcomes after curative resection of familial medullary thyroid carcinoma[J]. Ann Surg Oncol, 2019, 26(13): 4423-4429.

[22] Subbiah V, Yang D, Velcheti V, et al. State-of-the-art strategies for targeting RET-dependent cancers[J]. J Clin Oncol, 2020, 38(11): 1209-1221.

[23] Sun Y, Du F, Gao M, et al. Anlotinib for the treatment of patients with locally advanced or metastatic medullary thyroid cancer[J]. Thyroid, 2018, 28(11): 1455-1461.

[24] Takahashi M, Cooper G M. ret transforming gene encodes a fusion protein homologous to tyrosine kinases[J]. Mol Cell Biol, 1987, 7(4): 1378-1385.

[25] Takahashi M, Ritz J, Cooper G M. Activation of a novel human transforming gene, ret, by DNA rearrangement[J]. Cell, 1985, 42(2): 581-588.

[26] Treanor J J, Goodman L, de Sauvage F, et al. Characterization of a multicomponent receptor for GDNF[J]. Nature, 1996, 382(6586): 80-83.

[27] Trupp M, Arenas E, Fainzilber M, et al. Functional receptor for GDNF encoded by the c-ret proto-oncogene[J]. Nature, 1996, 381(6585): 785-789.

[28] Wang X. Structural studies of GDNF family ligands with their receptors-Insights into ligand recognition and activation of receptor tyrosine kinase RET[J]. Biochim Biophys Acta, 2013, 1834(10): 2205-2212.

[29] Wells S A J, Asa SL, Dralle H, et al. Revised American Thyroid Association guidelines for the management of medullary thyroid carcinoma[J]. Thyroid, 2015, 25(6): 567-610.

[30] Wells S A J, Chi D D, Toshima K, et al. Predictive DNA testing and prophylactic thyroidectomy in patients at risk for multiple endocrine neoplasia type 2A[J]. Ann Surg, 1994, 220(3): 237-250.

[31] Wells S A J, Robinson B G, Gagel R F, et al. Vandetanib in patients with locally advanced or metastatic medullary thyroid cancer: a randomized, double-blind phase III trial[J]. J Clin Oncol, 2012, 30(2): 134-141.

[32] Zenaty D, Aigrain Y, Peuchmaur M, et al. Medullary thyroid carcinoma identified within the first year of life in children with hereditary multiple endocrine neoplasia type 2A (codon 634) and 2B[J]. Eur J Endocrinol, 2009, 160(5): 807-813.

[33] 庞玉娟,陈晓红,张景义,等.RET基因突变的MEN2A儿童预防性甲状腺切除二例[J].中华耳鼻咽喉头颈外科杂志,2017,52(7):536-538.

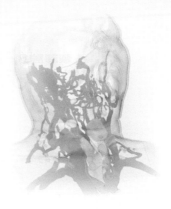

第六章

微 RNA 在甲状腺癌中的研究

喻　爽　肖海鹏

　　目前,甲状腺癌的发生和发展机制尚不明确。在既往大量的研究中,人们认识到甲状腺癌在发生、发展过程中涉及一系列基因的改变,如 *BRAF*、*RAS* 基因突变及 *RET/PTC*、*PAX8/PPAR* 基因重排。但近年来研究表明,微 RNA(miRNA)的异常表达与甲状腺癌的发生密切相关,但其在甲状腺癌发生、发展中的机制尚不完全明确。利用 miRNA 在甲状腺癌组织及血清中的诊断为细针抽吸活检(FNAB)诊断及进一步分型提供帮助。然而,目前诊断、预后和治疗的研究有待进一步地深入。例如,诊断中对 miRNA 选择的不同是否会影响其结果以及利用 miRNA 治疗仅局限于体外实验中等。

[通信作者]　肖海鹏,Email: xiaohp@mail.sysu.edu.cn

第一节　微RNA的生物学特性

微RNA（microRNA, miRNA）是由21～25个核苷酸组成的内源性高度保守的非编码小RNA。miRNA基因在细胞核内转录后形成初始miRNA（pri-miRNA），随后在RNA酶Ⅲ Dmsha-DGCR复合体作用下形成约70个核苷酸的前体miRNA（pre-miRNA），接着，该前体miRNA被胞质中酶Dicer切割成21～25个核苷酸的双链RNA，经过解旋酶的作用形成单链miRNA，整合到miRNA介导的沉默复合体（miRNA-induced silencing complexes, miRISC）中形成非对称沉默复合体，即成熟的miRNA。

miRNA主要通过与mRNA 3′端非编码区碱基配对，引起mRNA不稳定而降解（约占84%），或通过抑制翻译过程导致蛋白合成受阻（约占16%），从而负向调节基因表达；单个miRNA可以调节多个靶基因mRNA表达，同时一个mRNA也可以受到多个miRNA的调节。因此，目前有研究提出概率miRNA与mRNA配对模式（probabilistic miRNA-mRNA interaction signature, ProMISe）概念，用ProMISe代替单一的miRNA与mRNA配对的功能模式。目前发现细胞内存在的miRNA超过1 000种，但是有明确生物学特性的只占其中一小部分。

miRNA可以调节基因的表达，因此与细胞的生长、繁殖和凋亡等进程相关。miRNA表达的改变与肿瘤的发生密切相关，它们常常定位于肿瘤基因相关区域，具有癌基因和抑癌基因样的双重作用。最早报道的与肿瘤相关的miRNA是在慢性B淋巴细胞性白血病患者中发现的位于13号染色体上的miRNA-15a与miRNA-16a的表达缺失或下调，促进了*Bcl*-2的过表达而导致白血病的发生。研究利用363例常见实体肿瘤（包括乳腺癌、前列腺癌、甲状腺癌、胃癌、肺癌和胰腺癌）与177例正常组织对照，发现这6种实体肿瘤中具有常见的36种过表达及21种低表达的miRNA。miRNA通过上调或下调影响转录后翻译，在肿瘤的发生、增殖及转移中起重要作用。

第二节　微RNA与甲状腺癌

一、miRNA与甲状腺乳头状癌（PTC）

1. miRNA在PTC中的表达谱

Pallanta等利用miRNA微阵列芯片技术发现，在PTC中*miR-221*、*miR-222*和*miR-181b*表达较正常组织明显升高。在甲状腺癌细胞株及小鼠甲状腺模型中同样可以观察到这3种miRNA的过表达。同样，在Mancikova等的研究中，利用高通量测序技术发现在PTC中上调最显著的为*miR-146b*、*miR-221*和*miR-222*，显著下调的为*miR-1179*。Marina等检测了60个样本（包括甲状腺癌及良性结节）中miRNA的表达，发现*miR-187*、*miR-221*、*miR-222*、*miR-146b*、*miR-155*、*miR-224*和*miR-197*在甲状腺癌组织中明显升高。有研究总结了在PTC中显著上调13种miRNA，包括*miR-31*、*miR-34b*、*miR-146*、*miR-155*、*miR-181a*、*miR-181b*、*miR-181c*、*miR-213*、*miR-220*、*miR-221*、*miR-222*、*miR-223*和*miR-224*。值得一提的是*miR-146*、*miR-181b*、*miR-221*以及*miR-222*的过表达几乎在所有研究结果中被提及。Saiselet等对PTC进行高通量测序，发现除了常见的32种上调的miRNA外，还确定了30种下调的miRNA，其中9种下调的miRNA在正常组织与癌组织中有显著区别，包括*miR-1179*、*miR-7-5p*、*miR-7-2-3p*、*miR-876-5p*、*miR-204-5p*、*miR-139-5p*、*miR-451a*、*miR-152*以及*miR-873-5p*。有研究通过比较126名PTC患者癌组织与毗邻正常组织miRNA的表达，发现248个表达差异的miRNA以及3 631个异常表达的基因，这248个miRNA中有180个过表达，68个低表达。其中*miR-222*和*miR-15a*利用qRT-PCR证实，*miR-222*在94.11%的PTC样本中均表达上调，与既往实验结果一致。Zhang等将各个研究报道的miRNA表达差异总结为见表6-2-1。

2. miRNA在PTC中的作用机制

*miR-221*和*miR-222*在甲状腺癌中的表达相似，他们共同位于X染色体上。在甲状腺癌及HeLa细胞中*miR-221*及*miR-222*主要通过与*p27Kip1*基因（CDKN1B）的3′端非编码区碱基配对，负向调节基因的表达，使p27Kip1蛋白的水平减少。在TPC-1细胞株中*miR-221*及*miR-222*过表达促使细胞周期进入S期，从而促进细胞增长。该研究也发现在甲状腺癌组织中*miR-221*及*miR-222*

表6-2-1　文献总结miRNA在甲状腺肿瘤中的差异表达

肿瘤名称	miRNA表达上调
PTC	*miR-1244、miR-127-3p、miR-128、miR-130b、miR-134、miR-135b、miR-139、miR-141、miR-144、miR-146、miR-155、miR-15a、miR-16、miR-164b、miR-17、miR-172、miR-181、miR187、miR191、miR-1975、miR-199、miR-200、miR-203、miR-205、miR-21、miR-210、miR-213、miR-214、miR-220、miR-221、miR-222、miR-223、miR-224、miR-31、miR-32、miR-342-3p、miR-34a、miR-375、miR-543、miR-551b、miR-720、miR-768-3p、miR-7e、miR-81a、miR-99b-3p、miR-1274a、miR-551b*
FTC	*miR-125a-3p、miR-146、miR-155、miR-181、miR-182、miR-183、miR-187、miR-197、miR-200、miR-21、miR-221、miR-222、miR-224、miR-346、miR-597、miR-96*
PDC	*miR-125a-5p、miR-15a-3p、miR-182、miR-183、miR-222*
ATC	*miR-146、miR-17、miR-18a、miR-20a、miR-21、miR-221、miR-222、miR-92*
MTC	*miR-10a、miR-124a、miR-127、miR-129、miR-137、miR-154、miR-183、miR-21、miR-224、miR-323、miR-370、miR-375、miR-9*

肿瘤名称	miRNA表达下调
PTC	let-7、*miR-1、miR-1179、miR-1225-5p、miR-122-5p、miR-1231、miR-126、miR-1268、miR-1278、miR-130、miR-138、miR-140、miR-142、miR-149-3p、miR-151、miR-16-1、miR-1826、miR-183-3p、miR-21、miR-218、miR-219、miR-26a-1、miR-292、miR-299-5p、miR-30、miR-300、miR-335、miR-345、miR-374b、miR-451a、miR-486-5p、miR-514a-3p、miR-613、miR-637、miR-662、miR-873、miR-876-3p、miR-939*
FTC	let-7、*miR-1247、miR-144、miR-150、miR-191、miR-199、miR-455、miR-542-5p、miR-574-3p*
PDC	*miR-130b、miR-139-5p、miR-150、miR-193a-5p、miR-219-5p、miR-23b、miR-451、miR-455-3p*
ATC	let-7、*miR-1、miR-125b、miR-138、miR-200、miR-25、miR-26a、miR-30、miR-99a*
MTC	*miR-455*

的上调与p27Kip1表达呈负相关。因此认为*miR-221*及*miR-222*是p27Kip1表达的内源性调节子，进而调节细胞进程，促进细胞增殖。高迁移率族蛋白B1（high mobility group box 1, HMGB1）是一种炎症因子，主要通过激活晚期糖基化终产物受体及Toll样受体而激活免疫系统，引起生长因子、血管生长因子及趋化因子的分泌导致慢性炎症。Mardente等发现在离体的PTC组织的原代培养及PTC细胞株建立过程中HMGB1可以增加*miR-222*和*miR-221*的表达，并促进细胞增殖及增强细胞趋化性。利用CAL62和BCPAP甲状腺癌细胞株发现HMGB1通

过增加*miR-222*和*miR-221*表达,抑制肿瘤抑制子*PTEN*基因的表达从而在肿瘤的发生和发展中发挥作用。

SMAD4是TGF-β信号转导通路上的分子,通路激活负向调节甲状腺滤泡细胞的生长。Geraldo等利用荧光素酶报告分析证明*miR-146b-5p*能靶向作用于SMAD4的3′端非编码区,在大鼠甲状腺细胞株PCCL3中能降低SMAD4的表达水平,干扰TGF-β信号转导。*miR-146b-5p*特定抑制子能增加SMAD4在细胞株中的表达水平,且提高细胞对TGF-β抗增殖信号的应答,显著降低细胞的增殖。该研究还发现在PCCL3细胞株中,致癌基因*RET/PTC*3及*BRAF V*600E可以上调*miR-146b-5p*的表达。近年来有研究发现,*miR-146b-5p*通过干扰TGF-β信号转导能有效调节细胞的迁移侵袭能力。Riesco-Eizaguirre等发现,*miR-146b-3p*与*PAX*8及钠碘转运体(NIS)的3′端非编码区结合,导致蛋白翻译受损,继而引起碘摄入减少。该研究同时揭露了PTC中*miR-146b-3p*/PAX8/NIS调节环的存在,并影响PTC分化表型及碘摄入。

Jazdzewski等提出pre-*miR-146a*序列普遍存在G/C多态性,C等位基因较G分别减少pre-*miR-146a*以及成熟*miR-146a*的数量达1.9和1.8倍,且C等位基因能干扰核因子与pre-mir-146a的结合,*miR-146a*表达的减少降低了对TRAF6、IRAK1细胞因子及*CCDC6*等靶基因的抑制。通过对608例PTC及901例对照组进行分析,发现GC杂合较CC或GG纯合患PTC的风险更高。Zhang等发现*miR-146a*能直接结合到PRKCE的3′端非编码区,减少PKCε蛋白的水平。PKCε蛋白是RAS/RAF-1信号转导通路上的分子,能抑制线粒体的凋亡。*miR-146a*能减少PKCε蛋白的水平,促进细胞凋亡及抑制肿瘤生长。*miR-146a*是NF-κB依赖性的基因,Zhang等认为*miR-146a*上调是NF-κB激活后负反馈所引起的。

研究发现,*miR-20b*在PTC中的表达显著低于癌旁正常组织,*miR-20b*通过作用于靶基因*SOS*1和*ERK*2抑制MAPK通路的活性,从而抑制PTC细胞的增殖、转移和侵袭,促进细胞凋亡。进一步研究发现,*miR-195*在PTC中也呈低表达,能够抑制PTC细胞的增殖、迁移及侵袭能力。其作用靶点为CCND1和FGF2,可能通过抑制Wnt/β-联蛋白信号通路的激活而发挥抑癌作用,*miR-195*-FGF2-MMP13轴可能可以作为PTC治疗的潜在新靶点。

二、miRNA与甲状腺滤泡状癌(FTC)

Nikiforova等研究发现7个miRNA(*miR-187*、*miR-221*、*miR-222*、*miR-146b*、*miR-155*、*miR-224*和*miR-197*)在甲状腺滤泡状癌(FTC)中表达上调,而*miR-210*、 *miR-328*、*miR-339* 和 *miR-342* 在甲状腺腺瘤中表达上调。Wojtas 等利用 qRT-PCR 证实在 FTC 中 *miR-146b*、*miR-183* 和 *miR-221* 过表达，而 *miR-199b* 呈低表达，其中 *miR-183* 和 *miR-146b* 能影响细胞增殖、细胞周期、凋亡及迁移，两者过表达明显诱导迁移，*miR-183* 过表达显著抑制凋亡，而 *miR-199* 和 *miR-221* 并无明显作用。Mancikova 等发现在 FTC 中 *miR-515* 家族中多个成员的明显过表达，而 *miR-1247* 的表达下降。

三、miRNA 与甲状腺未分化癌（ATC）

Hebrant 等利用 11 个 ATC 样本发现 18 个表达失调的 miRNA（let-7f, let7g, *miR-19a*、*miR-29a*、*miR-30a*、*miR-30e*、*miR-34b*、*miR-98*、*miR-125b*、*miR-129*、*miR-135a*、*miR-141*、*miR-144*、*miR-148b*、*miR-200b*、*miR-513a* 和 *miR-514* 表达下调，而 *miR-659* 表达上调）。Shao 等的研究提出 *miR-4295* 在 ATC 中过表达，通过负向调节靶基因 *CDKN1A* 促进 ATC 细胞增殖，同时 Transwell 实验分析 *miR-4295* 促进 ATC 的迁移和侵袭能力。

四、miRNA 与甲状腺髓样癌（MTC）

Santarpia 等研究发现了 10 种在转移的 MTC 中显著失调的 miRNA，其中 *miR-10a*、*miR-200b*、*miR-200c*、*miR-7* 和 *miR-29c* 表达下调，*miR-130a*、*miR-138*、*miR-193a-3p*、*miR-373* 及 *miR-498* 表达上调。

第三节　微RNA在甲状腺癌诊断、预后与治疗中的作用

一、miRNA 与甲状腺癌的诊断

Panebianco 等研究了 38 例甲状腺癌和 13 例甲状腺良性结节组织中 *KIT*、*TC-1*、*miR-122* 和 *miR-146a* 基因的表达，采用贝叶斯神经网络（Bayesian neural network, BNN）建模法提示联合这 4 个基因表达在分辨甲状腺良恶性结节中具有重大的预测价值（准确度为 94.12%），其中 *KIT* 以及 *miR-146a* 的诊断精准度最

高,并且这4个基因诊断模型较单独评价*BRAF*突变的精确度更高。一项荟萃分析利用361例样本统计,得到多个miRNA诊断甲状腺肿瘤的敏感度和特异度分别为87%和75%;对FNAB未确定标本进行诊断,其敏感度和特异度分别为92%和68%。因此,认为miRNA在FNAB中可以作为新的诊断工具来区分结节良恶性。

ThyraMIR miRNA基因检测(10个miRNA分别为*miR-29b-1-5p*、*miR-31-5p*、*miR-138-1-3p*、*miR-139-5p*、*miR-146b-5p*、*miR-155*、*miR-204-5p*、*miR-222-3p*、*miR-375*和*miR-551b-3p*)与ThyGenX基因检测(包括3个基因突变:*BRAF*、*RAS*和*PIK3CA*;3个*RNA*基因重排:*RET/PTC*1、*RET/PTC*3和*PAX*8*/PPARγ*)作为一个联合分子检测平台,为不能被FNAB确定的良恶性甲状腺结节诊断带来了新的思路。研究发现,在35个FNAB细胞学结果为不确定而术后病理学诊断为恶性的结节中,ThyraMIR miRNA检测出24个阳性,ThyGenX法检测出20个阳性,联合两者检测阴性预测值为94%,阳性预测值为74%,敏感度为89%,特异度为85%。与基于mRNA Afirma基因表达分类法(gene expression classifier, GEC)相比,该联合检测提高了真正良性结节的检出率达65%,让69%的患者避免了诊断性手术。

此前关于miRNA的检测都基于甲状腺组织样本,我们的研究发现血清中let-7e、*miR-151-5p*和*miR-222*的表达在PTC组织中较良性组织及正常组织显著升高。在PTC组和甲状腺良性结节组中,这3个miRNA的曲线下面积为0.917(95% *CI*:0.878~0.955),敏感度和特异度分别为87.8%和88.4%;在PTC组和正常对照组中,这3个miRNA的曲线下面积为0.897(95% *CI*:0.839~0.955),敏感度和特异度分别为86.8%和79.5%。我们的结果显示,let-7e、*miR-151-5p*和*miR-222*这3个miRNA可以作为PTC患者术前诊断的无创性分子标记,并且具有较高的特异性和敏感度。近来,另一个利用血清中miRNA进行诊断的研究,检测了12例PTC患者、12例结节性甲状腺肿和12例正常对照者的血清miRNA表达,选择8个miRNA(下调的*miR-579*、*miR-95*、*miR-29b*、*miR-5-01-3p*、*miR-548d-5p*和上调的*miR-190*、*miR-362-3p*、*miR-518a-5p*)进行分析,发现8个miRNA在PTC患者血清中的表达区别于结节性甲状腺肿患者和正常对照者,进一步分析表明*miR-579*、*miR-95*、*miR-29b*和*miR-190*的表达有差异性,其中血清中*miR-95*诊断的敏感度达94.9%,联合*miR-190*可以达到100%。

二、miRNA与甲状腺癌的预后

miRNA与侵袭性甲状腺癌临床病理特征的荟萃分析表明,*miR-21*、*miR-34b*、

miR-130b、*miR-135b*、*miR-146b*、*miR-151*、*miR-181b*、*miR-199b-5p*、*miR-221*、*miR-222*、*miR-451*、*miR-623*、*miR-1271*、*miR-2861*以及let-7e的表达水平与至少一个甲状腺癌的侵袭特性呈正相关。例如，肿瘤体积、甲状腺外扩散、多灶性、淋巴管浸润、淋巴结转移、远处转移和*BRAF V600E*突变阳性等。Saiselet等通过对8组PTC及其转移的淋巴结利用qRT-PCR方法检测miRNA表达，结果提示原发肿瘤与淋巴结中的miRNA表达谱相似，但是*miR-7-2-3p*、*miR-873-5p*及*miR-30c-2-3p*在淋巴结中的下调较原发癌组织更明显。同时也发现，*miR-451a*和*miR-504*在*BRAF V600E*突变的样本中下调更明显，而*miR-7-5p*及*miR-204-5p*的下调仅出现在*BRAF V600E*突变的组织中。在Mancikova等的研究中得到同样的结论，*BRAF V600E*突变样本中*miR-7*及*miR-204*显著下调。研究发现，在有颈部淋巴结转移及TNM分期为Ⅲ、Ⅳ期的PTC患者中，*miR-221*与*miR-222*表达显著上调，*miR-221*、*miR-222*、*miR-146b*和*miR-181*在*BRAF*基因突变的PTC中表达也显著上调。此外，对循环血的研究发现，血清let-7e、*miR-151-5p*以及*miR-222*的水平与淋巴转移状况、肿瘤体积、多灶性和TNM分期相关，其中*miR-151-5p*和*miR-222*在PTC术后患者中的表达显著下调，可以作为预后及复发的因子。miRNA表达异常与肿瘤的侵袭、转移密切相关，且有研究证实与*BRAF*突变的发生也有一定的相关性。miRNA参与甲状腺癌的侵袭转移，有可能成为复发因子，但是仍有待进一步的研究证实。

三、miRNA与甲状腺癌的治疗

Varmeh等对BRAF抑制剂抵抗的ATC细胞株（8505c-R）和PTC细胞株（BCPAP-R）采用qRT-PCR检测，发现了7种差异表达的miRNA；通过BRAF抑制剂PLX4720治疗后，在ATC细胞株8505c和8505c-R内分别发现14种和25种miRNA的表达发生改变，提示miRNA可以作为BRAF抑制剂抵抗的生物标志物，成为潜在的针对BRAF抑制剂抵抗的治疗靶点。视黄酸应用于甲状腺癌辅助治疗是有前景的，视黄酸受体β（retinoic acid recepter, RARβ）在其中发挥了作用，但是在PTC中RARβ的表达较低。Czajka等发现细胞内过表达*miR-146a-5p*和*miR-146b-5p*可减少RARβ的表达，在使用*miR-146a-5p*及*miR-146b-5p*抑制剂后RARβ的表达分别增加62.5%和45.4%。因此，miRNA有望成为难治性甲状腺癌辅助治疗的一部分。

------------------------------ 参 考 文 献 ------------------------------

［1］ Aragon H P, Weng C H, Khawaja H T, et al. microRNA expression and association with clinicopathologic features in papillary thyroid cancer: a systematic review［J］. Thyroid, 2015, 25(12): 1322-1329.

［2］ Calin G A, Dumitru C D, Shimizu M, et al. Frequent deletions and down-regulation of micro-RNA genes miR15 and miR16 at 13q14 in chronic lymphocytic leukemia［J］. Proc Natl Acad Sci U S A, 2002, 99(24): 15524-15529.

［3］ Cantara S, Pilli T, Sebastiani G, et al. Circulating miRNA95 and miRNA190 are sensitive markers for the differential diagnosis of thyroid nodules in a Caucasian population［J］. J Clin Endocrinol Metab, 2014, 99(11): 4190-4198.

［4］ Czajka A A, Wojcicka A, Kubiak A, et al. Family of microRNA-146 regulates RARbeta in papillary thyroid carcinoma［J］. PLoS One, 2016, 11(3): e151968.

［5］ Fagin J A, Wells S J. Biologic and clinical perspectives on thyroid Cancer［J］. N Engl J Med, 2016, 375(11): 1054-1067.

［6］ Geraldo M V, Yamashita A S, Kimura E T. microRNA *miR-146b-5p* regulates signal transduction of TGF-beta by repressing SMAD4 in thyroid cancer［J］. Oncogene, 2012, 31(15): 1910-1922.

［7］ Haugen B R, Alexander E K, Bible K C, et al. 2015 American Thyroid Association management guidelines for adult patients with thyroid nodules and differentiated thyroid cancer: the American Thyroid Association guidelines task force on thyroid nodules and differentiated thyroid cancer［J］. Thyroid, 2016, 26(1): 1-133.

［8］ He L, Hannon G J. microRNAs: small RNAs with a big role in gene regulation［J］. Nat Rev Genet, 2004, 5(7): 522-531.

［9］ Hebrant A, Floor S, Saiselet M, et al. miRNA expression in anaplastic thyroid carcinomas ［J］. PLoS One, 2014, 9(8): e103871.

［10］ Hong S, Yu S, Li J, et al. *miR-20b* displays tumor-suppressor functions in papillary thyroid carcinoma by regulating the MAPK/ERK signaling pathway［J］. Thyroid, 2016, 26(12): 1733-1743.

［11］ Jazdzewski K, Murray E L, Franssila K, et al. Common SNP in pre-*miR-146a* decreases mature miR expression and predisposes to papillary thyroid carcinoma［J］. Proc Natl Acad Sci U S A, 2008, 105(20): 7269-7274.

［12］ Labourier E, Shifrin A, Busseniers A E, et al. Molecular testing for miRNA, mRNA, and DNA on fine-needle aspiration improves the preoperative diagnosis of thyroid nodules with indeterminate cytology［J］. J Clin Endocrinol Metab, 2015, 100(7): 2743-2750.

［13］ Li Y, Liang C, Wong K C, et al. Inferring probabilistic miRNA-mRNA interaction signatures in cancers: a role-switch approach［J］. Nucleic Acids Res, 2014, 42(9): e76.

［14］ Lima C R, Geraldo M V, Fuziwara C S, et al. miRNA-146b-5p upregulates migration and invasion of different papillary thyroid carcinoma cells［J］. BMC Cancer, 2016, 16: 108.

［15］ Liu X, He M, Hou Y, et al. Expression profiles of microRNAs and their target genes in papillary thyroid carcinoma［J］. Oncol Rep, 2013, 29(4): 1415-1420.

［16］ Mancikova V, Castelblanco E, Pineiro-Yanez E, et al. microRNA deep-sequencing reveals master regulators of follicular and papillary thyroid tumors［J］. Mod Pathol, 2015, 28(6): 748-757.

［17］ Mardente S, Mari E, Consorti F, et al. HMGB1 induces the overexpression of *miR-222* and *miR-221* and increases growth and motility in papillary thyroid cancer cells［J］. Oncol Rep, 2012, 28(6): 2285-2289.

［18］ Mardente S, Mari E, Massimi I, et al. HMGB1-induced cross talk between PTEN and miRs 221/222 in thyroid cancer［J］. Biomed Res Int, 2015, 2015: 512027.

［19］ Nikiforova M N, Tseng G C, Steward D, et al. microRNA expression profiling of thyroid tumors: biological significance and diagnostic utility［J］. J Clin Endocrinol Metab, 2008, 93(5): 1600-1608.

［20］ Pallante P, Battista S, Pierantoni G M, et al. Deregulation of microRNA expression in thyroid neoplasias［J］. Nat Rev Endocrinol, 2014, 10(2): 88-101.

［21］ Pallante P, Visone R, Ferracin M, et al. microRNA deregulation in human thyroid papillary carcinomas［J］. Endocr Relat Cancer, 2006, 13(2): 497-508.

［22］ Panebianco F, Mazzanti C, Tomei S, et al. The combination of four molecular markers improves thyroid cancer cytologic diagnosis and patient management［J］. BMC Cancer, 2015, 15: 918.

［23］ Riesco-Eizaguirre G, Wert-Lamas L, Perales-Paton J, et al. The *miR-146b-3p*/PAX8/NIS regulatory circuit modulates the differentiation phenotype and function of thyroid cells during carcinogenesis［J］. Cancer Res, 2015, 75(19): 4119-4130.

［24］ Saiselet M, Gacquer D, Spinette A, et al. New global analysis of the microRNA transcriptome of primary tumors and lymph node metastases of papillary thyroid cancer ［J］. BMC Genomics, 2015, 16: 828.

［25］ Santarpia L, Calin G A, Adam L, et al. A miRNA signature associated with human metastatic medullary thyroid carcinoma［J］. Endocr Relat Cancer, 2013, 20(6): 809-823.

［26］ Shao M, Geng Y, Lu P, et al. *miR-4295* promotes cell proliferation and invasion in anaplastic thyroid carcinoma via CDKN1A［J］. Biochem Biophys Res Commun, 2015, 464(4): 1309-1313.

［27］ Sun Y, Yu S, Liu Y, et al. Expression of miRNAs in papillary thyroid carcinomas is associated with BRAF mutation and clinicopathological features in Chinese patients［J］. Int J Endocrinol, 2013, 2013: 128735.

［28］ Varmeh S, Vanden B P, Gunda V, et al. Genome-wide analysis of differentially expressed miRNA in PLX4720-resistant and parental human thyroid cancer cell lines［J］. Surgery, 2016, 159(1): 152-162.

［29］ Visone R, Russo L, Pallante P, et al. microRNAs (miR)-221 and *miR-222*, both overexpressed in human thyroid papillary carcinomas, regulate p27Kip1 protein levels and cell cycle［J］. Endocrine Related Cancer, 2007, 14(3): 791-798.

［30］ Volinia S, Calin G A, Liu C G, et al. A microRNA expression signature of human solid tumors defines cancer gene targets［J］. Proc Natl Acad Sci U S A, 2006, 103(7):

2257-2261.

[31] Wei W J, Shen C T, Song H J, et al. microRNAs as a potential tool in the differential diagnosis of thyroid cancer: a systematic review and meta-analysis[J]. Clin Endocrinol (Oxf), 2016, 84(1): 127-133.

[32] Wojtas B, Ferraz C, Stokowy T, et al. Differential miRNA expression defines migration and reduced apoptosis in follicular thyroid carcinomas[J]. Mol Cell Endocrinol, 2014, 388(1-2): 1-9.

[33] Yin Y L, Hong S B, Yu S, et al. miR-195 inhibits tumor growth and metastasis in papillary thyroid carcinoma cell lines by targeting CCND1 and FGF2[J]. Int J Endocrinol, 2017, 2017: 6180425.

[34] Yu S, Liu Y, Wang J, et al. Circulating microRNA profiles as potential biomarkers for diagnosis of papillary thyroid carcinoma[J]. The Journal of Clin Endocrinol & Metabolism, 2012, 97(6): 2084-2092.

[35] Zhang R, Hardin H, Chen J, et al. Non-coding RNAs in thyroid cancer[J]. Endocr Pathol, 2016, 27(1): 12-20.

[36] Zhang X, Li D, Li M, et al. microRNA-146a targets PRKCE to modulate papillary thyroid tumor development[J]. Int J Cancer, 2014, 134(2): 257-267.

[37] 陈万青, 张思维, 郑荣寿, 等. 中国2009年恶性肿瘤发病和死亡分析[J]. 中国肿瘤, 2013, 22(1): 2-12.

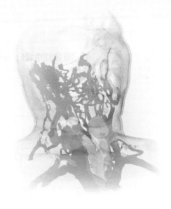

第七章

表观遗传学失活在甲状腺癌发生及发展中的作用

侯　鹏　施秉银

　　表观遗传学修饰在肿瘤的发生、发展过程中起重要作用,对于疾病的诊断乃至治疗都有比较确切的意义和临床价值。表观遗传学修饰是指在不改变碱基序列的情况下对基因表达的调控,且这种改变可随着有丝分裂而稳定遗传。众多研究表明,与基因突变同等重要的是,甲状腺癌中表观修饰引起的抑癌基因的失活可显著影响细胞的分化和增殖。其中,表观遗传学修饰两个最为常见的调控机制:DNA甲基化和组蛋白修饰(甲基化及乙酰化)在包括甲状腺癌的多种肿瘤诊断和治疗中已经取得了令人振奋的初步成果。因此,甲状腺癌中的表观改变(常常是结合基因突变)可为当前治疗模式反应欠佳的肿瘤患者提供新的选择。

[通信作者]　施秉银,Email: shibingy@126.com

第一节　DNA甲基化与甲状腺癌

一、DNA甲基化的概念

DNA甲基化是指在DNA甲基转移酶的作用下，CpG二核苷酸的胞嘧啶第5位碳原子上被加上甲基，使之变成5-甲基胞嘧啶的修饰过程。基因启动子区，尤其是位于转录起始位点附近的DNA甲基化，可阻碍转录复合体与DNA的结合从而影响基因的表达。由DNA甲基化介导的抑癌基因失活是多种肿瘤细胞凋亡受抑、分裂异常、血管生成、组织侵袭及转移的重要原因。

二、DNA甲基化在甲状腺癌分子诊断中的作用

抑癌基因启动子区的异常甲基化会导致细胞染色质构象改变，进而使基因无法转录，基因表达下调或沉默，有利于肿瘤的发生。研究证实，在甲状腺癌中，许多抑癌基因由于启动子区的过度甲基化而表达下调。PI3K/AKT信号通路在甲状腺滤泡状癌（FTC）发生中起重要的作用，而MAPK/ERK信号通路在甲状腺乳头状癌（PTC）发生中起重要的作用。例如，相对于其他类型的甲状腺癌，*RASSF*1A和*PTEN*基因甲基化在FTC中的发生率更高，导致PI3K/AKT信号通路异常激活。上述结果暗示这2个基因甲基化引起的基因沉默可能参与FTC的发生和发展。MAPK/ERK信号通路相关的视黄酸受体β2（RARβ₂）、金属酶抑制基因*TIMP*3、膜转运体*SLC5A8*、死亡相关蛋白激酶（death-associated protein kinase, DAPK）在PTC中的甲基化较常见。*SLC5A5*（*NIS*）、*NKX2-1*等与分化等功能相关的基因被证实在甲状腺未分化癌（ATC）中的甲基化程度升高。上述研究结果说明抑癌基因的甲基化失活百分率与甲状腺癌的分化及组织学类型相关。值得注意的是，一些甲状腺特异性基因如*NIS*、*SLC26A4*及*TSHR*等在甲状腺癌中也存在异常甲基化，虽然这些基因的甲基化与致癌关系并不十分明确，但这些基因的甲基化引起的表达沉默会影响甲状腺摄碘率，从而对甲状腺癌的放射碘治疗效果产生重要影响，进而导致甲状腺癌的发展。另外，研究发现，多种基因启动子区DNA的异常甲基化与甲状腺癌患者的淋巴结转移及远处转移密切相关。DNA错配修复基因*hMLH*1在肿瘤发生中具有重要的作用。研究表

明在有淋巴结转移的甲状腺癌中，DNA错配修复基因*hMLH*1启动子区甲基化发生率远远高于无淋巴结转移患者(阳性率分别为63%和10%)；而在*BRAF*基因突变的甲状腺癌中发现，该基因启动子区甲基化程度明显高于对照组(32%和11%)，提示*hMLH*1的甲基化能够预测甲状腺癌的转移，且其甲基化可能与*BRAF*基因突变相关。

三、DNA甲基化与甲状腺癌的治疗

通过应用DNA甲基转移酶抑制剂，能够抑制抑癌基因启动子区的异常甲基化，从而上调或恢复抑癌基因的表达，达到肿瘤治疗的目的。5-氮杂-2′-脱氧胞苷(5-aza-2′-deoxycytidine)是一种常用的DNA甲基转移酶抑制剂，可抑制DNA的甲基化。该药自2006年进入临床用于治疗骨髓异常增生，具有很强的抑制基因甲基化的能力和抗肿瘤活性。研究发现，此类药物可在甲状腺癌细胞系中诱导黑色素瘤抗原基因家族A4(melanoma antigen gene family-A4, MAGE-A4)的表达，可能成为甲状腺癌分子靶向治疗的潜在药物。尽管如此，5-氮杂胞嘧啶核苷(5-azacytidine, 5-AZA)或其类似药物对甲状腺癌细胞再分化的作用机制目前还没有完全阐明。

第二节　组蛋白修饰与甲状腺癌

一、组蛋白修饰的概念

组蛋白修饰是除DNA甲基化外的另一重要表观遗传学调控方式，包括组蛋白乙酰化、磷酸化、甲基化及泛素化等，其中以组蛋白乙酰化修饰尤为重要。组蛋白乙酰化转移酶(histone acetyltransferase, HAT)主要是在组蛋白H3、H4的氨基端的赖氨酸加上乙酰基，组蛋白去乙酰化酶(histone deacetylase, HDAC)的作用则恰恰相反。当组蛋白被乙酰化后，DNA倾向于与组蛋白八聚体发生解离，核小体的结构将变为松弛状态，有利于转录因子或协同转录因子与其靶基因序列DNA特异性结合，转录激活靶基因。相反，组蛋白发生去乙酰化作用时，染色质致密卷曲，基础转录装置等不能接近DNA，不利于基因转录。组蛋白乙酰化受HAT的调控，去乙酰化状态则受HDAC的影响。正常情况下，在HAT和HDAC处

于动态平衡下，与DNA甲基化相互配合，在染色质重塑过程中发挥调节基因表达的作用。在肿瘤组织中，HDAC往往呈现过度表达的状态。此时，去乙酰化的作用相对增强，核小体由松弛变得非常紧密，不利于特定基因的转录激活，从而引起多种抑癌基因的表达下调。组蛋白修饰的失调是癌症的特性和影响因素。

二、组蛋白修饰与甲状腺癌的诊断

组蛋白乙酰化和去乙酰化，可以分别产生基因转录的活化和阻滞。催化这些改变的酶类，组HAT和HDAC的表达异常同样会为甲状腺癌的诊疗工作带来一定的影响。研究发现，HAT和HDAC的异常表达可以对细胞增殖产生重要影响。因此，组蛋白乙酰化水平可以用来预测肿瘤的恶性程度和肿瘤类型。Giaginis等通过免疫组织化学法分析了74例良性和恶性甲状腺病变患者的甲状腺石蜡包埋组织中HDAC-1、HDAC-2、HDAC-4、HDAC-6蛋白质的表达。结果表明，相比良性病变，甲状腺恶性肿瘤中HDAC-2和HDAC-6的表达显著增加；相比良性增生性结节，PTC中HDAC-2、HDAC-4及HDAC-6表达显著增加。在甲状腺癌中，HDAC-1、HDAC-4及HDAC-6表达与肿瘤大小显著相关，HDAC-2表达与淋巴血管侵袭呈正相关，HDAC-4表达与包膜入侵呈正相关。而HDAC-1和HDAC-2在细胞中的分布模式（细胞核、细胞质的定位）与甲状腺病变的良恶性相关。因此，*HDAC-1*、*HDAC-2*、*HDAC-4*及*HDAC-6*基因的表达可能与甲状腺的恶性转化有关，可作为肿瘤生物标志物预测肿瘤患者的不良转归。

三、组蛋白修饰与甲状腺癌的治疗

到目前为止，对于甲状腺癌患者的主要治疗手段仍然是手术治疗。除此以外，^{131}I治疗、内分泌治疗是分化型甲状腺癌（DTC）非手术治疗的重要组成部分，而放化疗是差分化癌非手术治疗的重要辅助手段。近年来，随着对肿瘤分子生物学认识的不断深入，越来越多的分子靶向药物的出现为各型甲状腺癌的治疗提供了新的治疗方案。HAT和HDAC可以作为新型抗肿瘤药物的靶标，针对其开发特异性的化合物为甲状腺癌分子靶向治疗提供了重要思路。尽管特定基因的组蛋白修饰对甲状腺癌的影响并不明确，然而，使用组蛋白去乙酰酶抑制剂（histone deacetylase inhibitors, HDACI）处理的甲状腺癌细胞系可以改变某些甲状腺相关基因的表达水平，能够提高部分染色质区域组蛋白乙酰化的水平，上调或恢复特定抑癌基因的表达。迄今为止，多种HDACI在肿瘤中被发现具有抑癌作用,HDACI能够增加与甲状腺分化相关的分子标志物,如NIS、TPO、Tg、PAX8等的表达。采用罗米地辛(romidepsin)对16例碘难治性分化型甲状腺癌(radioactive iodine refractory differentiated thyroid cancer, RAIR-DTC)患者进行的临床试验中发现,2例患者放射性碘摄取率显著增加,证实此类抑制剂能够通过恢复碘摄取或影响再分化而参与甲状腺功能的恢复。还有研究发现,HDACI可引起ATC细胞发生周期阻滞并诱导细胞发生凋亡,辛二酰苯胺异羟肟酸(suberoylanilide hydroxamic acid, SAHA)是较为常见的去乙酰化酶小分子抑制剂,利用SAHA处理甲状腺癌细胞系,肿瘤细胞出现较为明显的周期阻滞,并且凋亡细胞增加。另外,也有研究发现,HDACI与传统一线化疗药物的联合作用也可以增加甲状腺癌对其他药物治疗的敏感性。例如,SAHA和贝利司他(PXD101)均被证实与阿霉素、卡铂及紫杉醇等经典化疗药物具有协同作用,而丙戊酸增加ATC对阿霉素和伊马替尼的敏感性。

第三节　表观遗传学事件及相关文献检索

一、研究对象

研究发,肿瘤的发生和发展过程中存在大量抑癌基因的失活,其中DNA甲基化及组蛋白去乙酰化等表观遗传学改变是其表达下调的重要机制之一。甲状腺癌作为内分泌系统最常见的高发肿瘤,其肿瘤发生过程中同样存在*p16*、*PTEN*、*DAPK*等重要抑癌基因的表观失活,但是由于受各个单中心文献报道中所采用的检测手段、样本归属地等客观因素的影响,同一个抑癌基因在甲状腺相同或不同类型肿瘤中的甲基化发生率及其与肿瘤患者的临床相关性各不相同。我们通过文献回顾的方式,客观总结现有报道中甲状腺肿瘤相关抑癌基因的表观失活种类及发生率,并为进一步分析基因的表观失活与甲状腺癌相关临床病理学因素及疾病预后的关系提供依据。

二、资料检索

文献检索限于2017年3月前公开发表的中文及英文文献。检索以下电子数据库:① 中文:万方数据资源系统、维普中文科技期刊数据库、中国知网(China

National Knowledge Infrastructure, CNKI）；② 英文：ISI Web of Knowledge、Ovid、PubMed及相关链接文献。中文检索词包括甲状腺癌、DNA甲基化、组蛋白甲基化、组蛋白乙酰化、临床特征及预后等；英文检索词包括thyroid cancer、DNA methylation、histone methylation、histone acetylation、risk factor及prognosis。入选标准：① 研究类型：前瞻性对照试验和回顾性队列研究。② 研究对象：病理学诊断为甲状腺癌，包括其病理学亚型PTC、FTC、MTC、ATC等。③ 研究方法：从新鲜肿瘤组织或蜡块包埋肿瘤组织获取DNA，采用甲基化测序、甲基化特异性PCR法（methylation-specific PCR, MSP）、免疫组织化学法等。④ 同一作者的重复研究优先考虑最新发表的论文。排除标准：① 非研究性文献。② 研究对象非甲状腺癌。③ 研究目的不是探讨甲状腺癌中表观失活与疾病诊断、临床病理学因素或预后的关系等。④ 未提供足够数据。对于检索出的文章通过阅读题目、摘要、全文等，并按照入选及排除标准最终确定纳入文献。

三、资料提取

对于最终纳入的文献，从以下几个方面进行资料提取，用于后续分析。① 研究的基本特征，如作者、年份、研究中心及研究类型等。② 研究对象的特征：如患者的性别、年龄，以及表观遗传学事件的种类、检测方法等。③ 表观遗传学事件与肿瘤患者临床病理学因素之间的关系。

四、研究结果总结

1. 纳入研究概述

以thyroid cancer和DNA methylation为关键词，共检索到262篇文献，其中未涉及临床样本的研究有47篇，涉及综述、荟萃分析研究、个案报道及动物实验的研究有62篇，其他文献84篇。最终有49篇文献纳入研究分析，其中只有14篇文献分析了基因的DNA甲基化与肿瘤患者临床病理资料的关系。以thyroid cancer和histone methylation为关键词，检索到43篇文献，其中未有明确的组蛋白甲基化及临床患者的相关性研究。以thyroid cancer和histone acetylation为关键词，检索到64篇文献，其中仅有1篇研究报道了临床肿瘤患者的组蛋白乙酰化发生改变。DNA甲基化和组蛋白乙酰化检测结果均源于腺瘤组织、肿瘤组织及癌旁组织，大多为石蜡包埋标本、术中切除冻存标本或新鲜标本，仅有1例组织来源于细针抽吸活检（FNAB）标本，DNA甲基化检测方法包括MSP、qMSP、焦磷酸测序、bisulfite测序、bisulfite限制酶切分析、免疫组织化学法等，组蛋白乙酰化检测采用是免疫组织化学法。入选文献多报道DNA甲基化与不良临床病理因素的关联，而与甲状腺癌复发、死亡等预后不良事件的关系报道较少。

2. 研究结果总结

（1）甲状腺癌中表观遗传学事件。我们通过文献回顾的方式客观总结现有报道中甲状腺肿瘤相关抑癌基因的表观遗传学失活种类、发生率及其与甲状腺癌相关临床病理学因素及疾病预后的关系（见表7-3-1），结果发现相对于癌旁组织，甲状腺癌组织整体的甲基化阳性率、多个抑癌基因的甲基化阳性率、H3K18乙酰化水平均出现明显升高，提示表观遗传学失活事件与甲状腺癌的发生和发展相关。其中多个单基因的甲基化阳性率（包括基因 *p16*、*MT1G*、*RASSF1A*、*ATM*、*CALCA*、*CDH1*、*DAPK*、*DCC*、*GSTP1*、*MINT1*、*RARβ2*、*S100A2*、*TGFβR2*、*THBS1*、*TIMP3*、*PAK3*、*NISCH*、*KIF1A*、*CTNNB1*、*COMBO*、*MASPIN*、*TRβ*、*RASSF5A*、*RASAL1*、*MLH1*、*MGMT TSHR*、*TSH* 及 *SLC26A4*）、整体甲基化阳性率及H3K18乙酰化水平分别在癌旁组织、甲状腺腺瘤、高分化甲状腺癌（WDTC）、ATC中进行了分析，随着甲状腺肿瘤从良性到惰性，再从惰性到恶性的转变过程有递增的趋势。上述肿瘤抑制基因，通过调节细胞周期、凋亡信号通路、抑制生长及再分化等各种机制发挥抑制肿瘤的作用。因此，通过抑制甲基化恢复上述基因的表达将在甲状腺癌的治疗中发挥重要的作用。

（2）甲状腺癌中相关基因的表观遗传失活与临床病理学因素的关系。14篇研究型论著分别为回顾性单中心或多中心对照研究，提取相关文献的基本信息及数据（见表7-3-1），结果提示肿瘤抑制基因 *p16*、*TIMP3*、*p14*、*hMLH1*、*FHIT*、上皮钙黏着蛋白、*DKK3*、*THRB*、*MT1G*、*DACT2*、*GPX* 的高甲基化与淋巴结转移呈正相关，而肿瘤抑制基因 *TIMP3*、*SLC5A8*、*DAPK*、上皮钙黏着蛋白、*RASSF1A* 的高甲基化与甲状腺外浸润呈正相关；*DKK3*、*THRB* 高甲基化与TNM分期、病理分级相关；*p16* 和 *GPX* 高甲基化与肿瘤大小相关；抑癌基因的甲基化与淋巴结转移、甲状腺外浸润及TNM分期密切相关。以上这些特征作为甲状腺癌危险度分层的关键因素被越来越多的评价系统所接纳。如细胞周期调节剂 *p16* 能够负性调节甲状腺癌细胞的增殖活性，甲状腺癌中 *p16* 的甲基化发生率达到13%～30%，其甲基化与肿瘤大小、淋巴结转移及远处转移呈正相关，基质金属蛋白酶组织抑制剂 *TIMP3* 在甲状腺癌中同样出现高甲基化，且其甲基化与肿瘤的包膜浸润、淋巴结转移和多发瘤呈正相关。这可能是由于 *TIMP3* 参与抑制金属蛋白酶的功能，而金属蛋白酶具有降解细胞间质、阻断血管内皮生长因子（VEGF）与受体结合的拮抗剂促进血管新生、促进癌症的作用。*SLC5A8* 属于钠溶质同向转运家族成员之一，在人体多种组织中包括甲状腺组织中广泛表达，研究发现其在肿瘤细胞中具有调控细胞凋亡信号通路、抑制肿瘤发展的功能。*SLC5A8* 在多种肿瘤中因发生异常高甲基化而失活，包括甲状腺癌。*SLC5A8* 甲基化沉默被证明与甲状腺外浸润、肿瘤多灶性和 PTC 的肿瘤分期相关。钙/钙调蛋白依赖的丝氨酸苏氨酸激酶（DAPK）能够通过促凋亡作用发挥肿瘤的抑制作用。其在肿瘤中包括甲状腺癌的高甲基化沉默与 PTC 的多发瘤有关。

（3）甲状腺癌中相关基因的表观遗传失活与疾病预后的关系。有研究指出，*p16* 基因启动子区高甲基化与复发不相关；也有研究认为 *MT1G* 基因的高甲基化与复发不相关。其余文献没有评估甲状腺癌中表观失活与疾病预后的关系。另外，所检索的文献中未找到研究表观遗传与肿瘤特异死亡的相关内容，可能是由于甲状腺癌中比例较高的 PTC 和 FTC 良好的生物学行为，由肿瘤引发的特异性死亡较为少见。

（4）甲状腺癌中相关基因的表观遗传失活对治疗策略的影响。研究发现，5-氮杂-2′-脱氧胞苷可以恢复甲状腺癌细胞中由启动子区高甲基化失活的 *THRB* 和 *RAP1GAP* 基因的表达，5-氮杂-2′-脱氧胞苷可上调甲状腺癌细胞 NIS 蛋白的表达，并上调部分甲状腺癌细胞系的摄碘率。另外，还有多篇文献证实，基因高甲基化与低表达相关，使用 5-AZA 处理恢复细胞系异常沉默的基因表达。但目前没有见到相关的临床研究。

使用 HDACI 对甲状腺癌进行治疗的临床研究有 5 项（**见表 7-3-2 和图 7-3-1**）。5 家研究中心报道的均为随机对照临床研究，使用的药物分别是贝利司他联合氟尿嘧啶（5-FU）、帕比司他、伏立诺他、罗米地辛以及丙戊酸联合紫杉醇，有三组临床研究未提及确切的临床疗效。另外两组，一组单用 HDACI 伏立诺他给分化型甲状腺癌（DTC）患者平均服药 17 周，甲状腺髓样癌（MTC）患者服药 25 周后，并未发现完全或者部分缓解的患者。另一组紫杉醇对照组患者平均生存期为 148 d；联合用药组平均生存期为 122 d，两者差异无统计学意义。因此，HDACI 对甲状腺癌患者，尤其是 RAIR-DTC 和 RAIR-ATC 患者等，提供了治疗的可能性，但疗效仍需进一步研究证实。

综上，表观遗传失活与甲状腺癌的发生、发展及生物学行为存在密切的联系，特别是在甲状腺癌从惰性到高侵袭性、高浸润性及高转移性转变的生物学行为中，表现出高度的相关性。在某些情况下，甲状腺癌早期更多见的是生长抑制基因及蛋白质的表观沉默，而不是癌基因活化。然而，调节表观遗传变化的分子机制仍然不清楚，我们面临的挑战是阐明表观遗传环境的影响因素，以及遗传和表观遗传之间的关系。

表7-3-1　表观遗传学失活事件与甲状腺癌临床病理因素和疾病预后关系的文献信息及相关数据

作者	年份	国家	研究类型	样本数量	年龄(岁)	性别(n,男/女)	肿瘤组织来源	检测方法	表观遗传事件	表观遗传事件与基因表达的关系	表观遗传事件与不良临床病理因素的关系	表观遗传事件与疾病复发风险的关系
Schagdar-surengin等	2002	美国	回顾性单中心队列研究	4例正常组织,1例甲状腺肿,10例FTC,13例PTC,5例MTC,9例ATC,1例PDTC	未提及	未提及	手术切除冻存组织	MSP	RASSF1A甲基化发生率25%,FTC 70%,MTC 80%,ATC 78%,PDTC 100%。p16甲基化发生率:正常组织25%,FTC 10%,PTC 25%,MTC 56%,ATC 56%	肿瘤组织RASSF1A甲基化与低表达相关(定量PCR)	未提及	未提及
Boltze等	2003	德国	回顾性单中心队列研究	15例甲状腺肿,18例腺瘤,16例PTC,18例FTC,12例PDTC,13例ATC	53.8 (29~78)	24/35	手术切除冻存组织	MSP	p16在甲基化发生率:甲状腺肿13%,腺瘤33%,PTC 44%,FTC 50%,PDTC 75%,ATC 85%	肿瘤组织p16的甲基化与低表达相关(定量PCR)	p16甲基化与淋巴结转移及远处转移呈正相关($P=0.035$)	未提及
Xing等	2003	美国	回顾性单中心队列研究	8例腺瘤;15例FTC;39例PTC,11例ATC	未提及	未提及	手术切除冻存组织	MSP	TSHR甲基化发生率:FTC 47%,PTC 59%,ATC 18%	肿瘤组织中TSHR甲基化与低表达相关(定量PCR)	未提及	未提及
Xing等	2003	美国	回顾性单中心队列研究	9例腺瘤,13例FTC,35例PTC,17例ATC	未提及	未提及	手术切除冻存组织	MSP	SLC26A4甲基化发生率:腺瘤44%,FTC 46%,PTC 71%,ATC 71%	肿瘤组织SLC26A4甲基化与低表达相关(定量PCR)	未提及	未提及

（续表）

作者	年份	国家	研究类型	样本数量	年龄（岁）	性别（n，男/女）	肿瘤组织来源	检测方法	表观遗传事件	表观遗传事件与基因表达的关系	表观遗传事件与不良临床病理因素的关系	表观遗传事件与疾病复发风险的关系
Ogasawara等	2004	日本	回顾性单中心队列研究	97例癌旁组织；6例腺瘤，56例WDTC，17例PDTC，13例ATC	47.9（18~89）	25/67	手术切除冻存组织	MSP	Maspin甲基化发生率：癌旁组织100%，腺瘤100%，WDTC100%，PDTC 59%，ATC 38%	肿瘤组织的Maspin的甲基化与基因表达相关（免疫组织化学）	不相关	未提及
de Capoa等	2004	意大利	回顾性单中心队列研究	1例甲状腺肿，1例微小癌，3例PTC，2例FTC，2例MTC	33~60	4/5	石蜡包埋组织	免疫组织化学	DNA甲基化指数：正常甲状腺1 102.7，甲状腺肿884.7，微小癌532.1，PTC 181.4，FTC 74.5，滤泡型PTC 33.7，MTC 0.2	未提及	不相关	未提及
Xing等	2004	美国	回顾性单中心队列研究	14例正常组织，9例腺瘤，12例FTC，30例PTC	未提及	未提及	手术切除冻存组织	q-MSP	RASSF1A甲基化发生率：腺癌44%，FTC 75%，PTC 20%	未提及	未提及	未提及
Nakamura等	2005	美国	回顾性单中心队列研究	42例癌旁组织，23例甲状腺肿，3例腺瘤，42例PTC，4例FTC，5例MTC，12例ATC	未提及	未提及	手术切除冻存组织及石蜡包埋组织	MSP	RASSF1A甲基化发生率：甲状腺肿25%，腺瘤33%，PTC 32%，FTC 100%，MTC 40%，ATC 33%	未提及	未提及	未提及

（续表）

作者	年份	国家	研究类型	样本数量	年龄（岁）	性别（n，男/女）	肿瘤组织来源	检测方法	表观遗传事件	表观遗传事件与基因表达的关系	表观遗传事件与不良临床病理因素的关系	表观遗传事件与疾病复发风险的关系
Hoque 等	2005	美国	回顾性单中心队列研究	100例癌旁组织，100例肿瘤	未提及	未提及	手术切除冻存组织	MSP	$RAR\beta$ 甲基化水平在肿瘤组织中显著升高（$P<0.02$），$DAPK$ 甲基化水平在肿瘤中较正常组织升高（$P<0.06$）	未提及	不相关	未提及
Galusca 等	2005	法国	回顾性单中心队列研究	19例甲状腺肿，16例腺瘤，10例嗜酸性细胞腺瘤，17例PTC，6例FTC	未提及	未提及	石蜡包埋组织	免疫组织化学	甲基化阳性率：甲状腺肿15.7%，腺瘤31.2%，嗜酸性细胞腺瘤30%，PTC 94%，FTC 100%	未提及	未提及	未提及
Hu 等	2006	美国	回顾性多中心队列研究	231例PTC	未提及	未提及	手术切除PTC冻存组织	q-MSP	甲基化发生率：$TIMP3$ 53%，$SLC5A8$ 33%，$DAPK$ 34%，$RAR\beta$ 22%	未提及	TIMP3高甲基化与甲状腺外浸润（$P=0.02$）、淋巴结转移（$P=0.02$）及发生多灶（$P=0.02$）呈正相关；SLC5A8高甲基化与甲状腺外浸润（$P=0.02$）及多发灶（$P=0.02$）呈正相关；DAPK高甲基化与多发灶瘤（$P=0.045$）	未提及

（续表）

作者	年份	国家	研究类型	样本数量	年龄（岁）	性别（n,男/女）	肿瘤组织来源	检测方法	表观遗传事件	表观遗传事件与基因表达的关系	表观遗传事件与不良临床病理因素的关系	表观遗传事件与疾病复发风险的关系
Lal等	2006	美国	回顾性单中心队列研究	48例肿瘤	48.2±15.4	17/35	手术切除冻存组织	MSP	RIZ1甲基化发生率为正常组织33%,肿瘤100%	肿瘤组织的RIZ1的甲基化与低表达相关（定量）5-Aza处理恢复细胞系表达	未提及	未提及
Alvarez-Nunez等	2006	西班牙	回顾性单中心队列研究	32例正常组织;6例腺瘤,46例PTC,7例FTC	未提及	未提及	手术切除冻存组织	MSP	PTC中PTEN甲基化发生率为44.7%	未提及	未提及	未提及
Hu等	2006	美国	回顾性单中心队列研究	19例甲状腺肿,38例肿瘤	未提及	未提及	手术切除冻存组织	q-MSP	在甲状腺肿瘤及肿瘤中甲基化发生率:CALCA分别为63%,87%,CDH1分别为47%,68%,TIMP3分别为0,21%,DAPK分别为11%,32%,RARβ2分别为0,32%	未提及	不相关	未提及
Lam等	2007	澳大利亚	回顾性单中心队列研究	44例PTC	43.5	9/35	手术切除冻存组织	MSP	PTC中p16的甲基化发生率为41%	未提及	未提及	未提及

（续表）

作者	年份	国家	研究类型	样本数量	年龄（岁）	性别（n，男/女）	肿瘤组织来源	检测方法	表观遗传事件	表观遗传事件与基因表达的关系	表观遗传事件与不良临床病理因素的关系	表观遗传事件与病复发风险的关系
Ishida 等	2007	日本	回顾性单中心队列研究	39 例 PTC	54.1（12～79）	9/30	石蜡包埋组织	MSP	PTC 中的甲基化发生率：$p16$ 35.9%，$p14$ 2.6%，$RB1$ 23.1%，$p27$ 15.3%，$MGMT$ 15.4%	$p16$、$p14$ 及 pRB 的甲基化与低表达相关（组化）	$p16$ 甲基化与肿瘤大小呈正相关（$P=0.002$），$p14$ 甲基化与淋巴细胞浸润呈正相关（$P=0.05$）	未提及
Joseph 等	2007	美国	回顾性单中心队列研究	20 例腺瘤，33 例 PTC，31 例 FTC	未提及	未提及	手术切除冻存组织及石蜡包埋组织	MSP	$TR\beta$ 的甲基化发生率：腺瘤 25%，PTC 34%，FTC 81%	未提及	未提及	未提及
Smith 等	2007	美国	回顾性单中心队列研究	2 例正常组织，15 例甲状腺肿，10 例腺瘤，32 例肿瘤	对照组：60.0，肿瘤组：50.2	对照组：24/3，肿瘤组：19/13	手术切除冻存组织	MSP	肿瘤中的甲基化发生率：NIS-L 22%，ATM 50%，$ECAD$ 56%，$TSHR$ 34%	未提及	未提及	未提及
Guan 等	2008	中国	回顾性单中心队列研究	38 例 PTC	未提及	未提及	手术切除冻存组织	MSP	PTC 中的甲基化发生率：$hMLH1$ 21%，$PCNA$ 13%，$OGG1$ 5%	未提及	$hMLH1$ 甲基化与淋巴结转移呈正相关（$P=0.0049$）	未提及

（续表）

作者	年份	国家	研究类型	样本数量	年龄（岁）	性别（n，男/女）	肿瘤组织来源	检测方法	表观遗传事件	表观遗传事件与基因表达的关系	表观遗传与基因表达临床不良因素的关系	表观遗传事件与疾病复发风险的关系
Lee等	2008	瑞典	回顾性单中心队列研究	21例癌旁组织，21例FTC	11~61	6/15	手术切除冻存组织	焦磷酸测序	肿瘤中*RASSF1A*甲基化水平明显高于癌旁组织	肿瘤组织*RASSF1A*的甲基化与低表达相关（免疫组织化学）	未提及	未提及
Kondo等	2009	日本	回顾性单中心队列研究	11例正常组织，7例PTC，10例ATC	未提及	未提及	手术切除冻存组织	MSP	ATC中*TTF*-1甲基化发生率为60%	肿瘤组织*RASSF1A*的甲基化与低表达相关（定量，5-Aza处理恢复细胞系表达）	未提及	未提及
Yin等	2010	中国	回顾性单中心队列研究	65例癌旁组织，42例PTC，23例FTC	45（15~75）	19/46	手术切除冻存组织及石蜡包埋组织	MSP	PTC中*FHIT*甲基化发生率为24.5%	肿瘤组织*FHIT*的甲基化与低表达相关（组化）	*FHIT*高甲基化与TNM分期（P<0.01）、病理分级（P<0.05）及淋巴结转移（P<0.05）呈正相关	未提及

（续表）

作者	年份	国家	研究类型	样本数量	年龄（岁）	性别（n，男/女）	肿瘤组织来源	检测方法	表观遗传事件	表观遗传事件与基因表达的关系	表观遗传事件与不良临床病理因素的关系	表观遗传事件与不良临床病复发风险的关系
Jensen 等	2010	美国	回顾性单中心队列研究	66 例肿瘤，22 例癌旁组织	未提及	未提及	手术切除冻存组织	MSP	上皮钙黏着蛋白甲基化发生率：癌旁组织 4.5%，肿瘤组织 39.3%	5-Aza 处理不影响细胞系表达	上皮钙黏着蛋白高甲基化与肿瘤浸润（$P=0.02$），淋巴结转移（$P=0.001$）呈正相关	未提及
Schagdar-surengin 等	2010	美国	回顾性单中心队列研究	12 例正常组织，12 例甲状腺肿，10 例腺瘤，6 例 ATC，3 例 MTC，10 例 FTC，12 例 PTC	51±15	28/37	手术切除冻存组织	MSP	$RASSF2$ 的甲基化发生率：甲状腺肿 17%，肿瘤 63%；$RASSF5A$ 甲基化发生率：正常组织 100%，甲状腺肿 100%，腺瘤 100%，肿瘤 84%；$RASSF1A$ 甲基化发生率：甲状腺肿 75%，腺瘤 70%，肿瘤 84%	未提及	未提及	未提及
Zuo 等	2010	美国	回顾性单中心队列研究	7 例正常组织，40 例甲状腺结节，49 例腺瘤，27 例 FTC，78 例 PTC，3 例 ATC	未提及	未提及	手术切除冻存组织	MSP	PTC 中 $Rap1GAP$ 甲基化发生率为 71%	肿瘤组织 $Rap1GAP$ 甲基化与低表达相关（定量 PCR）	未提及	未提及
Kiseljak-Vassiliades 等	2011	美国	回顾性单中心队列研究	138 例 PTC	18~85	39/99	石蜡包埋组织	q-MSP	$TIMP3$、$SLC5A8$、$DAPK$ 及 $RAR\beta2$ 在肿瘤中的甲基化发生率分别为 48.5%、26.1%、29.0% 及 16.7%	未提及	$THRB$ 高甲基化与吸烟相关（$P=0.037$）	未提及

（续表）

作者	年份	国家	研究类型	样本数量	年龄（岁）	性别（n，男/女）	肿瘤组织来源	检测方法	表观遗传事件	表观遗传事件与基因表达的关系	表观遗传与不良临床病理因素的关系	表观遗传事件与临床病的关系	表观遗传事件与疾病复发风险的关系
Siraj等	2011	沙特阿拉伯	回顾性单中心队列研究	40例PTC	未提及	未提及	手术切除冻存组织	MSP	$TMS1$在PTC中的甲基化发生率为23%	5-Aza处理恢复细胞系表达	未提及	未提及	未提及
Lin等	2011	美国	回顾性多中心队列研究	31例癌旁组织,31例PTC	未提及	未提及	手术切除冻存组织	MSP	Mig-6在PTC中的甲基化发生率为23%	肿瘤组织$DKK3$的甲基化与表达相关（免疫组织化学）	未提及	未提及	未提及
Moham-madiasl等	2011	伊朗	回顾性单中心队列研究	25例腺瘤,25例肿瘤	腺癌组:45,肿瘤组:56	未提及	石蜡包埋组织	结合重亚硫酸盐的限制性内切酶法	腺瘤及肿瘤中的甲基化发生率：$p16$分别为28%、40%；$TSHR$分别为44%、28%；$RASSF1A$分别为93%、76%；$RAR\beta$分别为32%、52%	未提及	未提及	未提及	未提及
Puppin等	2011	意大利	回顾性单中心队列研究	16例正常组织,10例腺瘤,30例PTC,9例FTC,6例ATC	未提及	未提及	石蜡包埋组织	免疫组织化学	肿瘤中$H3K18ac$显著升高，FTC中$H3K18ac$较PTC中升高，$H3K4ac$无显著差异	未提及	未提及	未提及	未提及

（续表）

作者	年份	国家	研究类型	样本数量	年龄（岁）	性别（n，男/女）	肿瘤组织来源	检测方法	表观遗传事件	表观遗传事件与基因表达的关系	表观遗传事件与不良临床病理因素的关系	表观遗传事件与疾病复发风险的关系
Brait等	2012	美国	回顾性单中心队列研究	15例正常组织、44例腺瘤，44例肿瘤	正常组:50(26~92)，腺瘤组:50(25~92)，肿瘤组:47(16~74)	22/74，未知:7	手术切除冻存组织	q-MSP	在正常、腺癌及肿瘤组织中的甲基化发生率：$RASSF1A$分别为87%、98%、88%；TSH分别为60%、55%、45%；$AIM1$分别为0、0%、3%；ATM分别为80%、53%、71%；$CALCA$分别为87%、84%、93%；$CDH1$分别为67%、66%、56%；$DAPK$分别为71%、64%、65%；DCC分别为30%、25%、29%；$GSTP1$分别为70%、67%、66%；$MINT1$分别为70%、67%、66%；$hMLH1$分别为70%、53%、71%；$MT1G$分别为10%、28%、21%；$p16$分别为7%、2%、5%；$RAR\beta2$分别为7%、2%、14%；$S100A2$分别为27%、55%、49%；$TGF\beta R2$分别为60%、75%、72%；$THBS1$分别为40%、28%、16%；$TIMP3$分别为27%、42%、51%；$PAK3$分别为27%、33%、29%、44%；$NISCH$分别为100%、86%、86%；$KIF1A$分别为0、0、14%；$CTNNB1$分别为20%、3%、16%；$COMBO$分别为13%、11%、27%。	未提及	未提及	未提及

（续表）

作者	年份	国家	研究类型	样本数量	年龄（岁）	性别（n，男/女）	肿瘤组织来源	检测方法	表观遗传事件	表观遗传事件与基因表达的关系	表观遗传事件与不良临床病理因素的关系	表观遗传事件与疾病复发风险的关系
Santoro等	2013	意大利	回顾性单中心队列研究	44例癌旁组织，32例PTC，5例ATC，3例HTC，4例MTC	56.95（31~81）	18/26	手术切除冻存组织	MSP	肿瘤中RASSF1A甲基化发生率为20.5%	未提及	未提及	未提及
Galrao等	2013	巴西	回顾性单中心队列研究	10例癌旁组织，18例PTC，2例FTC	未提及	未提及	手术切除冻存组织	bisulfite测序	NIS甲基化发生率：癌旁组织23.2%，肿瘤组织66.1%	肿瘤组织NIS的甲基化与低表达相关（定量）.5-AZA处理恢复细胞表达	不相关	未提及
Wang等	2013	中国	回顾性单中心队列研究	21例癌旁组织，74例PTC	甲基化组：52±11.84，非甲基化组：41±11.69	甲基化组：4/16，非甲基化组：10/44	手术切除冻存组织	MSP	$p16$在PTC中的甲基化发生率为27%	未提及	$p16$高甲基化与远处转移呈正相关（$P=0.009$）	$p16$高甲基化与复发不相关
Yin等	2013	中国	回顾性单中心队列研究	49例PTC	45（15~75）	18/31	手术切除冻存组织	MSP	$DKK3$在PTC中的甲基化发生率为38.8%	肿瘤组织DKK3甲基化与低表达相关（定量PCR）	DKK3高甲基化与TNM分级（$P=0.037$），病理分级（$P=0.043$）及淋巴结转移（$P=0.014$）呈正相关	未提及

（续表）

作者	年份	国家	研究类型	样本数量	年龄（岁）	性别（n，男/女）	肿瘤组织来源	检测方法	表观遗传事件	表观遗传事件与基因表达的关系	表观遗传事件与不良临床病理因素的关系	表观遗传事件与疾病复发风险的关系
Kim等	2013	美国	回顾性单中心队列研究	7例正常组织，17例PTC，4例FTC	50.2	8/13	手术切除冻存组织	MSP	肿瘤组织中$THRB$的甲基化水平是正常组织的4~6倍	5-Aza处理恢复细胞系表达	$THRB$高甲基化与TNM分期（$P=0.012$）及淋巴结转移（$P=0.016$）呈正相关	未提及
Kunstman等	2013	美国	回顾性单中心队列研究	18例甲状腺肿，41例肿瘤	49.5±14.6	11/30	手术切除冻存组织	Methyl-Screen技术	$RASSF1A$甲基化发生率：甲状腺肿2.1%，肿瘤8.9%	肿瘤组织$RASSF1A$的甲基化与低表达相关（免疫组织化学）	$RASSF1A$与多发肿瘤呈正相关（$P<0.05$）；与包膜外浸润呈负相关（$P<0.05$）	未提及
Fu等	2013	中国	回顾性单中心队列研究	32例甲状腺肿，178例PTC，16例FTC，9例MTC，9例ATC	甲状腺肿组：48.7±15，PTC组：为42.1±15.3，FTC组：49.5±14.5，MTC组：53.6±9.5，ATC组：65.6±9.7	61/183	石蜡包埋组织	MSP	$MT1G$甲基化发生率：PTC 31.5%，FTC 25%，MTC 22.2%，ATC 22.2%	5-Aza处理恢复细胞系表达	$MT1G$高甲基化与淋巴结转移（$P=0.02$）呈正相关	$MT1G$高甲基化与基因复化与复发不相关

（续表）

作者	年份	国家	研究类型	样本数量	年龄（岁）	性别（n,男/女）	肿瘤组织来源	检测方法	表观遗传事件	表观遗传事件与基因表达的关系	表观遗传与不良临床因素的关系	表观遗传事件与疾病复发风险的关系
Lee等	2013	韩国	回顾性单中心队列研究	76例PTC	<45, n=36; ≥45, n=40	14/62	手术切除冻存组织及石蜡组织	MSP	SERPINA5在PTC中的甲基化发生率为83.9%	未提及	未提及	未提及
Liu等	2013	美国	回顾性单中心队列研究	20例甲状腺肿,31例PTC,41例FTC,30例ATC	未提及	未提及	手术切除冻存组织	MSP	RASAL1甲基化发生率：PTC 3.22%,FTC 31.7%,ATC 33.33%	未提及	未提及	未提及
Santos等	2013	巴西	回顾性单中心队列研究	7例癌旁组织,7例腺瘤,70例PTC,12例FTC	未提及	未提及	手术切除冻存组织	MSP	MLH1甲基化发生率：腺癌64%,PTC 44%,FTC 33%。MGMT甲基化发生率：腺癌57%,PTC 64%,FTC 67%	未提及	未提及	未提及
Rodriguez-Rodero等	2013	西班牙	回顾性单中心队列研究	2例正常组织,2例PTC,2例FTC,2例MTC,2例ATC	未提及	未提及	手术切除冻存组织	亚硫酸氢钠测序法测序	高甲基化基因数：PTC 262个,FTC 352个,MTC 131个,ATC 86个	未提及	未提及	未提及

（续表）

作者	年份	国家	研究类型	样本数量	年龄（岁）	性别（n，男/女）	肿瘤组织来源	检测方法	表观遗传事件	表观遗传事件与基因表达的关系	表观遗传事件与不良临床病理因素的关系	表观遗传事件与复发风险的关系
Zane等	2013	美国	回顾性单中心队列研究	23例PTC，58例MTC，5例FTC，9例ATC；86例腺瘤	腺瘤组：51（31～73），PTC组：45（11～80），MTC组：49（5～83），FTC组：61（45～86），ATC组：70（56～92）	70/111	手术切除冻存组织	q-MSP	肿瘤中甲基化发生率：SLC5A8为40%，SLC26A4为1%	未提及	未提及	未提及
Mancikov等	2014	西班牙	回顾性单中心队列研究	8例癌旁组织，4例腺瘤，7例FTC，13例PTC	47（13～78）	17/66	手术切除冻存组织	亚硫酸氢钠测序法	高甲基化基因数：腺癌83个，FTC 416个，PTC 31个	表达谱芯片发现甲基化与低表达相关：腺瘤116%，FTC 10.4%	未提及	未提及
Zhao等	2014	中国	回顾性单中心队列研究	10例正常组织，99例肿瘤	<46，n=56；≥46，n=43	28/71	手术切除冻存组织	MSP	肿瘤中DACT2甲基化发生率为64.6%	肿瘤组织DACT2甲基化与低表达相关组（免疫组织化学）	DACT2高甲基化与淋巴结转移呈正相关（P=0.002）	未提及

（续表）

作者	年份	国家	研究类型	样本数量	年龄（岁）	性别（n,男/女）	肿瘤组织来源	检测方法	表观遗传事件	表观遗传事件与基因表达的关系	表观遗传事件与临床病理因素的关系	表观遗传事件与疾病复发风险的关系
Brown等	2014	美国	回顾性单中心队列研究	23例甲状腺肿，10例腺瘤，10例FTC	未提及	未提及	手术切除冻存组织	q-MSP	RASSF1A甲基化发生率：甲状腺肿61%，腺瘤90%，FTC 70%	未提及	未提及	未提及
Qiang等	2014	中国	回顾性单中心队列研究	23例癌旁组织，178例肿瘤	未提及	未提及	手术切除冻存组织	MSP	ZIC1甲基化发生率：癌旁组织4.3%，PTC 38.8%	5-Aza处理组织复苏胞系表达	未提及	未提及
Zhao等	2015	中国	回顾性单中心队列研究	15例正常组织，94例PTC	<45, $n=44$, ≥45, $n=50$	37/57	石蜡包埋组织	MSP	PTC中GPX甲基化发生率为46.8%	未提及	GPX高甲基化与肿瘤大小（$P<0.05$）及淋巴结转移（$P<0.01$）呈正相关	未提及
Kartal等	2015	土耳其	回顾性单中心队列研究	35例良性甲状腺肿，34例肿瘤	49 (26~80)	10/59	FNAB样本	MSP	TSHR甲基化发生率：良性甲状腺肿46%，肿瘤71%	未提及	未提及	未提及
Liu等	2016	中国	回顾性单中心队列研究	23例癌旁组织，178例肿瘤癌	未提及	未提及	手术切除冻存组织	MSP	PTC中PAX3的甲基化发生率为66.3%	5-Aza处理恢复胞系表达	未提及	未提及

表7-3-2　组蛋白去乙酰化酶抑制剂治疗甲状腺癌的临床研究

作者	年份	国家	经费支持	研究类型	项目编号	样本量(n)	年龄	性别(n, 男/女)	药物(靶点)	方案	疗效(结论)
未提及	2006	未提及	未提及	随机对照临床研究(1期)	NCT00413322	未提及	未提及	未提及	PDX101及5-FU	300、600、1 000 mg/m²的PDX101静脉注射5d/21 d; 250、500、750、1 000 mg/(m²·d)的5-FU联合PDX101	未提及
未提及	2009	美国	未提及	随机对照临床研究(2期)	NCT01013597	13例肿瘤	未提及	6/7	LBH589	LBH589口服20 mg 3次/周,28 d化疗疗程	未提及
Jennifer等	2009	美国	国家癌症研究所	随机对照临床研究(2期)	NCT00134043	16例DTC; 3例MTC	DTC组62(4~77)岁;MTC组65(54~67)岁	DTC组: 5/11; MTC组: 2/1	Vorinostat	口服2次/d,共200mg,持续2周,停药1周;可耐受时加量至300mg。疾病进展或出现不良事件时停药	DTC平均服药17周;MTC25周,未发现完全或者部分缓解患者
未提及	2014	美国	国家癌症研究所	随机对照临床研究(1期)	NCT0048834	未提及	未提及	未提及	Depsipeptide	未提及	未提及
Maria Graziella Catalano等	2016	意大利	AIFA及CRT	随机对照临床研究(2/3期)	未提及	25例ATC, 紫杉醇组14例;紫杉醇联合VPA组11例	紫杉醇组73.岁;紫杉醇联合VPA组66岁	紫杉醇组: 8/6;紫杉醇联合VPA组: 5/6	Valproic Acid和紫杉醇	VPA口服2次/d,共1g;紫杉醇80 mg/m²,共18个化疗疗程	紫杉醇对照组平均生存期148 d;联合用药组平均生存期122 d(P>0.05)

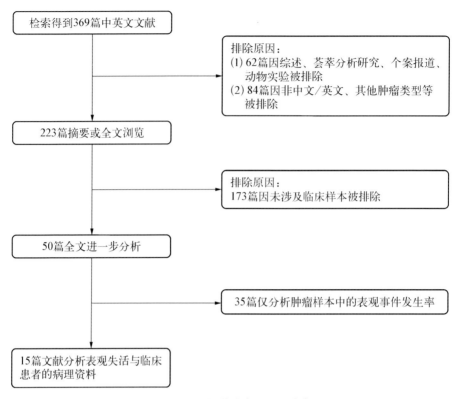

图7-3-1 综述文献报道检索流程及检索结果概述

　　表观遗传失活作为一种新的治疗靶点正在成为甲状腺癌抗癌治疗的前沿，通过可靠的临床检测手段判断患者DNA甲基化或组蛋白去乙酰化状态，可以为甲状腺癌明确诊断、选择治疗方案及预后评估提供帮助。DNA甲基化抑制剂或HDACI诱导异常沉默基因恢复表达，可导致甲状腺癌细胞生长抑制、凋亡和再分化。事实上，在某些人类恶性肿瘤中，这些药物已经针对因表观遗传机制导致的肿瘤抑制基因沉默进行了治疗。在不久的将来，这些药物也可能对甲状腺癌患者有效。

----------------------- 参 考 文 献 -----------------------

［1］Alvarez-Nunez F, Bussaglia E, Mauricio D, et al. PTEN promoter methylation in sporadic thyroid carcinomas［J］. Thyroid, 2006, 16(1): 17-23.

［2］Appleton K, Mackay H J, Judson I, et al. Phase I and pharmacodynamic trial of the DNA methyltransferase inhibitor decitabine and carboplatin in solid tumors［J］. J Clin Oncol,

2007, 25(29): 4603-4609.

[3] Boltze C, Zack S, Quednow C, et al. Hypermethylation of the CDKN2/p16INK4A promotor in thyroid carcinogenesis[J]. Pathol Res Pract, 2003, 199(6): 399-404.

[4] Brait M, Loyo M, Rosenbaum E, et al. Correlation between BRAF mutation and promoter methylation of TIMP3, RARbeta2 and RASSF1A in thyroid cancer[J]. Epigenetics, 2012, 7(7): 710-719.

[5] Brown T C, Juhlin C C, Healy J M, et al. Frequent silencing of RASSF1A via promoter methylation in follicular thyroid hyperplasia: a potential early epigenetic susceptibility event in thyroid carcinogenesis[J]. JAMA Surg, 2014, 149(11): 1146-1152.

[6] Cantley L C, Neel B G. New insights into tumor suppression: PTEN suppresses tumor formation by restraining the phosphoinositide 3-kinase/AKT pathway[J]. Proc Natl Acad Sci U S A, 1999, 96(8): 4240-4245.

[7] Catalano M G, Fortunati N, Pugliese M, et al. Valproic acid, a histone deacetylase inhibitor, enhances sensitivity to doxorubicin in anaplastic thyroid cancer cells[J]. J Endocrinol, 2006, 191(2): 465-472.

[8] Catalano M G, Pugliese M, Poli R, et al. Effects of the histone deacetylase inhibitor valproic acid on the sensitivity of anaplastic thyroid cancer cell lines to imatinib[J]. Oncol Rep, 2009, 21(2): 515-521.

[9] Chi P, Allis C D, Wang G G. Covalent histone modifications—miswritten, misinterpreted and mis-erased in human cancers[J]. Nat Rev Cancer, 2010, 10(7): 457-469.

[10] Cooper D S, Doherty G M, Haugen B R, et al. Revised American Thyroid Association management guidelines for patients with thyroid nodules and differentiated thyroid cancer [J]. Thyroid, 2009, 19(11): 1167-1214.

[11] de Capoa A, Grappelli C, Volpino P, et al. Nuclear methylation levels in normal and cancerous thyroid cells[J]. Anticancer res, 2004, 24(3a): 1495-1500.

[12] Dom G, Galdo V C, Tarabichi M, et al. 5-aza-2′-deoxycytidine has minor effects on differentiation in human thyroid cancer cell lines, but modulates genes that are involved in adaptation in vitro[J]. Thyroid, 2013, 23(3): 317-328.

[13] Ebina A, Sugitani I, Fujimoto Y, et al. Risk-adapted management of papillary thyroid carcinoma according to our own risk group classification system: is thyroid lobectomy the treatment of choice for low-risk patients[J]. Surgery, 2014, 156(6): 1579-1588.

[14] Eze O P, Starker L F, Carling T. The role of epigenetic alterations in papillary thyroid carcinogenesis[J]. J Thyroid Res, 2011, 2011: 895470.

[15] Feinberg A P, Ohlsson R, Henikoff S. The epigenetic progenitor origin of human cancer [J]. Nat Rev Genet, 2006, 7(1): 21-33.

[16] Fu J, Lv H, Guan H, et al. Metallothionein 1G functions as a tumor suppressor in thyroid cancer through modulating the PI3K/Akt signaling pathway[J]. BMC Cancer, 2013, 13: 462.

[17] Galrao A L, Sodre A K, Camargo R Y, et al. Methylation levels of sodium-iodide symporter (NIS) promoter in benign and malignant thyroid tumors with reduced NIS expression[J]. Endocrine, 2013, 43(1): 225-229.

［18］ Galusca B, Dumollard J M, Lassandre S, et al. Potential complementary marker in differential diagnosis of thyroid neoplasia［J］. Virchows Arch, 2005, 447(1): 18−23.

［19］ Ganapathy V, Gopal E, Miyauchi S, et al. Biological functions of SLC5A8, a candidate tumour suppressor［J］. Biochem Soc Trans, 2005, 33(Pt 1): 237−240.

［20］ Giaginis C, Alexandrou P, Delladetsima I, et al. Clinical significance of histone deacetylase (HDAC)-1, HDAC-2, HDAC-4, and HDAC-6 expression in human malignant and benign thyroid lesions［J］. Tumour Biol, 2014, 35(1): 61−71.

［21］ Gibney E R, Nolan C M. Epigenetics and gene expression［J］. Heredity (Edinb), 2010, 105(1): 4−13.

［22］ Greenberg V L, Williams J M, Cogswell J P, et al. Histone deacetylase inhibitors promote apoptosis and differential cell cycle arrest in anaplastic thyroid cancer cells［J］. Thyroid, 2001, 11(4): 315−325.

［23］ Grunstein M. Histone acetylation in chromatin structure and transcription［J］. Nature, 1997, 389(6649): 349−352.

［24］ Guan H, Ji M, Hou P, et al. Hypermethylation of the DNA mismatch repair gene hMLH1 and its association with lymph node metastasis and T1799A BRAF mutation in patients with papillary thyroid cancer［J］. Cancer, 2008, 113(2): 247−255.

［25］ Gunda V, Cogdill A P, Bernasconi M J, et al. Potential role of 5-aza-2′-deoxycytidine induced MAGE-A4 expression in immunotherapy for anaplastic thyroid cancer［J］. Surgery, 2013, 154(6): 1456−1462.

［26］ Hashimshony T, Zhang J, Keshet I, et al. The role of DNA methylation in setting up chromatin structure during development［J］. Nat Genet, 2003, 34(2): 187−192.

［27］ Hoque M O, Rosenbaum E, Westra W H, et al. Quantitative assessment of promoter methylation profiles in thyroid neoplasms［J］. J Clin Endocrinol Metab, 2005, 90(7): 4011−4018.

［28］ Hu S, Ewertz M, Tufano R P, et al. Detection of serum deoxyribonucleic acid methylation markers: a novel diagnostic tool for thyroid cancer［J］. J Endocrinol Metab, 2006, 91(1): 98−104.

［29］ Hu S, Liu D, Tufano R P, et al. Association of aberrant methylation of tumor suppressor genes with tumor aggressiveness and BRAF mutation in papillary thyroid cancer［J］. Int J Cancer, 2006, 119(10): 2322−2329.

［30］ Hundahl S A, Fleming I D, Fremgen A M, et al. A national cancer data base report on 53, 856 cases of thyroid carcinoma treated in the U. S., 1985−1995[see comments]［J］. Cancer, 1998, 83(12): 2638−2648.

［31］ Ishida E, Nakamura M, Shimada K, et al. DNA hypermethylation status of multiple genes in papillary thyroid carcinomas［J］. Pathobiology, 2007, 74(6): 344−352.

［32］ Ito Y, Hirokawa M, Kihara M, et al. Prognostic value of poorly differentiated carcinoma in Japanese society of thyroid surgery in a series of papillary thyroid carcinoma patients: comparison with risk classification system in Kuma Hospital［J］. Endocr J, 2012, 59(9): 817−821.

［33］ Jensen K, Patel A, Hoperia V, et al. Dynamic changes in E-cadherin gene promoter methylation during metastatic progression in papillary thyroid cancer[J]. Exp Ther Med, 2010, 1(3): 457-462.

［34］ Joseph B, Ji M, Liu D, et al. Lack of mutations in the thyroid hormone receptor (TR) alpha and beta genes but frequent hypermethylation of the TRbeta gene in differentiated thyroid tumors[J]. J Endocrinol metab, 2007, 92(12): 4766-4770.

［35］ Kaminskas E, Farrell A T, Wang Y C, et al. FDA drug approval summary: azacitidine (5-azacytidine, Vidaza) for injectable suspension[J]. Oncologist, 2005, 10(3): 176-182.

［36］ Kartal K, Onder S, Kosemehmetoglu K, et al. Methylation status of TSHr in well-differentiated thyroid cancer by using cytologic material[J]. BMC Cancer, 2015, 15: 824.

［37］ Kim W G, Zhu X, Kim D W, et al. Reactivation of the silenced thyroid hormone receptor beta gene expression delays thyroid tumor progression[J]. Endocrinology, 2013, 154(1): 25-35.

［38］ Kiseljak-Vassiliades K, Xing M. Association of cigarette smoking with aberrant methylation of the tumor suppressor gene RARbeta2 in papillary thyroid cancer[J]. Front Endocrinol(Lausanne), 2011, 2: 99.

［39］ KITazono M, Robey R, Zhan Z, et al. Low concentrations of the histone deacetylase inhibitor, depsipeptide (FR901228), increase expression of the Na^+/I^- symporter and iodine accumulation in poorly differentiated thyroid carcinoma cells[J]. J Clin Endocrinol Metab, 2001, 86(7): 3430-3435.

［40］ Kondo T, Asa S L, Ezzat S. Epigenetic dysregulation in thyroid neoplasia[J]. Endocrinol Metab Clin North Am, 2008, 37(2): 389-400.

［41］ Kondo T, Ezzat S, Asa S L. Pathogenetic mechanisms in thyroid follicular-cell neoplasia [J]. Nat Rev Cancer, 2006, 6(4): 292-306.

［42］ Kondo T, Nakazawa T, Ma D, et al. Epigenetic silencing of TTF-1/NKX2-1 through DNA hypermethylation and histone H3 modulation in thyroid carcinomas[J]. Lab Invesg, 2009, 89(7): 791-799.

［43］ Kunstman J W, Korah R, Healy J M, et al. Quantitative assessment of RASSF1A methylation as a putative molecular marker in papillary thyroid carcinoma[J]. Surgery, 2013, 154(6): 1255-1261.

［44］ Kuo M H, Allis C D. Roles of histone acetyltransferases and deacetylases in gene regulation [J]. Bioessays, 1998, 20(8): 615-626.

［45］ Lacroix L, Pourcher T, Magnon C, et al. Expression of the apical iodide transporter in human thyroid tissues: a comparison study with other iodide transporters[J]. J Endocrinol Metab, 2004, 89(3): 1423-1428.

［46］ Lal G, Padmanabha L, Smith B J, et al. RIZ1 is epigenetically inactivated by promoter hypermethylation in thyroid carcinoma[J]. Cancer, 2006, 107(12): 2752-2759.

［47］ Lam A K, Lo C Y, Leung P, et al. Clinicopathological roles of alterations of tumor suppressor gene p16 in papillary thyroid carcinoma[J]. Ann Surg Oncol, 2007, 14(5): 1772-1779.

［48］ Lane A A, Chabner B A. Histone deacetylase inhibitors in cancer therapy[J]. J Clin Oncol, 2009, 27(32): 5459-5468.

[49] Lee E K, Chung K W, Yang S K, et al. DNA methylation of MAPK signal-inhibiting genes in papillary thyroid carcinoma[J]. Anticancer Res, 2013, 33(11): 4833−4839.

[50] Lee J J, Geli J, Larsson C, et al. Gene-specific promoter hypermethylation without global hypomethylation in follicular thyroid cancer[J]. Int J Oncol, 2008, 33(4): 861−869.

[51] Li H, Myeroff L, Smiraglia D, et al. SLC5A8, a sodium transporter, is a tumor suppressor gene silenced by methylation in human colon aberrant crypt foci and cancers[J]. Proc Natl Acad Sci U S A, 2003, 100(14): 8412−8417.

[52] Lin C I, Du J, Shen W T, et al. Mitogen-inducible gene-6 is a multifunctional adaptor protein with tumor suppressor-like activity in papillary thyroid cancer[J]. J Endocrinol Metab, 2011, 96(3): E554−565.

[53] Liu D, Yang C, Bojdani E, et al. Identification of RASAL1 as a major tumor suppressor gene in thyroid cancer[J]. J Natl Cancer Inst, 2013, 105(21): 1617−1627.

[54] Liu W, Sui F, Liu J, et al. PAX3 is a novel tumor suppressor by regulating the activities of major signaling pathways and transcription factor FOXO3a in thyroid cancer[J]. Oncotarget, 2016, 7(34): 54744−54757.

[55] Luong Q T, O'Kelly J, Braunstein G D, et al. Antitumor activity of suberoylanilide hydroxamic acid against thyroid cancer cell lines in vitro and in vivo[J]. Clin Cancer Res, 2006, 12(18): 5570−5577.

[56] Mancikova V, Buj R, Castelblanco E, et al. DNA methylation profiling of well-differentiated thyroid cancer uncovers markers of recurrence free survival[J]. Int J Cancer, 2014, 135(3): 598−610.

[57] Manuyakorn A, Paulus R, Farrell J, et al. Cellular histone modification patterns predict prognosis and treatment response in resectable pancreatic adenocarcinoma: results from RTOG 9704[J]. J Clin Oncol, 2010, 28(8): 1358−1365.

[58] Mitsiades C S, Poulaki V, McMullan C, et al. Novel histone deacetylase inhibitors in the treatment of thyroid cancer[J]. Clin Cancer Res, 2005, 11(10): 3958−3965.

[59] Mohammadi-asl J, Larijani B, Khorgami Z, et al. Qualitative and quantitative promoter hypermethylation patterns of the p16, TSHR, RASSF1A and RARbeta2 genes in papillary thyroid carcinoma[J]. Med Oncol, 2011, 28(4): 1123−1128.

[60] Mosashvilli D, Kahl P, Mertens C, et al. Global histone acetylation levels: prognostic relevance in patients with renal cell carcinoma[J]. Cancer Sci, 2010, 101(12): 2664−2669.

[61] Nakamura N, Carney J A, Jin L, et al. RASSF1A and NORE1A methylation and BRAF V600E mutations in thyroid tumors[J]. Lab Invest, 2005, 85(9): 1065−1075.

[62] Noureen N, Rashid H, Kalsoom S. Identification of type-specific anticancer histone deacetylase inhibitors: road to success[J]. Cancer Chemother Pharmacol, 2010, 66(4): 625−633.

[63] Ogasawara S, Maesawa C, Yamamoto M, et al. Disruption of cell-type-specific methylation at the Maspin gene promoter is frequently involved in undifferentiated thyroid cancers[J]. Oncogene, 2004, 23(5): 1117−1124.

[64] Pfeifer G P, Dammann R. Methylation of the tumor suppressor gene RASSF1A in human tumors[J]. Biochemistry (Mosc), 2005, 70(5): 576−583.

[65] Pitoia F, Jerkovich F, Urciuoli C, et al. Implementing the modified 2009 American Thyroid Association risk stratification system in thyroid cancer patients with low and intermediate risk of recurrence[J]. Thyroid, 2015, 25(11): 1235-1242.

[66] Porra V, Ferraro-Peyret C, Durand C, et al. Silencing of the tumor suppressor gene SLC5A8 is associated with BRAF mutations in classical papillary thyroid carcinomas[J]. J Clin Endocrinol Metab, 2005, 90(5): 3028-3035.

[67] Pugliese M, Fortunati N, Germano A, et al. Histone deacetylase inhibition affects sodium iodide symporter expression and induces ^{131}I cytotoxicity in anaplastic thyroid cancer cells [J]. Thyroid, 2013, 23(7): 838-846.

[68] Puppin C, D'Aurizio F, D'Elia A V, et al. Effects of histone acetylation on sodium iodide symporter promoter and expression of thyroid-specific transcription factors[J]. Endocrinology, 2005, 146(9): 3967-3974.

[69] Puppin C, Passon N, Lavarone E, et al. Levels of histone acetylation in thyroid tumors[J]. Biochem Biophys Res Commun, 2011, 411(4): 679-683.

[70] Qi J H, Ebrahem Q, Moore N, et al. A novel function for tissue inhibitor of metalloproteinases-3 (TIMP3): inhibition of angiogenesis by blockage of VEGF binding to VEGF receptor-2[J]. Nat Med, 2003, 9(4): 407-415.

[71] Qiang W, Zhao Y, Yang Q, et al. ZIC1 is a putative tumor suppressor in thyroid cancer by modulating major signaling pathways and transcription factor FOXO3a[J]. J Clin Endocrinol Metab, 2014, 99(7): E1163-1172.

[72] Rodriguez A M, Perron B, Lacroix L, et al. Identification and characterization of a putative human iodide transporter located at the apical membrane of thyrocytes[J]. J Clin Endocrinol Metab, 2002, 87(7): 3500-3503.

[73] Rodriguez-Rodero S, Fernandez A F, Fernandez-Morera J L, et al. DNA methylation signatures identify biologically distinct thyroid cancer subtypes[J]. J Clin Endocrinol Metab, 2013, 98(7): 2811-2821.

[74] Santoro A, Pannone G, Carosi M A, et al. BRAF mutation and RASSF1A expression in thyroid carcinoma of southern Italy[J]. J Cell Biochem, 2013, 114(5): 1174-1182.

[75] Schagdarsurengin U, Gimm O, Hoang-Vu C, et al. Frequent epigenetic silencing of the CpG island promoter of RASSF1A in thyroid carcinoma[J]. Cancer Res, 2002, 62(13): 3698-3701.

[76] Schagdarsurengin U, Richter A M, Hornung J, et al. Frequent epigenetic inactivation of RASSF2 in thyroid cancer and functional consequences[J]. Mol Cancer, 2010, 9: 264.

[77] Schneider-Stock R, Roessner A, Ullrich O. DAP-kinase—protector or enemy in apoptotic cell death[J]. Int J Biochem Cell Biol, 2005, 37(9): 1763-1767.

[78] Sherman E J, Su Y B, Lyall A, et al. Evaluation of romidepsin for clinical activity and radioactive iodine reuptake in radioactive iodine-refractory thyroid carcinoma[J]. Thyroid, 2013, 23(5): 593-599.

[79] Siraj A K, Hussain A R, Al-Rasheed M, et al. Demethylation of TMS1 gene sensitizes thyroid cancer cells to TRAIL-induced apoptosis[J]. J Endocrinol Metab, 2011, 96(1): E215-224.

［80］ Smith J A, Fan C Y, Zou C, et al. Methylation status of genes in papillary thyroid carcinoma ［J］. Arch Otolaryngol Head Neck Surg, 2007, 133(10): 1006−1011.

［81］ Tuttle R M, Tala H, Shah J, et al. Estimating risk of recurrence in differentiated thyroid cancer after total thyroidectomy and radioactive iodine remnant ablation: using response to therapy variables to modify the initial risk estimates predicted by the new American Thyroid Association staging system［J］. Thyroid, 2010, 20(12): 1341−1349.

［82］ Ueno M, Toyota M, Akino K, et al. Aberrant methylation and histone deacetylation associated with silencing of SLC5A8 in gastric cancer［J］. Tumour Biol, 2004, 25(3): 134−140.

［83］ Venkataraman G M, Yatin M, Marcinek R, et al. Restoration of iodide uptake in dedifferentiated thyroid carcinoma: relationship to human Na^+/I^- symporter gene methylation status［J］. J Clin Endocrinol Metab, 1999, 84(7): 2449−2457.

［84］ Vivaldi A, Miasaki F Y, Ciampi R, et al. Re-differentiation of thyroid carcinoma cell lines treated with 5-Aza-2′-deoxycytidine and retinoic acid［J］. Mol Cell Endocrinol, 2009, 307(1−2): 142−148.

［85］ Wang P, Pei R, Lu Z, et al. Methylation of p16 CpG islands correlated with metastasis and aggressiveness in papillary thyroid carcinoma［J］. J Chin Med Assoc, 2013, 76(3): 135−139.

［86］ West A C, Johnstone R W. New and emerging HDAC inhibitors for cancer treatment［J］. J Clin Invest, 2014, 124(1): 30−39.

［87］ Xing M, Cohen Y, Mambo E, et al. Early occurrence of RASSF1A hypermethylation and its mutual exclusion with BRAF mutation in thyroid tumorigenesis［J］. Cancer Res, 2004, 64(5): 1664−1668.

［88］ Xing M, Tokumaru Y, Wu G, et al. Hypermethylation of the Pendred syndrome gene SLC26A4 is an early event in thyroid tumorigenesis［J］. Cancer res, 2003, 63(9): 2312−2315.

［89］ Xing M, Usadel H, Cohen Y, et al. Methylation of the thyroid-stimulating hormone receptor gene in epithelial thyroid tumors: a marker of malignancy and a cause of gene silencing ［J］. Cancer res, 2003, 63(9): 2316−2321.

［90］ Xing M. Gene methylation in thyroid tumorigenesis［J］. Endocrinology, 2007, 148(3): 948−953.

［91］ Xu W S, Parmigiani R B, Marks P A. Histone deacetylase inhibitors: molecular mechanisms of action［J］. Oncogene, 2007, 26(37): 5541−5552.

［92］ Yin D T, Wang L, Sun J, et al. Association of the promoter methylation and protein expression of fragile histidine triad (FHIT) gene with the progression of differentiated thyroid carcinoma［J］. Int J Clin Exp Pathol, 2010, 3(5): 482−491.

［93］ Yin D T, Wu W, Li M, et al, DKK3 is a potential tumor suppressor gene in papillary thyroid carcinoma［J］. Endocr Relat Cancer, 2013, 20(4): 507−514.

［94］ Yoo C B, Jones P A. Epigenetic therapy of cancer: past, present and future［J］. Nat Rev Drug Discov, 2006, 5(1): 37−50.

［95］ Yoon J H, Lee H S, Kim E K, et al. Malignancy risk stratification of thyroid nodules:

comparison between the thyroid imaging reporting and data system and the 2014 American Thyroid Association management guidelines. Radiology, 2016, 278(3): 917-924.

［96］ Zane M, Agostini M, Enzo M V, et al. Circulating cell-free DNA, SLC5A8 and SLC26A4 hypermethylation, BRAF(V600E): A non-invasive tool panel for early detection of thyroid cancer［J］. Biomed Pharmacother, 2013, 67(8): 723-730.

［97］ Zarnegar R, Brunaud L, Kanauchi H, et al. Increasing the effectiveness of radioactive iodine therapy in the treatment of thyroid cancer using Trichostatin A, a histone deacetylase inhibitor［J］. Surgery, 2002, 132(6): 984-990.

［98］ Zhao H, Li J, Li X, et al. Silencing GPX3 expression promotes tumor metastasis in human thyroid cancer［J］. Curr Protein Pept Sci, 2015, 16(4): 316-321.

［99］ Zhao Z, Herman J G, Brock M V, et al. Methylation of DACT2 promotes papillary thyroid cancer metastasis by activating Wnt signaling［J］. PloS One, 2014, 9(11): e112336.

［100］ Zuo H, Gandhi M, Edreira M M, et al. Downregulation of Rap1GAP through epigenetic silencing and loss of heterozygosity promotes invasion and progression of thyroid tumors ［J］. Cancer res, 2010, 70(4): 1389-1397.

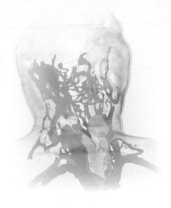

第八章

甲状腺癌相关长链
非编码 RNA

马 奔　徐伟博　王 宇

　　长链非编码RNA(lncRNA)是一类长度＞200 bp,无蛋白编码功能的转录本,可分布于细胞核和细胞质中。多数是由核糖核酸聚合酶Ⅱ转录产生,在细胞中可参与多种生物学功能,在不同的器官组织中表达,具有组织特异性。异常的lncRNA表达与很多人类疾病相关,包括恶性肿瘤。目前,在甲状腺癌的分子机制及其转化研究中业已出现很多关于lncRNA的报道,本章将围绕肿瘤促进、肿瘤抑制、*BRAF V600E*相关、[131]I治疗抵抗等方面对甲状腺癌相关lncRNA的研究进展作一系统回顾。

［通信作者］　王宇,Email: neck130@hotmail.com

第一节　肿瘤促进性长链非编码RNA

一、长链非编码RNA HOX 转录反义 RNA

长链非编码RNA HOX转录反义RNA（HOX transcript antisense RNA, HOTAIR）由homebox C基因座（HOXC）编码，参与多种恶性肿瘤的发生和演进。作为一种调节性lncRNA，HOTAIR可通过增加募集$PRC2$至靶基因位置而使$PRC2$基因功能异常，从而促进恶性转化和肿瘤细胞转移。HOTAIR可通过重组染色体状态促进乳腺癌转移，并且HOTAIR在乳腺癌中的表达水平对于评估乳腺癌患者的远处转移和生存等预后指标具有价值。研究者发现，在甲状腺乳头状癌（PTC）组织中HOTAIR呈现明显高水平表达。在B-CPAP或HEK293细胞中，HTAIR的异常表达显著促进细胞增殖；反之，内源性的HOTAIR表达下调能够抑制PTC细胞增殖，还可以促进B-CPAP和HEK293细胞中的集落形成。这些结果与HOTAIR在其他恶性肿瘤中的作用相一致。

二、H19

Bartolomei等首先发现H19不是一种常见的RNA开放阅读框，也不编码蛋白。H19过表达可见于胃癌、乳腺癌、膀胱癌和宫颈癌等恶性肿瘤。有研究发现，H19在甲状腺癌组织中的表达显著上调，体外过表达H19能够促进甲状腺癌细胞的增殖、迁移和侵袭，而H19敲除后肿瘤细胞活性和侵袭性降低。H19可与$miR\text{-}17\text{-}5p$竞争性结合，调节$YES1$基因表达。

三、转移相关肺腺癌转录本1

转移相关肺腺癌转录本1（metastasis-associated lung adenocarcinoma transcript 1, MALAT1），又称为细胞核富集的转录本2（nuclear-enriched abundant transcript 2, NEAT2），是一种细胞核内丰富的lncRNA。最早是在早期非小细胞肺癌中发现，能够独立预测非小细胞肺癌的预后。此外，MALAT1还被发现在乳腺、前列腺、肝和结肠等上皮性恶性肿瘤中呈现高表达。Zhang等发现，MALT1在正常甲状腺组织演变为PTC时呈现表达上调趋势,而在分化差的甲状腺癌和未分化甲状腺癌(ATC)中表达下调,同时报道了TGF-ß诱导的上皮间质转化可导致TPC-1上调MALAT1表达,表明MALAT1在甲状腺肿瘤的上皮间质转化过程中可能发挥作用。Huang等报道了MALAT1在甲状腺癌组织和甲状腺癌细胞系中表达上调,同时发现MALAT1可通过调节IQGAP1表达促进甲状腺癌的增殖和侵袭。

四、INK4中的反义非编码RNA

INK4中的反义非编码RNA(antisense non-coding RNA in the INK4 locus, ANRIL),又被称为CDKN2B-AS,为由19个外显子构成的长度为126.3 kb的转录本。ANRIL位于9号染色体短臂2区1带的 *p*15/*CDKN2B-p*16/*CDKN2A-p*14/*ARF* 基因簇中。ANRIL表达与膀胱癌和食管癌等多种恶性肿瘤的相关性业已被报道。Zhao等研究了ANRIL在甲状腺癌中的表达和功能作用,结果显示ANRIL在甲状腺癌组织中的表达显著上调,其表达与病理分级和淋巴结转移相关,沉默ANRIL表达的TPC-1和SW579细胞系增殖、侵袭和转移能力明显减弱,其机制可能通过TGF-β/Smad信号通路实现。

五、细胞核富集性转录本1

细胞核富集性转录本1(nuclear enrich abundant transcript 1, NEAT1)是一种长度约为4 kb的lncRNA,是旁斑结构的重要成分。研究显示,NEAT1在前列腺癌、乳腺癌和肝细胞癌中发挥促癌作用。Li等发现,NEAT1可通过调节miRNA-214促进甲状腺癌的恶性演进。

六、PVT1

PVT1由位于8号染色体2区4带的癌症危险区域的基因转录而成。目前,PVT1已经被报道在卵巢癌、胰腺癌和非小细胞肺癌中发挥促癌作用。PVT1在甲状腺癌细胞中表达明显上调,体外沉默PVT1可抑制甲状腺癌细胞系增殖,阻滞细胞周期在G0/G1周期并能显著减少细胞周期蛋白(cyclin)D1和促甲状腺激素受体(TSH receptor, TSHR)的表达及EZH2的募集。因此,在甲状腺癌细胞中PVT1可能通过调节EZH2和TSHR对甲状腺癌细胞增殖产生影响。

七、1号染色体上局部扩增lncRNA

1号染色体上局部扩增lncRNA（focally amplified lncRNA on chromosome 1, FAL1）业已被报道在不同的人类恶性肿瘤如卵巢癌中具有导致p21表达抑制的致癌活性。Jeong等研究发现，FAL1在PTC组织的表达较配对的正常甲状腺组织显著升高，且FAL1表达与PTC的多灶性相关，表明FAL1可能在细胞周期进程中发挥作用，且与PTC的侵袭性行为相关。

第二节　肿瘤抑制性长链非编码RNA

一、PTC易感性候选物2和3

PTC易感性候选物2（papillary thyroid cancer susceptibility candidate 2, PTCSC2）和PTC易感性候选物3（papillary thyroid cancer susceptibility candidate 3, PTCSC3）是2种新发现的甲状腺特异性lncRNA，在PTC中可能发挥肿瘤抑制作用。与周围的正常组织相比，PTCSC2和PTCSC3在PTC中的表达水平显著降低。两者表达下调可促进PTC的发生发展，且与甲状腺癌的遗传易感性有关。PTCSC2在甲状腺癌细胞中的过表达能够对细胞周期相关基因的表达产生一定影响。PTCSC3过表达能够抑制肿瘤生长，并可抑制DNA复制和细胞运动等相关基因的转录。与PTC风险相关的单核苷酸多态性位点rs965513和rs944289是分别通过PTCSC2和PTCSC3来实现的。rs965513的风险等位基因（A）与PTCSC2在正常甲状腺组织的低表达显著相关，rs944289的风险等位基因（T）与PTCSC3在甲状腺癌组织中的低表达显著相关。

二、母系表达基因3

母系表达基因3（maternally expressed gene 3, MEG3）是一种lncRNA基因，位于14号染色体长臂3区2带。MEG3可表达于人体很多正常组织，而在胃癌、舌癌、前列腺癌和肺癌等多种类型的肿瘤中可发现MEG3表达缺失。Wang等发现，MEG3在PTC转移淋巴结中表达显著低于原发灶，MEG3表达下调与淋巴结转移相关。MEG3过表达可明显抑制TPC-1和HTH83甲状腺癌细胞系的迁移和增殖，而MEG3的这种效应作用主要通过作用于其靶基因*Rac*1实现。

第三节　*BRAF V600E* 相关性长链非编码RNA

一、BRAF 激活的 lncRNA

BRAF V600E 突变是PTC的驱动突变基因,在PTC中的发生率为40%～60%,BRAF激活的lncRNA(BRAF-activated lncRNA, BANCR)首先由Flockhart等在恶性黑色素瘤细胞中对 *BRAF V600E* 突变细胞和肿瘤组织进行RNA测序时发现,它是由位于9号染色体的基因位置转录生成的长度为693个碱基组成的非蛋白编码性RNA片段,其在恶性黑色素瘤细胞中发挥促进肿瘤迁移的作用。有研究发现,在PTC中BANCR较癌旁正常腺体表达显著下调;在体外PTC细胞系过表达BANCR后,肿瘤细胞增殖和转移能力降低,肿瘤细胞凋亡增加,在小鼠的移植瘤上BANCR过表达显著抑制了肿瘤的生长,BANCR表达上调后可使ERK1/2和P38失活而非AKT或JNK。同时还发现,BANCR表达改变与PTC患者的肿瘤大小、多灶性及TNM分期相关。

二、NAMA

有研究者在含有肿瘤抑制基因区域查找杂合性缺失时发现,9号染色体长臂2区2带微卫星标记D9S176附近的20 bp的区域可检测到杂合性丢失,位于D9S176侧面的几个表达序列标签在PTC中呈现低表达,其中一个表达序列标签的下调与 *BRAF V600E* 激活高度相关;包含该表达序列标签的新基因——MAPK通路和生长抑制相关的非编码RNA(non-coding RNA associated with MAP kinase pathway and growth arrest, NAMA);NAMA在PTC细胞系中的表达能够被 *BRAF* 敲除、MAPK通路抑制、生长抑制及DNA损伤等诱导。

第四节　^{131}I治疗抵抗相关性长链非编码RNA

有研究通过人类lncRNA数据库(Lncipedia)发现,lncRNA-SLC6A9-5: 2

（NONHSAT002850）在 ^{131}I 抵抗的 PTC 细胞系较 ^{131}I 敏感细胞系表达明显减低；而 lncRNA-SLC6A9-5：2 与 PARP-1 表达呈正相关，后者可修复甲状腺癌细胞对 ^{131}I 的敏感性，lncRNA-SLC6A9-5：2 过表达后 PARP-1 在 mRNA 和蛋白水平表达上调；lncRNA-SLC6A9-5：2 低表达与 PTC 较差的预后相关。因此，该项研究认为 lncRNA-SLC6A9-5：2 可能成为 ^{131}I 抵抗甲状腺癌治疗的新分子靶点。

第五节　其他甲状腺癌相关性长链非编码RNA

　　Liyanarachchi 等通过对 12 对 PTC 和配对的正常组织进行 RNA 测序并与患者的临床病理参数进行相关性分析，最后筛选出与 PTC 不良预后相关的危险因子，如淋巴结转移和 *BRAF* 突变相关的 lncRNA（XLOC_051122 和 XLOC_006074）。在 Wang 等的研究中，通过比较分析 12 对 PTC 和癌旁正常甲状腺组织的 RNA 测序结果筛选出 PTC 相关的 lncRNA（NONHSAG051968、NONHSAT076747 和 NONHSAT122730），与临床病理参数的相关性分析发现 NONHSAT076747 和 NONHSAT122730 与 PTC 淋巴结转移相关，而 NONHSAG051968 与肿瘤大小呈负相关。Ma 等在一项研究中发现 LINC00271 在 PTC 中显著表达降低，LINC00271 表达下调是高危临床病理学特征的独立危险因素，并且可预测 PTC 复发。Lan 等报道了 NONSHAT037832 在甲状腺乳头状癌（PTC）组织中的表达显著低于正常甲状腺组织，而且 NONSHAT037832 的表达下调与淋巴结转移和肿瘤大小有明显相关性，同时受试者工作特征（receiver operator characteristic，ROC）曲线分析显示 NONSHAT037832 有着预测预后以及淋巴结转移的潜在价值。

　　高通量 RNA 测序促使大量的 lncRNA 得以发现，很多 lncRNA 在恶性肿瘤的发生和发展中的功能作用日益被揭示。目前发现很多 lncRNA 在甲状腺癌的发生和发展（如侵袭、转移等）过程中发挥重要的作用，这使我们对甲状腺癌发生和发展的分子生物学机制有了更深层次的认识和理解，在未来的研究中需要更多的基础和基础转化实验来进一步挖掘甲状腺癌相关 lncRNA 的生物学意义和临床价值。这些甲状腺癌相关 lncRNA 将有望成为甲状腺癌侵袭进展等不良预后的分子标志物和碘难治性甲状腺癌的新分子治疗靶点。

参 考 文 献

[1] Berteaux N, Lottin S, Monte D, et al. H19 mRNA-like noncoding RNA promotes breast cancer cell proliferation through positive control by E2F1[J]. J Biol Chem, 2005, 280(33): 29625−29636.

[2] Borsani G, Tonlorenzi R, Simmler M C, et al. Characterization of a murine gene expressed from the inactive X chromosome[J]. Nature, 1991, 351(6324): 325−329.

[3] Burd C E, Jeck W R, Liu Y, et al. Expression of linear and novel circular forms of an INK4/ARF-associated non-coding RNA correlates with atherosclerosis risk[J]. PLoS Genet, 2010, 6(12): e1001233.

[4] Cerami E, Gao J, Dogrusoz U, et al. The cBio cancer genomics portal: an open platform for exploring multidimensional cancer genomics data[J]. Cancer Discov, 2012, 2(5): 401−404.

[5] Chakravarty D, Sboner A, Nair S S, et al. The oestrogen receptor alpha-regulated lncRNA NEAT1 is a critical modulator of prostate cancer[J]. Nat Commun, 2014, 5: 5383.

[6] Chen D, Zhang Z, Mao C, et al. ANRIL inhibits p15(INK4b) through the TGFbeta1 signaling pathway in human esophageal squamous cell carcinoma[J]. Cell Immunol, 2014, 289(1−2): 91−96.

[7] Chen W, Zheng R, Baade P D, et al. Cancer statistics in China, 2015[J]. CA Cancer J Clin, 2016, 66(2): 115−132.

[8] Choudhry H, Albukhari A, Morotti M, et al. Tumor hypoxia induces nuclear paraspeckle formation through HIF-2alpha dependent transcriptional activation of NEAT1 leading to cancer cell survival[J]. Oncogene, 2015, 34(34): 4546.

[9] Clemson C M, Hutchinson J N, Sara S A, et al. An architectural role for a nuclear noncoding RNA: NEAT1 RNA is essential for the structure of paraspeckles[J]. Mol Cell, 2009, 33(6): 717−726.

[10] Colombo T, Farina L, Macino G, et al. PVT1: a rising star among oncogenic long noncoding RNAs[J]. Biomed Res Int, 2015, 2015: 304208.

[11] Cooper D S, Doherty G M, Haugen B R, et al. Revised American Thyroid Association management guidelines for patients with thyroid nodules and differentiated thyroid cancer [J]. Thyroid, 2009, 19(11): 1167−1214.

[12] Flockhart R J, Webster D E, Qu K, et al. BRAF V600E remodels the melanocyte transcriptome and induces BANCR to regulate melanoma cell migration[J]. Genome Res, 2012, 22(6): 1006−1014.

[13] Gallo M, Michelon F, Castiglione A, et al. Sorafenib treatment of radioiodine-refractory advanced thyroid cancer in daily clinical practice: a cohort study from a single center[J]. Endocrine, 2015, 49(3): 726−734.

[14] Guo S, Chen W, Luo Y, et al. Clinical implication of long non-coding RNA NEAT1 expression in hepatocellular carcinoma patients[J]. Int J Clin Exp Pathol, 2015, 8(5): 5395−5402.

［15］ Gupta R A, Shah N, Wang K C, et al. Long non-coding RNA HOTAIR reprograms chromatin state to promote cancer metastasis［J］. Nature, 2010, 464(7291): 1071-1076.

［16］ Haugen B R, Alexander E K, Bible K C, et al. 2015 American Thyroid Association management guidelines for adult patients with thyroid nodules and differentiated thyroid cancer: The American Thyroid Association guidelines task force on thyroid nodules and differentiated thyroid cancer［J］. Thyroid, 2016, 26(1): 1-133.

［17］ He H, Li W, Liyanarachchi S, et al. Genetic predisposition to papillary thyroid carcinoma: involvement of FOXE1, TSHR, and a novel lincRNA gene, PTCSC2［J］. J Clin Endocrinol Metab, 2015, 100(1): E164-E172.

［18］ Hu X, Feng Y, Zhang D, et al. A functional genomic approach identifies FAL1 as an oncogenic long noncoding RNA that associates with BMI1 and represses p21 expression in cancer［J］. Cancer Cell, 2014, 26(3): 344-357.

［19］ Huang C, Yu W, Wang Q, et al. Increased expression of the lncRNA PVT1 is associated with poor prognosis in pancreatic cancer patients［J］. Minerva Med, 2015, 106(3): 143-149.

［20］ Huang J K, Ma L, Song W H, et al. MALAT1 promotes the proliferation and invasion of thyroid cancer cells via regulating the expression of IQGAP1［J］. Biomed Pharmacother, 2016, 83: 1-7.

［21］ Huarte M, Guttman M, Feldser D, et al. A large intergenic noncoding RNA induced by p53 mediates global gene repression in the p53 response［J］. Cell, 2010, 142(3): 409-419.

［22］ Hutchinson J N, Ensminger A W, Clemson C M, et al. A screen for nuclear transcripts identifies two linked noncoding RNAs associated with SC35 splicing domains［J］. BMC Genomics, 2007, 8: 39.

［23］ Jendrzejewski J, He H, Radomska H S, et al. The polymorphism rs944289 predisposes to papillary thyroid carcinoma through a large intergenic noncoding RNA gene of tumor suppressor type［J］. Proc Natl Acad Sci U S A, 2012, 109(22): 8646-8651.

［24］ Jia L F, Wei S B, Gan Y H, et al. Expression, regulation and roles of *miR-26a* and MEG3 in tongue squamous cell carcinoma［J］. Int J Cancer, 2014, 135(10): 2282-2293.

［25］ Kim S J, Park S E, Lee C, et al. Alterations in promoter usage and expression levels of insulin-like growth factor-II and H19 genes in cervical carcinoma exhibiting biallelic expression of IGF-II［J］. Biochim Biophys Acta, 2002, 1586(3): 307-315.

［26］ Kobayashi S, Wagatsuma H, Ono R, et al. Mouse Peg9/Dlk1 and human PEG9/DLK1 are paternally expressed imprinted genes closely located to the maternally expressed imprinted genes: mouse Meg3/Gtl2 and human MEG3［J］. Genes Cells, 2000, 5(12): 1029-1037.

［27］ Kogo R, Shimamura T, Mimori K, et al. Long noncoding RNA HOTAIR regulates polycomb-dependent chromatin modification and is associated with poor prognosis in colorectal cancers［J］. Cancer Res, 2011, 71(20): 6320-6326.

［28］ Kretz M, Webster D E, Flockhart R J, et al. Suppression of progenitor differentiation requires the long noncoding RNA ANCR［J］. Genes Dev, 2012, 26(4): 338-343.

［29］ Lan X, Sun W, Zhang P, et al. Downregulation of long noncoding RNA NONHSAT037832 in papillary thyroid carcinoma and its clinical significance［J］. Tumour Biol, 2016, 37(5):

6117-6123.

[30] Lee J T, Davidow LS, Warshawsky D. Tsix, a gene antisense to Xist at the X-inactivation centre[J]. Nat Genet, 1999, 21(4): 400-404.

[31] Li C, Lee K C, Schneider E B, et al. BRAF V600E mutation and its association with clinicopathological features of papillary thyroid cancer: a meta-analysis[J]. J Clin Endocrinol Metab, 2012, 97(12): 4559-4570.

[32] Li H, Yu B, Li J, et al. Overexpression of lncRNA H19 enhances carcinogenesis and metastasis of gastric cancer[J]. Oncotarget, 2014, 5(8): 2318-2329.

[33] Li J H, Zhang S Q, Qiu X G, et al. Long non-coding RNA NEAT1 promotes malignant progression of thyroid carcinoma by regulating miRNA-214[J]. Int J Oncol, 2017, 50(2): 708-716.

[34] Liao T, Qu N, Shi R L, et al. BRAF-activated lncRNA functions as a tumor suppressor in papillary thyroid cancer[J]. Oncotarget, 2017, 8(1): 238-247.

[35] Lin R, Maeda S, Liu C, et al. A large noncoding RNA is a marker for murine hepatocellular carcinomas and a spectrum of human carcinomas[J]. Oncogene, 2007, 26(6): 851-858.

[36] Liu L, Yang J, Zhu X, et al. Long noncoding RNA H19 competitively binds *miR-17-5p* to regulate YES1 expression in thyroid cancer[J]. FEBS J, 2016, 283(12): 2326-2339.

[37] Liyanarachchi S, Li W, Yan P, et al. Genome-wide expression screening discloses long noncoding RNAs involved in thyroid carcinogenesis[J]. J Clin Endocrinol Metab, 2016, 101(11): 4005-4013.

[38] Loewer S, Cabili M N, Guttman M, et al. Large intergenic non-coding RNA-RoR modulates reprogramming of human induced pluripotent stem cells[J]. Nat Genet, 2010, 42(12): 1113-1117.

[39] Lu K H, Li W, Liu X H, et al. Long non-coding RNA MEG3 inhibits NSCLC cells proliferation and induces apoptosis by affecting p53 expression[J]. BMC Cancer, 2013, 13: 461.

[40] Luo M, Li Z, Wang W, et al. Upregulated H19 contributes to bladder cancer cell proliferation by regulating ID2 expression[J]. FEBS J, 2013, 280(7): 1709-1716.

[41] Ma B, Liao T, Wen D, et al. Long intergenic non-coding RNA 271 is predictive of a poorer prognosis of papillary thyroid cancer[J]. Sci Rep, 2016, 6: 36973.

[42] Ma B, Shi R, Yang S, et al. DUSP4/MKP2 overexpression is associated with BRAF(V600E) mutation and aggressive behavior of papillary thyroid cancer[J]. Onco Targets Ther, 2016, 9: 2255-2263.

[43] Ma B, Wang Y, Yang S, et al. Predictive factors for central lymph node metastasis in patients with cN0 papillary thyroid carcinoma: A systematic review and meta-analysis[J]. Int J Surg, 2016, 28: 153-161.

[44] Marques H M, Simpson D, Ngok S P, et al. Long noncoding RNA EWSAT1-mediated gene repression facilitates Ewing sarcoma oncogenesis[J]. J Clin Invest, 2014, 124(12): 5275-5290.

[45] Meng J, Li P, Zhang Q, et al. A four-long non-coding RNA signature in predicting breast cancer survival[J]. J Exp Clin Cancer Res, 2014, 33: 84.

［46］ Nair A, Lemery S J, Yang J, et al. FDA approval summary: lenvatinib for progressive, radio-iodine-refractory differentiated thyroid cancer［J］. Clin Cancer Res, 2015, 21(23): 5205−5208.

［47］ Ribarska T, Goering W, Droop J, et al. Deregulation of an imprinted gene network in prostate cancer［J］. Epigenetics, 2014, 9(5): 704−717.

［48］ Sasaki Y T, Ideue T, Sano M, et al. MENepsilon/beta noncoding RNAs are essential for structural integrity of nuclear paraspeckles［J］. Proc Natl Acad Sci U S A, 2009, 106(8): 2525−2530.

［49］ Sati S, Ghosh S, Jain V, et al. Genome-wide analysis reveals distinct patterns of epigenetic features in long non-coding RNA loci［J］. Nucleic Acids Res, 2012, 40(20): 10018−10031.

［50］ Tsai M C, Manor O, Wan Y, et al. Long noncoding RNA as modular scaffold of histone modification complexes［J］. Science, 2010, 329(5992): 689−693.

［51］ Tuttle R M, Ball D W, Byrd D, et al. Thyroid carcinoma［J］. J Natl Compr Canc Netw, 2010, 8(11): 1228−1274.

［52］ Wang C, Yan G, Zhang Y, et al. Long non-coding RNA MEG3 suppresses migration and invasion of thyroid carcinoma by targeting of Rac1［J］. Neoplasma, 2015, 62(4): 541−549.

［53］ Wang G, Chen H, Liu J. The long noncoding RNA LINC01207 promotes proliferation of lung adenocarcinoma［J］. Am J Cancer Res, 2015, 5(10): 3162−3173.

［54］ Wang Q, Yang H, Wu L, et al. Identification of specific long non-coding RNA expression: profile and analysis of association with clinicopathologic characteristics and BRAF mutation in papillary thyroid cancer［J］. Thyroid, 2016, 26(12): 1719−1732.

［55］ Xing M. BRAF Mutation and Thyroid Cancer Recurrence［J］. J Clin Oncol, 2015, 33(22): 2482−2483.

［56］ Yan J, Guo X, Xia J, et al. MiR-148a regulates MEG3 in gastric cancer by targeting DNA methyltransferase 1［J］. Med Oncol, 2014, 31(3): 879.

［57］ Yang M H, Hu Z Y, Xu C, et al. MALAT1 promotes colorectal cancer cell proliferation/migration/invasion via PRKA kinase anchor protein 9［J］. Biochim Biophys Acta, 2015, 1852(1): 166−174.

［58］ Yang Y R, Zang S Z, Zhong C L, et al. Increased expression of the lncRNA PVT1 promotes tumorigenesis in non-small cell lung cancer［J］. Int J Clin Exp Pathol, 2014, 7(10): 6929−6935.

［59］ Yeung K T, Cohen E E. Lenvatinib in advanced, radioactive iodine-refractory, differentiated thyroid carcinoma［J］. Clin Cancer Res, 2015, 21(24): 5420−5426.

［60］ Yoon H, He H, Nagy R, et al. Identification of a novel noncoding RNA gene, NAMA, that is downregulated in papillary thyroid carcinoma with BRAF mutation and associated with growth arrest［J］. Int J Cancer, 2007, 121(4): 767−775.

［61］ Yuan S X, Wang J, Yang F, et al. Long noncoding RNA DANCR increases stemness features of hepatocellular carcinoma by derepression of CTNNB1［J］. Hepatology, 2016, 63(2): 499−511.

［62］ Zhang E B, Kong R, Yin D D, et al. Long noncoding RNA ANRIL indicates a poor prognosis of gastric cancer and promotes tumor growth by epigenetically silencing of miR-

99a/miR-449a［J］. Oncotarget, 2014, 5(8): 2276−2292.

［63］ Zhang R, Hardin H, Huang W, et al. MALAT1 long non-coding RNA expression in thyroid tissues: analysis by in situ hybridization and real-time PCR［J］. Endocr Pathol, 2017, 28(1): 7−12.

［64］ Zhao J J, Hao S, Wang L L, et al. Long non-coding RNA ANRIL promotes the invasion and metastasis of thyroid cancer cells through TGF-beta/Smad signaling pathway［J］. Oncotarget, 2016, 7(36): 57903−57918.

［65］ Zhu H, Li X, Song Y, et al. Long non-coding RNA ANRIL is up-regulated in bladder cancer and regulates bladder cancer cell proliferation and apoptosis through the intrinsic pathway ［J］. Biochem Biophys Res Commun, 2015, 467(2): 223−228.

［66］ Zhu H, Lv Z, An C, et al. Onco-lncRNA HOTAIR and its functional genetic variants in papillary thyroid carcinoma［J］. Sci Rep, 2016, 6: 31969.

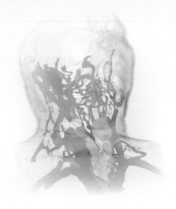

第九章

BRAF V600E 和 *TERT* 启动子突变检测在甲状腺癌精准诊疗中的作用

于鹏程　王玉龙

细针抽吸活检（FNAB）结合 *BRAF/NRAS/HRAS/KRAS*、*RET/PTC1*、*RET/PTC3*、*PAX8/PPARγ* 分子病理诊断逐渐在临床工作中得到普及，其诊断恶性结节的灵敏度达44%～100%，提高了甲状腺恶性肿瘤的诊断准确率，但如何从中进一步筛选出具有去分化潜能的肿瘤亚群目前仍无定论。*BRAF V600E* 和 *TERT* 启动子共突变，可能是定义去分化潜能肿瘤的有效指标。

本章对BRAF和TERT在甲状腺癌中的意义做简要概述，并对目前较为常见的突变检测方法的原理进行解释。理解基因突变与肿瘤生物学行为的相关性，有助于理解肿瘤发生、发展的过程，理解检测原理则有利于根据已有的实验室情况和病患情况选择合适的检测方法，并以此为基础探索有效的干预手段。

［通信作者］　王玉龙，Email: headneck@126.com

第一节　*BRAF V600E*在甲状腺癌中的意义及其突变的常用检测方法

一、BRAF蛋白和*BRAF V600E*突变

*BRAF*基因编码BRAF（v-raf murine sarcoma viral oncogene homolog B1）蛋白，作为RAS-RAF-MEK-ERK信号通路的中间环节，参与MAPK通路的调控，调节细胞的增殖、分化和凋亡。

1. *BRAF V600E*与甲状腺癌预后的相关性

*BRAF V600E*是甲状腺癌中*BRAF*最为常见的突变形式，甲状腺乳头状癌（PTC）中突变频率可高达40%～80%，低分化型甲状腺癌（PDTC）和甲状腺未分化癌（ATC）中占10%～40%，此外尚有少见的*BRAF V600K/R*突变。除甲状腺癌外，*BRAF V600E*突变在黑色素瘤、肺癌及肠癌中也常有发生，但这种突变在不同组织中的作用大相径庭。在所有可检测到*BRAF*突变的组织器官中，仅有甲状腺中*BRAF V600E*突变可直接导致恶性肿瘤，其余组织（如皮肤、肠及肺）中*BRAF V600E*突变在致癌基因诱导的衰老因子（OIS）的作用下只诱发良性病变。此外，*BRAF V600E*诊断甲状腺恶性肿瘤的特异度可达99%以上，提示*BRAF V600E*突变的作用具有组织特异性。

*BRAF V600E*突变对甲状腺癌患者预后的影响目前仍有争议。多数研究认为，*BRAF V600E*突变会使甲状腺癌更具有侵袭性，更易发生甲状腺外侵犯，淋巴结转移或复发，并且与更高级别的分期相关。但也有研究发现，*BRAF V600E*突变几乎与任何临床病理学特征都无关，只是作为PTC的驱动因子而存在，*BRAF*突变与预后无明显相关性。考虑到不同研究纳入的人群和检测方法的差异，目前尚且不能定论*BRAF V600E*对预后的确切作用，但*BRAF V600E*用于诊断甲状腺恶性肿瘤是公认的高特异指标。

2. *BRAF V600E*对甲状腺癌的作用机制

*BRAF V600E*可模拟BRAF激活区段中的磷酸化，具有持续性的催化活性；同时，持续性直接或间接地激活多条信号通路，从而诱导肿瘤形成，促进肿瘤发展。在转基因动物的研究中，$BRAF^{CA/+}$、$TPO\text{-}Cre^{ERT2}$的小鼠自发甲状腺乳头状癌（PTC），甲状腺中的ERK1/2和MEK1/2磷酸化水平明显升高，可通过上调细胞周

期蛋白（cyclin）D1表达诱导细胞增殖，同时诱导p16^{INK4A}、p19^{ARF}等衰老标志物上调，但很少出现远处转移和去分化。在斑马鱼模型中，*BRAF V600E*导致甲状腺滤泡结构明显紊乱，此过程经TWIST蛋白介导，并可被*BRAF V600E*抑制剂逆转，提示*BRAF V600E*突变参与诱导甲状腺癌的发生。

　　*BRAF V600E*突变通过多种机制影响肿瘤的发生和发展。*BRAF V600E*可激活MAPK信号通路下游的ERK1/2和MEK1/2，导致细胞增殖、侵袭能力增强；还可激活PI3K/AKT/mTOR通路，促进细胞的恶性转化；也可通过NF-κB上调TIMP-1表达，最终促使AKT活化，使得肿瘤细胞凋亡减少，并增强肿瘤细胞的侵袭能力。此外，*BRAF V600E*尚可诱导上皮间质转化通路以及TGF-β信号通路基因的上调，导致NIS转运体表达抑制。体外研究也表明，*BRAF V600E*还可通过诱导上皮间质转化相关分子如SNAIL的表达，使肿瘤更具有侵袭性；激活PAK1，参与肿瘤迁移。*TSHR$^{-/-}$*和*BRAF$^{CA/+}$*转基因小鼠研究发现，*BRAF V600E*致PTC的作用可被*TSHR*敲除阻断，提示TSHR在*BRAF V600E*诱导的PTC中也具有重要的作用。在甲状腺癌中，*BRAF V600E*突变与其他分子事件共同诱导了甲状腺癌的发生和发展，且在这个过程中处于上游的主导地位，早期对*BRAF V600E*突变进行干预可能逆转其致癌作用。

3. *BRAF V600E*突变的靶向药和用药前突变检测

　　*BRAF V600E*突变是甲状腺癌发生和发展的早期事件，及时干预*BRAF V600E*可能有助于逆转肿瘤发展。BRAF抑制剂可分为两类。一类是针对*BRAF V600E*突变，可用BRAF单体抑制剂维罗非尼（vemurafenib）和达拉非尼（dabrafenib）。另一类是多靶点激酶抑制剂，不仅可抑制BRAF活性，同时也可作用于其他多种激酶，如索拉非尼除可抑制BRAF活性外，尚可靶向影响VEGFR1/2/3、FLT3及KIT等活性；而单独使用BRAF抑制剂易导致耐药。近年来，BRAF抑制剂经常与MEK抑制剂联用，相关的临床试验目前也正在开展中。

　　使用靶向药的前提是精准地鉴别靶点是否突变。在非小细胞肺癌研究领域中，目前美国FDA已批准324个基因FoundationOne CDx二代测序平台的检测和23个基因的Oncomine Dx Target Test检测，作为达拉非尼联合曲美替尼治疗前的检测。黑色素瘤方面，THxID BRAF KIT和Cobas 4800 BRAF可通过实时PCR定量方法检测*BRAF V600E/K*的突变，以作为达拉非尼、曲美替尼及维罗非尼靶向用药前的伴随诊断。目前，甲状腺领域尚无统一的被美国FDA批准的基因检测方法，靶向药使用前的检测和FNAB分子诊断标准仍处于空缺状态。

二、常用的 *BRAF V*600*E* 突变检测方法和特点

1. Sanger 测序

在一代测序中，Sanger 测序（又称双脱氧末端终止法测序）的使用最为广泛，是目前测序方法中的"金标准"。测序引物与待测 DNA 片段结合后，在 DNA 聚合酶的作用下，ddNTP 结合到正在合成的链上，由于 3'-OH 已被氧化，不能与下一个 5'-磷酸基团形成磷酸二酯键，反应终止。由于 ddNTP 的掺入位置不固定，故产生了不同长度的新 DNA 片段。进行毛细管电泳时，不同长度的 DNA 片段迁移速度不同，不同 ddNTP 所带荧光基团不同，故可经信号采集处理后得出相应的碱基序列。

对于已提取纯化的 DNA 样本，Sanger 测序需经过 PCR 扩增—样品制备—上机分析的过程，精准度高，过程中不改变突变/野生型等位基因的比例。由于 Sanger 测序最终结果以峰图的形式展示，低于阈值的信号会被作为噪声（noise）过滤，这使得肿瘤组织中低比例（5%～10%）的突变基因可能会被遗漏，造成突变检测的假阳性。对于术后石蜡标本，显微切割联合 Sanger 测序可一定程度提高基因突变检出的灵敏度。Sanger 测序原理示意图**如图 9-1-1** 所示。

2. AS-PCR/ARMS-PCR/Cast-PCR

此类方法由于原理简单、操作便捷、可视化程度高，近年来发展迅速。其基本原理是 DNA 双链的碱基互补。由于 DNA 模板链与引物的结合是特异性的，基因位点突变与否直接影响匹配的精准度。

目前，多家公司基于类似的原理设计了各自的检测方法，如 Thermo Fisher 公司研发的 competitive allele-specific TaqMan PCR（Cast-PCR）、Roche 的 cobas® 4800 BRAF V600、bioMérieux THxIDTM-BRAF 等。 其 中 THxIDTM-BRAF 和 cobas® 4800 *BRAF V*600*E* 已通过美国 FDA 批准用于肺癌和黑色素瘤的靶向用药前检测。其检测下限为 5% 的突变等位基因丰度。

Cast-PCR 使用一条突变位点特异性引物（ASP）、一条野生位点阻滞探针（ASB）和特异性 TaqMan 探针以及扩增引物检测突变，通过抑制野生型模板的扩增可提高约 10% 针对 *BRAF* 突变检测的灵敏度。

突变扩增系统-聚合酶链反应 ARMS-PCR（amplification refractory mutation system-polymerase chain reaction）也 称 AS-PCR（allele specific-polymerase chain reaction），利用 DNA *Taq* 酶不具有 3'-5' 外切酶活性的特点，将引物的 3' 端碱基设计在突变位点。若完全匹配，则可顺利延伸；若错配，则会影响 DNA 双链合成。由于单碱基错配有时并不能导致"有或无"的差别，突变扩增系统（amplification

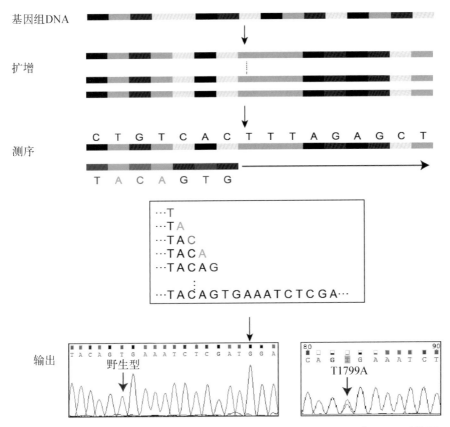

图9-1-1 Sanger测序原理示意图及*BRAF*野生型及*BRAF V600E*（T1799A）峰图

refractory mutation system, ARMS）法在实际应用过程中经常会在引物中人为增加错配碱基或对个别碱基进行如锁核酸（locked nucleic acid, LNA）等修饰,以放大错配带来的效应。在ARMS-PCR的过程中,只有突变的DNA链得以扩增,经过指数级扩增从而得以被检测。一般可以检出野生型背景中0.1%～1%个位数拷贝的突变。

目前,ARMS法一般与探针法实时荧光定量PCR联用,仅需上机PCR扩增后采集信号,相比于ARMS-PCR,减少了传统凝胶电泳法中电泳的步骤,节约实验时间的同时避免了产物开盖造成的气溶胶污染。相比于Sanger测序,减少了扩增后再测序、分析的步骤,提高了检验效率。但ARMS法仅能针对已知位点设计体系,若是突变位点明确的体细胞突变,则推荐使用灵敏度更高且更便利、价廉的ARMS-qPCR法。ARMS-qPCR测序原理示意图如**图9-1-2**所示。

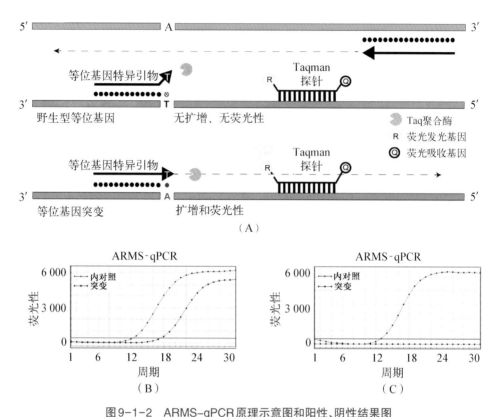

图9-1-2 ARMS-qPCR原理示意图和阳性、阴性结果图

注:(A)扩增阻滞突变系统—荧光定量(ARMS-qPCR)原理图;(B、C)ARMS-qPCR检测突变型和野生型结果。

3. 免疫组织化学染色

*BRAF V600E*突变使原蛋白产生了变异,提供了特异性抗体识别的前提。目前,已有多项研究对特异性识别突变型的*BRAF V600E*蛋白的anti-BRAF VE1抗体进行了实验研究,并与Sanger测序、ARMS-PCR测序等进行了灵敏度及特异度对比。中国医学科学院病理科曾对779例肿瘤样本进行检测,其中PTC的*BRAF*突变率为80%(102/127),免疫组织化学染色用于*BRAF V600E*检测的特异度为99%,灵敏度为100%。一项综合纳入黑色素瘤、结肠癌、PTC及朗格汉斯细胞增多症等病例的对比测序和免疫组织化学染色也显示出高度一致性。综合来看,BRAF VE1抗体适合用于术后病理学诊断复杂病例时的免疫组织化学检测指标之一。目前,国内已有多家医院将VE1抗体用于石蜡病理免疫组织化学染色辅助诊断。但需要注意的是,VE1抗体只能特异性检测*BRAF V600E*突变,而不适合用于*BRAF V600K/D/R*等的检测。相比于黑色素瘤、肺癌、肠癌等,VE1抗体更适合用于甲状腺癌的免疫组织化学诊断。

4. 数字PCR检测

衰老、死亡肿瘤细胞可释放其DNA至周围液体环境中，即循环肿瘤DNA（circulating tumor DNA, ctDNA）。其基因组中携带的突变进入体液后，提供了无创检测基因突变的基础。数字PCR（digital PCR, dPCR）检测通过将待测样本分配到不同反应单元，其每个反应孔中仅有个位拷贝数的DNA分子，通过引物和特异性荧光探针与模板结合后，每个反应孔中各自进行PCR扩增，并在扩增结束后采集荧光信号，区分野生型和突变型，通过泊松分布原理精准定量模板拷贝数和突变比例。但由于其分型也是依赖于探针的特异性结合和PCR扩增，dPCR也仅能作为已知突变型的检测手段。dPCR高度灵敏，可检出野生型背景下0.000 5%～0.005%丰度的基因突变。按照独立单元的实现形式细分，dPCR又可分为基于液滴微流控的微滴数字PCR（droplet digital PCR, ddPCR）和基于芯片式微流控的微阵列芯片式PCR。

目前已证实，黑色素瘤患者血浆游离DNA中*BRAF*突变检出率与组织*BRAF*检出率的一致性可达80%以上，Ⅳ期黑色素瘤患者血浆游离DNA中*BRAF V600E*的检出率可达71%，明显高于Ⅲ期黑色素瘤患者中15%的检出率和非黑色素瘤患者中1.4%的检出率，且在使用BRAF抑制剂治疗后，血浆ctDNA *BRAF*突变检出明显减少。此外，在乳腺癌、结直肠癌及肺癌等多种肿瘤中，ddPCR检测ctDNA中基因突变的灵敏度与组织突变图谱一致性均可高于50%。但由于血浆中ctDNA含量极少，治疗后ctDNA含量明显下降可能会导致各风险层的无差别阴性。目前ddPCR价格仍相对较高，随着技术进步和体系优化，ddPCR可能在未来会联合其他技术方法成为实体肿瘤和液体活检中常见突变基因检测的主流手段。dPCR原理示意图如**图9-1-3**所示。

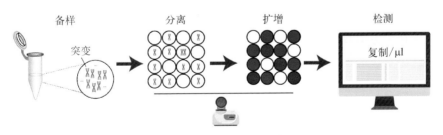

图9-1-3 dPCR原理示意图

5. NGS

下一代测序（next-generation seqaencing, NGS）技术多用于多个基因靶点的高通量检测，是基于PCR和基因芯片发展而来的测序技术，其主要特点为边合成边检测序，读长短，通量高，但步骤较为繁琐，对技术人员的要求高，数据分析也较为复杂。目前,多用于疑难病例的多基因检测,寻找可供治疗的靶点。

甲状腺癌领域中,ThyroSeq平台较具代表性。目前,最新的平台版本为V3,使用NGS分析112个基因,对超过12 000个突变热点和120种融合类型进行检测,其中包括了 *BRAF*、*RAS*、*TERT*、*DICER1* 突变,RET融合,22q缺失以及基因表达水平。研究显示,ThyroSeq V3鉴别良恶性肿瘤的准确度可达92.1%,并可成功区分PTC、MTC、Hurthle细胞瘤及甲状旁腺病变。此外,美国FDA批准的FoundationOne CDx NGS平台,可实现2%阈值的 *BRAF* 突变检测,但主要适用于非小细胞肺癌、黑色素瘤、乳腺癌、结直肠癌和卵巢癌的测试,甲状腺癌未列于其中。

在对较多基因同时进行检测时,NGS具有无可比拟的优势。但对于待测基因数较少时的检测,NGS平台的性价比较低,需与其他检测方法综合对比后选择合适的检测方法。

6. 其他方法

(1) 限制酶切:限制性内切酶是从细菌中分离或人工合成的,能够高度特异地识别特定碱基序列,具有成本低、特异度高、检测时间相对短的特点。2003年 Cohen 等使用 *Tsp* R I 对35例PTC患者的 *BRAF* 第15外显子的PCR扩增产物进行消化,通过琼脂糖凝胶电泳的结果判定是否突变,鉴定出24例(69%)患者有 *BRAF V600E* 突变。也有研究使用限制性内切酶先消化野生型等位基因,再进行PCR扩增,以富集突变型等位基因。由于对扩增产物进行限制酶切时易造成气溶胶污染,检测结果判定受干扰因素多,目前极少用于临床样本的检测。

(2) 比色突变检测:2004年 Xing 等使用细针抽刺活检(FNAB)标本测试了TrimGen公司基于PCR的比色法,特殊引物的设计使得只有 *BRAF V600E* 突变型的模板可以扩增,掺入的标记核苷酸可使突变模板产物以直接显色的可视化结果呈现,其灵敏度足以检测野生型背景中1%的突变。此方法区分突变的关键技术在于引物的特异性结合,与ARMS-PCR/AS-PCR相似,目前不常使用。

第二节　TERT在甲状腺癌中的意义及其启动子突变的常用检测方法

一、TERT与甲状腺癌的关系

TERT是端粒酶的主要亚基之一,可以端粒酶RNA部分(telomerase RNA

component, TERC) 为 RNA 模板, 在其他分子的协助下通过反转录合成 TTAGGG 的重复序列, 维持染色体末端端粒的长度。端粒酶活性在人体多数正常分化组织中均被沉默, 而在 90% 的恶性肿瘤中可观测到端粒酶活性被激活。既往研究显示, TERC 广泛表达于人体组织, 端粒酶活性主要由 TERT 的表达水平调控, 提示 TERT 在恶性肿瘤中的激活可能会使肿瘤具有 "永生" 潜能, 增强肿瘤的恶性程度。

TERT 在肿瘤中存在多种激活途径, 目前已有报道的有启动子点突变、拷贝数变异、表观遗传修饰、病毒整合、基因融合或重排等。其中以启动子突变最为常见。启动子突变位点多为-124 bp (C228T, chr5: 1295228C > T) 和-146 bp (C250T, chr5: 1295250C > T)。突变后产生 TTCC 的 ETS 家族转录因子的结合位点, 同时也可通过 GABPA 长程染色质互作, 激活 *TERT* 的转录。*TERT* 启动子区中 THOR 区域 (TERT hypermethylated oncological region, THOR) 的高甲基化也可以促进 *TERT* mRNA 的表达。*TERT* 启动子突变是一种泛癌种的非编码区突变, 且是目前发现的少见启动子区的功能性突变。除甲状腺癌存在 *TERT* 启动子突变, 脑胶质瘤、黑色素瘤、肺癌及肝癌等多种常见恶性肿瘤中均存在 *TERT* 启动子突变。此外, TCGA 数据库显示, 肺癌、膀胱癌及卵巢癌等多种肿瘤均有 *TERT* 扩增。*TERT* mRNA 的表达水平也是甲状腺癌预后的独立影响因子, *BRAF* 突变和 *RAS* 突变均能通过激活 MAPK 信号通路上调 *TERT* mRNA 的转录水平。表观遗传、转录调控等多种途径共同参与了 TERT 的激活。

TERT 经典的功能是作为端粒酶的主要亚基之一, 参与维持端粒长度。但近年来也有许多研究表明, TERT 也具有非依赖端粒酶延长端粒功能的作用。缺少 RT-domain 的 TERT, 可通过 Myc 和 Wnt 信号通路激活小鼠毛囊干细胞、促进上皮增殖。TERT 在不依赖端粒酶活性的前提下, 通过 NF-κB 通路激活 MMP 家族蛋白表达, 促进肿瘤的侵袭作用。TERT 可参与 FOXO3a 蛋白的泛素化, 影响 ITGB1 表达水平及细胞外基质, 从而影响胃癌细胞的侵袭能力。此外, TERT 可通过 AKT、Wnt 等多条信号通路参与细胞周期、DNA 修复及炎症反应等多种细胞功能, 从而影响肿瘤的生物学行为。

目前, 尚无美国 FDA 批准的针对 TERT 的靶向药。已有的端粒酶活性抑制剂主要包括 BIBR-1532 等小分子抑制剂、GV1001 多肽疫苗、端粒酶阳性特异性溶瘤腺病毒 OBP-301 等。其中, BIBR-1532 可直接靶向端粒酶的关键组分, 影响端粒的延长; GV1001 为 hTERT 衍生的抗癌多肽疫苗, 引发 CD4/CD8 T 细胞联合反应; OBP-301 载体是在 5 型腺病毒基因组中的 *E*1 基因上游插入了 hTERT 启动子, 配合瘤体内注射可实现肿瘤细胞特异性杀伤。多种针对端粒酶活性的药物均取得了一定疗效，正在开展临床试验，而*TERT*启动子突变是否影响药物疗效还有待研究。

二、*TERT*启动子突变的检测方法

相比于*BRAF*成熟且多样化的临床检测手段，*TERT*启动子突变的临床检测方法目前还处于待完善阶段。*TERT*启动子热点突变附近的GC含量可达80%以上，增加了检测方法的研发难度。目前，较为常用的是使用Sanger测序和NGS检测组织DNA突变，ddPCR作为液体活检手段。也有研究使用ARMS-qPCR对*TERT*启动子突变位点进行检测，或是使用qPCR或免疫组织化学检测TERT mRNA和蛋白水平的表达情况，以辅助诊断肿瘤的恶性程度。常用突变检测方法**见表9-2-1**。

表9-2-1　常用突变检测方法的对比

突变检测方法	灵敏度	检测未知突变	样本量要求	技术难度	检测所需时长	费用
Sanger测序	++	√	多	+	数天	+
ARMS-qPCR	++++	×	少	+	数小时	++
免疫组织化学	++	×	较多	+	数小时	+
dPCR	+++++	×	少	+	数小时	+++
NGS	+++	√	中等	+++	数天	++++

1. Sanger测序

目前，Sanger测序是检测*TERT*启动子突变最为常用的检测方法。Liu等曾对179例甲状腺癌穿刺样本进行*TERT*启动子的检测，发现良性结节中无突变，而在111例PTC中*TERT*启动子突变率为4.5%，在18例FTC中*TERT*启动子突变率为22.2%。综合多项*TERT*启动子突变检测的研究结果显示，PTC中*TERT*启动子的突变频率为4%～12%，PDTC中为10%～20%，ATC中为30%～40%。随着恶性程度递增，*TERT*启动子突变率也递增，提示其可能是PTC发生去分化的关键因素。

2. ARMS-qPCR

目前使用ARMS-qPCR检测*TERT*启动子突变的研究较少。一项对比Sanger测序和ARMS-qPCR检测野生型背景中*TERT*启动子突变的实验显示，Sanger测序可精准鉴定突变DNA比例在20%以上的样品，而ARMS-qPCR可检测出1%突变比例的样品。复旦大学附属肿瘤医院对比了250例PTC的Sanger测序和ARMS-qPCR结果后发现，对于同样的DNA样品，ARMS-qPCR检出*TERT*启动子突变的灵敏度明显比Sanger测序更高（12.0% *vs* 3.6%）。对于*TERT*启动子热点突变的检测，ARMS-qPCR更具优势。

3. dPCR

随着*TERT*启动子突变的重要程度日益凸显以及ctDNA概念的提出，尿路上皮肿瘤、黑色素瘤及胶质瘤等多个瘤种都开展了针对体液的*TERT*启动子突变检测研究。

使用ddPCR检测体液中突变的*TERT*启动子具有临床诊断价值。Hayashi等使用ddPCR检测尿路上皮肿瘤患者尿液中游离DNA中的*TERT*启动子突变，以0.1%突变为阈值可检出39.3%的*TERT C228T*和7.1%的*C250T*突变，提示无创检测尿路上皮肿瘤的*TERT*启动子突变具有诊断潜力。以0.17%检测下限检测黑色素瘤患者血浆和肿瘤组织中的*TERT*启动子突变，一致性为68%，ctDNA阴性患者无病生存期更长；且ctDNA中*TERT*启动子突变可作为Ⅲ/Ⅳ期不可切除黑色素瘤患者接受免疫治疗后的生物标志物。

由于*TERT*启动子GC含量极高，影响扩增效率和结果判读，目前也有多项研究对已有的ddPCR体系进行了优化。Corless等对ddPCR的扩增引物和探针进行了改进，可检测血浆中最低0.063%和0.031%的*C228T*和*C250T*突变基因。而Colebatch等改进体系后可检出0.014%和0.022%的*C228T*和*C250T*。胶质瘤患者使用ddPCR的方法检测野生型DNA背景中的*TERT*启动子突变的下限为0.5%～1%，但其中个位拷贝数的判定结果可能存在假阳性。目前，使用ddPCR检测*TERT*启动子突变的体系正处于日趋完善的阶段。

4. NGS

*TERT*目前已纳入多种肿瘤的NGS突变检测阵列。Landa等曾对PDTC和ATC进行了高通量测序，发现*TERT*启动子在PDTC中的突变率约40%，在ATC中突变率可高达73%。而431例甲状腺微小乳头状癌（papillary thyroid microcaranoma, PTMC）中，NGS仅检出4.7%的*TERT*启动子突变。ThyroSeq V3也已将*TERT*启动子突变纳入测试。此外，超深度测序也可用于检测ctDNA中的多基因突变，其中也包括*TERT*启动子突变。

5. 免疫组织化学

由于 *TERT* 启动子的突变为非编码区突变,无法像 *BRAF V600E* 一样开发针对单氨基酸突变的抗体。*TERT* 启动子突变可直接导致 *TERT* mRNA 的上调,TERT 表达水平与甲状腺癌特征也具有相关性。但目前尚未有美国 FDA 或中国食品药品监督管理总局(China Food and Drug Administration CFDA)批准的可用于临床样本免疫组织化学检测的高质量 anti-TERT 抗体,TERT 蛋白表达水平与甲状腺癌临床病理特征的真实相关性尚不能明确。根据文献报道,Rockland 的 anti-hTERT 是目前商品化抗体中用于免疫组织化学检测 hTERT 蛋白表达情况的品质较好的抗体。TERT 蛋白高表达与 *TERT* 启动子突变是否可代替彼此的检测,仍需进一步实验验证。

第三节 *BRAF V600E* 和 *TERT* 启动子突变检测方法的开发对甲状腺癌精准诊疗的作用

分化型甲状腺癌(DTC)可在肿瘤演变过程中发生去分化,在甲状腺癌中预示着不良预后 *BRAF V600E* 和 *TERT* 启动子突变可能具有促进去分化的作用,为筛选 PTMC 和 PTC 中具有高度去分化潜能的甲状腺癌患者提供了检测指标,从而在避免过度诊疗的条件下能及时检出这部分患者并进行干预。

在甲状腺癌中,*BRAF V600E* 突变可独立诱发滤泡上皮的不典型增生以及 PTC,对于甲状腺恶性肿瘤的诊断具有高度特异性,但对预后的影响仍有争议,多数研究认为 *BRAF* 突变会导致恶性程度更高的甲状腺癌。*BRAF V600E* 与 *TERT* 启动子共突变,近年来被鉴定为甲状腺癌不良预后亚群的生物标志物,其预后价值已在全球多个国家得以验证,具体致病机制仍处于研究中。筛选出这部分患者并及时干预,或可有效避免 PTC 的去分化,从来源上减少 PDTC 和 ATC 的发病率。而筛选出需干预人群的首要条件便是精准地鉴定出突变患者,这就需要一项高灵敏度和高特异度的检测方法。

对于 *BRAF V600E* 和 *TERT* 启动子 C228T/C250T 这类热点突变检测,可针对性地使用以上提到的这些技术。有研究在对比一代测序、Cobas PCR、热熔解曲线法(high-resolution melt, HRM)、免疫组织化学、NGS 的检测方法后发现,NGS 的检测下限较低,可达 2%,HRM 联合免疫组织化学检测 *BRAF V600E* 突变的特异度可达100%,且费用较低。复旦大学附属肿瘤医院开展的一项纳入250例PTC的研究显示,使用相同来源的组织DNA,ARMS-qPCR灵敏度明显高于Sanger测序[*BRAF V*600E:75.2%(188/250)*vs* 52.4%(131/250);*TERT*启动子C228T/C250T突变:12.0%(30/250)*vs* 3.6%(9/250);共突变:9.6%(24/250)*vs* 3.2%(8/250)]。增加的这部分患者多为年轻患者,且肿瘤体积较小、TNM分期低、MACIS评分低及术后复发率低,提示使用更灵敏的方法可检出更早期的病例,通过及时手术干预可能明显改善预后。

　　整体来看,针对临床上怀疑恶性的甲状腺结节,在穿刺的同时进行*BRAF*和*TERT*启动子突变检测有助于检出高度恶性潜能的肿瘤。灵敏度高、效价比高的方法首选基于实时荧光定量PCR技术或基于ddPCR的检测方法,可用于联合FNAB或术后病理学检查。目前,针对*BRAF*的检测方法较为成熟,其中dPCR灵敏度最为可观,可直接定量得到突变比例和绝对拷贝数;基于qPCR的方法则具有灵敏度高、耗时短及结果可视化程度高的特点,BRAF VE1抗体目前多用于术后石蜡病理学辅助诊断,其灵敏度和特异度均较高。Sanger测序则仍是测定的"金标准",尽管其突变检测的灵敏度较低,但可明确突变碱基的类型,且能发现新的少见突变。NGS对于肿瘤图谱描绘和精准医学的发展有着里程碑式的作用,但由于现阶段NGS的经济和时间成本较高,尚不能作为普遍性应用的检测手段,更适合疑难病例的多基因高通量检测。而*TERT*启动子突变的检测手段相对*BRAF*较少,其中一个很重要的原因是*TERT*启动子区C228/C250附近GC含量极高,设计引物和探针的难度大。且由于其突变位于非编码区,也无法使用免疫组织化学方法检出。目前,已证实dPCR可用于检测体液中的*TERT*启动子突变,ARMS-qPCR可检测组织和穿刺样本中的突变。这两种方法是目前常用检测方法中灵敏度和特异度较高的方法,也便于各医院实验室的推广应用,可以用于术前辅助诊断和术后随访复发情况、监测靶向治疗效果。此外,近年来,规律间隔成簇短回文重复序列(clustered regularly interspaced short palindromic repeats, CRISPR)技术发展迅速,除可用于高效基因编辑外,还可用于核酸检测和突变检测。目前,使用CRISPR检测肿瘤相关突变的研究尚少,但由于其可在数分钟内实现结果的可视化,且可搭配便携式检测仪,日后可能会逐渐被开发并作为突变检测和基因治疗的工具。

　　随着NGS技术的快速发展,肿瘤个体基因图谱绘制日后可能会成为常规检查手段,但目前NGS仍具有步骤繁琐、成本高等不足。选取具有代表性的分子事件进行检测,以最高效价比检出最需要治疗的患者,是当前环境下应该首先解决的问题。*BRAF V*600E和*TERT*启动子突变双基因检测提供了一种高效价比的可能。由于甲状腺癌中 *BRAF* 突变绝大多数均为 *V600E* 突变，*TERT* 启动子突变集中为 *C228T* 和 *C250T* 突变，可使用 ARMS-qPCR、ddPCR 等高灵敏度检测方法进行检测，最大限度实现恶性潜能甲状腺癌的早期检出，有利于筛选出需早期干预的患者，同时避免过度诊治。个体化诊疗和精准诊疗需建立在精准诊断方法的基础上。开展临床试验以选择适当的方法进行基因突变检测，也有利于推动个体化诊疗和精准诊疗的开展。

参 考 文 献

［1］ Akıncılar S C, Khattar E, Boon P L, et al. Long-range chromatin interactions drive mutant TERT promoter activation［J］. Cancer Discov, 2016, 6(11): 1276-1291.

［2］ Alzahrani A S, Alsaadi R, Murugan A K, et al. TERT Promoter Mutations in Thyroid Cancer ［J］. Horm Cancer, 2016, 7(3): 165-177.

［3］ Anelli V, Villefranc J A, Chhangawala S, et al. Oncogenic BRAF disrupts thyroid morphogenesis and function via twist expression［J］. Elife, 2017, 6: e20728.

［4］ Asano H, Toyooka S, Tokumo M, et al. Detection of EGFR Gene Mutation in Lung Cancer by Mutant-Enriched Polymerase Chain Reaction Assay［J］. Clin Cancer Res, 2006, 12(1): 43-48.

［5］ Baloch Z W, LiVolsi V A, Asa S L, et al. Diagnostic terminology and morphologic criteria for cytologic diagnosis of thyroid lesions: a synopsis of the National Cancer Institute Thyroid Fine-Needle Aspiration State of the Science Conference［J］. Diagn Cytopathol, 2008, 36(6): 425-437.

［6］ Barbano R, Pasculli B, Coco M, et al. Competitive allele-specific TaqMan PCR (Cast-PCR) is a sensitive, specific and fast method for BRAF V600 mutation detection in Melanoma patients［J］. Sci Rep, 2015, 5: 18592.

［7］ Biron V L, Matkin A, Kostiuk M, et al. Analytic and clinical validity of thyroid nodule mutational profiling using droplet digital polymerase chain reaction［J］. J Otolaryngol Head Neck Surg, 2018, 47(1): 60.

［8］ Bommarito A, Richiusa P, Carissimi E, et al. BRAF V600E mutation, TIMP-1 upregulation, and NF-κB activation: closing the loop on the papillary thyroid cancer trilogy［J］. Endocr Relat Cancer, 2011, 18(6): 669-685.

［9］ Calbet-Llopart N, Potrony M, Tell-Martí G, et al. Detection of cell-free circulating BRAF V600E by droplet digital polymerase chain reaction in patients with and without melanoma under dermatological surveillance［J］. Br J Dermatol, 2020, 182(2): 382-389.

［10］ Caronia L M, Phay J E, Shah M H. Role of BRAF in thyroid oncogenesis［J］. Clin Cancer Res, 2011, 17(24): 7511-7517.

［11］ Choi J, Southworth L K, Sarin K Y, et al. TERT promotes epithelial proliferation through transcriptional control of a Myc-and Wnt-related developmental program［J］. PLoS Genet,

2008, 4(1): e10.

［12］　Cohen Y, Xing M, Mambo E, et al. BRAF Mmutation in papillary thyroid carcinoma［J］. J Nati Cancer Inst, 2003, 95(8): 625−627.

［13］　Colebatch A J, Witkowski T, Waring P M, et al. Optimizing amplification of the GC-Rich TERT promoter region using 7-Deaza-dGTP for droplet digital PCR quantification of TERT promoter mutations［J］. Clin Chem, 2018, 64(4): 745−747.

［14］　Corless B C, Chang G A, Cooper S, et al. Development of novel mutation-specific droplet digital PCR assays detecting TERT promoter mutations in tumor and plasma samples［J］. J Mol Diagn, 2019, 21(2): 274−285.

［15］　Crippa S, Mazzucchelli L. The bethesda system for reporting thyroid fine-needle aspiration specimens［J］. Am J Clin Pathol, 2010, 134(2): 343−345.

［16］　Davies H, Bignell G R, Cox C, et al. Mutations of the BRAF gene in human cancer［J］. Nature, 2002, 417(6892): 949−954.

［17］　de Biase D, Cesari V, Visani M, et al. High-sensitivity BRAF mutation analysis: BRAF V600E is acquired early during tumor development but is heterogeneously distributed in a subset of papillary thyroid carcinomas［J］. J Clin Endocrinol Metab, 2014, 99(8): E1530−1538.

［18］　de Biase D, Gandolfi G, Ragazzi M, et al. TERT promoter mutations in papillary thyroid microcarcinomas［J］. Thyroid, 2015, 25(9): 1013−1019.

［19］　Ding D, Xi P, Zhou J, et al. Human telomerase reverse transcriptase regulates MMP expression independently of telomerase activity via NF-κB-dependent transcription［J］. FASEB J, 2013, 27(11): 4375−4383.

［20］　Dralle H, Machens A, Basa J, et al. Follicular cell-derived thyroid cancer［J］. Nat Rev Dis Primers, 2015, 1: 15077.

［21］　Faustino A, Couto J P, Pópulo H, et al. mTOR pathway overactivation in BRAF mutated papillary thyroid carcinoma［J］. J Clin Endocrinol Metab, 2012, 97(7): E1139−1149.

［22］　Franco A T, Malaguarnera R, Refetoff S, et al. Thyrotrophin receptor signaling dependence of Braf-induced thyroid tumor initiation in mice［J］. Proc Natl Acad Sci U S A, 2011, 108(4): 1615−1620.

［23］　Goel V, Ibrahim N, Jiang G, et al. Melanocytic nevus-like hyperplasia and melanoma in transgenic BRAF V600E mice［J］. Oncogene, 2009, 28(23): 2289−2298.

［24］　Gootenberg J S, Abudayyeh O O, Lee J W, et al. Nucleic acid detection with CRISPR-Cas13a/C2c2［J］. Science, 2017, 356(6336): 438−442.

［25］　Gormally E, Caboux E, Vineis P, et al. Circulating free DNA in plasma or serum as biomarker of carcinogenesis: practical aspects and biological significance［J］. Mutat Res, 2007, 635(2−3): 105−117.

［26］　Gray E S, Rizos H, Reid A L, et al. Circulating tumor DNA to monitor treatment response and detect acquired resistance in patients with metastatic melanoma［J］. Oncotarget, 2015, 6(39): 42008−42018.

［27］　Haugen B R, Alexander E K, Bible K C, et al. 2015 American Thyroid Association management guidelines for adult patients with thyroid nodules and differentiated thyroid cancer: The American Thyroid Association guidelines task force on thyroid nodules and differentiated thyroid cancer[J]. Thyroid, 2015, 26(1): 1−133.

[28] Hayashi Y, Fujita K, Matsuzaki K, et al. Diagnostic potential of TERT promoter and FGFR3 mutations in urinary cell-free DNA in upper tract urothelial carcinoma[J]. Cancer Sci, 2019, 110(5): 1771−1779.

[29] Hu C, Ni Z, Li B, et al. hTERT promotes the invasion of gastric cancer cells by enhancing FOXO3a ubiquitination and subsequent ITGB1 upregulation[J]. Gut, 2017, 66(1): 31−42.

[30] Ihle M A, Fassunke J, König K, et al. Comparison of high resolution melting analysis, pyrosequencing, next generation sequencing and immunohistochemistry to conventional Sanger sequencing for the detection of p. V600E and non-p. V600E BRAF mutations[J]. BMC Cancer, 2014, 14: 13.

[31] Kawashima T, Kagawa S, Kobayashi N, et al. Telomerase-specific replication-selective virotherapy for human cancer[J]. Clin Cancer Res, 2004, 10(1): 285−292.

[32] Kim N W, Piatyszek M A, Prowse K R, et al. Specific association of human telomerase activity with immortal cells and cancer[J]. Science, 1994, 266(5193): 2011−2015.

[33] Kim S, Lee K E, Myong J P, et al. BRAF V600E mutation is associated with tumor aggressiveness in papillary thyroid cancer[J]. World J Surg, 2012, 36(2): 310−317.

[34] Kim T Y, Shong Y K. Active surveillance of papillary thyroid microcarcinoma: A mini-review from Korea[J]. Endocrinol Metab(Seoul), 2017, 32(4): 399−406.

[35] Kyte J A. Cancer vaccination with telomerase peptide GV1001[J]. Expert Opin Investig Drugs, 2009, 18(5): 687−694.

[36] Labgaa I, Villacorta-Martin C, D'Avola D, et al. A pilot study of ultra-deep targeted sequencing of plasma DNA identifies driver mutations in hepatocellular carcinoma[J]. Oncogene, 2018, 37(27): 3740−3752.

[37] Landa I, Ganly I, Chan T A, et al. Frequent somatic TERT promoter mutations in thyroid cancer: higher prevalence in advanced forms of the disease[J]. J Clin Endocrinol Metab, 2013, 98(9): E1562−1566.

[38] Landa I, Ibrahimpasic T, Boucai L, et al. Genomic and transcriptomic hallmarks of poorly differentiated and anaplastic thyroid cancers[J]. J Clin Invest, 2016, 126(3): 1052−1066.

[39] Lee D D, Leão R, Komosa M, et al. DNA hypermethylation within TERT promoter upregulates TERT expression in cancer[J]. J Clin Invest, 2019, 129(1): 223−229.

[40] Lee S T, Kim S W, Ki C S, et al. Clinical implication of highly sensitive detection of the BRAF V600E mutation in fine-needle aspirations of thyroid nodules: a comparative analysis of three molecular assays in 4585 consecutive cases in a BRAF V600E mutation-prevalent area[J]. J Clin Endocrinol Metab, 2012, 97(7): 2299−2306.

[41] Li C L, Li C Y, Lin Y Y, et al. Androgen Receptor Enhances Hepatic Telomerase Reverse Transcriptase Gene Transcription After Hepatitis B Virus Integration or Point Mutation in Promoter Region[J]. Hepatology, 2019, 69(2): 498−512.

[42] Li F, Chen G, Sheng C, et al. BRAF V600E mutation in papillary thyroid microcarcinoma: a meta-analysis[J]. Endocr Relat Cancer, 2015, 22(2): 159−168.

[43] Liu J, Zhao Z, Sun M, et al. The sensitive detection of telomerase reverse transcriptase

promoter mutation by amplification refractory mutation system-PCR[J]. Genet Test Mol Biomarkers, 2016, 20(2): 90−93.

[44] Liu R, Bishop J, Zhu G, et al. Mortality risk stratification by combining BRAF V600E and TERT promoter mutations in papillary thyroid cancer: Genetic duet of BRAF and TERT promoter mutations in thyroid cancer mortality[J]. JAMA Oncol, 2017, 3(2): 202−208.

[45] Liu R, Xing M. Diagnostic and prognostic TERT promoter mutations in thyroid fine-needle aspiration biopsy[J]. Endocr Relat Cancer, 2014, 21(5): 825−830.

[46] Liu R, Xing M. TERT promoter mutations in thyroid cancer[J]. Endocr Relat Cancer, 2016, 23(3): R143−155.

[47] Liu R, Zhang T, Zhu G, et al. Regulation of mutant TERT by BRAF V600E/MAP kinase pathway through FOS/GABP in human cancer[J]. Nat Commun, 2018, 9(1): 579.

[48] Liu W, Yin Y, Wang J, et al. Kras mutations increase telomerase activity and targeting telomerase is a promising therapeutic strategy for Kras-mutant NSCLC[J]. Oncotarget, 2017, 8(1): 179−190.

[49] Liu X, Bishop J, Shan Y, et al. Highly prevalent TERT promoter mutations in aggressive thyroid cancers[J]. Endocr Relat Cancer, 2013, 20(4): 603−610.

[50] Loo E, Khalili P, Beuhler K, et al. BRAF V600E Mutation Across Multiple Tumor Types: Correlation Between DNA-based Sequencing and Mutation-specific Immunohistochemistry [J]. Appl Immunohistochem Mol Morphol, 2018, 26(10): 709−713.

[51] McEvoy A C, Calapre L, Pereira M R, et al. Sensitive droplet digital PCR method for detection of TERT promoter mutations in cell free DNA from patients with metastatic melanoma[J]. Oncotarget, 2017, 8(45): 78890−78900.

[52] McFadden D G, Vernon A, Santiago P M, et al. p53 constrains progression to anaplastic thyroid carcinoma in a Braf-mutant mouse model of papillary thyroid cancer[J]. Proc Natil Acad Sci U S A, 2014, 111(16): E1600−1609.

[53] Melo M, Gaspar D R A, Batista R, et al. TERT, BRAF, and NRAS in Primary Thyroid Cancer and Metastatic Disease[J]. J Clin Endocrinol Metab, 2017, 102(6): 1898−1907.

[54] Molinaro E, Romei C, Biagini A, et al. Anaplastic thyroid carcinoma: from clinicopathology to genetics and advanced therapies[J]. Nat Rev Endocrinol, 2017, 13(11): 644−660.

[55] Moon S, Song Y S, Kim Y A, et al. Effects of coexistent BRAF(V600E) and TERT promoter mutations on poor clinical outcomes in papillary thyroid cancer: A meta-analysis [J]. Thyroid, 2017, 27(5): 651−660.

[56] Muzza M, Colombo C, Rossi S, et al. Telomerase in differentiated thyroid cancer: promoter mutations, expression and localization[J]. Mol Cell Endocrinol, 2015, 399: 288−295.

[57] Newman A M, Bratman S V, To J, et al. An ultrasensitive method for quantitating circulating tumor DNA with broad patient coverage[J]. Nat Med, 2014, 20(5): 548−554.

[58] Niederer-Wüst S M, Jochum W, Förbs D, et al. Impact of clinical risk scores and BRAF V600E mutation status on outcome in papillary thyroid cancer[J]. Surgery, 2015, 157(1): 119−125.

[59] Nikiforov Y E, Carty S E, Chiosea S I, et al. Impact of the Multi-Gene ThyroSeq Next-Generation Sequencing Assay on Cancer Diagnosis in Thyroid Nodules with Atypia of

Undetermined Significance/Follicular Lesion of Undetermined Significance Cytology[J]. Thyroid, 2015, 25(11): 1217−1223.

[60] Nikiforov Y E, Nikiforova M N. Molecular genetics and diagnosis of thyroid cancer[J]. Nat Rev Endocrinol, 2011, 7(10): 569−580.

[61] Nikiforov Y E, Ohori N P, Hodak S P, et al. Impact of mutational testing on the diagnosis and management of patients with cytologically indeterminate thyroid nodules: a prospective analysis of 1056 FNA samples[J]. J Clin Endocrinol Metab, 2011, 96(11): 3390−3397.

[62] Nikiforova M N, Mercurio S, Wald A I, et al. Analytical performance of the ThyroSeq v3 genomic classifier for cancer diagnosis in thyroid nodules[J]. Cancer, 2018, 124(8): 1682−1690.

[63] Nikitski A V, Rominski S L, Condello V, et al. Mouse model of thyroid cancer progression and dedifferentiation driven by STRN-ALK expression and loss of p53: evidence for the existence of two types of poorly differentiated carcinoma[J]. Thyroid, 2019, 29(10): 1425−1437.

[64] Pascolo E, Wenz C, Lingner J, et al. Mechanism of human telomerase inhibition by BIBR1532, a synthetic, non-nucleosidic drug candidate[J]. J Biol Chem, 2002, 277(18): 15566−15572.

[65] Pestana A, Vinagre J, Sobrinho-Simões M, et al. TERT biology and function in cancer: beyond immortalisation[J]. J Mol Endocrinol, 2017, 58(2): R129−R146.

[66] Pollock P M, Harper U L, Hansen K S, et al. High frequency of BRAF mutations in nevi [J]. Nat Genet, 2003, 33(1): 19−20.

[67] Powers A E, Marcadis A R, Lee M, et al. Changes in trends in thyroid cancer incidence in the United States, 1992 to 2016[J]. JAMA, 2019, 322(24): 2440−2441.

[68] Pritchard C, Carragher L, Aldridge V, et al. Mouse models for BRAF-induced cancers[J]. Biochem Soc Trans, 2007, 35(Pt 5): 1329−1333.

[69] Qiu T, Lu H, Guo L, et al. Detection of BRAF mutation in Chinese tumor patients using a highly sensitive antibody immunohistochemistry assay[J]. Sci Rep, 2015, 5: 9211.

[70] Quiros R M, Ding H G, Gattuso P, et al. Evidence that one subset of anaplastic thyroid carcinomas are derived from papillary carcinomas due to BRAF and p53 mutations[J]. Cancer, 2005, 103(11): 2261−2268.

[71] Rheinbay E, Nielsen M M, Abascal F, et al. Analyses of non-coding somatic drivers in 2,658 cancer whole genomes[J]. Nature, 2020, 578(7793): 102−111.

[72] Riesco-Eizaguirre G, Rodríguez I, De la Vieja A, et al. The BRAF V600E oncogene induces transforming growth factor beta secretion leading to sodium iodide symporter repression and increased malignancy in thyroid cancer[J]. Cancer Res, 2009, 69(21): 8317−8325.

[73] Sanmamed M F, Fernández-Landázuri S, Rodríguez C, et al. Quantitative cell-free circulating BRAF V600E mutation analysis by use of droplet digital PCR in the follow-up of patients with melanoma being treated with BRAF inhibitors[J]. Clin Cherm, 2015, 61(1): 297−304.

[74] Shi X, Liu R, Qu S, et al. Association of TERT promoter mutation 1,295,228 C>T with BRAF V600E mutation, older patient age, and distant metastasis in anaplastic thyroid

cancer[J]. J Clin Endocrinol Metab, 2015, 100(4): E632−637.

[75] Sun J, Zhang J, Lu J, et al. BRAF V600E and TERT promoter mutations in papillary thyroid carcinoma in Chinese patients[J]. PLoS One, 2016, 11(4): e0153319.

[76] Tanaka A, Matsuse M, Saenko V, et al. TERT mRNA Expression as a Novel Prognostic Marker in Papillary Thyroid Carcinomas[J]. Thyroid, 2019, 29(8): 1105−1114.

[77] Vinagre J, Almeida A, Pópulo H, et al. Frequency of TERT promoter mutations in human cancers[J]. Nat Commun, 2013, 4: 2185.

[78] Vogelstein B, Kinzler K W. Digital PCR[J]. Proc Natl Acad Sci U S A, 1999, 96(16): 9236−9241.

[79] Wen D, Hu J Q, Wei W J, et al. Dedifferentiation patterns in DTC: is PDTC an intermediate state between DTC and ATC[J]. Int J Clin Exp Pathol, 2019, 12(1): 267−274.

[80] Woo C G, Sung C O, Choi Y M, et al. Clinicopathological significance of minimal extrathyroid extension in solitary papillary thyroid carcinomas[J]. Ann Surg Oncol, 2015, 22(3): 728−733.

[81] Wu A W, Nguyen C, Wang M B. What is the best treatment for papillary thyroid microcarcinoma?[J]. Laryngoscope, 2011, 121(9): 1828−1829.

[82] Wu Y L, Dudognon C, Nguyen E, et al. Immunodetection of human telomerase reverse-transcriptase (hTERT) re-appraised: nucleolin and telomerase cross paths[J]. J Cell Sci, 2006, 119(Pt 13): 2797−2806.

[83] Xing M, Liu R, Liu X, et al. BRAF V600E and TERT promoter mutations cooperatively identify the most aggressive papillary thyroid cancer with highest recurrence[J]. J Clin Oncol, 2014, 32(25): 2718−2726.

[84] Xing M, Tufano R P, Tufaro A P, et al. Detection of BRAF Mutation on Fine Needle Aspiration Biopsy Specimens: A New Diagnostic Tool for Papillary Thyroid Cancer[J]. J Clin Endocrinol Metab, 2004, 89(6): 2867−2872.

[85] Yang J, Ma Y, Gong Y, et al. Multiple simultaneous rare distant metastases as the initial presentation of papillary thyroid carcinoma: A case report[J]. Front Endocrinol, 2019, 10: 759.

[86] Zhao J, Zhao J, Huang J, et al. A novel method for detection of mutation in epidermal growth factor receptor[J]. Lung Cancer, 2011, 74(2): 226−232.

[87] Zhao X, Liu L, Lang J, et al. A CRISPR-Cas13a system for efficient and specific therapeutic targeting of mutant KRAS for pancreatic cancer treatment[J]. Cancer Lett, 2018, 431: 171−181.

[88] 郭振清,赵腾,孙谟健等.青岛地区1 306例甲状腺癌的临床病理特征分析[J].中国癌症杂志,2016,26(1):53−59.

[89] 王玉龙.DNA双链断裂修复基因多态性与乳头状甲状腺癌基因重排的相关性分析[D].复旦大学,2009.

[90] 杨铷,陈昶,潘南方,等.BRAF V600E和TERT启动子突变与甲状腺乳头状癌临床病理特征的关系[J].四川大学学报(医学版),2019,50(6):919−924.

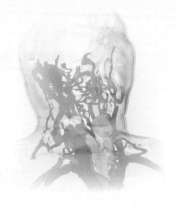

第十章

BRAF V600E 突变与甲状腺乳头状癌的关系

嵇庆海　渠　宁

甲状腺乳头状癌(PTC)是甲状腺癌中最常见的病理类型,占所有甲状腺癌的60%～80%。由于其惰性的生物学行为,PTC患者的预后良好,10年总生存率甚至超过90%。但近年来甲状腺癌的发病率逐渐攀升,随着甲状腺癌确诊病例的增多,晚期难治性甲状腺癌的患者数量也逐渐增多。例如,常规治疗后复发或转移且放射性碘治疗抵抗的PTC。因此,对PTC发生、发展过程中关键分子作用的阐述既有利于甲状腺癌的早期诊断与合理治疗,也有利于更好地理解常规治疗无效的原因,从而为新技术新靶点在晚期甲状腺癌中的应用奠定基础。

目前,甲状腺癌相关标志物较多,其中 *BRAF V600E* 基因突变是PTC经典DNA相关标志物。随着分子诊断技术突飞猛进的发展,它已被广泛应用于甲状腺癌的术前诊断和预后评估。该章将针对PTC的 *BRAF V600E* 基因突变及其相关研究进展进行阐述。

[通信作者]　嵇庆海,Email: jiqinghai@shca.org.cn

第一节　甲状腺乳头状癌中 *BRAF V600E* 基因突变及相关通路的活化

一、*BRAF V600E* 基因结构及编码蛋白

BRAF（gene for B-type RAF kinase）又称鼠类肉瘤滤过性毒菌致癌同源体 B1，与 *ARAF* 及 *CRAF* 具有同源性。该基因定位于人染色体 7q34，相对分子质量约 190 000，含 18 个外显子，共有 3 个保守区域 CR1、CR2、CR3，含有 7 个转录区。该基因编码多种蛋白质，包括全长约 94 000、有 783 个氨基酸残基的 B 型有丝分裂原激活的蛋白激酶依赖性激酶（BRAF）。该酶属于丝氨酸-苏氨酸蛋白激酶类，参与信号通路的转导。

二、*BRAF V600E* 基因突变及通路活化

BRAF 基因是 *RET* 和 *RAS* 的下游信号分子，其编码的蛋白 BRAF 是 RAS/RAF/MEK/ERK 信号通路的关键要素。该信号通路调节细胞的生长、增殖和凋亡，其发生变异后可能导致肿瘤的发生。

BRAF 突变可发生于 11 和 15 外显子，但热点突变为 *BRAF* T1799A 点突变，即第 1 799 位点的胸腺嘧啶被腺嘌呤替代，从而导致蛋白质产物中第 600 位的赖氨酸（V）被谷氨酸（E）替代（V600E）（见图 10-1-1）。这一氨基酸的改变导致第 599 位的苏氨酸活化性磷酸化位点附近插入了 1 个负性调节残基，从而影响了活化片段与结合 ATP 的 P 环的连接，致使 *BRAF* 活化。该突变体可模拟活化区域的磷酸化过程，经级联式激活通过 RAS/RAF/MEK/ERK 信号转导通路引起细胞的异常增殖和分化，最终导致肿瘤的形成。

BRAF V600E 突变后其表达蛋白的激酶活性较野生型高近 460 倍，可持续激活通路下游效应基因，从而无须在 RAS 激活的条件下便可导致正常上皮细胞转化或肿瘤性增殖。临床上，已发现在甲状腺微小肿瘤阶段即可出现 *BRAF V600E* 突变，提示 *BRAF V600E* 突变在肿瘤早期形成中的作用。在 *BRAF V600E* 转基因小鼠模型中，通过载体将 *BRAF V600E* 克隆转入后甲状腺肿瘤更具侵袭性且分化变差。功能试验结果提示，甲状腺癌细胞株过表达 *BRAF V600E* 后细

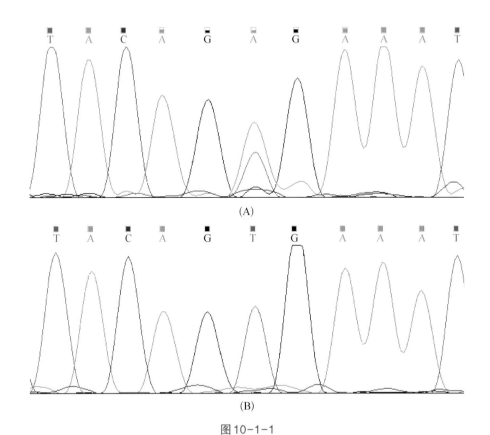

图 10-1-1

注：（A）甲状腺乳头状癌（PTC）*BRAF T*1799*A* 突变；（B）野生型 *BRAF* 基因，无位点的突变。PTC 野生等位基因序列：TACAGTGAAAT；突变的位点位于第 15 外显子的第 1 799 位点的点突变，胸腺嘧啶被腺嘌呤替代（T-A）（测序资料来源于复旦大学附属肿瘤医院头颈外科嵇庆海教授课题组）。

胞侵袭性增强，这与 MMP，尤其是 MMP-3、MMP-9 及 MMP-13 表达上调密切相关。另一方面，含有 *BRAF V600E* 突变或 *BRAF V600E* 克隆转入的癌细胞其增殖可以被 MAPK 通路抑制剂或 siRNA 特异性抑制，这一现象也提示在肿瘤发生早期 *BRAF V600E* 突变通过 RAS/RAF/MEK/ERK 信号转导通路的致癌作用。甲状腺癌的发生是多信号通路激活的结果。近年的动物实验结果发现，*BRAF V600E* 突变后可导致一系列基因不良事件发生。例如，PI3K/AKT 通路及 PTEN 通路的激活也可参与甲状腺癌的发生，尤其是在甲状腺未分化癌（ATC）或晚期/碘难治性分化型甲状腺癌（RAIR-DTC）中尤为突出。由于 PI3K/AKT 通路的异常激活与 *BRAF V600E* 突变常合并发生，因此两者之间可能存在因果关系；不仅如此，PI3K/AKT 的激活进一步增加了肿瘤侵袭能力及去分化改变。这是临床上发现的晚期 PTC 及高龄 PTC 患者预后不良的可能原因。

第二节 *BRAF V600E*突变在甲状腺结节术前分子诊断中的作用

一、术前诊断方法的合理选择

2015年，美国甲状腺协会发布了《甲状腺结节术前分子诊断共识》，提出*BRAF V600E*突变对于PTC的诊断、预后甚至选择合适的治疗方案均具有关键作用。术前分子检测的出现有效地提高了甲状腺癌的检出率，但对于可疑PTC患者来说，分子检测的应用应该考虑费用及诊治不足带来的不良后果等因素。目前，*BRAF V600E*突变检测多应用于甲状腺结节术前细针抽吸活检（FNAB）标本。Jinih等的一项对32篇研究的荟萃分析显示*BRAF V600E*突变在甲状腺结节恶性诊断中的敏感度为0.40（95% *CI*: 0.32～0.48），特异度为1.00（95% *CI*: 0.98～1.00），其诊断*ROC*曲线下面积（area under curve, AUC）为0.87，虽然特异度较高，但*BRAF V600E*突变对甲状腺结节恶性诊断的敏感度较低。另有文献报道，单纯的术前FNAB对于甲状腺癌诊断的假阴性率低于3%。因此，绝大部分患者此时并不需要进行分子检测，只有单纯FNAB无法明确诊断或高度怀疑恶性的患者才需要进行分子检测。此外，由于有研究提示*BRAF V600E*突变与许多临床病理学因素相关，基因诊断在对患者病情全面术前评估中的作用正在探索中。

有研究显示*BRAF V600E*突变与一些因素可能存在关联，包括*RAS*致癌基因、*TSP*-1基因、细胞周期蛋白（cyclin D1、cyclin E、p27kip1、p57kip2）等。另外，端粒酶反转录酶（TERT）启动子突变在*BRAF V600E*突变阳性的PTC患者中发生率较高。然而，德国的一项研究开展了多基因联合检查以术前鉴别甲状腺结节良恶性，包括*PAX8/PPARG*及*RET/PTC*重排、*BRAF*及*RAS*突变等检测，结果提示现有的联合检测技术并未提高FNAB的诊断率。随着对肿瘤标志物、基因改变认识的不断更新，联合检测技术在未来对疾病的诊断会提供更大的帮助。

二、术前诊断的检测技术

对甲状腺癌分子诊断的检测平台和技术常取决于样本来源和突变类型。

常规聚合酶链反应（polymerase chain reaction, PCR）相关的方法由于快速、可靠和敏感等优点，成为常用的方法之一。对于*BRAF V600E*点突变，PCR、Sanger测序法、焦磷酸测序法（pyrosequencing）、实时定量PCR（real-time PCR, RT-PCR）合并PCR后熔解曲线分析及等位基因特异性PCR（allele-specific PCR）等技术都有较高的可信度及敏感度。检测技术的灵敏度对于分子诊断极其重要，而术前细胞学穿刺组织稀少。因此，目的基因的检测结果因肿瘤组织不同的获取量而可能存在异质性。

三、术前诊断的发展前景

随着临床医师对分子诊断新技术及相应分子事件在肿瘤发生中的作用的深入理解，为甲状腺癌的早期诊断与合理治疗提供了有力帮助。术前穿刺基因诊断除了用于甲状腺结节良恶性鉴别的研究之外，还有许多其他应用方向正在探索中。复旦大学附属肿瘤医院头颈外科嵇庆海教授课题组2015年发表的一篇论著中针对*BRAF V600E*点突变术前检测用于中央区淋巴结转移预测的作用进行了回顾性分析，结果提示该突变与中央区淋巴结转移缺乏显著性关联。综上，尽管目前的文献报道提示分子生物学方法对于检测甲状腺癌分子标志物的作用有限，但在未来甲状腺癌的诊断和治疗中一定会发挥重要作用。

第三节　甲状腺乳头状癌中 *BRAF V600E* 基因突变概率及相关文献检索

一、研究对象

文献报道*BRAF V600E*突变在所有恶性实体肿瘤中发生率为7%～9%，其中恶性黑色素瘤中的突变概率最高，接近60%，而在卵巢癌、结直肠癌及肺癌中突变的发生率相对较低。PTC为继恶性黑色素瘤之后被发现*BRAF V600E*突变比例较高的实体性肿瘤。由于各个单中心文献报道中所采用的检测手段、测序方法、肿瘤组织获取等因素的差异，*BRAF V600E*突变率不尽相同。以下通过文献回顾的方式客观反映现有报道中关于*BRAF V600E*在PTC的突变率，并为下文进一步分析*BRAF V600E*突变与PTC相关临床病理学因素及疾病预后的关系提供依据。

二、资料检索

文献检索限于2016年7月前公开发表的中文及英文文献。检索以下电子数据库：① 中文：万方数据资源系统、维普中文科技期刊数据库、中国知网CKNI；② 英文：ISI Web of Knowledge、Ovid、PubMed及相关链接文献。中文检索词包括甲状腺乳头状癌、*BRAF V600E*、临床特征、预后；英文检索词包括papillary thyroid cancer、BRAF mutation、risk factor、prognosis。共检索文献552篇，其中中文文献15篇，英文文献（含综述、简要通讯、论著等）537篇。入选标准：① 研究类型：前瞻性对照试验和回顾性队列研究；② 研究对象：病理学诊断为PTC，包括其病理学亚型；③ 研究方法：新鲜肿瘤组织或蜡块包埋肿瘤组织获取DNA进行*BRAF V600E*点突变测序；④ 同一作者的重复研究以最新发表的论文优先考虑。排除标准：① 非研究性文献；② 研究对象非PTC；③ 研究目的不是探讨*BRAF V600E*点突变与疾病诊断、临床病理学因素或预后关系；④ 未提供足够的数据。对检索出的文章通过题目、摘要、全文等阅读，按照入选及排除标准最终确定纳入文献。

三、资料提取

对于最终纳入的文献，将从以下几个方面进行资料提取用于后续分析：① 研究的基本特征，如作者、年份、研究中心及研究类型。② 研究对象特征：如性别、年龄、*BRAF V600E*点突变测序方法及测序结果。③ *BRAF V600E*点突变与肿瘤诊断准确度之间关系的参数，如敏感度、特异度等；*BRAF V600E*点突变与患者临床病理学因素之间关系的相关数据，如比值比（odds ratio, *OR*）；若文献中缺乏直接数据，则提取相应数据计算反映其之间关系的参数，如*OR*。④ *BRAF V600E*点突变与患者预后（复发、转移、肿瘤特异死亡等）关系的相关数据，如风险比（hazards ratio, *HR*）；若文献中缺乏直接数据，则提取相应数据计算反映其之间关系的参数，如*HR*。

四、统计学分析

*BRAF V600E*点突变与患者临床病理学因素之间的关系通过计算*OR*反

映；*BRAF V600E*点突变与患者预后（复发、转移、肿瘤特异死亡等）关系通过计算*HR*反映。合并*OR*或*HR*以95% *CI*表示，检验水准*P* < 0.05。

五、研究结果

1. 纳入研究概述

根据文献检索策略初步获得文献552篇，根据入选及排除标准最终有34篇中英文文献符合标准。通过全文阅读后，将文献基本信息及*BRAF V600E*突变与PTC的临床理因素和疾病预后关系的分析数据提取见**表10-3-1**。文献发表年限为2003年至2016年，研究中心以亚洲国家居多（来自韩国的研究8篇），中国研究6篇，其中包括来自复旦大学附属肿瘤医院头颈外科嵇庆海教授课题组2015年发表的文献1篇。前瞻性研究3篇，多中心研究1篇，余均为回顾性单中心队列研究。*BRAF V600E*突变测序结果均源于肿瘤组织DNA，大多为石蜡包埋标本，术中切除冻存标本或新鲜标本，也有少数研究来源于术前穿刺细胞标本，PTC细胞株提取DNA等，而测序方法多为直接测序。入选文献大多报道*BRAF V600E*突变与不良临床病理因素关联，而*BRAF V600E*突变与PTC复发、患者死亡等预后不良事件的关系报道较少。

2. 研究结果总结

（1）PTC中*BRAF V600E*的突变情况：通过仔细阅读34篇入选文献全文并提取相关信息后，研究者发现上述文献中最常用的测序方法为直接测序法，即通过提取肿瘤组织DNA及PCR扩增后的Sanger测序法；其次为比色法、DNA聚合酶链反应-单链构象多态性直接测序、聚合酶链反应与荧光曲线分析等方法。各文献报道的PTC中*BRAF V600E*突变率不尽相同，*BRAF V600E*突变率波动于中国学者Yang等报道的31.3%至韩国学者Kim等报道的86.1%。将各研究报道的*BRAF V600E*突变率总结**如图10-3-1**所示。近年来，全球范围内甲状腺癌发病率呈不断上升趋势，其中PTC新发病例增多占主要原因。由于超过80%的甲状腺癌为PTC，而超过50%的PTC为微小乳头状癌（PTMC），因此如何更好地处理已经存在且不断增多的PTMC患者成为甲状腺专科医师面临的突出问题，其中如何理解PTMC的生物学行为起到关键作用。尽管所有PTC患者中*BRAF V600E*基因的突变率已平均达到40%，但在PTMC患者中明显偏低，甚至有报道指出在肿瘤直径 < 5 mm的PTMC患者中*BRAF V600E*基因突变者仅占18%。因此，对于PTMC患者，*BRAF V600E*基因突变的识别更有利于危险度分层及个体化治疗方案的选择。

表10-3-1 *BRAF V600E*突变与PTC临床病理因素和疾病预后的关系

作者	年份	国家	研究类型	病例数(n)	平均年龄(岁)	性别(n,男/女)	肿瘤组织DNA来源	测序方法	突变[n(%)]	突变与不良临床病理因素的关系	突变与疾病复发风险的关系	突变与疾病特异死亡风险的关系
Nikiforova等	2003	意大利	回顾性单中心队列研究	119	未提及	40/79	手术切除术中冰冻组织	Sanger测序	45(38.0)	单因素：与年龄、经典PTC亚型、腺外侵犯、AJCC分期均正相关($P<0.05$或$P<0.01$)	未提及	未提及
Kim等	2005	韩国	回顾性单中心队列研究	79	未提及	11/68	石蜡包埋	Sanger测序	68(86.1)	单因素：与年龄正相关($P=0.027$)	未提及	未提及
Fugazzola等	2006	意大利	回顾性多中心研究	260	42(15~85)	70/190	石蜡包埋	RT-PCR合并高分辨解链曲线分析	99(38.3)	单因素：与经典PTC亚型正相关($P<0.01$)；与淋巴结转移($OR=1.33$, 95%CI:$0.84\sim2.09$)、AJCC分期($OR=1.25$, 95%CI:$0.57\sim2.77$)无显著相关	单因素：肿瘤复发($HR=1.61$, 95%CI:$0.54\sim4.80$)无显著性相关	未提及
Kim等	2006	韩国	回顾性单中心队列研究	203	44±13	35/168	石蜡包埋	Sanger测序	149(73.4)	单因素：与男性、肿瘤大小正相关(均$P=0.006$)	单因素：与肿瘤复发无显著相关	未提及

（续表）

作者	年份	国家	研究类型	病例例数(n)	平均年龄(岁)	性别(n,男/女)	肿瘤组织DNA来源	测序方法	突变[n(%)]	突变与不良临床病理因素的关系	突变与疾病复发风险的关系	突变与疾病特异死亡风险的关系
Kebebew等	2007	美国	回顾性单中心队列研究	347	45.6±17.4	83/264	冻存组织或石蜡包埋	ABI PRISM 3 730 Genetic分析仪	134(38.6)	单因素:与年龄、淋巴结转移、远处转移、AJCC分期均正相关(P<0.05)	多因素:与肿瘤复发(HR=4.2,95%CI:1.2～14.6)正相关	未提及
Rodolico等	2007	意大利	回顾性单中心队列研究	214(≤1cm)	≥45(112例),<45(102例)	43/171	甲醛固定	等位基因特异性PCR	88(41.1)	单因素:与淋巴结转移正相关(P=0.034)	未提及	未提及
Costa等	2008	西班牙	回顾性单中心队列研究	49	未提及	未提及	石蜡包埋	Sanger测序	40(81.7)	单因素:与高细胞病理学亚型正相关(P=0.021)	单因素:与肿瘤复发(HR=3.94,95%CI:1.09～14.15)正相关	单因素:与肿瘤特异死亡(HR=339.95%CI:0.65～117.69)无显著相关
Howell等	2011	美国	前瞻性单中心研究	219	≥65(121例),<65(98例)	未提及	新鲜手术切除组织	Sanger测序	86(39.3)	单因素:与腺外侵犯、淋巴结转移、AJCC分期、高细胞病理亚型均正相关(P<0.01)	单因素:与肿瘤复发正相关(P=0.001)	未提及

（续表）

作者	年份	国家	研究类型	病例数（n）	平均年龄（岁）	性别（n，男/女）	肿瘤组织DNA来源	测序方法	突变[n（%）]	突变与不良临床病理因素的关系	突变与疾病复发风险的关系	突变与疾病特异死亡风险的关系
Pelttari等	2011	芬兰	回顾性单中心队列研究	51（AJCC I/II期）	未提及	11/40	石蜡包埋	Sanger测序	34（66.7）	单因素：与性别、年龄、肿瘤大小、腺外侵犯、淋巴结转移均无显著相关（$P > 0.05$）	单因素：与肿瘤复发无显著相关（$P = 0.084$）	未提及
Chakraborty等	2011	印度	回顾性单中心研究	86	未提及	32/54	冻存组织，NPA细胞株	等位基因特异性PCR	46（53.4）	多因素：与腺外侵犯（$OR = 9.1$，95%CI：2.7~30.4）、淋巴结转移（OR 3.5，95%CI：1.1~11.4）及T分期（$OR = 1.4$，95%CI：0.61~3.5）均正相关	未提及	未提及
Smith等	2011	澳大利亚	回顾性单中心研究	76	未提及	未提及	石蜡包埋	Sanger测序	34（44.7）	单因素：与经典PTC亚型、女性、慢性淋巴细胞炎症均相关（$P < 0.05$ 或 $P < 0.01$）	未提及	未提及
Kim等	2012	韩国	回顾性单中心队列研究	547	46.3±11.5	76/471	石蜡包埋	Sanger测序	381（69.7）	单因素：与年龄、肿瘤大小（>1 cm）、腺外侵犯、淋巴结转移均正相关（$P < 0.05$）；多因素：与男性（$OR = 1.834$，95%CI：1.021~	未提及	未提及

（续表）

作者	年份	国家	研究类型	病例数（n）	平均年龄（岁）	性别（n，男/女）	肿瘤组织DNA来源	测序方法	突变[n（%）]	突变与不良临床病理因素的关系	突变与疾病复发风险的关系	突变与疾病特异死亡风险的关系
Kim等										3.463）、肿瘤大小（$OR=1.972$，95% CI：$1.250\sim3.103$）、腺外侵犯（$OR=2.428$，95% CI：$1.484\sim3.992$）均正相关		
Lee等	2012	韩国	回顾性单中心队列研究	605	47	132/473	术前穿刺细胞学标本	Sanger测序	403（67）	单因素：与男性、肿瘤大小、腺外侵犯、淋巴结转移均正相关（$P<0.05$或$P<0.01$）；多因素：与腺外侵犯（$OR=1.88$，95% CI：$1.30\sim2.71$）、淋巴结转移（$OR=1.47$，95% CI：$1.00\sim2.16$）均正相关	未提及	未提及
Tufano等	2012	美国	回顾性单中心队列研究	120	40.5（16～84）	42/78	石蜡包埋	Sanger测序	80（74.8）	单因素：与男性、侧颈淋巴结转移数目均正相关（$P<0.05$或$P<0.01$）	单因素：与肿瘤复发无显著相关	未提及

（续表）

作者	年份	国家	研究类型	病例数（n）	平均年龄（岁）	性别（n，男/女）	肿瘤组织DNA来源	测序方法	突变[n(%)]	突变与不良临床病理因素的关系	突变与疾病复发风险的关系	突变与疾病特异死亡风险的关系
Nam等	2012	韩国	回顾性单中心队列研究	424	46.9±12.4	79/345	手术切除组织及PTC细胞系	ABI PRISM 3700 Genetic 分析仪	334 (79.0)	单因素：与经典PTC亚型、腺外侵犯、多灶性均相关（$P<0.05$或$P<0.01$）；多因素：与腺外侵犯因素相关（$OR=2.466$，$95\%CI$：$1.213\sim5.011$）正相关	未提及	未提及
Finkelstein等	2012	美国	回顾性单中心队列研究	56	≥45(33例)，<45(23例)	10/46	术前穿刺细胞标本	等位基因特异性PCR	34 (60.7)	单因素：与年龄、经典PTC亚型、包膜浸润、细胞学PTC诊断特征均正相关（$P<0.05$或$P<0.01$）	未提及	未提及
Lim等	2013	韩国	回顾性单中心队列研究	3130	45(中位值)	598/2 532	冻存手术切除组织	等位基因特异性PCR	2 313 (73.9)	单因素：与肿瘤大小、腺外侵犯、淋巴结转移、AJCC分期、多灶性均相关；慢性淋巴细胞炎症负相关（$P<0.001$）	未提及	未提及
Virk等	2013	美国	前瞻性单中心研究	129(≤1cm)	≥45(78例)，<45(46例)	21/103	术前穿刺细胞标本	Sanger测序	90 (70.0)	单因素：与淋巴结转移、侧颈LNM亚型、细胞学PTC诊断特征均正相关（$P<0.05$）	未提及	未提及

（续表）

作者	年份	国家	研究类型	病例数(n)	平均年龄(岁)	性别(n,男/女)	肿瘤组织DNA来源	测序方法	突变[n(%)]	突变与不良临床病理因素的关系	突变与疾病复发风险的关系	突变与疾病特异死亡风险的关系
Xing等	2014	美国	回顾性单中心研究	507	45.9±14.0	142/365	石蜡包埋	Sanger测序	194(38.3)	单因素：与肿瘤大小、腺外侵犯、淋巴结转移、AJCC分期均正相关(P<0.05)	单因素：与肿瘤复发(HR=3.22,95%CI:2.05~5.07)正相关	未提及
Pelizzo等	2014	意大利	回顾性单中心队列研究	226	44 8~78	47/179	石蜡包埋	Sanger测序	104(47.8)	单因素：与多灶性、侵袭度高的病理亚型(硬化性PTC)、包膜侵犯、肿瘤大小均正相关(P<0.05)	未提及	未提及
Russo等	2014	意大利	回顾性单中心队列研究	103	55.0±13.3	17/86	石蜡包埋	Eurofins MWG Operon试剂盒	57(55.3)	单因素：与淋巴结转移(OR=3.0,95%CI:1.3~7.2)、AJCC分期(OR=3.0,95%CI:1.1~8.0)均正相关；多因素：与淋巴结转移(OR=2.9,95%CI:1.1~7.3)正相关	单因素：与肿瘤复发(HR=3.5,95%CI:1.2~10.3)正相关；多因素：与肿瘤复发(HR=2.8,95%CI:0.7~11.8)无显著相关	未提及
Liu等	2014	中国	回顾性单中心队列研究	132	未提及	29/103	术前穿刺细胞标本	等位基因特异PCR	80(60.6)	单因素：与腺外侵犯(P=0.033)正相关；多因素：与腺外侵犯(P<0.040)正相关	未提及	未提及

（续表）

作者	年份	国家	研究类型	病例数(n)	平均年龄(岁)	性别(n,男/女)	肿瘤组织DNA来源	测序方法	突变[n(%)]	突变与不良临床因素的关系	突变与疾病复发风险的关系	突变与疾病特异死亡风险的关系
Lang等	2014	香港	前瞻性单中心研究	845(≤2 cm)	45.7±11.9	112/733	新鲜手术切除组织	ABI PRISM 3130XL Genetic 分析仪	628(74.3)	单因素：与肿瘤大小、腺外侵犯、淋巴结转移数目、单侧中央区淋巴结转移数目、中央区淋巴结转移比例均正相关($P<0.001$)；多因素：与中央区淋巴结转移($OR=1.647$, 95%CI: $1.101\sim2.463$)正相关	未提及	未提及
He等	2014	中国	回顾性单中心队列研究	187	≥45(75例) <45(112例)	28/159	石蜡包埋	Sanger测序	119(63.6)	单因素：与年龄、淋巴结转移均正相关($P=0.002$)	多因素：与肿瘤复发($HR=3.003$, 95%CI: $1.027\sim8.771$)正相关	未提及
Park等	2014	韩国	回顾性单中心队列研究	688	未提及	135/553	石蜡包埋	Sanger测序	476(69.2)	单因素：与女性、肿瘤大小、腺外侵犯、淋巴结转移、AJCC分期均正相关($P<0.05$或$P<0.01$)	未提及	未提及

（续表）

作者	年份	国家	研究类型	病例数(n)	平均年龄(岁)	性别(n,男/女)	肿瘤组织DNA来源	测序方法	突变[n(%)]	突变与不良临床病理因素的关系	突变与疾病复发风险的关系	突变与疾病特异死亡风险的关系
Shi等	2015	中国	回顾性单中心研究	126	43.1±10.6	11/115	石蜡包埋	RT-PCR合并后熔解曲线分析	87(69)	单因素：与肿瘤大小及淋巴结转移均正相关(P<0.05)；多因素：与淋巴结转移正相关(P<0.05)	未提及	未提及
Severine等	2015	瑞士	回顾性单中心队列研究	116(≥1cm)	50(10~86)	38/78	甲醛固定	ABI PRISM 3100 Genetic分析仪	75(65.0)	单因素：与经典PTC亚型正相关(P=0.03)；与年龄、性别、肿瘤大小、腺外侵犯、淋巴结转移、MACIS或EORTC或AJCC分期无显著相关	单因素：肿瘤复发无显著相关	单因素：总生存率(HR=0.46,95%CI:0.14~1.49)，肿瘤特异死亡无显著相关
Lee等	2015	韩国	回顾性单中心队列研究	1 121	未提及	205/916	穿刺组织或冷冻手术切除组织	Sanger测序	880(78.5)	单因素：与BMI、体重，腺外侵犯，AJCC分期均正相关(P<0.05或P<0.01)；多因素：与BMI(OR=1.387,95%CI:1.036~1.859)正相关	未提及	未提及
Henke等	2015	美国	回顾性单中心队列研究	508	45.5±15.1	125/383	新鲜手术切除组织	Sanger测序	340(66.9)	多因素：与包膜侵犯(OR=1.7,95%CI:1.1~2.6)、淋巴结转移(OR=1.7,95%CI:1.1~2.7)、经典PTC亚型(OR=1.8,95%CI:1.1~2.9)均正相关	单因素：肿瘤复发无显著相关	单因素：与肿瘤特异死亡无显著相关

（续表）

作者	年份	国家	研究类型	病例数（n）	平均年龄（岁）	性别（n，男/女）	肿瘤组织DNA来源	测序方法	突变[n（%）]	突变与不良临床病理因素的关系	突变与疾病复发风险的关系	突变与疾病特异死亡风险的关系
Yang等	2015	中国	回顾性单中心队列研究	543	42.1±12.12	134/409	石蜡包埋	ABI PRISM 3500 Genetic 分析仪	170（31.3）	单因素：与肿瘤大小、腺外侵犯性、淋巴结转移均正相关（$P<0.05$ 或 $P<0.01$）；多因素：与肿瘤大小、腺外侵犯均正相关（$P<0.001$）	未提及	未提及
Czarniecka等	2015	波兰	回顾性单中心队列研究	233	未提及	未提及	石蜡包埋	Sanger测序	127（54.5）	单因素：与肿瘤大小正相关（$P=0.01$）	单因素：与肿瘤复发（$P<0.05$）正相关	未提及
Qu等	2016	中国	回顾性单中心队列研究	108	43.9±12.5	28/80	石蜡包埋	直接测序	51（47.2）	单因素：与BMI正相关（$P=0.039$）；多因素：与BMI正相关（$OR=7.645$，$95\%CI$：$1.275\sim45.831$）	未提及	未提及

注：AJCC，美国癌症联合会（American Joint Committee on Cancer）；MACIS，甲状腺癌分期系统；A：年龄；C：肿瘤是否完全切除；I：肿瘤是否侵犯甲状腺外组织；S：肿瘤的大小；M：是否有远处转移；EORTC，欧洲癌症治疗研究组织甲状腺癌分期系（European Organisation for Research and Treatment of Cancer）。

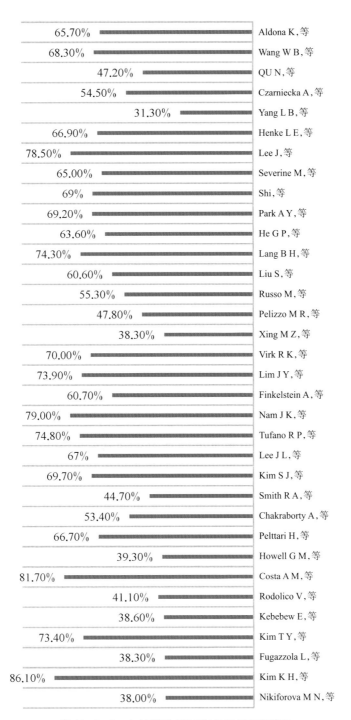

图 10-3-1　文献报道 *BRAF V600E* 突变情况

（2）PTC中 *BRAF V600E* 突变与临床病理学因素的关系：基于上述结果，*BRAF V600E* 基因突变在PTC中具有高发生率，并在肿瘤的发生和发展中起着重要作用。众多国内外文献相继报道了PTC中 *BRAF V600E* 突变与不良临床病理学因素之间的危险关系，如疾病晚期、侵袭性特征等，作者已将相关文献的基本信息及数据提取见表10-3-1。通过回顾超过30篇的研究型论著可见，大部分文献均提示 *BRAF V600E* 突变与疾病晚期及较强的侵袭性特征密切相关，而这些特征已被作为PTC危险度分层的关键因素被越来越多的评价系统所接纳。其中，一系列文献提示 *BRAF V600E* 突变与患者高龄、原发肿瘤较大、经典PTC亚型、原发肿瘤腺外侵犯、多灶性、双侧病灶、初治时局部淋巴结转移、远处转移及TNM高分期等不良因素密切相关。然而，*BRAF V600E* 突变与患者性别之间的关联目前仍有争论。众多研究均指出，*BRAF V600E* 突变与合并桥本甲状腺炎（HT）呈显著负相关，提示淋巴细胞浸润性炎症与甲状腺乳头状肿瘤的发生有密切关联。高体重指数（BMI）与消化道肿瘤、乳腺癌、宫颈癌等的发生密切相关。Qu等的一项回顾性研究首次指出，*BRAF V600E* 突变与高BMI密切相关，当BMI $> 24.9 \text{ kg/m}^2$ 时，*BRAF V600E* 突变风险增加约7.6倍（$OR=7.645$，95% CI：$1.275\sim45.831$）。

如前所述，*BRAF V600E* 突变在微小肿瘤中的突变率偏低，而Rodolico和Virk等的2项针对PTMC患者的回顾性研究均指出，*BRAF V600E* 突变是区域淋巴结转移的独立预测因素；Lang等在一项纳入845例原发灶直径 $>2 \text{ cm}$ 的PTC患者的研究中指出，单因素分析提示 *BRAF V600E* 突变与肿瘤大小、甲状腺外侵犯、淋巴结转移数目、单侧Ⅵ区淋巴结转移数目及Ⅵ区淋巴结转移比例均呈正相关（$P<0.001$）；而校正后的多因素研究指出，*BRAF V600E* 突变仅与中央区淋巴结转移（$OR=1.647$，95%CI：$1.101\sim2.463$）呈显著正相关。然而，Pelttari等研究了51例TNM Ⅰ/Ⅱ期的PTC患者，结果提示 *BRAF V600E* 突变与性别、年龄、肿瘤大小、腺外侵犯及区域淋巴结转移均无显著相关（$P>0.05$）。因此，仍有待后续大样本研究证实 *BRAF V600E* 突变在PTMC或早期PTC中的危险预测作用。

（3）PTC中 *BRAF V600E* 突变与疾病预后的关系：临床病理危险因素与不良预后的相关性已被报道，较多的研究认为 *BRAF V600E* 突变与疾病不良预后有关。例如，许多研究指出 *BRAF V600E* 突变是PTC复发的独立危险因素；Russo等在研究中指出，生存风险单因素分析结果提示 *BRAF V600E* 突变与肿瘤复发呈正相关（$HR=3.5$，95% CI：$1.2\sim10.3$），但多因素结果显示其与肿瘤复发无显著相关（$HR=2.8$，95% CI：$0.7\sim11.8$）。不仅如此，一些研究也显示 *BRAF*

V600E 突变与肿瘤复发无显著相关性。这与各项研究纳入病例数、患者特征及随访时间等因素均有关联。

近期研究提示，在 *BRAF V600E* 突变且治疗后复发的肿瘤中，碘代谢机制被下调，导致患者预后不良。可能机制为 *BRAF V600E* 突变致MAPK途径下游基因持续激活，引起钠碘同向转运体（NIS）的表达稍下降，而NIS的定位异常更为明显，*BRAF* 野生型NIS定位于甲状腺滤泡膜，而 *BRAF V600E* 者NIS未能精准定位于细胞膜，更多地弥散分布于胞质中。另外，垂体瘤转化基因结合因子（PTTG binding factor, PBF）及转化生长因子β（TGF-β）表达增加、TSH受体（TSHR）启动子甲基化等都与 *BRAF V600E* 突变致摄碘下降有重要关系。

由于PTC良好的生物学行为，由肿瘤引发的特异性死亡较为少见。Severine等在回顾性单因素生存分析中的结果提示，*BRAF V600E* 突变与总生存率无显著相关（*HR*=0.46，95% *CI*：0.14～1.49），且与肿瘤特异死亡亦无显著相关。另外几项回顾性研究结果类似，但考虑到 *BRAF V600E* 突变与肿瘤复发的关联，对于晚期 *BRAF V600E* 突变的PTC患者需给予积极治疗以改善预后。

第四节　*BRAF V600E* 突变对甲状腺乳头状癌治疗策略的影响

一、*BRAF V600E* 突变的PTC患者的治疗选择

PTC患者的初始治疗主要包括根治性外科手术（原发灶及区域淋巴结）、术后放射性碘（[131]I）治疗和内分泌抑制综合治疗。基于上述 *BRAF V600E* 突变对PTC预后的影响，*BRAF V600E* 突变可以成为指导PTC患者治疗策略的一项重要分子标志物。低危PTC患者（TNM分期低级别或PTMC）中术前FNAB提示 *BRAF V600E* 突变阳性者，由于其存在淋巴结转移或术后复发的风险较大，可考虑行全甲状腺切除术，并可常规行预防性颈部淋巴结清扫。对于术前或术后提示 *BRAF V600E* 突变阳性的PTC患者，若术后病理检查提示原发肿瘤存在腺外侵犯或局部淋巴结转移较重，可考虑术后行低剂量-放射碘扫描明确初次手术治疗后局部或全身状况。此外，对 *BRAF V600E* 阳性的PTC患者术后内分泌抑制治疗可相对积极。

二、*BRAF V*600*E* 突变与分子靶向治疗

PTC患者总体预后良好，10年肿瘤特异性生存率达90%以上。然而，对于碘难治性分化型甲状腺癌（RAIR-DTC，尤其是放射性碘抵抗PTC）的治疗，传统的治疗方法难以达到满意的效果。基于 *BRAF V*600*E* 突变与PTC及其他恶性肿瘤发生、发展及生物学行为的关联，其可作为治疗技术的新分子靶点。目前，已发现两类BRAF抑制剂。一类是广谱的RAF激酶抑制剂；另一类为 *BRAF V*600*E* 选择性抑制剂。

广谱的RAF激酶抑制剂对 *BRAF* 的抑制作用表现为低选择性，并对RAF各亚型及其他激酶（如KIT、VEGFR）也有抑制作用，其代表药物为索拉非尼、RAF-265及XL-281等。这类抑制剂具有广谱的抗肿瘤及抗血管生成作用，抗肿瘤治疗一般不需要限定 *BRAF* 基因的突变状态。然而，广谱RAF激酶抑制剂对于黑色素瘤，尤其是携带 *BRAF* 突变的恶性黑色素瘤患者，目前尚未见存在明显临床疗效的报道。Sonja等研究了索拉非尼对恶性黑色素瘤无法取得明确疗效的原因，认为 *BRAF* 可能存在维持自身非活性状态的机制，当突变基因及非特异性基因同时受到抑制时，这种非活性的状态被破坏，进而以BRAF/CRAF结合的形式激活RAS/CRAF其下游信号通路。

*BRAF V*600*E* 选择性抑制剂，其对靶基因的抑制作用表现为较高的选择性。因此，对 *BRAF* 尤其是 *BRAF V*600*E* 突变有很高的抑制活性。代表药物为维罗非尼（vemurafenib, PLX4032）、达拉非尼（dabrafenib, GSK2118436）等。在维罗非尼和达拉非尼针对转移性恶性黑色素瘤的Ⅲ期临床试验中，相较于传统的化疗方案（达卡巴嗪，dacarbazine），两者均能有效延长患者的无进展生存期。维罗非尼相较于经典达卡巴嗪化疗方案，转移性恶性黑色素瘤患者的反应率较高（48% *vs* 5%），且总生存率（84% *vs* 64%）提升，无进展生存期（5.3个月 *vs* 1.6个月）延长。在达拉非尼针对转移性恶性黑色素瘤的Ⅲ期临床试验中，相较于传统的达卡巴嗪化疗方案，患者的无进展生存时间亦有所延长（$HR=0.30$，95% CI：$0.18 \sim 0.51$，$P < 0.0001$）。

*BRAF V*600*E* 突变在甲状腺癌的分子靶向治疗中的作用仍在研究中。*BRAF V*600*E* 选择性抑制剂PLX4720对ATC的抗肿瘤活性在细胞及小鼠模型中获得证实。维罗非尼在 *BRAF V*600*E* 突变阳性的转移性进展期或RAIR PTC患者的Ⅱ期临床试验中，在26例患者中有10例达到部分缓解。因此，*BRAF V*600*E* 选择性抑制剂对甲状腺癌，尤其RAIR-DTC和RAIR-ATC等患者，提供了治疗的可能性，但疗效仍需进一步研究证实。

参 考 文 献

［ 1 ］ Bongiovanni M, Piana S, Spitale A, et al. Comparison of the diagnostic accuracy of thyroid fine-needle aspiration in follicular-patterned lesions using a 5-tiered and a 6-tiered diagnostic system: a double-blind study of 140 cases with histological confirmation［ J］. Diagn Cytopathol, 2014, 42(9): 744-750.

［ 2 ］ Brose M S, Cabanillas M E, Cohen E E, et al. Vemurafenib in patients with BRAF(V600E)-positive metastatic or unresectable papillary thyroid cancer refractory to radioactive iodine: a non-randomised, multicentre, open-label, phase 2 trial［ J］. Lancet Oncol, 2016, 17(9): 1272-1282.

［ 3 ］ Caballero J, Alzate-Morales J H, Vergara-Jaque A. Investigation of the differences in activity between hydroxycycloalkyl N1 substituted pyrazole derivatives as inhibitors of B-RAF kinase by using docking, molecular dynamics, QM/MM, and fragment-based de novo design: study of binding mode of diastereomer compounds［ J］. J Chem Inf Model, 2011, 51(11): 2920-2931.

［ 4 ］ Chapman P B, Hauschild A, Robert C, et al. Improved survival with vemurafenib in melanoma with BRAF V600E mutation［ J］. N Engl Med, 2011, 364(26): 2507-2516.

［ 5 ］ Chen W, Zheng R, Baade P D, et al. Cancer statistics in China, 2015［ J］. CA Cancer J Clin, 2016, 66(2): 115-132.

［ 6 ］ Chen Y, Sadow P M, Suh H, et al. BRAF(V600E) is correlated with recurrence of papillary thyroid microcarcinoma: A systematic review, multi-institutional primary data analysis, and meta-analysis［ J］. Thyroid, 2016, 26(2): 248-255.

［ 7 ］ Choi Y M, Jang E K, Ahn S H, et al. Long-term survival of a patient with pulmonary artery intimal sarcoma after sequential metastasectomies of the thyroid and adrenal glands［ J］. Endocrinol Metab (Seoul), 2013, 28(1): 46-49.

［ 8 ］ Cohen Y, Xing M, Mambo E, et al. BRAF mutation in papillary thyroid carcinoma［ J］. J Natl Cancer Inst, 2003, 95(8): 625-627.

［ 9 ］ Coskun A K. The significance of BRAF V600e mutation and preoperative ultrasound for central compartment lymph node metastasis in papillary thyroid microcarcinoma［ J］. World J Surg, 2016, 40(3): 759-760.

［10］ Costa A M, Herrero A, Fresno M F, et al. BRAF mutation associated with other genetic events identifies a subset of aggressive papillary thyroid carcinoma［ J］. Clin Endocrinol, 2008, 68(4): 618-634.

［11］ Duquette M, Sadow P M, Lawler J, et al. Thrombospondin-1 silencing down-regulates integrin expression levels in human anaplastic thyroid cancer cells with BRAF(V600E): New insights in the host tissue adaptation and homeostasis of tumor microenvironment. Front Endocrino, l2013, 4: 189.

［12］ Ebina A, Sugitani I, Fujimoto Y, et al. Risk-adapted management of papillary thyroid carcinoma according to our own risk group classification system: is thyroid lobectomy the treatment of choice for low-risk patients［ J］. Surgery, 2014, 156(6): 1579-1588.

［13］ Eszlinger M, Bohme K, Ullmann M, et al. Evaluation of a two-year routine application of molecular testing of thyroid fine needle aspirations (FNA) using a 7-gene-panel in a primary referral setting in Germany[J]. Thyroid, 2017, 27(3): 402−411.

[14] Ferris R L, Baloch Z, Bernet V, et al. American Thyroid Association Statement on surgical application of molecular profiling for thyroid nodules: current impact on perioperative decision making[C]. Thyroid, 2015, 25(7): 760−768.

[15] Fugazzola L, Puxeddu E, Avenia N, et al. Correlation between B-RAFV600E mutation and clinico-pathologic parameters in papillary thyroid carcinoma: data from a multicentric Italian study and review of the literature[J]. Endocr Relat Cancer, 2006, 13(2): 455−464.

[16] Ganly I, Nixon I J, Wang L Y, et al. Survival from differentiated thyroid cancer: What has age got to do with it[J]. Thyroid, 2015, 25(10): 1106−1114.

[17] Goldinger S M, Zimmer L, Schulz C, et al. Upstream mitogen-activated protein kinase (MAPK) pathway inhibition: MEK inhibitor followed by a BRAF inhibitor in advanced melanoma patients[J]. Eur J Cancer, 2014, 50(2): 406−410.

[18] Hauschild A, Grob J J, Demidov L V, et al. Dabrafenib in BRAF-mutated metastatic melanoma: a multicentre, open-label, phase 3 randomised controlled trial[J]. Lancet, 2012, 380(9839): 358−365.

[19] Heidorn S J, Milagre C, Whittaker S, et al. Kinase-dead BRAF and oncogenic RAS cooperate to drive tumor progression through CRAF[J]. Cell, 2010, 140(2): 209−221.

[20] Henke L E, Pfeifer J D, Ma C, et al. BRAF mutation is not predictive of long-term outcome in papillary thyroid carcinoma[J]. Cancer Med, 2015, 4(6): 791−799.

[21] Howell G M, Carty S E, Armstrong M J, et al. Both BRAF V600E mutation and older age (>/= 65 years) are associated with recurrent papillary thyroid cancer[J]. Ann Surg Oncol, 2011, 18(13): 3566−3571.

[22] Ito Y, Hirokawa M, Kihara M, et al. Prognostic value of poorly differentiated carcinoma in Japanese Society of Thyroid Surgery in a series of papillary thyroid carcinoma patients: comparison with risk classification system in Kuma Hospital[J]. Endocr J, 2012, 59(9): 817−821.

[23] Jinih M, Foley N, Osho O, et al. BRAF V600E mutation as a predictor of thyroid malignancy in indeterminate nodules: A systematic review and meta-analysis[J]. Eur J Surg Oncol, 2017, 43(7): 1219−1227.

[24] Kowalska A, Walczyk A, Kowalik A, et al. Increase in papillary thyroid cancer incidence is accompanied by changes in the frequency of the BRAF V600E mutation: a single-institution study[J]. Thyroid, 2016, 26(4): 543−551.

[25] Kasper K A, Stewart J, Das K. Fine-needle aspiration cytology of thyroid nodules with Hurthle cells: cytomorphologic predictors for neoplasms, improving diagnostic accuracy and overcoming pitfalls[J]. Acta Cytol, 2014, 58(2): 145−152.

[26] Kebebew E, Weng J, Bauer J, et al. The prevalence and prognostic value of BRAF mutation in thyroid cancer[J]. Ann Surg, 2007, 246(3): 466−471.

[27] Kent W D, Hall S F, Isotalo P A, et al. Increased incidence of differentiated thyroid carcinoma and detection of subclinical disease[J]. CMAJ, 2007, 177(11): 1357−1361.

[28] Kim K H, Suh K S, Kang D W, et al. Mutations of the BRAF gene in papillary thyroid carcinoma and in Hashimoto's thyroiditis[J]. Pathol Int, 2005, 55(9): 540−545.

[29] Kim T Y, Kim W B, Rhee Y S, et al. The BRAF mutation is useful for prediction of clinical

recurrence in low-risk patients with conventional papillary thyroid carcinoma [J]. Clin Endocrinol, 2006, 65(3): 364-368.

[30] Lai S W, Roberts D J, Rabi D M, et al. Diagnostic accuracy of fine needle aspiration biopsy for detection of malignancy in pediatric thyroid nodules: protocol for a systematic review and meta-analysis [J]. Syst Rev, 2015, 4: 120.

[31] Lang B H, Chai Y J, Cowling B J, et al. Is BRAF V600E mutation a marker for central nodal metastasis in small papillary thyroid carcinoma [J]. Endocr Relat Cancer, 2014, 21(2): 285-295.

[32] Lee S E, Hwang T S, Choi Y L, et al. Prognostic significance of TERT promoter mutations in papillary thyroid carcinomas in a BRAF(V600E) mutation-prevalent population [J]. Thyroid, 2016, 26(7): 901-910.

[33] Lee S H, Lee J K, Jin S M, et al. Expression of cell-cycle regulators (cyclin D1, cyclin E, p27kip1, p57kip2) in papillary thyroid carcinoma [J]. Otolaryngol Head Neck Surg, 2010, 142(3): 332-337.

[34] Lidsky M, Antoun G, Speicher P, et al. Mitogen-activated protein kinase (MAPK) hyperactivation and enhanced NRAS expression drive acquired vemurafenib resistance in V600E BRAF melanoma cells [J]. J Biol Chem, 2014, 289(40): 27714-27726.

[35] Lim J Y, Hong S W, Lee Y S, et al. Clinicopathologic implications of the BRAF(V600E) mutation in papillary thyroid cancer: a subgroup analysis of 3130 cases in a single center [J]. Thyroid, 2013, 23(11): 1423-1430.

[36] Liu D, Liu Z, Condouris S, et al. BRAF V600E maintains proliferation, transformation, and tumorigenicity of BRAF-mutant papillary thyroid cancer cells [J]. J Clin Endocrinol Metab, 2007, 92(6): 2264-2271.

[37] Maruta J, Hashimoto H, Suehisa Y, et al. Improving the diagnostic accuracy of thyroid follicular neoplasms: cytological features in fine-needle aspiration cytology [J]. Diagn Cytopathol, 2011, 39(1): 28-34.

[38] Mayor S. Lenvatinib improves survival in refractory thyroid cancer [J]. Lancet Oncol, 2015, 16(3): e110.

[39] Nehs M A, Nagarkatti S, Nucera C, et al. Thyroidectomy with neoadjuvant PLX4720 extends survival and decreases tumor burden in an orthotopic mouse model of anaplastic thyroid cancer [J]. Surgery, 2010, 148(6): 1154-1162.

[40] Niederer-Wust S M, Jochum W, Forbs D, et al. Impact of clinical risk scores and BRAF V600E mutation status on outcome in papillary thyroid cancer [J]. Surgery, 2015, 157(1): 119-125.

[41] Nikiforova M N, Kimura E T, Gandhi M, et al. BRAF mutations in thyroid tumors are restricted to papillary carcinomas and anaplastic or poorly differentiated carcinomas arising from papillary carcinomas [J]. J Clin Endocrinol Metab, 2003, 88(11): 5399-5404.

[42] Okano S. New molecular target therapy for thyroid neoplasms and malignant melanomas [J]. Nihon Jibiinkoka Gakkai Kaiho, 2015, 118(11): 1366-1367.

[43] Ouyang B, Knauf J A, Smith E P, et al. Inhibitors of RAF kinase activity block growth of thyroid cancer cells with RET/PTC or BRAF mutations in vitro and in vivo [J]. Clinical Cancer Res, 2006, 12(6): 1785-1793.

[44] Paes J E, Ringel M D. Dysregulation of the phosphatidylinositol 3-kinase pathway in

thyroid neoplasia[J]. Endocrinol Metab Clin North Am, 2008, 37(2): 375−387.

[45] Pakarinen M P, Rintala R J, Koivusalo A, et al. Increased incidence of medullary thyroid carcinoma in patients treated for Hirschsprung's disease[J]. J Pediatr Surg, 2005, 40(10): 1532−1534.

[46] Pelizzo M R, Dobrinja C, Casal Ide E, et al. The role of BRAF(V600E) mutation as poor prognostic factor for the outcome of patients with intrathyroid papillary thyroid carcinoma [J]. Biomed Pharmacother, 2014, 68(4): 413−417.

[47] Pelttari H, Schalin-Jantti C, Arola J, et al. BRAF V600E mutation does not predict recurrence after long-term follow-up in TNM stage I or II papillary thyroid carcinoma patients[J]. APMIS, 2012, 120(5): 380−386.

[48] Perez C A, Santos E S, Arango B A, et al. Novel molecular targeted therapies for refractory thyroid cancer[J]. Head Neck, 2012, 34(5): 736−745.

[49] Pitoia F, Jerkovich F, Urciuoli C, et al. Implementing the modified 2009 American Thyroid Association risk stratification system in thyroid cancer patients with low and intermediate risk of recurrence[J]. Thyroid, 2015, 25(11): 1235−1242.

[50] Qu N, Shi R L, Ma B, et al. The prediction of sonographic features and BRAF mutation for central lymph node metastasis in papillary thyroid microcarcinoma: Reply[J]. World J Surg, 2016, 40(3): 761−763.

[51] Ricarte-Filho J C, Ryder M, Chitale D A, et al. Mutational profile of advanced primary and metastatic radioactive iodine-refractory thyroid cancers reveals distinct pathogenetic roles for BRAF, PIK3CA, and AKT1[J]. Cancer Res, 2009, 69(11): 4885−4893.

[52] Riemer P, Sreekumar A, Reinke S, et al. Transgenic expression of oncogenic BRAF induces loss of stem cells in the mouse intestine, which is antagonized by beta-catenin activity[J]. Oncogene, 2015, 34(24): 3164−3175.

[53] Riesco-Eizaguirre G, Rodriguez I, De la Vieja A, et al. The BRAF V600E oncogene induces transforming growth factor beta secretion leading to sodium iodide symporter repression and increased malignancy in thyroid cancer[J]. Cancer Res, 2009, 69(21): 8317−8325.

[54] Rodolico V, Cabibi D, Pizzolanti G, et al. BRAF V600E mutation and p27 kip1 expression in papillary carcinomas of the thyroid <or=1 cm and their paired lymph node metastases [J]. Cancer, 2007, 110(6): 1218−1226.

[55] Russo M, Malandrino P, Nicolosi M L, et al. The BRAF(V600E) mutation influences the short-and medium-term outcomes of classic papillary thyroid cancer, but is not an independent predictor of unfavorable outcome[J]. Thyroid, 2014, 24(8): 1267−1274.

[56] Salvatore G, De Falco V, Salerno P, et al. BRAF is a therapeutic target in aggressive thyroid carcinoma[J]. Clinical Cancer Res, 2006, 12(5): 1623−1629.

[57] Shi R L, Qu N, Liao T, et al. Relationship of body mass index with BRAF (V600E) mutation in papillary thyroid cancer[J]. Tumour Biol, 2016, 37(6): 8383−8390.

[58] Smith R A, Salajegheh A, Weinstein S, et al. Correlation between BRAF mutation and the clinicopathological parameters in papillary thyroid carcinoma with particular reference to follicular variant[J]. Hum Pathol, 2011, 42(4): 500−506.

[59] Heidorn S J, Milagre C, Whittaker S, et al. Kinase-dead BRAF and oncogenic RAS cooperate to drive tumor progression through CRAF[J]. Cell, 2010, 140: 209−221.

［60］ Sun Y, Shi C, Shi T, et al. Correlation between the BRAF(v600E) gene mutation and factors influencing the prognosis of papillary thyroid microcarcinoma［J］. Int J Clin Exp Med, 2015, 8(12): 22525－22528.

［61］ Tallini G, de Biase D, Durante C, et al. BRAF V600E and risk stratification of thyroid microcarcinoma: a multicenter pathological and clinical study［J］. Mod Pathol, 2015, 28(10): 1343－1359.

［62］ Tuttle R M, Tala H, Shah J, et al. Estimating risk of recurrence in differentiated thyroid cancer after total thyroidectomy and radioactive iodine remnant ablation: using response to therapy variables to modify the initial risk estimates predicted by the new American Thyroid Association staging system［J］. Thyroid, 2010, 20(12): 1341－1349.

［63］ Virk R K, van Dyke A L, Finkelstein A, et al. BRAF V600E mutation in papillary thyroid microcarcinoma: a genotype-phenotype correlation［J］. Mod Pathol, 2013, 26(1): 62－70.

［64］ Wang W, Su X, He K, et al. Comparison of the clinicopathologic features and prognosis of bilateral versus unilateral multifocal papillary thyroid cancer: An updated study with more than 2000 consecutive patients［J］. Cancer, 2016, 122(2): 198－206.

［65］ Xing M, Cohen Y, Mambo E, et al. Early occurrence of RASSF1A hypermethylation and its mutual exclusion with BRAF mutation in thyroid tumorigenesis［J］. Cancer Res 2004, 64(5): 1664－1668.

［66］ Xing M, Liu R, Liu X, et al. BRAF V600E and TERT promoter mutations cooperatively identify the most aggressive papillary thyroid cancer with highest recurrence［J］. J Clin Oncol, 2014, 32(25): 2718－2726.

［67］ Xing M. BRAF mutation in thyroid cancer［J］. Endocr Relat Cancer, 2005, 12(2): 245－262.

［68］ Xing M. BRAF mutation in papillary thyroid microcarcinoma: the promise of better risk management［J］. Ann Surg Oncol, 2009, 16(4): 801－803.

［69］ Yang L B, Sun L Y, Jiang Y, et al. The Clinicopathological features of BRAF mutated papillary thyroid cancers in Chinese patients［J］. Int J Endocrinol, 2015, 2015: 642046.

［70］ Yoon J H, Lee H S, Kim E K, et al. Malignancy risk stratification of thyroid nodules: comparison between the thyroid imaging reporting and data system and the 2014 American Thyroid Association management guidelines［J］. Radiology, 2016, 278(3): 917－924.

［71］ 吴伟力, 渠宁. 内镜手术治疗甲状腺乳头状癌价值的荟萃分析［J］. 中国现代医生, 2012, 50(18): 47－49, 52.

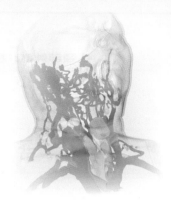

第十一章

甲状腺癌侵袭转移的
分子标志物

李新营

甲状腺癌侵袭转移是由基因突变、信号通路改变、非编码RNA调控等参与的细胞内多个生物学行为相关的极为复杂的综合因素导致的。检测这些分子标志物不仅能用于鉴别甲状腺癌病理分型,判断淋巴结远处转移情况,揭示肿瘤发生、发展机制,还可用于患者远期预后评估,开发靶向药物。然而,肿瘤发生、发展的机制异常复杂,寻找合适的侵袭转移分子标志物,并用于临床诊断治疗还需要大量的基础与临床研究。相信随着相关基因突变、信号通路靶向药物的进一步深入研究,会对甲状腺癌治疗预后产生深远的影响。非编码RNA性质稳定,调控网络广泛,组织、体液、外泌体中均可检测到。未来也可能寻找到更多非编码RNA侵袭转移分子标志物,针对非编码RNA的治疗也极具前景。

[通信作者]　李新营,Email: lixinyingen@126.com

第一节　甲状腺癌侵袭转移的相关信号通路分子

一、MAPK/ERK信号通路

丝裂原活化蛋白激酶（MAPK）信号通路在细胞增殖、存活、肿瘤发生和发展中扮演重要角色。RAS/RAF/MEK/MAPK/ERK通路基因水平或表观遗传学改变为MAPK/ERK信号通路最常见的异常改变。这些变化对甲状腺肿瘤产生非常重要影响（见图11-1-1）。*BRAF V600E*突变在PTC、ATC中常见，在甲状腺癌中*BRAF*突变，*RET/PTC*重排活化MAPK信号通路，活化的RAF激酶磷酸化MEK1/2，进而磷酸化活化ERK1/2，磷酸化的ERK下游有超过150个靶基因。MEK为EGFR、VEGFR、IGF-1R信号通路的下游效应分子。有报道发现，甲状腺癌组织雌激素受体（ER）表达较正常甲状腺组织和甲状腺良性肿瘤组织高出10%～50%。雌激素作用于甲状腺癌细胞，使其血管内皮生长因子（VEGF）表达升高，血管生成活跃，并通过MAPK、PI3K途径促进甲状腺癌细胞侵袭转移。*BRAF*突变引起MAPK信号通路持续性激活，MAPK信号活化后引起一系列分子事件发生。例如，去甲基化、基因组广泛甲基化等，从而导致肿瘤相关信号活化。甲状腺癌中，肿瘤相关基因通过促进或抑制MAPK信号通路活化发挥其促癌或抑癌的基因功能。*BRAF*突变抑制*FOXD3*表达，ATC中*FOXD3*敲除促进*p-ERK*表达，肿瘤侵袭能力增强，因此，*FOXD3*在ATC中其肿瘤抑制作用与其表达缺失引起MAPK信号通路活化与肿瘤的发生、发展相关。YAP1活化ERK1/2、AKT，通过MAPK信号通路促进肿瘤增殖。NrCAM促进甲状腺癌增殖侵袭转移，*NrCAM*敲除后磷酸化AKT，ERK水平降低。NrCAM通过其外结构域与整联蛋白（integin）及表皮生长因子受体（EGFR）结合，从而活化MAPK/ERK、PI3K/AKT信号通路。活化后的MAPK/ERK、PI3K/AKT信号通路通过GSK-3/-联蛋白-TCF/LEF信号反过来促进NrCAM表达，同时可以通过表达上调基质金属蛋白酶（matrix metalloproteinase, MMP）促进这些胞膜分子与NrCAM结合。NrCAM通过上述方式与MAPK/ERK、PI3K/AKT信号通路形成正反馈调节通路，促进PTC细胞的增殖、侵袭、转移。磷酸化活化的ERK1/2进入细胞核后磷酸化多个转录因子，如c-Jun、c-Myc、Ets、c-Fos等；表达上调多个癌基因，如*NF-*

(A) 甲状腺乳头状癌 (PTC)

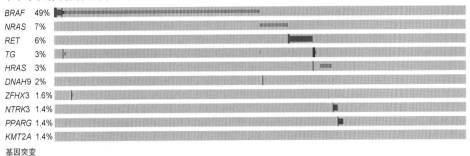

(B) 甲状腺滤泡状癌 (FTC)

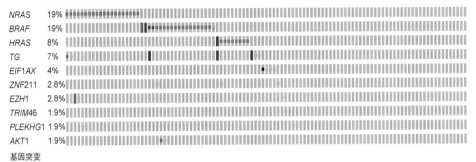

(C) 低分化甲状腺癌 (PDTC)　　　　　　　　　(D) 甲状腺未分化癌 (ATC)

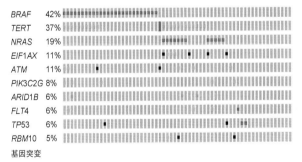

■ 扩增　　■ 深度缺失　　■ 截断突变（假定驱动基因）　　　■ 截断突变基因（假定乘客基因）

■ 框内突变（假定驱动基因）　　■ 框内突变（假定乘客基因）　　■ 错义突变（假定驱动基因）

■ 错义突变（假定乘客基因）

图 11-1-1　甲状腺癌基因的突变

注：（A）前十的甲状腺癌乳头状癌（PTC）突变基因中，最常见的突变基因为 *BRAF*、*NRAS*；（B）前十的甲状腺滤泡状癌（FTC）突变基因中，最常见的突变基因为 *NRAS*、*BRAF*；（C）前十的分化较差的甲状腺癌（PDTC）突变基因中，最常见的突变基因为 *BRAF*、*TERT*；（D）前十的甲状腺未分化癌（ATC）突变基因中，最常见的突变基因为 *TERT*、*TP53*。数据下载于 TCGA，使用 cBioportal 合成（http://www.cbioportal.org/index.do）。

κB、*MMP*、*HIF*1α、*TGFβ*1等促进细胞增殖、血管形成、侵袭转移等。MAPK促进DIO3表达，后者在甲状腺癌增殖中扮演重要角色。细胞受促甲状腺激素（TSH）活化后，mTOR的活化还需依赖蛋白激酶A（protein kinase A, PKA）的作用。细胞周期蛋白D3（cyclin D3）依赖蛋白激酶信号，cAMP信号通路活化细胞周期蛋白D4（cyclin D4），在细胞周期中发挥重要促进作用的cyclin D3/cyclin D4复合体组装活化也需要依赖MAPK信号通路中蛋白激酶复合酶体。

二、PI3K/AKT信号通路

脂质体酶家族磷酸肌醇3激酶（PI3K）在哺乳动物肿瘤发生中扮演重要角色。PI3K分为3个亚类，包含不完全相同的催化单元，调节单元及作用底物。蛋白激酶B（AKT）为PI3K最主要的下游效应分子。AKT包含3个家族分子AKT1、AKT2及AKT3。多种细胞生长因子、细胞外刺激信号等活化PI3K/AKT信号通路后，调节细胞增殖、存活及血管形成。血小板源生长因子受体在甲状腺癌细胞中高表达，通过活化细胞内PI3K/AKT、MAPK/ERK、STAT3信号通路，促进甲状腺癌淋巴结转移（**见图11-1-1**）。甲状腺癌中RET/PTC染色体重排通过与PI3K调节结构域结合，PPAR γ /Pax8促进AKT磷酸化，活化PI3K/AKT信号通路。RAS与PI3K催化结构域结合，同时活化PI3K/AKT、MAPK/ERK信号通路。分化较差的甲状腺癌及ATC中的PI3KCA扩增，引起PI3KCA、AKT过表达及PI3K/AKT信号通路过度活跃。PI3K/AKT下游信号通路包括PI3K/AKT/mTOR、PI3K/AKT/PTEN、PI3K/AKT/FOXO，在甲状腺癌的发生和发展中发挥重要作用。mTOR为丝氨酸/苏氨酸激酶，调节蛋白合成。mTOR复合物包含mTORC1和mTORC2。这些复合物信号活化后调节细胞增殖、分化、记忆、血管形成、自噬、免疫反应。磷酸化mTOR表达与PTC远处转移、不良预后相关。ATC中PTEN/PI3K/AKT/mTOR通路效应分子*PIK3CA*、*PTEN*、*PIK32G*等突变高于PTC，可能为ATC致死率较高的因素之一。ERK磷酸化TSC1、TSC2后导致两者细胞内分布发生变化，失去对mTOR信号通路的抑制作用，因而活化的MAPK/ERK信号通路可通过这条通路增强PI3K/AKT/mTOR信号通路。*PTEN*为抑癌基因，FTC、ATC中PTEN启动子高度甲基化。PTEN删失后去磷酸化的PtdIns（3, 4, 5）P3表达水平升高，PI3K/AKT信号通路过度活跃，促进肿瘤细胞增殖。PTEN低表达可能与基因突变、启动子过甲基化、*miR-21*低表达相关。美国食品药品监督管理局（Food and Grug Administration, FDA）批准使用乙酰化酶抑制剂辛二酰苯胺异羟肟酸（suberoylanilide hydroxamic acid, SAHA）用于治疗进展性甲状腺癌,然而临床上部分患者对SAHA耐药。使用SAHA处理甲状腺癌细胞后发现合并*PTEN*缺失的肿瘤,甲状腺癌细胞更易发生血管侵犯和肺转移。因此,SAHA耐药可能与*PTEN*表达缺失引起的PI3K/AKT信号通路活化相关。*PTEN*缺失时,*INPP4B*缺失,甲状腺癌细胞转化成侵袭性较高的滤泡样细胞,两者缺失在PI3K/AKT信号通路中起协同作用。FOXO蛋白家族为转录因子,包含FOXO1、FOXO3A、FOXO4及FOXO6。敲除*FOXO*后细胞周期调节蛋白如CDK1、p27kip1表达下调。FOXO1在甲状腺癌中低表达,TSH、IGF-1可刺激其从甲状腺癌细胞核中出核进入胞质,这个过程依赖AKT。FOXO1过表达后肿瘤生长受抑制,FOXO1表达下调与肿瘤增殖相关。甲状腺癌中FOXO3a被PI3K/AKT磷酸化后在甲状腺癌细胞的胞质中异常聚集,p27kip、BCL2L11表达下调。细胞使用过氧化氢处理后,促进FOXO3a进入细胞核,说明FOXO3a还与甲状腺癌细胞的应激相关。非磷酸化ABI3构成WRC复合体抑制甲状腺癌侵袭转移,AKT磷酸化ABI3后,WRC复合体减少。因此,ABI3为PI3K/AKT信号通路下游分子,PI3K/AKT可通过抑制WRC复合体促进甲状腺癌的侵袭和转移。研究表明,多个基因突变可同时激活PI3K/AKT、MAPK/ERK信号通路。在ATC中,磷酸化ERK、AKT较DTC更为常见,说明这两条信号通路与恶性肿瘤相关。

三、Wnt/β-联蛋白信号通路

目前已证实有19个Wnt配体、10个跨膜frizzeld受体参与Wnt信号复合体组成,理论上可产生190种不同组合方式,产生不同的信号强度。Wnt/β-联蛋白信号通路包括经典Wnt/β-联蛋白通路、非经典Wnt/β-联蛋白通路及JNK通路。细胞内β-联蛋白水平由降解复合体调节,降解复合体由APC、CK1及GSK3构成。无刺激信号时,降解复合体介导β-联蛋白泛素化并下调其蛋白表达水平。β-联蛋白与转录因子TCF/LEF结合促进一系列基因转录,参与肿瘤的发生和发展。甲状腺癌中Wnt/β-联蛋白信号通路相关蛋白CSK1E、AXIN2、WNT7A、AXIN1、TGFβ1及CCND1 DNA启动子序列甲基化与Wnt/β-联蛋白信号通路调节相关(**见图11-1-2**)。甲状腺癌细胞TSH刺激信号促进Wnt1表达,与Wnt/β-联蛋白信号通路的活化相关。RET/PTC重排阳性细胞中,抑制RET活性后,改变β-联蛋白细胞分布,RET与β-联蛋白相互结合的能力并无影响。RET活化对β-联蛋白稳定起重要作用。Wnt/β-联蛋白表达上调AXIN2,后者促进Snail的表达,抑制E-联蛋白表达。E-联蛋白促进转录因子Twist、ZEB1表达。通过这个调节通路,Wnt/β-联蛋白信号通路参与肿瘤细胞的上皮间质转化。β-联蛋白

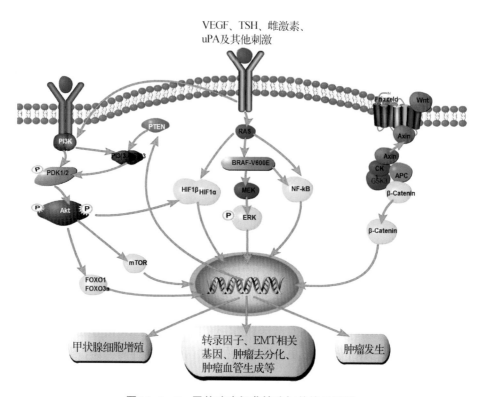

图 11-1-2　甲状腺癌侵袭转移相关信号通路

注：细胞外刺激因素，突变基因等作用活化 MAPK/ERK、PI3K/AKT、Wnt/β-联蛋白、NF-κB 及 HIF1α信号通路。一系列基因发生转录水平、表达水平改变后引起肿瘤的发生和细胞增殖改变，并通过上皮间质转化（EMT）、肿瘤去分化、血管形成等作用参与甲状腺癌细胞侵袭转移。

在细胞核中聚集，同时调节细胞内细胞周期蛋白 D1（cyclin D1）、c-*Myc*、COX-2、PGE2、*TTF*-1 表达，这些分子参与肿瘤细胞增殖侵袭转移。分化较差和未分化的甲状腺癌中，APC、Axin、β-联蛋白可发生突变或异常活化。PTC 中β-联蛋白在细胞核中聚集，而腺瘤和正常甲状腺组织中β-联蛋白主要聚集在胞质膜结构中。PTC 中 cyclin D1、β-联蛋白表达升高呈正相关，非活化的 GSK3/β 表达也升高。且 cyclin D1 表达与淋巴结转移相关。PTC 中 PITX2 表达水平升高，PITX2 为 Wnt/β-联蛋白信号通路的下游效应分子。PITX2 通过与 cyclin D1 启动子区域 DNA 作用元件结合促进其表达。Wnt/β-联蛋白-PITX2-cyclin D1 通路参与细胞周期调节。在甲状腺癌细胞中，RAS 可激活 Wnt/β-联蛋白信号通路，*BRAF*无激活作用。非经典 Wnt/β-联蛋白信号通路中，Wnt5A 在 PTC 和 FTC 中表达。Wnt5A 通过 Ca^{2+}/CaMK2 依赖途径抑制 Wnt/β-联蛋白的信号通路活化，抑制上皮间质转化和肿瘤细胞的侵袭、转移。ATC 中 Wnt5A 表达缺失，失去对肿瘤细胞增殖、侵袭和转移的作用。*RAS*活化PI3K/AKT信号通路,PI3K通过β-联蛋白丝氨酸552磷酸化,促进β-联蛋白表达。β-联蛋白沉默后抑制细胞增殖,细胞衰老增多,细胞内上皮间质转化相关分子上皮钙黏着蛋白表达增高,Slug、Twist、N-联蛋白、ZEB1表达下调。因此,β-联蛋白沉默后细胞钙黏着蛋白消失,细胞侵袭能力受抑制。

四、NF-κB信号通路

NF-κB家族蛋白包括Rel、p65(NF-κB3)、RelB、p50(NF-κB1)及p52(NF-κB2)。甲状腺癌中NF-κB信号通路活化可上调COX-2、IL-2、GSTπ表达。通过调节细胞因子TNF-α、IL-1β、IL-6、IL-8、bcl-2表达调节细胞凋亡。在甲状腺癌中,MAPK信号、*RET/PTC*、*RAS*及*BRAF V600E*表达上调转录因子NF-κB,从而调节一系列癌基因的表达。抑制NF-κB蛋白合成,可明显抑制ATC细胞的增殖,NF-κB信号通路活化后影响细胞增殖、凋亡(见图11-1-2)。NF-κB信号与肿瘤放化疗敏感性相关,参与肿瘤形成前微环境的稳定及维持。*BRAF V600E*促进NF-κB表达,NF-κB表达上调后促进c-*IPA1*、c-*IPA2*、*XIPA*表达,促进甲状腺癌的侵袭。在甲状腺癌中,*RET/PTC*、*RAS*、*BRAF V600E*活化MAPK信号通路后促进NF-κB表达,NF-κB表达上调后促进MMP、uPA表达,肿瘤细胞获得侵袭能力。PKM2在肿瘤代谢重编程、细胞周期、基因转录中起重要作用。缺氧诱导甲状腺癌细胞PKM2高表达,促进其与HIF-1α共同作用,促进*VEGF*表达,从而诱导血管形成,这个过程依赖NF-κB信号通路。RAC1b为小GTPase RAC1的片段,属于RAS超家族,在甲状腺癌中RAC1b高表达。RAC1b抑制IκBα(NF-κB负性调节分子)表达,促进RelA表达,从而活化NF-κB信号通路,促进cyclin D1的表达,调节细胞周期凋亡。

五、1α缺氧诱导因子1信号通路

缺氧为刺激肿瘤细胞代谢、增殖和进展的重要诱因。1α缺氧诱导因子(HIF-1α)为肿瘤细胞应对缺氧的重要调节分子。HIF-1α和HIF-1β结合形成HIF1转录复合体,调节一系列代谢相关基因和血管形成基因的表达(见图11-1-2)。在正常甲状腺组织中,HIF-1α不表达。甲状腺癌组织,尤其是恶性程度较高的ATC中HIF-1α过表达。FTC-133细胞中过表达*PTEN*后HIF-1α表达下调,说明HIF-1α活化不仅可以由缺氧引起,还与生长因子受体信号通路相关。MAPK、

PI3K/AKT信号通路活化后可促进HIF-1α表达。反过来HIF-1α信号通路活化后可通过MAPK、PI3K/AKT信号通路促进肿瘤的发生和发展。MET蛋白在PTC中高表达，HIF-1α可能促进其转录。甲状腺癌转移侵袭前沿组织，较癌巢组织MET、HIF-1α蛋白高表达。甲状腺癌细胞使用PI3K抑制剂处理后，肿瘤细胞PI3K/AKT信号通路受到抑制，同时也发现HIF-1α、HIF-2α表达下调。抑制HIF-1α、HIF-2α的表达，肿瘤细胞VEGF表达下调，肿瘤细胞侵袭能力受到抑制。甲状腺癌细胞沉默HIF-1α后，WWP2、WWP9、VEGF、VEGFR2表达下调，细胞侵袭能力减弱。HIF-1α过表达后，FTC细胞出现缺氧时的表型，通过表达上调Twist介导上皮间质转化。HIF-1α高表达与FTC远处转移相关，MTC中HIF-1α高表达与无瘤生存时间相关，即便在TNM IV期的患者中，HIF-1α高表达仍为预后较差的风险因素。

六、相关信号通路靶向药物

　　分化型甲状腺癌（DTC）对放射性碘耐药（radioactive iodine, RAI）患者，常常发生区域淋巴结转移或远处转移并伴随临床症状，这一部分患者预后稍差，传统的放化疗收效甚微。美国FDA已经批准使用2个酪氨酸激酶抑制剂（TKI），即索拉非尼和乐伐替尼，用于治疗RAI耐药患者。索拉非尼延迟患者中位无瘤生存，两者对总生存无影响，均可抑制VEGFR-1、VEGFR-2、VEGFR-3，起到抑制血管生存作用。索拉非尼还可起到抑制RET、BRAF、PDGFR的作用。凡德他尼选择性靶向作用于RET、VEGFR-2、VEGFR-3，已批注用于成人MTC治疗。凡德他尼在MTC中主要抑制MAPK、AKT信号通路。使用MAPK信号通路抑制剂AZD6244及NF-κB抑制剂硼替佐米同时作用于甲状腺癌细胞，发现肿瘤生长抑制、细胞凋亡增多、侵袭能力受到抑制。体内成瘤后使用这两种药物治疗，肿瘤增殖明显受到抑制。使用MEK/ERK1/2抑制剂PD0325901或者U0126，PI3K/AKT抑制剂MK-2206后，肿瘤生长侵袭能力受到抑制，同时也发现一株细胞在PI3K/AKT信号通路抑制后侵袭能力反而增强50%。抑制MAPK/ERK、PI3K/AKT信号通路可阻断表皮生长因子对甲状腺癌细胞的侵袭诱导作用。*BRAF V600E*突变肿瘤使用BRAF V600E抑制剂或MEK抑制剂治疗，耐药产生与RAS/RAF/MEK/ERK/MAPK信号通路活化、PI3K/AKT/mTOR信号通路活化或改变、胱天蛋白酶（caspase）介导的凋亡作用改变相关。这3条信号通路均可调节真核细胞翻译起始复合物（eIF4F）形成，eIF4F与mRNA 5′端m7G结合促进特定基因表达。eIF4F复合体由帽子结合蛋白eIF4E、骨架蛋白eIF4G、RNA解螺旋酶 eIF4A 构成。复合体持续形成与 BRAF V600E 抑制剂或 MEK 抑制剂耐药相关。eIF4F 不仅可以作为耐药标志,联合使用 eIF4F 抑制药物可增强 BRAF V600E 抑制剂或 MEK 抑制剂的肿瘤治疗效果。尽管 mTOR 活化依赖 PKA 作用,但甲状腺癌中 mTOR 活化或细胞增殖并不完全依赖 PKA 活性。因此,在甲状腺癌中阻断 MAPK/ERK、PI3K/AKT 异常信号,并不能完全抑制 mTOR 信号通路活化对甲状腺癌细胞增殖的促进作用,联合使用 MEK、mTOR 抑制剂可增强肿瘤治疗效果。CUDC-907 可同时抑制组蛋白乙酰化酶和 PI3K/AKT 信号通路,抑制甲状腺癌转移。MAPK 抑制剂伊马替尼、凡德他尼也可与 RET、β-联蛋白、AXIN 作用,部分抑制 Wnt/β-联蛋白信号通路。甲状腺癌细胞中,Wnt/β-联蛋白信号通路抑制剂 Dickkopf-1 可以使异常聚集在细胞核内的 β-联蛋白重新分布,抑制 TCF/LEF 转录活性。Dickkopf-1 抑制细胞增殖、促进细胞凋亡,以及上皮钙黏着蛋白表达上调。小分子雷公藤甲素为 NF-κB 抑制剂,可抑制 ATC 细胞的 NF-κB 信号通路,以及 cyclin D1、VEGF、uPA 表达下调,从而抑制 ATC 血管形成及侵袭能力。

第二节 与甲状腺乳头状癌侵袭转移相关的非编码 RNA

一、miRNA

人类基因组仅仅只有 2% 为编码基因,超过 90% 基因转录为无编码功能,称为非编码 RNA。根据其长度大小分为小非编码 RNA,包括 miRNA、tRNA、siRNA、piRNA 及 rRNA 等;长度超过 200 nt 的长链非编码 RNA(long noncoding RNA, lncRNA)以及相当大数量的 circRNA,后两者在甲状腺癌中的作用研究还处于起步阶段。miRNA 为长度 19~24 nt 的小分子非编码 RNA,miRNA 通过与基因 3' 端 UTR 序列结合,阻止 mRNA 翻译,促进其进入酶剪切复合体降解,从而起到负性调节基因的作用。一个 miRNA 分子理论上可以结合多个 mRNA,因此,miRNA 在细胞质中复杂的调控网络使得 miRNA 发挥着广泛的生物学作用。miRNA 在肿瘤发生、发展、诊断及预后判断,甚至治疗中的应用正在逐渐被阐明。甲状腺癌淋巴结转移与局部复发、较差预后及远期生存相关。临床中,挑选分子标志物判断甲状腺癌是否存在淋巴结转移至关重要。目前已证实在甲状腺癌中与淋巴结转移相关的表达上调miRNA，包括*miR-146b*、*miR-221*、*miR-222*、*miR-136-5p*、*miR-199a-5p*、*miR-151-5p*、*miR-451*、*miR-1202*及*miR-2861*等；表达下调miRNA的包括*miR-513b*、*miR-1243*、*miR-542*及*miR-564*等。*miR-34b-5p*在甲状腺癌中低表达，过表达*miR-34b-5p*后肿瘤细胞VEGF表达下调，说明*miR-34b-5p*在甲状腺癌血管形成中具有调控作用。*miR-150*在甲状腺癌中低表达。低表达*miR-150*与TNM分级、淋巴结转移相关。过表达*miR-150*后肿瘤生长侵袭能力受到抑制，*miR-150*的作用机制通过下调ROCK1表达完成。多篇文献报道表明，miRNA异常表达与PTC恶性病理学指标，如淋巴结转移、腺外侵犯、肿瘤直径等相关。*miR-221*、*miR-222*及*miR-146b*与这些病理指标相关性研究最多，且这些miRNA在PTC中的功能研究最为详尽。*miR-146b-ZNRF*通过Wnt/β-联蛋白信号通路调节上皮间质转化过程，*miR-146b-IRAK1*表达上调上皮钙黏着蛋白参与上皮间质转化过程。在PTC和正常甲状腺细胞中通过刺激相关肌动蛋白合成参与细胞侵袭转移。*miR-146b*与PAX8、钠碘载体通道蛋白（NIS）3′端UTR结合负性调节NIS表达，抑制碘转运，介导碘耐药。在ATC中，*miR-146b*负性调节HDAC3表达，抑制*miR-146b*表达后，通过调节NIX作用，可增强ATC放射性碘敏感性。在PTC中，炎症反应下游分子HMGB1可促进*miR-221*、*miR-222*表达，参与调控细胞周期和细胞增殖活性。*miR-221/222*可同时负性调节细胞周期调节蛋白p27表达，参与PTC细胞增殖调控。微侵犯型FTC中*miR-221/222*、*miR-10b*及*miR-92a*明显高表达。甲状腺Hürthle细胞癌（HCTC）中，*miR-221*、*miR-885-5p*高表达，*miR-138*、*miR-768-3p*低表达，*miR-183*、*miR-221*、*miR-885-5p*表达与甲状腺Hürthle细胞癌复发和远处转移相关。*miR-221*通过负性调节TIMP3促进甲状腺癌的增殖、侵袭。在血液循环中，*miR-221*在PTC复发组中表达水平较高，因此还可作为循环miRNA标志物判断PTC的复发风险；PTC患者血液循环中还可检测到*miR-146b*、*miR-221*及*miR-222*高表达。在合并淋巴结转移的患者，这3个miRNA的表达值更高，对甲状腺癌患者淋巴结转移可能有提示意义。在血液循环中，*miR-146b*、*miR-155*可用于鉴别诊断良恶性肿瘤。在TPC-1细胞培养液外泌体中检测到*miR-146*、*miR-222*表达，培养液上清提取后可促进甲状腺癌细胞和正常细胞增殖，而正常甲状腺细胞上清无增殖促进作用，说明甲状腺癌细胞间也可能通过外泌体分泌miRNA的形式发生相互作用。通过高通量测序筛选FTC及滤泡状腺瘤组织miRNA，进一步检测6种不同miRNA的表达模式发现，穿刺组织中*miR-484/miR-148b-5p*表达情况可用于鉴别FTC及滤泡状腺瘤。具有乳头状细胞核特征的非侵袭性滤泡型甲状腺肿瘤（non-invasive follicular thyroid neoplasm with papillary-like nuclear feature, NIFIP）因其肿瘤惰性最近被命名为非侵袭性滤泡状甲状腺腺瘤。对比*RAS*或*BRAF*突变NIFTP及无突变NIFTP，发现*miR-221-5p/3p*、*miR-222-3p*及*miR-146-5p*表达升高，多个miRNA表达下调。进一步研究这些miRNA的表达情况，可能有助于临床有争议的甲状腺癌病理类型的判断。

二、长链非编码RNA

长链非编码RNA（lncRNA）在肿瘤生物学过程中有多重参与机制。如miRNA海绵机制，作为顺式反式作用元件介导基因转录，作为DNA、蛋白结合RNA、编码短肽等。PTC中发现多个lncRNA表达上调或下调，差异表达lncRNA与PTC临床病理相关。如lncRNA RP5-1024C24.1与PTC淋巴结转移相关，lncRNA CTD-3193O13.11与肿瘤直径相关。单核苷酸多态性rs944289引起甲状腺癌PTCSC3表达降低。PTCSC3过表达后，甲状腺癌细胞中受到影响的基因涉及DNA复制、重组修复、细胞运动、肿瘤形态及细胞死亡等。PTCSC3在甲状腺癌中可作为miRNA海绵吸附*miR-574-5p*，后者在甲状腺癌组织中高表达，通过*miR-574-5p-SCAI-Wnt*/β-联蛋白信号通路在甲状腺癌中介导细胞增殖、侵袭和转移。PTC中PTCSC3低表达，失去对S100A4的抑制作用，S100A4通过表达上调VEGF、MMP-9介导甲状腺癌细胞侵袭转移。PTCSC2在PTC中低表达与rs965513单核苷酸多态性相关。PTCSC2与慢性淋巴细胞性甲状腺炎相关。PTCSC2过表达后，细胞内一系列与细胞周期、肿瘤相关基因发生变化。PTC组织中MALAT1高表达，但ATC及分化较差的甲状腺癌中MALAT1表达较正常组织低，ATC中可能有其他机制引起MALAT1表达改变。MALAT1介导FDF2分泌，沉默MALAT1后，细胞侵袭、血管形成能力减弱。MALAT1表达与IQGAP1正相关，MALAT1过表达后促进甲状腺癌侵袭转移的能力在*IQGAP*1沉默后受到抑制。lncRNA ANRIL通过TGF-ß1/Smad信号通路促进甲状腺癌侵袭转移。PVT1在甲状腺癌中组织中高表达，沉默*PVT*1后甲状腺癌细胞增殖，细胞周期受到抑制，cyclin D1、TSHR减少。PVT1通过富集EZH2促进TSHR表达，可能与肿瘤的发生和发展相关。lncRNA SLC6A9-5: 2在碘耐受细胞及碘耐药患者中表达明显降低，低表达SLC6A9-5: 2与患者的预后相关。甲状腺癌细胞中SLC6A9-5: 2促进PARP-1表达，两者均沉默后，细胞耐药性增强；反之减弱。因此，SLC6A9-5: 2、PARP-1表达下调为甲状腺癌碘耐药的机制之一。PTC合并肺转移患者中，碘耐药与不耐药组分别比较，鉴别出2个高表达（ENST00000462717、ENST00000415582）、2个低表达lncRNA（TCONS_000247，

NR_028494），这4个lncRNA可以用来判断合并肺转移患者是否碘耐药，可能用于PTC侵袭及预后的判断。GAS4在甲状腺癌中低表达，与TNM分期、淋巴结转移相关。GAS5低表达与患者无瘤生存及总生存相关，可作为较好的预后判断指标。*GAS8-AS*1在汉族人PTC中突变率较高，突变的*GAS8-AS*1较野生型对PTC增殖抑制作用减弱，*GAS8-AS*1突变在TNM高分期患者更为常见。血清中GAS8-AS1在PTC中水平降低，检测其表达可用于预测患者是否合并淋巴结转移。甲状腺Hürthle细胞癌中MALAT1较FTC和甲状腺腺瘤表达要高，MALAT1还可能用于鉴别甲状腺Hürthle细胞癌。

---------------------------------- **参 考 文 献** ----------------------------------

［ 1 ］ Ahmadi S, Stang M, Jiang X S, et al. Hürthle cell carcinoma: current perspectives［J］. OncoTargets and Ther, 2016, 9: 6873－6884.

［ 2 ］ Anderson R T, Linnehan J E, Tongbram V, et al. Clinical, safety, and economic evidence in radioactive iodine-refractory differentiated thyroid cancer: a systematic literature review［J］. Thyroid, 2013, 23(4): 392－407.

［ 3 ］ Asa S, Ezzat S. The epigenetic landscape of differentiated thyroid cancer［J］. Mol Cell Endocrinol, 2018, 469: 3－10.

［ 4 ］ Azoitei N, Becher A, Steinestel K, et al. PKM2 promotes tumor angiogenesis by regulating HIF-1alpha through NF-kappaB activation［J］. Mol Cancer, 2016, 15: 3.

［ 5 ］ Bader A G, Kang S, Zhao L, et al. Oncogenic PI3K deregulates transcription and translation［J］. Nat Rev Cancer, 2005, 5(12): 921－929.

［ 6 ］ Bommarito A, Richiusa P, Carissimi E, et al. BRAF V600E mutation, TIMP-1 upregulation, and NF-kappaB activation: closing the loop on the papillary thyroid cancer trilogy［J］. Endocr Relat Cancer, 2011, 18(6): 669－685.

［ 7 ］ Boussemart L, Malka-Mahieu H, Girault I, et al. eIF4F is a nexus of resistance to anti-BRAF and anti-MEK cancer therapies［J］. Nature, 2014, 513(7516): 105－109.

［ 8 ］ Broutin S, Commo F, De Koning L, et al. Changes in signaling pathways induced by vandetanib in a human medullary thyroid carcinoma model, as analyzed by reverse phase protein array［J］. Thyroid, 2014, 24(1): 43－51.

［ 9 ］ Burrows N, Babur M, Resch J, et al. GDC-0941 inhibits metastatic characteristics of thyroid carcinomas by targeting both the phosphoinositide-3 kinase (PI3K) and hypoxia-inducible factor-1alpha (HIF-1alpha) pathways［J］. J Clin Endocrinol Metab, 2011, 96(12): E1934－1943.

［10］ Burrows N, Resch J, Cowen R L, et al. Expression of hypoxia-inducible factor 1 alpha in thyroid carcinomas［J］. Endocr Relat Cancer, 2010, 17(1): 61－72.

［11］ Cameselle-Teijeiro J M, Peteiro-González D, Caneiro-Gómez J, et al. Cribriform-morular variant of thyroid carcinoma: a neoplasm with distinctive phenotype associated with the activation of the WNT/β-catenin pathway［J］. Mod Pathol, 2018, 31(8): 1168−1179.

［12］ Carling T, Ocal I T, Udelsman R. Special variants of differentiated thyroid cancer: does it alter the extent of surgery versus well-differentiated thyroid cancer［J］. World J Surg, 2007, 31(5): 916−923.

［13］ Cheng L, Zhou R, Chen M, et al. microRNA-150 targets Rho-associated protein kinase 1 to inhibit cell proliferation, migration and invasion in papillary thyroid carcinoma［J］. Mol Med Rep, 2017, 16(2): 2217−2224.

［14］ Cho S W, Lee E J, Kim H, et al. Dickkopf-1 inhibits thyroid cancer cell survival and migration through regulation of beta-catenin/E-cadherin signaling［J］. Mol Cell Endocrinol, 2013, 366(1): 90−98.

［15］ Chou C K, Chi S Y, Huang C H, et al. IRAK1, a Target of *miR-146b*, Reduces Cell Aggressiveness of Human Papillary Thyroid Carcinoma［J］. J Clin Endocrinol Metab, 2016, 101(11): 4357−4366.

［16］ Chou C K, Liu R T, Kang H Y. microRNA-146b: A novel B=biomarker and therapeutic target for human papillary thyroid cancer［J］. Int J Mol Sci, 2017, 18(3): E636.

［17］ Chruścik A, Lam A K. Clinical pathological impacts of microRNAs in papillary thyroid carcinoma: A crucial review［J］. Exp Mol Pathol, 2015, 99(3): 393−398.

［18］ Covach A, Patel S, Hardin H, et al. Phosphorylated mechanistic target of rapamycin (p-mTOR) and noncoding RNA expression in follicular and hurthle cell thyroid neoplasm［J］. Endocr Pathol, 2017, 28(3): 207−212.

［19］ Cracchiolo J R, Wong R J. Management of the lateral neck in well differentiated thyroid cancer［J］. Eur J Surg Oncol, 2018, 44(3): 332−337.

［20］ Denaro M, Ugolini C, Poma A M, et al. Differences in miRNA expression profiles between wild-type and mutated NIFTPs［J］. Endocr Relat Cancer, 2017, 24(10): 543−553.

［21］ Deng X, Wu B, Xiao K, et al. MiR-146b-5p promotes metastasis and induces epithelial-mesenchymal transition in thyroid cancer by targeting ZNRF3［J］. Cell Physiol Niochem, 2015, 35(1): 71−82.

［22］ Dewahl M, Nicula D. Estrogen and its role in thyroid cancer［J］. Endocr Relat Cancer, 2014, 21(5): T273−283.

［23］ Diao Y, Fu H, Wang Q. *miR-221* exacerbate cell proliferation and invasion by targeting TIMP3 in papillary thyroid carcinoma［J］. Am J Ther, 2017, 24(3): e317−e328.

［24］ Ding Z Y, Huang Y J, Tang J D, et al. Silencing of hypoxia-inducible factor-1alpha promotes thyroid cancer cell apoptosis and inhibits invasion by downregulating WWP2, WWP9, VEGF and VEGFR2［J］. Exp Ther Med, 2016, 12(6): 3735−3741.

［25］ Du Y, Xia W, Zhang J, et al. Comprehensive analysis of long noncoding RNA-mRNA co-expression patterns in thyroid cancer［J］. Mol Biosyst, 2017, 13(10): 2107−2115.

［26］ Ekpe-Adewuyi E, Lopez-Campistrous A, Tang X, et al. Platelet derived growth factor receptor alpha mediates nodal metastases in papillary thyroid cancer by driving the epithelial-mesenchymal transition［J］. Oncotarget, 2016, 7(50): 83684−83700.

［27］ Fan M, Li X, Jiang W, et al. A long non-coding RNA, PTCSC3, as a tumor suppressor and a target of miRNAs in thyroid cancer cells［J］. Exp Ther Med, 2013, 5(4): 1143−1156.

［28］ Faria M, Matos P, Pereira T, et al. RAC1b overexpression stimulates proliferation and NF-kB-mediated anti-apoptotic signaling in thyroid cancer cells［J］. PLoS One, 2017, 12(2): e0172689.

［29］ Gilbert-Sirieix M, Makoukji J, Kimura S, et al. Wnt/beta-catenin signaling pathway is a direct enhancer of thyroid transcription factor-1 in human papillary thyroid carcinoma cells ［J］. PLoS One, 2011, 6(7): e22280.

［30］ Glassmann A, Winter J, Kraus D, et al. Pharmacological suppression of the RAS/MAPK pathway in thyroid carcinoma cells can provoke opposite effects on cell migration and proliferation: The appearance of yin-yang effects and the need of combinatorial treatments ［J］. Int J Oncol, 2014, 45(6): 2587−2595.

［31］ Greenhough A, Smartt H J, Moore A E, et al. The COX-2/PGE2 pathway: key roles in the hallmarks of cancer and adaptation to the tumour microenvironment［J］. Carcinogenesis, 2009, 30(3): 377−386.

［32］ Guo L J, Zhang S, Gao B, et al. Low expression of long non-coding RNA GAS5 is associated with poor prognosis of patients with thyroid cancer［J］. Exp Mol Pathol, 2017, 102(3): 500−504.

［33］ He H, Li W, Liyanarachchi S, et al. Genetic predisposition to papillary thyroid carcinoma: involvement of FOXE1, TSHR, and a novel lincRNA gene, PTCSC2［J］. J Clin Endocrinol Metab, 2015, 100(1): E164−172.

［34］ Hsu K T, Yu X M, Audhya A W, et al. Novel approaches in anaplastic thyroid cancer therapy［J］. Oncologist, 2014, 19(11): 1148−1155.

［35］ Huang J K, Ma L, Song W H, et al. lncRNA-MALAT1 promotes angiogenesis of thyroid cancer by modulating tumor-associated macrophage FGF2 protein secretion［J］. J Cell Biochem, 2017, 118(12): 4821−4830.

［36］ Huang J K, Ma L, Song W H, et al. MALAT1 promotes the proliferation and invasion of thyroid cancer cells via regulating the expression of IQGAP1［J］. Biomed & Pharmacother, 2016, 83: 1−7.

［37］ Ibrahimpasic T, Xu B, Landa I, et al. Genomic alterations in fatal forms of non-anaplastic thyroid cancer: Identification of MED12 and RBM10 as novel thyroid cancer genes associated with tumor virulence［J］. Clin Cancer Res, 2017, 23 (19): 5970−5980.

［38］ Jendrzejewski J, He H, Radomska H S, et al. The polymorphism rs944289 predisposes to papillary thyroid carcinoma through a large intergenic noncoding RNA gene of tumor suppressor type［J］. Proc Natl Acad Sci U S A, 2012, 109(22): 8646−8651.

［39］ Jendrzejewski J, Thomas A, Liyanarachchi S, et al. PTCSC3 is involved in papillary thyroid carcinoma development by modulating S100A4 gene expression［J］. J Clin Endocrinol Metab, 2015, 100(10): E1370−E1377.

［40］ Jiang W J, Yan P J, Zhao C L, et al. Comparison of total endoscopic thyroidectomy with conventional open thyroidectomy for treatment of papillary thyroid cancer: a systematic review and meta-analysis［J］. Surg Endosc, 2020, 34(5): 1891−1903.

［41］ Jikuzono T, Kawamoto M, Yoshitake H, et al. The *miR-221/222* cluster, *miR-10b* and *miR-92a* are highly upregulated in metastatic minimally invasive follicular thyroid carcinoma

[J]. Int J Oncol, 2013, 42(6): 1858-1868.

［42］ Karger S, Weidinger C, Krause K, et al. FOXO3a: a novel player in thyroid carcinogenesis [J]. Endocr Relat Cancer, 2009, 16(1): 189-199.

［43］ Klaus A, Fathi O, Tatjana T W, et al. Expression of hypoxia-associated protein HIF-1alpha in follicular thyroid cancer is associated with distant metastasis[J]. Pathol Oncol Res, 2018, 24 (2): 289-96.

［44］ Kloos R T, Eng C, Evans D B, et al. Medullary thyroid cancer: management guidelines of the American Thyroid Association[J]. Thyroid, 2009, 19(6): 565-612.

［45］ Knippler C M, Saji M, Rajan N, et al. MAPK-and AKT-activated thyroid cancers are sensitive to group I PAK inhibition[J]. Endocr Relat Cancer, 2019, 26(8): 699-712.

［46］ Kotian S, Zhang L, Boufraqech M, et al. Dual inhibition of HDAC and tyrosine kinase signaling pathways with CUDC-907 Inhibits thyroid cancer growth and metastases[J]. Clin Cancer Res, 2017, 23(17): 5044-5054.

［47］ Kremenevskaja N, von Wasielewaski R, Rao A S, et al. Wnt-5a has tumor suppressor activity in thyroid carcinoma[J]. Oncogene, 2005, 24(13): 2144-2154.

［48］ Lee J C, Zhao J T, Gundara J, et al. Papillary thyroid cancer-derived exosomes contain miRNA-146b and miRNA-222[J]. J Surg REs, 2015, 196(1): 39-48.

［49］ Lee Y S, Lim Y S, Lee J C, et al. Differential expression levels of plasma-derived *miR-146b* and *miR-155* in papillary thyroid cancer[J]. Oral oncol, 2015, 51(1): 77-83.

［50］ Li Chew C, Lunardi A, Gulluni F, et al. In vivo role of INPP4B in tumor and metastasis suppression through regulation of PI3K-AKT signaling at endosomes[J]. Cancer Discov, 2015, 5(7): 740-751.

［51］ Li D D, Zhang Y F, Xu H X, et al. The role of BRAF in the pathogenesis of thyroid carcinoma[J]. Front Biosci(Landmark Ed), 2015, 20: 1068-1078.

［52］ Li L, Lv B, Chen B, et al. Inhibition of *miR-146b* expression increases radioiodine-sensitivity in poorly differential thyroid carcinoma via positively regulating NIS expression [J]. Biochem Biophys Res Commun, 2015, 462(4): 314-321.

［53］ Li X, Abdel-Mageed A B, Mondal D, et al. The nuclear factor kappa-B signaling pathway as a therapeutic target against thyroid cancers[J]. Thyroid, 2013, 23(2): 209-218.

［54］ Li X, Wang Z. The role of noncoding RNA in thyroid cancer[J]. Gland Surg, 2012, 1(3): 146-150.

［55］ Liao T, Wen D, Ma B, et al. Yes-associated protein 1 promotes papillary thyroid cancer cell proliferation by activating the ERK/MAPK signaling pathway[J]. Oncotarget, 2017, 8(7): 11719-11728.

［56］ Lim H, Devesa S S, Sosa J A, et al. Trends in thyroid cancer incidence and mortality in the United States, 1974-2013[J]. Jama, 2017, 317(13): 1338-1348.

［57］ Lima C R, Geraldo M V, Fuziwara C S, et al. miRNA-146b-5p upregulates migration and invasion of different papillary thyroid carcinoma cells[J]. BMC Cancer, 2016, 16: 108.

［58］ Lirov R, Worden F P, Cohen M S. The treatment of advanced thyroid cancer in the age of novel targeted therapies[J]. Drugs, 2017, 77(7): 733-745.

［59］ Liu Y, Huang Y, Zhu G Z. Cyclin A1 is a transcriptional target of PITX2 and overexpressed in papillary thyroid carcinoma［J］. Mol Cell Biochem, 2013, 384(1-2): 221-227.

［60］ Lodewijk L, Van Diest P, van Der Griep P, et al. Expression of HIF-1alpha in medullary thyroid cancer identifies a subgroup with poor prognosis［J］. Oncotarget, 2017, 17(8): 28650-28659.

［61］ Ma L, Chen Z, Erdjument-Bromage H, et al. Phosphorylation and functional inactivation of TSC2 by Erk implications for tuberous sclerosis and cancer pathogenesis［J］. Cell, 2005, 121(2): 179-193.

［62］ Malaguarnera R, Chen K Y, Kim T Y, et al. Switch in signaling control of mTORC1 activity after oncoprotein expression in thyroid cancer cell lines［J］. J Clin Endocrinol Metab, 2014, 99(10): E1976-1987.

［63］ Mardente S, Mari E, Consorti F, et al. HMGB1 induces the overexpression of *miR-222* and miR-221 and increases growth and motility in papillary thyroid cancer cells［J］. Oncol Rep, 2012, 28(6): 2285-2289.

［64］ Maroof H, Islam F, Ariana A, et al. The roles of microRNA-34b-5p in angiogenesis of thyroid carcinoma［J］. Endocrine, 2017, 58(1): 153-166.

［65］ Maxwell J E, Sheman S K, O'Dorisio T M, et al. Medical management of metastatic medullary thyroid cancer［J］. Cancer, 2014, 120(21): 3287-3301.

［66］ Moraes L, Zanchin N I T, Cerutti J M. ABI3, a component of the WAVE2 complex, is potentially regulated by PI3K/AKT pathway［J］. Oncotarget, 2017, 8(40): 67769-67781.

［67］ Mutalib N S, Yusof A M, Mokhtar N M, et al. microRNAs and lymph node metastasis in papillary thyroid cancers［J］. Asian Pac J of Cancer prev, 2016, 17(1): 25-35.

［68］ Nozhat Z, Hedayati M. PI3K/AKT pathway and its mediators in thyroid carcinomas［J］. Mol Diagn Ther, 2016, 20(1): 13-26.

［69］ Omur O, Baran Y. An update on molecular biology of thyroid cancers［J］. Crit Rev Oncol Hematol, 2014, 90(3): 233-252.

［70］ Pachmayr E, Treese C, Stein U. Underlying mechanisms for distant metastasis-molecular biology［J］. Visc Med, 2017, 33(1): 11-20.

［71］ Pan W, Zhou L, Ge M, et al. Whole exome sequencing identifies lncRNA GAS8-AS1 and LPAR4 as novel papillary thyroid carcinoma driver alternations［J］. Hum Mol Genet, 2016, 25(9): 1875-1884.

［72］ Petric R, Gazic B, Goricar K, et al. Expression of miRNA and occurrence of distant metastases in patients with hurthle cell carcinoma［J］. Int J Endocrinol, 2016, 2016: 8945247.

［73］ Petrulea M S, Plantinga T S, Smit J W, et al. PI3K/Akt/mTOR: A promising therapeutic target for non-medullary thyroid carcinoma［J］. Cancer treatment reviews, 2015, 41(8): 707-713.

［74］ Pu Y, Xiang J, Zhang J. KDM5B-mediated microRNA-448 up-regulation restrains papillary thyroid cancer cell progression and slows down tumor growth via TGIF1 repression［J］. Life Sci, 2020: 117519.

［75］ Qiu Z L, Shen C T, Sun Z K, et al. Circulating long non-coding RNAs act as biomarkers for predicting 131I uptake and mortality in papillary thyroid cancer patients with lung metastases[J]. Cell Physiol Biochem, 2016, 40(6): 1377−1390.

[76] Riesco-Eizaguirre G, Wert-Lamas L, Perales-Patón J, et al. The miR-146b-3p/PAX8/NIS regulatory circuit modulates the differentiation phenotype and function of thyroid cells during carcinogenesis[J]. Cancer Res, 2015, 75(19): 4119−4130.

[77] Romitti M, Wajner S M, Ceolin L, et al. MAPK and SHH pathways modulate type 3 deiodinase expression in papillary thyroid carcinoma[J]. Endocr Relat Cancer, 2016, 23(3): 135−146.

[78] Rusinek D, Chmielik E, Krajewska J, et al. Current advances in thyroid cancer management. Are we ready for the epidemic rise of diagnoses?[J]. Int J Mol Sci, 2017, 18(8): E1817.

[79] Salih D A, Brunet A. FoxO transcription factors in the maintenance of cellular homeostasis during aging[J]. Curr Opin Cell Biol, 2008, 20(2): 126−136.

[80] Sastre-Perona A, Riesco-EIZAGUIRRE G, Zaballos, M A, et al. β-catenin signaling is required for RAS-driven thyroid cancer through PI3K activation[J]. Oncotarget, 2016, 7(31): 49435−49449.

[81] Sastre-Perona A, Santisteban P. Role of the wnt pathway in thyroid cancer[J]. Front Endocrinol(Lausanne), 2012, 3: 31.

[82] Scarpino S, Cancellario d'Alena F, Di Napoli A, et al. Increased expression of Met protein is associated with up-regulation of hypoxia inducible factor-1 (HIF-1) in tumour cells in papillary carcinoma of the thyroid[J]. J Pathol, 2004, 202(3): 352−358.

[83] Schmidbauer B, Menhart K, Hellwig D, et al. Differentiated thyroid cancer-treatment: state of the art[J]. Int J Mol Sci, 2017, 18(6): E1292.

[84] Skah S, Uchuya-Castillo J, Sirakov M, et al. The thyroid hormone nuclear receptors and the Wnt/beta-catenin pathway: An intriguing liaison[J]. Dev Biol, 2017, 422(2): 71−82.

[85] Srivastava A, Kumar A, Giangiobbe S, et al. Whole genome sequencing of familial non-medullary thyroid cancer identifies germline alterations in MAPK/ERK and PI3K/AKT signaling pathways[J]. Biomolecules, 2019, 9(10): E605.

[86] Stokowy T, Wojtas B, Jarzab B, et al. Two-miRNA classifiers differentiate mutation-negative follicular thyroid carcinomas and follicular thyroid adenomas in fine needle aspirations with high specificity[J]. Endocrine, 2016, 54(2): 440−447.

[87] Tartari C J, Donadoni C, Manieri E, et al. Dissection of the RET/beta-catenin interaction in the TPC1 thyroid cancer cell line[J]. Am J Cancer Res, 2011, 1(6): 716−725.

[88] Tavares C, Coelho M J, Melo M, et al. pmTOR is a marker of aggressiveness in papillary thyroid carcinomas[J]. Surgery, 2016, 160(6): 1582−1590.

[89] Tsumagari K, Abd Elmageed Z Y, Sholl A B, et al. Simultaneous suppression of the MAP kinase and NF-kappaB pathways provides a robust therapeutic potential for thyroid cancer [J]. Cancer Lett, 2015, 368(1): 46−53.

[90] van Kappel E C, Maurice M M. Molecular regulation and pharmacological targeting of the beta-catenin destruction complex[J]. Br J Pharmacol, 2017, 174 (24): 4575−4588.

[91] Varadharajan K, Choudhury N. A systematic review of the incidence of thyroid carcinoma in patients undergoing thyroidectomy for thyrotoxicosis[J]. Clin Otolaryngol, 2020,

45(4): 538−544.

[92] Visone R, Russo L, Pallante P, et al. microRNAs (miR)-221 and miR-222, both overexpressed in human thyroid papillary carcinomas, regulate p27Kip1 protein levels and cell cycle[J]. Endocr Relat Cancer, 2007, 14(3): 791−798.

[93] Wang X, Lu X, Geng Z, et al. lncRNA PTCSC3/miR-574-5p governs cell proliferation and migration of papillary thyroid carcinoma via Wnt/beta-catenin signaling[J]. J Cell Biochem, 2017, 118(12): 4745−4752.

[94] Weichhart T. Mammalian target of rapamycin: a signaling kinase for every aspect of cellular life[J]. Methods Mol Biol, 2012, 821: 1−14.

[95] White M G, Nagar S, Aschebrook-Kilfoy B, et al. Epigenetic alterations and canonical pathway disruption in papillary thyroid cancer: A genome-wide methylation analysis[J]. Ann Surg Oncol, 2016, 23(7): 2302−2319.

[96] WU G, Mambo E, Guo Z, et al. Uncommon mutation, but common amplifications, of the PIK3CA gene in thyroid tumors[J]. J Clin Endocrinol Metab, 2005, 90(8): 4688−4693.

[97] Xing M. Molecular pathogenesis and mechanisms of thyroid cancer[J]. Nat Rev Cancer, 2013, 13(3): 184−199.

[98] Yamashita A S, Geraldo M V, Fuziwara C S, et al. Notch pathway is activated by MAPK signaling and influences papillary thyroid cancer proliferation[J]. Transl Oncol, 2013, 6(2): 197−205.

[99] Yang Y J, Na H J, Suh M J, et al. Hypoxia induces epithelial-mesenchymal transition in follicular thyroid cancer: involvement of regulation of twist by hypoxia inducible factor-1alpha[J]. Yonsei Med J, 2015, 56(6): 1503−1514.

[100] Yin H, Meng T, Zhou L, et al. FOXD3 regulates anaplastic thyroid cancer progression[J]. Oncotarget, 2017, 8(20): 33644−33651.

[101] Yuan T L, Cantley L C. PI3K pathway alterations in cancer: variations on a theme[J]. Oncogene, 2008, 27(41): 5497−5510.

[102] Zaballos M A, Santisteban P. FOXO1 controls thyroid cell proliferation in response to TSH and IGF-I and is involved in thyroid tumorigenesis[J]. Mol Endocrinol, 2013, 27(1): 50−62.

[103] Zafon C, Diez J J, Galofré J C. Nodular thyroid disease and thyroid cancer in the era of pecision medicine[J]. Eur Thyroid J, 2017, 6(2): 65−74.

[104] Zhan C, Yan L, Wang L, et al. Landscape of expression profiles in esophageal carcinoma by the cancer genome atlas data[J]. Dis Esophagus, 2016, 29(8): 920−928.

[105] Zhang D, Liu X, Wei B, et al. Plasma lncRNA GAS8-AS1 as a potential biomarker of papillary thyroid carcinoma in Chinese patients[J]. Int J Endocrinol, 2017, 2017: 2645904.

[106] Zhang J, Gill A J, Issacs J D, et al. The Wnt/beta-catenin pathway drives increased cyclin D1 levels in lymph node metastasis in papillary thyroid cancer[J]. Hum Pathol, 2012, 43(7): 1044−1050.

[107] Zhang R, Hardin H, Huang W, et al. MALAT1 long non-coding RNA expression in thyroid tissues: analysis by in situ hybridization and real-time PCR[J]. Endocr Pathol, 2017,

28(1): 7-12.

[108] Zhang Y, Sui F, Ma J, et al. Positive feedback loops between NrCAM and major signaling pathways contribute to thyroid tumorigenesis[J]. J Clin Endocrinol Metab, 2017, 102(2): 613-624.

[109] Zhang Y, Wang P, Zhang Q, et al. eIF3i activity is critical for endothelial cells in tumor induced angiogenesis through regulating VEGFR and ERK translation[J]. Oncotarget, 2017, 8(12): 19968-199979.

[110] Zhang Y, Xu D, Pan J, et al. Dynamic monitoring of circulating microRNAs as a predictive biomarker for the diagnosis and recurrence of papillary thyroid carcinoma[J]. Oncol Lett, 2017, 13(6): 4252-4266.

[111] Zhao J J, Hao S, Wang L L, et al. Long non-coding RNA ANRIL promotes the invasion and metastasis of thyroid cancer cells through TGF-beta/Smad signaling pathway[J]. Oncotarget, 2016, 7(36): 57903-57918.

[112] Zhou J, Xia L, Zhang Y. Naringin inhibits thyroid cancer cell proliferation and induces cell apoptosis through repressing PI3K/AKT pathway[J]. Pathol Res Pract, 2019, 215(12): 152707.

[113] Zhou Q, Chen J, Feng J, et al. Long noncoding RNA PVT1 modulates thyroid cancer cell proliferation by recruiting EZH2 and regulating thyroid-stimulating hormone receptor (TSHR)[J]. Tumour Biol, 2016, 37(3): 3105-3113.

[114] Zhu W, Ou Y, Li Y, et al. A small-molecule triptolide suppresses angiogenesis and invasion of human anaplastic thyroid carcinoma cells via down-regulation of the nuclear factor-kappa B pathway[J]. Mol Pharmacol, 2009, 75(4): 812-819.

[115] Zhu X, Kim D W, Zhao L, et al. SAHA-induced loss of tumor suppressor Pten gene promotes thyroid carcinogenesis in a mouse model[J]. Endocr Relat Cancer, 2016, 23(7): 521-533.

[116] Zhu X, Wen Q, Ge M. Both HIF-1α and GAB1 can regulate pim-1 in the papillary thyroid carcinoma[J]. Ann Oncol, 2018, 29 (Suppl 8): 646-657.

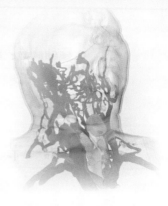

第十二章

脂质过氧化与甲状腺癌

廖　天　嵇庆海

　　细胞在代谢过程中产生一系列活性氧（reactive oxygen species, ROS），包括：超氧阴离子O_2^-、过氧化氢H_2O_2和羟自由基-OH等。少量ROS是机体必需的，然而大量ROS则对细胞有害，过多的ROS可引起脂质过氧化，导致蛋白损伤影响蛋白质和酶类的生化功能，引起DNA氧化损伤，破坏DNA结构。脂质氧化水平常被作为氧化应激的指标，体内升高的脂质氧化水平常伴随着高氧化应激状态。脂质氧化产物的生成和清除是否平衡是评价体内氧化代谢水平的标志。氧化与抗氧化平衡在甲状腺良性肿瘤中没有被打破，而在甲状腺恶性肿瘤中是失衡的，因此，脂质氧化水平和某些抗氧化酶可能成为鉴别甲状腺肿瘤的标志物。

[通信作者]　嵇庆海，Email: jiqinghai@shca.org.cn

第一节 甲状腺癌引起脂质代谢变化的原因及机制

一、脂质氧化和氧化应激

脂质过氧化过程中 ROS 氧化生物膜的磷脂、酶和膜受体相关的多不饱和脂肪酸的侧链及核酸等大分子物质，形成脂质过氧化产物（lipid peroxide, LPO），如丙二醛（malonaldehyde, MDA）和4-羟基壬烯酸（4-hydroxynonenal, HNE），从而使细胞膜的流动性和通透性发生改变，最终导致细胞结构和功能的改变。为平衡体内氧化与抗氧化作用，机体存在酶抗氧化系统，包括超氧化物歧化酶（superoxide dismutase, SOD）、过氧化氢酶（catalase, CAT）、谷胱甘肽过氧化物酶（glutathione peroxidase, GSH-Px）和谷胱甘肽（glutathione, GSH）等。脂质氧化产物的生成和清除是否平衡是评价体内氧化代谢水平的标志。比如，最近有研究比较了甲状腺良性病变和恶性肿瘤患者血清中的 MDA 水平和 SOD、CAT、GSH-Px 及 GSH 的活性，其研究结果表明 PTC 患者血清 MDA、SOD、GSH 和 GSH-Px 明显高于甲状腺结节病和桥本甲状腺炎（HT）患者，而 CAT 水平在两者间无明显差异，说明氧化与抗氧化平衡在甲状腺良性肿瘤中没有被打破，而在甲状腺恶性肿瘤中是失衡的。因此，研究者认为脂质氧化水平和某些抗氧化酶可能成为鉴别甲状腺肿瘤的标志物。

二、甲状腺癌引起脂质代谢变化的原因及机制

在碘代谢和甲状腺激素合成过程中，促甲状腺素（TSH）和甲状腺素（thyroid hormone, TH）轴的平衡与否影响脂质代谢的水平。TSH 是腺垂体分泌的一种糖蛋白，通过结合甲状腺滤泡细胞膜上的促甲状腺激素受体（TSHR），偶联 G 蛋白，激活 cAMP（G protein-cAMP）通路，调节甲状腺滤泡细胞的激素合成和增殖。TSH 通过加强碘泵活性、增强过氧化物酶活性、促进甲状腺球蛋白（Tg）合成及酪氨酸碘化，从而促进 TH 的释放。TSH 既受到下丘脑腺垂体分泌的促甲状腺激素释放激素（thyrotropin-releasing hormone, TRH）的促进性影响又受到 TH 反馈性的抑制性影响，两者互相拮抗，组成了下丘脑—腺垂体—

甲状腺轴。当出现异常时，TSH-TSHR-G protein-cAMP通路可以增加H_2O_2的生成，从而影响脂质氧化过程。甲状腺癌中TSHR增高，刺激垂体分泌TSH，积极产生H_2O_2。因此，导致甲状腺癌患者的高氧化应激状态和高脂质氧化水平。TSHR不仅存在于甲状腺滤泡细胞表面，还表达于肝脏、脂肪细胞等甲状腺外组织，TSH通过与TSHR结合参与多个通路包括胆固醇及甘油三酯的合成和分解过程。因此，TSH本身也参与脂质代谢。研究发现，PKA激动剂可促进过氧化物酶体增殖物激活受体α（peroxisome proliferator-activated receptor α, PPARα）多个位点磷酸化从而增加其活性。cAMP/PKA通路是调控PPARα活性的重要通路。TSH有可能通过PPARα影响固醇调节元件结合蛋白-1c（Sterol regulatory element binding protein-1c, SREBP-1c）的活性参与脂质代谢。

　　TH是由甲状腺分泌的在人体内参与脂肪、蛋白质、维生素、水及无机盐代谢的重要内分泌激素。TH主要以T_3和T_4两种形式存在。T_3是TH的主要作用形式，可介导ROS的产生，从而对机体造成损害。甲状腺癌中的TH明显升高，TH与相应的TR受体亚型结合后，与DNA中的甲状腺激素反应元件结合，特别是TR/维A酸受体异二聚体，能够与特定的启动子结合形成复合物进而对组蛋白的乙酰化和基因转录进行调控。T_3还可以直接作用细胞质中的甲状腺激素受体$β_1$，并进一步与PI3K的p85亚基结合激活Akt，从而激活NADPH氧化酶使细胞内的ROS水平升高，进而增加脂质氧化分解代谢。TH还可以通过自噬作用来增强脂质氧化分解代谢；另一方面，TH可通过调节碳水化合物反应元件结合蛋白（carbohydrate response element binding protein, ChREBP）及SREBP-lc控制脂质的合成代谢。另有研究报道，*ChREBP*基因在T_3调控下可与甲状腺受体$β_1$结合参与调节脂质的合成代谢。

　　甲状腺癌和很多其他肿瘤一样，是一种炎症性疾病。癌组织中有大量的炎症细胞和各种炎症细胞因子浸润，其中某些重要的细胞因子在甲状腺癌发生、发展过程起重要作用。比如，ROS能刺激癌组织生成转化生长因子（TGF）$β_1$，启动*BRAF*突变，通过BRAF-RAS-MEK-MAPK信号通路参与甲状腺癌的发生和发展过程。*BRAF*突变是目前公认的甲状腺癌中最常见的基因突变，并且与甲状腺癌的进展、侵袭和复发有关。*BRAF*突变可以激发甲状腺癌中很强的炎症反应，使甲状腺癌组织处于高ROS状态，ROS反过来通过激活甲状腺癌中的MAPK、RI3K/Akt及NFκB等信号通路促进甲状腺癌的进展。两者在甲状腺癌的发生、发展过程中形成反馈性循环共同发挥作用。ROS是如何激活甲状腺癌中的基因突变或信号通路从而促进甲状腺癌发生和发展的机制目前还不清楚，有待更进一步的研究证实。

第二节 脂质代谢在甲状腺癌中的
研究及临床应用

一、脂质代谢在甲状腺癌发生和发展中的作用

近年来，越来越多的研究关注甲状腺癌对脂质代谢和脂质氧化水平的影响。有研究检测了85例MTC患者和87例健康人群血清中抗氧化酶的活性和脂质氧化水平，包括CAT、GSH、总抗氧化能力（total antioxidant capacity, TAC）和MDA的水平。其结果表明，与健康人群相比，MTC患者血清中CAT、GSH和TAC的水平均明显降低，而MDA水平则显著升高。说明MTC中存在脂质氧化和抗氧化系统间的不平衡状态。在PTC和FTC患者中脂质过氧化水平明显升高，抗氧化系统中的SOD、CAT、GSH-Px及GSH也相应升高。而有人研究甲状腺癌患者在甲状腺切除术前后GSH-Px、SOD及MDA水平的变化发现，与对照组人群相比，术前患者体内GSH-Px水平降低而MDA水平升高，术后GSH-Px水平则显著升高而MDA水平显著下降，SOD水平无论术前、术后均无差异变化。这些报道结果存在差异，其机制还有待进一步研究，但说明人们持续密切关注着甲状腺癌中脂质代谢的研究。

另外，脂质代谢中的一些重要的酶或转录因子作为甲状腺癌治疗的靶点也备受关注。Roemeling和Copland团队主要研究ATC中异常的脂质代谢，其最新研究成果发现硬脂酰辅酶A去饱和酶1（stearoyl-coA desaturase 1, SCD1）在ATC组织中过表达并且对ATC细胞的生存和增殖活性有重要作用，与ATC的进展密切相关，可作为ATC新的预后标志物。而另一个团队则关注PTC中脂肪酸合酶的作用，发现在PTC组织中脂肪酸合酶高表达，高表达的脂肪酸合酶可能通过与细胞膜磷脂共同激活PI3K/AKT通路在PTC中发挥重要作用。这些研究都说明脂质代谢在甲状腺癌的发生、发展过程中起着重要作用。

二、脂质代谢在甲状腺癌中的临床意义

有团队检测了甲状腺癌患者血清中的总抗氧化水平（total antioxidant status,

TAS）、总氧化水平（total oxidant status, TOS）和氧化应激指数（oxidative stress index, OSI）。发现甲状腺癌患者血清中的TOS和OSI升高，而TAS降低，并通过 *ROC* 曲线分析显示在甲状腺癌鉴别诊断方面，TOS和OSI比TAS更有意义。他们认为，TOS和OSI尤其是OSI可以作为临床监测甲状腺癌发生的指标。该研究证实，高氧化状态是甲状腺癌发生和发展新的危险因素，可作为临床上预测和鉴别甲状腺癌的指标。

　　无论甲状腺癌患者中高脂质氧化状态产生的机制如何，它们能导致心血管疾病、糖尿病、神经变性疾病或其他肿瘤，甲状腺癌患者是否更容易患上述疾病是临床上需要关注的问题。是否需要积极预防和监测甲状腺癌患者患这些疾病的可能仍需探讨。针对本文中所讨论的产生高脂质代谢或高氧化应激状态机制的预防或治疗手段，对甲状腺癌的诊治来说是一个值得考虑的新问题。

--------------------------- 参 考 文 献 ---------------------------

[1] Aikawa R, Komuro I, Yamazaki T, et al. Oxidative stress activates extracellular signal-regulated kinases through Src and RAS in cultured cardiac myocytes of neonatal rats[J]. J Clin Invest, 1997, 100(7): 1813−1821.

[2] Akinci M, Kosova F, Cetin B, et al. Oxidant/antioxidant balance in patients with thyroid cancer[J]. Acta Cir Bras, 2008, 23(6): 551−554.

[3] Baz K, Cimen M Y, Kokturk A, et al. Oxidant/antioxidant status in patients with psoriasis [J]. Yonsei Med J, 2003, 44(6): 987−990.

[4] Cabanillas M E, McFadden D G, Durante C. Thyroid cancer[J]. Lancet, 2016, 388(10061): 2783−2795.

[5] Chen W, Zheng R, Baade P D, et al. Cancer statistics in China, 2015[J]. CA Cancer J Clin, 2016, 66(2): 115−132.

[6] Erdamar H, Cimen B, Gulcemal H, et al. Increased lipid peroxidation and impaired enzymatic antioxidant defense mechanism in thyroid tissue with multinodular goiter and papillary carcinoma[J]. Clin Biochem, 2010, 43(7−8): 650−654.

[7] Hashimoto K, Ishida E, Matsumoto S, et al. Carbohydrate response element binding protein gene expression is positively regulated by thyroid hormone[J]. Endocrinology, 2009, 150(7): 3417−3424.

[8] Hosseini-Zijoud S M, Ebadi S A, Goodarzi M T, et al. Lipid peroxidation and antioxidant status in patients with medullary thyroid carcinoma: A case-control study[J]. J Clin Diagn Res, 2016, 10(2): BC04−07.

[9] Iizuka K, Horikawa Y. ChREBP: a glucose-activated transcription factor involved in the development of metabolic syndrome[J]. Endocr J, 2008, 55(4): 617−624.

[10] Kimura T, van Keymeulen A, Golstein J, et al. Regulation of thyroid cell proliferation by

TSH and other factors: a critical evaluation of in vitro models[J]. Endocr Rev, 2001, 22(5): 631-656.

[11] Knauf J A, Sartor M A, Medvedovic M, et al. Progression of BRAF-induced thyroid cancer is associated with epithelial-mesenchymal transition requiring concomitant MAP kinase and TGFbeta signaling[J]. Oncogene, 2011, 30(28): 3153-3162.

[12] Liu X, Qu S, Liu R, et al. TERT promoter mutations and their association with BRAF V600E mutation and aggressive clinicopathological characteristics of thyroid cancer[J]. J Clin Endocrinol Metab, 2014, 99(6): E1130-1136.

[13] Lu H, Ouyang W, Huang C. Inflammation, a key event in cancer development[J]. Mol Cancer Res, 2006, 4(4): 221-233.

[14] Muzza M, Colombo C, Cirello V, et al. Oxidative stress and the subcellular localization of the telomerase reverse transcriptase (TERT) in papillary thyroid cancer[J]. Mol Cell Endocrinol, 2016, 431: 54-61.

[15] Nucera C, Lawler J, Parangi S. BRAF(V600E) and microenvironment in thyroid cancer: a functional link to drive cancer progression[J]. Cancer Res, 2011, 71(7): 2417-2422.

[16] Poli G, Leonarduzzi G, Biasi F, et al. Oxidative stress and cell signalling[J]. Curr Med Chem, 2004, 11(9): 1163-1182.

[17] Rai S K, Sharma M, Tiwari M. Inhibitory effect of novel diallyldisulfide analogs on HMG-CoA reductase expression in hypercholesterolemic rats: CREB as a potential upstream target[J]. Life Sci, 2009, 85(5-6): 211-219.

[18] Rao G N, Berk B C. Active oxygen species stimulate vascular smooth muscle cell growth and proto-oncogene expression[J]. Circ Res, 1992, 70(3): 593-599.

[19] Riesco-Eizaguirre G, Rodriguez I, De la Vieja A, et al. The BRAF V600E oncogene induces transforming growth factor beta secretion leading to sodium iodide symporter repression and increased malignancy in thyroid cancer[J]. Cancer Res, 2009, 69(21): 8317-8325.

[20] Sadani G R, Nadkarni G D. Role of tissue antioxidant defence in thyroid cancers[J]. Cancer Lett, 1996, 109(1-2): 231-235.

[21] Siegel R L, Miller K D, Jernal A. Cancer statistics[J]. CA Cancer J Clin, 2017, 67(1): 7-30.

[22] Sinha R A, You S H, Zhou J, et al. Thyroid hormone stimulates hepatic lipid catabolism via activation of autophagy[J]. J Clin Invest, 2012, 122(7): 2428-2438.

[23] Stanley J A, Neelamohan R, Suthagar E, et al. Lipid peroxidation and antioxidants status in human malignant and non-malignant thyroid tumours[J]. Hum Exp Toxicol, 2016, 35(6): 585-597.

[24] Uddin S, Siraj A K, Al-Rasheed M, et al. Fatty acid synthase and AKT pathway signaling in a subset of papillary thyroid cancers[J]. J Clin Endocrinol Metab, 2008, 93(10): 4088-4097.

[25] Villanueva I, Alva-Sanchez C, Pacheco-Rosado J. The role of thyroid hormones as inductors of oxidative stress and neurodegeneration[J]. Oxid Med Cell Longev, 2013, 2013: 218145.

[26] von Roemeling C A, Copland J A. Targeting lipid metabolism for the treatment of anaplastic

thyroid carcinoma [J]. Expert Opin Ther Targets, 2016, 20(2): 159−166.

[27] von Roemeling C A, Marlow L A, Pinkerton A B, et al. Aberrant lipid metabolism in anaplastic thyroid carcinoma reveals stearoyl CoA desaturase 1 as a novel therapeutic target [J]. J Clin Endocrinol Metab, 2015, 100(5): E697−709.

[28] Wang D, Feng J F, Zeng P, et al. Total oxidant/antioxidant status in sera of patients with thyroid cancers [J]. Endocr Relat Cancer. 2011, 18(6): 773−782.

[29] Wanjia X, Chenggang W, Aihong W, et al. A high normal TSH level is associated with an atherogenic lipid profile in euthyroid non-smokers with newly diagnosed asymptomatic coronary heart disease [J]. Lipids Health Dis, 2012, 11: 44.

[30] Xing M, Liu R, Liu X, et al. BRAF V600E and TERT promoter mutations cooperatively identify the most aggressive papillary thyroid cancer with highest recurrence [J]. J Clin Oncol, 2014, 32(25): 2718−2726.

[31] Xing M, Westra W H, Tufano R P, et al. BRAF mutation predicts a poorer clinical prognosis for papillary thyroid cancer [J]. J Clin Endocrinol Metab, 2005, 90(12): 6373−6379.

[32] Xing M. Oxidative stress: a new risk factor for thyroid cancer [J]. Endocr Relat Cancer, 2012, 19(1): C7−11.

[33] Yan F, Wang Q, Lu M, et al. Thyrotropin increases hepatic triglyceride content through upregulation of SREBP-1c activity [J]. J Hepatol, 2014, 61(6): 1358−1364.

[34] Yen P M. Physiological and molecular basis of thyroid hormone action [J]. Physiol Rev, 2001, 81(3): 1097−1142.

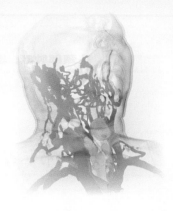

第十三章

孕激素受体与甲状腺癌的关系

谭励城　李端树

在育龄期的女性和男性间，甲状腺癌的发病率有显著差异。育龄期女性的发病率是男性的3~5倍，而这个比例在80岁之后则接近1。多项研究也表明，怀孕会加快甲状腺癌的进展或导致不良预后。因此，孕激素很可能与甲状腺癌的发生和发展有极大的关系，但具体机制还不甚明确，本章就此问题进行阐述。

[通信作者]　李端树，Email: proflids@163.com

第一节 孕激素及其受体的分类和作用

孕激素是类固醇激素家族的一员，在非妊娠状态下主要由女性性腺和肾上腺以胆固醇为原料合成产生，其中性腺是合成和分泌孕激素的主要部位，而肾上腺合成的孕激素主要作为中间产物进一步合成皮质醇和雄激素。已知的孕激素受体包括经典的孕酮受体（progesterone receptor, PR）、孕激素和脂联素分子受体（progestin and adipoQ receptor, PAQR）家族以及孕激素膜受体1（progesterone receptor membrane component 1, PGRMC1）。

经典的PR具有2种亚型，即PR-A和PR-B。它们具有经典的类固醇受体结构：C端的配体结合结构域、中间球状的DNA结合结构域以及N端结构域。PR-A与PR-B由同一基因编码，但PR-A与PR-B的启动子不同，使得PR-A的氨基端结构域比PR-B缺少了164个氨基酸，2种受体亚型在不同组织中的分布也有所不同。与其他类固醇激素受体一样，PR在与配体结合后活化并向核定位，与其他转录调节因子以及目的基因的孕激素作用元件结合（progestin response element, PRE），促进或抑制目的基因的表达。

PAQR最初在斑点鳟鱼中被发现与卵母细胞的成熟有关，之后在人类和其他脊椎动物中发现了同源基因，推断出其至少有3种不同的亚型α、β和γ（对应PAQR7、PAQR8和PAQR5），之后又发现了δ和ε亚型（对应PAQR6和PAQR9），各亚型存在组织分布差异，并在大肠杆菌蛋白表达系统中成功表达重组蛋白，验证了其与孕激素结合的特点。PAQR包含7个跨膜结构，参与信号通路的调控，但与传统的G蛋白偶联受体有所不同。目前，关于PAQR的完整结构仍存在许多争议。

PGRMC1最早发现于猪肝细胞膜上，其与孕激素有很强的亲和力；之后在人类中发现了同源蛋白，并且在多种人体组织中都有表达，特别是肝脏和肾脏。但是在后来有研究指出PGRMC1可能并不是直接与孕激素结合，而是与某种未知的具有孕激素结合能力的分子形成复合体。后来的研究发现，PGRMC1的氨基端为跨膜结构，而羧基端存在一个细胞色素b5（cytb5）结构域，最新的研究也表明血红素依赖的PGRMC1二聚化对肿瘤的增殖等起重要作用。

第二节 经典的孕酮受体与甲状腺肿瘤的关系

以往经典的孕酮受体（PR）被认为主要是在人子宫和卵巢组织中表达。近年来，越来越多的研究发现正常的甲状腺组织以及甲状腺肿瘤中存在PR的表达，并且与瘤体大小呈现统计学相关性。但是，PR是否在甲状腺肿瘤的发生、发展中起作用还未被深入研究。

之前的研究发现，健康育龄期妇女的淋巴细胞可被孕激素诱导产生一种免疫抑制因子，抑制T淋巴细胞的细胞毒作用，被命名为孕酮诱导的封闭因子（progesterone-induced blocking factor，PIBF），受孕后的妇女外周血淋巴细胞会表达PR，相对于未怀孕或者习惯性流产的妇女，健康怀孕妇女的外周血淋巴细胞的PR阳性率更高。孕激素可以诱导淋巴细胞分泌更多的PIBF，而PR拮抗剂美服培酮（mifepristone，RU486）具有拮抗孕激素的作用，使PIBF的分泌减少，说明孕激素通过激动淋巴细胞表达的PR来诱导PIBF的产生。

PIBF通过与IL-4受体作用激动JAK/STAT通路，使得细胞因子的成分发生变化，让Th1/Th2细胞因子平衡向Th2偏移，下调INF-γ、TNF-α的水平，上调IL-4、IL-6等Th2型细胞因子，使得怀孕顺利进行。

而在肿瘤免疫中，恰恰也是Th1型细胞的细胞毒作用占主导地位。已经有相当多的研究表明，PIBF在包括胶质瘤、卵巢癌等多种肿瘤中过表达，但与甲状腺肿瘤有关的研究还鲜有报道。在NCBI的GENE数据库中，*PIBF* mRNA在正常甲状腺组织中的表达相当高，加之PR在甲状腺肿瘤中的表达先前已被多次证实，这很可能是育龄期女性相对男性甲状腺肿瘤高发的原因之一。因此，PIBF在甲状腺肿瘤的发生、发展中起的作用值得深入研究。

第三节 脂联素分子受体和孕激素膜受体1与甲状腺肿瘤的关系

脂联素分子受体（PAQR）又称为膜结合孕激素受体（membrane-bound PR，

mPR），其在甲状腺肿瘤中的作用鲜有报道。

在乳腺癌细胞系中存在mPR的表达，通过激活胞内p42/44 MAPK通路增强肿瘤细胞对血清饥饿的耐受，抑制细胞凋亡。在很多卵巢癌细胞系中，不存在经典的PR，但是表达mPR，在子宫内膜癌中也发现有mPR的表达，说明mPR在女性生殖系统肿瘤的发生、发展中扮演着重要的角色。

此外，还有研究表明，在人肺癌细胞系PC9中，mPR的表达与肿瘤细胞对化疗的抵抗相关，那些耐受吉非替尼的肿瘤细胞相对于吉非替尼敏感的细胞，存在mPR的过表达。

已经有研究表明，PGRMC1在甲状腺肿瘤细胞系和肿瘤中表达，但是没有更加深入的研究。

PGRMC1在小鼠的颗粒细胞中表达，介导孕激素的抗凋亡作用，沉默 *PGRMC1* 的表达可以抑制其抗凋亡作用。PGRMC1在肿瘤细胞的无限增殖化过程中可能也起重要作用。PGRMC1二聚体可以通过与细胞表面的EGFR相互作用，促进肿瘤细胞增殖，而在 *PGRMC1* 敲低的细胞中，EGFR的促细胞增殖作用明显降低。PGRMC1具有cytb5结构域，可以通过与细胞色素P450酶（CYP450）作用降解化疗药物（如阿霉素等），提高肿瘤对化疗的耐受性。

由于mPR和PGRMC1都具有抗凋亡作用，以及它们在多种肿瘤细胞中都存在过表达，有学者猜测这两者是否存在联系。在人乳腺癌细胞系中转入PGRMC1的cDNA后表达PGRMC1，通过免疫共沉淀和免疫组织化学法检测发现两者在膜上存在共定位，并且PGRMC1可以促进和稳定mPR在细胞膜上的表达。也有学者在人颗粒细胞和黄体细胞中，通过邻近连接技术（proximity ligation assay, PLA）发现PGRMC1和mPRα在细胞膜上存在相互作用。

---------------------------------- **参 考 文 献** ----------------------------------

[1] Ahmed I S, Rohe H J, Twist K E, et al. Pgrmc1 (progesterone receptor membrane component 1) associates with epidermal growth factor receptor and regulates erlotinib sensitivity[J]. J Biol Chem, 2010, 285(32): 24775−24782.

[2] Chen D, Qi W J, Zhang P X, et al. Expression of the estrogen receptor alpha, progesterone receptor and epidermal growth factor receptor in papillary thyroid carcinoma tissues[J]. Oncol Lett, 2015, 10(1): 317−320.

[3] Dressing G E, Alyea R, Pang Y F, et al. Membrane progesterone receptors (mPRs) mediate progestin induced antimorbidity in breast cancer cells and are expressed in human breast tumors[J]. Horm Cancer, 2012, 3(3): 101−112.

[4] Gonzalez A A, Valadez C P, Jimenez A C, et al. Progesterone-induced blocking factor is

hormonally regulated in human astrocytoma cells, and increases their growth through the IL-4R/JAK1/STAT6 pathway[J]. J Steroid Biochem Mol Biol, 2014, 44 Pt B: 463−470.

[5] Grimm S L, Hartig S M, Edwards D P. Progesterone receptor signaling mechanisms[J]. J Mol Biol, 2016, 428(19): 3831−3849.

[6] Hill K K, Roemer S C, Churchill E A, et al. Structural and functional analysis of domains of the progesterone receptor[J]. Mol Cell Endocrinol, 2012, 348(2): 418−429.

[7] Kabe Y, Nakane T, Koike I, et al. Haem-dependent dimerization of PGRMC1/Sigma-2 receptor facilitates cancer proliferation and chemoresistance[J]. Nat Commun, 2016, 7: 11030.

[8] Kyurkchiev D, Naydenov E, Tumangelova Y K, et al. Cells isolated from human glioblastoma multiforme express progesterone-induced blocking factor (PIBF)[J]. Cell Mol Neurobiol, 2014, 34(4): 479−489.

[9] Lim H, Devesa S S, Sosa J A, et al. Trends in thyroid cancer incidence and mortality in the United States, 1974−2013[J]. JAMA, 2017, 317(13): 1338−1348.

[10] Lin C C, Chen J T, Lin M W, et al. Identification of protein expression alterations in gefitinib-resistant human lung adenocarcinoma: PCNT and mPR play key roles in the development of gefitinib-associated resistance[J]. Toxicol Appl Pharmacol, 2015, 288(3): 359−373.

[11] Liu J, Chen G, Meng X Y, et al. Serum levels of sex hormones and expression of their receptors in thyroid tissue in female patients with various types of thyroid neoplasms[J]. Pathol Res Pract, 2014, 210(12): 830−835.

[12] Liu Z Q, Jiang Y F, Fang Q W, et al. Future of cancer incidence in Shanghai, China: Predicting the burden upon the ageing population[J]. Cancer Epidemiol, 2019, 60: 8−15.

[13] Madendag Y, Sahin E, Madendag I C, et al. High immune expression of progesterone-induced blocking factor in epithelial ovarian cancer[J]. Technol Cancer Res Treat, 2018, 17: 1533033818783911.

[14] Messuti I, Corvisieri S, Bardesono F, et al. Impact of pregnancy on prognosis of differentiated thyroid cancer: clinical and molecular features[J]. Eur J Endocrinol, 2014, 170(5): 659−666.

[15] Oda S, Nakajima M, Toyoda Y, et al. Progesterone receptor membrane component 1 modulates human cytochrome p450 activities in an isoform-dependent manner[J]. Drug Metab Dispos, 2011, 39(11): 2057−2065.

[16] Peeters S, Pages M, Gauchotte G, et al. Interactions between glioma and pregnancy: insight from a 52-case multicenter series[J]. J Neurosurg, 2018. 128(1): 3−13.

[17] Sinreih M, Knific T, Thomas P, et al. Membrane progesterone receptors beta and gamma have potential as prognostic biomarkers of endometrial cancer[J]. J Steroid Biochem Mol Biol, 2018, 178: 303−311.

[18] Sueldo C, Liu X F, Peluso J. Progestin and adipoQ receptor 7, progesterone membrane receptor component 1 (PGRMC1), and PGRMC2 and their role in regulating progesterone's ability to suppress human granulosa/luteal cells from entering into the cell cycle[J]. Biol Reprod, 2015, 93(3): 63.

[19] Szczesna S E, Kemper B. Progesterone receptor membrane component 1 inhibits the activity of drug-metabolizing cytochromes P450 and binds to cytochrome P450 reductase [J]. Mol Pharmacol, 2011, 79(3): 340-350.

[20] Taraborrelli S. Physiology, production and action of progesterone [J]. Acta Obstet Gynecol Scand, 2015, 94 Suppl 161: 8-16.

[21] Thomas P, Pang Y F, Dong J. Enhancement of cell surface expression and receptor functions of membrane progestin receptor alpha (mPRalpha) by progesterone receptor membrane component 1 (PGRMC1): evidence for a role of PGRMC1 as an adaptor protein for steroid receptors [J]. Endocrinology, 2014, 155(3): 1107-1119.

[22] Valadez-Cosmes P, Vázquez-Martínez E R, Cerbón M, et al. Membrane progesterone receptors in reproduction and cancer [J]. Mol Cell Endocrinol, 2016. 434: 166-175.

[23] Vannucchi G, Leo S, Perrino M, et al. Impact of estrogen and progesterone receptor expression on the clinical and molecular features of papillary thyroid cancer [J]. Eur J Endocrinol, 2015, 173(1): 29-36.

[24] Vannucchi G, Perrino M, Rossi S, et al. Clinical and molecular features of differentiated thyroid cancer diagnosed during pregnancy [J]. Eur J Endocrinol, 2010, 162(1): 145-151.

[25] Yavropoulou M P, Panagiotou G, Topouridou K, et al. Vitamin D receptor and progesterone receptor protein and gene expression in papillary thyroid carcinomas: associations with histological features [J]. J Endocrinol Invest, 2017, 40(12): 1327-1335.

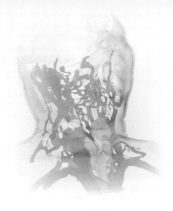

第十四章

超声检查和血浆分子标志物在甲状腺癌诊治中的应用

周　伟　詹维伟　樊友本　杨治力

滤泡细胞来源的甲状腺癌中，分化型甲状腺癌（DTC）占绝大多数。最近20年里，DTC的发生率明显增加，其原因主要是应用了更加敏感的诊断方法，包括明显的超声声像特征结合超声引导下穿刺细胞学检查。然而，仍有超过20%的甲状腺结节难以明确诊断。同时，在手术或放射性碘治疗后的随访中，单纯影像学判断仍存在局限。因此，血浆分子标志物在甲状腺癌诊断、治疗、随访中具有重要作用。

［通信作者］　詹维伟，Email: shanghairuijin@163.com
　　　　　　　　樊友本，Email: fanyouben2006@163.com

第一节　超声检查在甲状腺癌诊断中的应用

　　超声检查是甲状腺结节最重要的影像学评估手段。超声可确定结节的数目、大小、形态学特征及血供状况等。通过评估结节的形态学特征,结合部分血供特征,超声可判断甲状腺结节的恶性风险程度。超声弹性成像、超声造影在结节的评估方面也具有一定的价值,但需要与形态学特性相结合进行综合判断。同时,超声检查可精准显示结节的空间位置、结节与甲状腺包膜、结节与周围重要结构的关系,这些信息对于制订手术治疗策略至关重要。对于拟行甲状腺癌手术的患者,必须在术前进行超声评估颈部是否有异常淋巴结。术前超声评估可优化手术治疗,改变手术方案,利于彻底切除病灶,减少术后复发。对于甲状腺癌术后的患者,超声检查在术后随访中也发挥着重要作用。

一、结节大小

　　结节大小一般在纵切面进行测量,测量时应该包括声晕厚度;若其边界模糊,则测量时需包括其周边区。结节大小对预测结节良恶性并没有太大意义,但能反映结节的生长速度,数小时至几天内突然增大的结节往往是结节内出血;1～3个月内突然增大的结节有可能是淋巴瘤、未分化癌或转移癌。结节缩小往往提示良性病变。例如,结节性甲状腺肿囊液吸收及亚急性甲状腺炎等情况。有研究显示,癌结节越大,出现转移和复发的概率越高。

二、结节纵横比

　　结节纵径是指与皮肤垂直的最大前后径。横径是指与皮肤平行的最大径,两者比值称作纵横比,可分为垂直位(纵横比≥1)和水平位(纵横比<1)。纵横比对结节的良恶性鉴别有重要意义。垂直位生长多见于恶性结节,但水平位生长也可见于恶性结节,特别是FTC或FVPTC。纵切面和横切面上的纵横比对评估结节良恶性均具有重要作用。随着甲状腺癌结节体积的增大,纵横比指标诊断的敏感度逐渐下降。

三、结节边缘

结节边缘指结节与毗邻甲状腺实质的边界。根据清晰程度和规则程度来分类,可分为光整、不规则、模糊和甲状腺外侵犯。一般认为,边缘光整是良性特征,少数甲状腺癌(如FTC)及部分甲状腺淋巴瘤也可出现边缘光整。不规则和(或)甲状腺外侵犯通常是恶性表现。而边缘模糊的临床意义,不同的研究报道尚有分歧。

四、结节回声水平

结节回声是以甲状腺实质及颈部带状肌作为参考,其回声的强弱及分布取决于肿块内部的病理结构,可分为无回声、极低回声、低回声、等回声和高回声。无回声往往是囊肿的表现,低回声或极低回声属于可疑恶性超声特征。如果以低回声作为诊断标准,则诊断的灵敏度较高,但特异度较低;如果以极低回声作为诊断标准,则诊断的灵敏度较低,但特异度较高。高回声和等回声大多见于良性结节,尤其是结节性甲状腺肿。另外,滤泡状肿瘤大多也表现为均匀的等回声或高回声。

五、结节内部结构

内部结构反映结节的内部成分,即出现软组织成分或液性成分各自所占的比例,可分为实性、实性为主、囊性为主、囊性和海绵状5种。① 实性:结节完全或几乎完全由软组织构成;② 实性为主:软组织成分占结节体积的50%或以上;③ 囊性为主:软组织成分占结节体积的50%以下;④ 囊性:结节完全由液体充填;⑤ 海绵状:结节主要由大量小囊腔构成,但无实性组织。实性属于可疑恶性超声特征。囊实性结节的恶性程度可能低于实性结节,对于囊实性结节,评估其实性成分十分重要。出现以下特征时,需警惕恶性可能:实性为主;实性部分是低回声;实性部分偏心,与壁结构呈锐角;实性部分呈乳头状或不规则形;实性部分有点状钙化。囊性或海绵状结节一般为良性,对此类型结节推荐超声随访。

六、结节内局灶性强回声

结节内局灶性强回声是指结节或甲状腺内出现的强回声,后伴声影或伴彗星尾征。可分为微钙化、粗钙化、边缘钙化和彗星尾征。① 微钙化：直径小于1 mm的点状强回声；② 粗钙化：直径＞1 mm的强回声；③ 边缘钙化：位于结节的边缘区域，可呈环形或弧形，间断或连续；④ 彗星尾征：点状或短线状强回声，大多由浓缩胶质所致。

第二节　血浆分子标志物在甲状腺癌诊治中的应用

一、血浆蛋白分子标志物

在分化型甲状腺癌（DTC）患者中，最早研究的血浆蛋白标志物是甲状腺球蛋白（Tg）及其抗体，随后有报道其他血浆蛋白如纤维连接素、丝氨酸蛋白酶抑制剂分支E成员2、分泌型白细胞蛋白酶抑制剂等与甲状腺癌有关。然而，目前临床广泛应用的特异性强、敏感度高的血浆蛋白标志物仅有Tg。

1. Tg及其抗体（TgAb）的生化特点

（1）Tg的生化特点。Tg是甲状腺滤泡细胞合成的分泌型蛋白，具有氨基端链接糖基化及多个二硫键形成的二聚体。Tg的首要功能是碘储存及甲状腺激素形成。它由甲状腺滤泡细胞内质网合成，分泌进入滤泡腔，经过碘化后转化成甲状腺激素及三碘甲状腺激素再分泌入循环（**见图14-2-1**），整个过程受促甲状腺激素（TSH）调节。

血Tg的半衰期为65 h，其在血中的浓度与甲状腺组织质量成比例（每克甲状腺组织含1 ng/mL Tg），正常甲状腺组织一般20～25 g，血Tg参考范围在20～25 ng/mL。但正常血Tg水平受性别及碘摄取的影响，女性参考范围1.5～38.5 ng/mL，男性1.4～29.2 ng/mL。在碘缺乏地区，因升高的TSH促使Tg合成增加，进而参考范围也相应升高。

（2）TgAb的生化特点。血清TgAb浓度升高是自身免疫性甲状腺病（autoimmune thyroid disease, AITD）的重要特征。在临床上也会发现，正常甲状腺及少部分甲状腺癌患者的机体内出现TgAb的浓度较高，但一般血清浓度较低。TgAb可能通过介导抗体依赖的细胞毒性反应导致甲状腺细胞破坏而起作用。

2. Tg及TgAb的临床应用

（1）Tg在甲状腺结节诊断中的应用。在大多数甲状腺疾病中，血清Tg水平

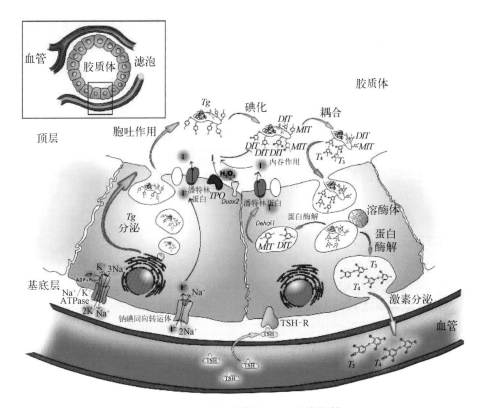

图 14-2-1　甲状腺球蛋白（Tg）的代谢

注：修改自 Jeso B D, Arvan P. Thyroglobulin from molecular and cellular biology to clinical endocrinology[J]. Endocr Rev, 2016, 37(1): 2-36.

都可能升高，尤其常见于甲状腺囊肿并囊内出血，对甲状腺癌是不敏感与非特异性的指标。因此，2015年，美国甲状腺协会不推荐评价甲状腺结节时常规检测Tg。但在临床上，常有一些有广泛骨、肺转移的低分化甲状腺癌（PDTC）或高分化甲状腺癌（WDTC）患者血清Tg明显升高，一般超过1 000 ng/mL。部分甲状腺滤泡状癌（FTC）患者的血清中也会出现Tg明显升高。

（2）DTC首次处理与Tg及TgAb检测的关系。系统进展与荟萃分析资料提示，术前有血清Tg高浓度情况，术后Tg可作为敏感指标监测肿瘤残余或复发转移。术前TgAb水平并不是DTC分期的独立预测因素，但支持的证据并不多。也有大宗病例分析显示，血清TgAb水平与疾病相关的生存率无关。因此，美国甲状腺协会指南并不推荐术前常规检测血清Tg与TgAb水平。

（3）Tg及TgAb与DTC术后随访的关系。发现Tg可以作为滤泡来源甲状腺癌术后转移的标志物已经有40余年。2015年美国甲状腺协会推荐：甲状腺激素治疗期间，血清Tg应每隔6~12月检测1次，对于高危的甲状腺癌患者术后更应频繁检测。在无TgAb干扰和TSH抑制状态下，血清Tg<0.2 ng/mL、TSH刺激状态下Tg<1 ng/mL可以作为甲状腺癌患者术后生化治愈的标准。甲状腺近全切除与全切除的DTC患者，随访期间应周期性监测甲状腺激素治疗下的血清Tg水平，如果未经历放射性I¹³¹（RAI）甲状腺清除处理，则高血清Tg值可能提示有残余甲状腺组织或肿瘤。

血清TgAb出现在约25%的甲状腺癌患者和10%的普通人群中，在免疫检测时可能干扰血清Tg的真实水平。研究显示，血清TgAb水平在手术本身所致的免疫反应、消融治疗后有短暂的升高。在残余正常甲状腺组织、桥本甲状腺炎（HT）、肿瘤术后残余或复发转移情况下，推荐用同样的检测方法连续监测血清TgAb水平。

（4）Tg及TgAb的测量问题。目前检测血清Tg与TgAb的方法还存在一些问题。就Tg测量方面，包括血中干扰Tg测量的TgAb与异嗜性抗体，不同的检测方法灵敏度不同，进而导致不同的测量结果。检测的校准或标准仅仅在采用相同的标准品时才可能比较分析，现今采用经国际验证的Tg标准品CRM-457作为参考。同时，医疗商业机构已经开发出更多超敏感的Tg检测方法，但血清Tg<0.2 ng/mL的临床意义和效用还有待进一步探索。

二、血浆核酸分子标志物在甲状腺癌诊治中的应用

血浆中少量核酸的出现并不是新发现，尤其是在癌症患者血浆中少量核酸分子的量出现明显增加；而这些循环核酸分子可能携带与癌症发生、发展相关的遗传和表观遗传改变，近十年来引起了医学界的极大兴趣。这些遗传分子变化包括DNA突变、杂合性缺失、病毒基因组整合、miRNA干扰、抑瘤基因的甲基化以及线粒体DNA改变等（见图14-2-2）。显然，循环核酸分子变化的研究将发现一些新的肿瘤标志物。

1. DNA在甲状腺癌中的研究

许多学科已经开始研究血浆或血清DNA，即循环中无细胞DNA（cell-free DNA, cfDNA）。研究者把在肿瘤学领域来源于肿瘤的cfDNA称之为循环肿瘤DNA（ctDNA）。对肿瘤患者ctDNA的分析也称为液体活检（liquid biopsy），其潜在的应用范围包括肿瘤早期诊断、肿瘤异质性评估、肿瘤动态监测、选择性靶向治疗、治疗反应评估、小的残余疾病监测及实时肿瘤进化评估等。

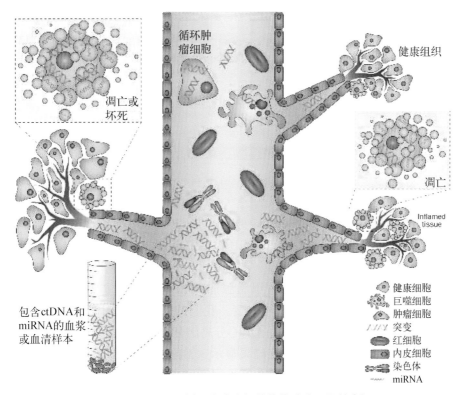

循环肿瘤细胞

健康组织

凋亡或坏死

凋亡

Intlamed tissue

包含ctDNA和miRNA的血浆或血清样本

健康细胞
巨噬细胞
肿瘤细胞
突变
红细胞
内皮细胞
染色体
miRNA

图14-2-2　循环中癌症相关的核酸分子及其来源

注：修改自 Crowley E, Nicolantonio FD, Loupaki F, et al. Liquid biopsy: monitoring cancer—genetics in the blood[J]. Nat Rev Clin Oncol, 2013,10(8): 472-484.

（1）PTC患者的ctDNA *BRAF V600E*：甲状腺癌细胞*BRAF*基因T1799A点突变导致BRAF V600E突变蛋白，引起丝氨酸苏氨酸激酶持续激活。*BRAF V600E*突变出现在约45%的PTC中。大量研究证实，*BRAF V600E*突变与肿瘤侵袭性、复发、放射性碘抵抗等有关。研究显示，在甲状腺癌细胞样本中存在*BRAF V600E*突变，但目前为止，仅少数研究报道在PTC患者循环ctDNA中检测出*BRAF V600E*突变（见表14-2-1）。其中Pupilli等的研究显示，循环*BRAF V600E*突变在患者与正常人群及非结节疾病患者中明显不同，且在细针抽吸活检（FNAB）细胞学检查结果的不同类型中也有不同的循环*BRAF V600E*突变量，组织学为癌的明显高于良性疾病；对19例患者手术前后比较显示，循环*BRAF V600E*突变的百分率明显下降，ROC曲线分析其突变频率界值为2.65%，具有65%的敏感度、80%的特异度；随后在Thy3（细胞学为滤泡性病灶）患者中预测评价，发现阳性预测值为33%，阴性预测值为80%。该研究结

表 14-2-1　甲状腺乳头状癌（PTC）患者循环 *BRAF V600E* 检测文献报道

作者（时间）	样　本	检测方法	PTC中阳性例数	其　他
Cradic 等（2009）	血	定量 PCR	20/173 8/38（肿瘤持续或残余）	0/20 （非瘤）
Chuang 等（2010）	ctDNA	定量 PCR	3/14	
Pupilli 等（2013）	ctDNA	定量 PCR	18/25（经典） 6/11（滤泡变异型）	
Kim 等（2015）	ctDNA	定量 PCR	3/72	

果提示，可以利用循环 *BRAF V600E* 突变检测进行PTC患者术前诊断与术后随访。显然，关于PTC ctDNA *BRAF V600E* 还需多中心、大样本验证方能实现临床转化。

　　（2）FTC患者的ctDNA：FTC占甲状腺癌的10%～15%，主要通过血行转移，40%～45%的肿瘤出现 *RAS* 基因突变。我们的研究团队对10例FTC合并肺、骨转移患者术前采集外周血，通过离心分离出有核细胞与血浆，与原发癌组织行全外显子测序（见表14-2-2），结果显示这3组DNA样本变异绝大多数是共同变异，少量不同变异，变异类型包括点突变、拷贝数变化及基因融合等（见图14-2-3）。通过生物信息学对数据分析后发现，血浆DNA与原发组织间的体细胞突变基因有交集，两者间也存在不同的基因突变（见表14-2-3）。研究结果提示：① 甲状腺滤泡状癌患者血浆无细胞DNA却包含有原发肿瘤遗传基因变化信息，对其检测有可能获得肿瘤诊断标志物；② 进一步比较分析转移灶的基因变化，有希望从血浆ctDNA中预测是否存在转移及肿瘤进化情况。

表 14-2-2　在FTC合并肺、骨转移患者中，肿瘤组织、血浆、外周血有核细胞的全外显子测序概况

	外周血DNA	肿瘤DNA	无细胞DNA
总有效序列数据（Gb）	11.0	10.0	11.2
目标区域覆盖率	99.76	99.67	99.8
平均深度	140.04	139.59	133.21
单核苷酸突变数量	41 410	41 874	41 206
插入缺失数量	3 259	3 490	3 486

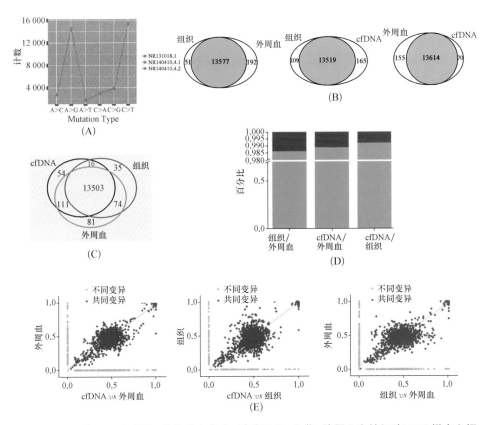

图14-2-3　在FTC合并肺、骨转移患者中，肿瘤组织、血浆、外周血有核细胞DNA样本之间的关系

注：(A)3个DNA样本突变类型；(B、C)共同变异的Venny；(D)共同或不同变异百分数的组织图(绿色，共同变异；红色，不同变异)；(E)3个DNA样本变异的相关性。

表14-2-3　FTC肺、骨转移患者肿瘤组织、血浆DNA体细胞突变基因清单

组织体细胞		cfDNA体细胞突变		交集(31%)
FAM69A	*UBE2L3*	*TTC39A*	*CILP2*	*FAM69A*
RPL5	*TFAP2E*	*FAM69A*	*ZNF431*	*RPL5*
ANKRD45	*FBXO28*	*RPL5*	*DEFB124*	*ANKRD45*
SLC9A2	*RHOA*	*TMEM56*	*LOC101927631*	*RAPGEF4-AS1*
RAPGEF4-AS1	*LOC101243545*	*ANKRD45*	*UBE2L3*	*EOMES*
ATF2	*TAPT1-AS1*	*NUCKS1*	*FAM9B*	*TWF2*
EOMES	*BRD9*	*DIEXF*	*SH3KBP1*	*NCALD*

（续表）

组织体细胞		cfDNA体细胞突变		交集（31%）
TWF2	NEUROD6	CNRIP1	EFNB1	MPV17L
RUVBL1	TMEM229A	ERMN	PJA1	UBE2L3
TM4SF19-AS1	UNC5D	RAPGEF4-AS1	MOSPD1	UNC5D
MARCH6	DPY19L4	EOMES	MIR4424	FJX1
KCTD20	GLIPR2	TWF2	MAP6D1	SNX20
TMEM248	HRAS	GOLIM4	HLA-B	CDRT15L2
DNAJC2	FJX1	HES1	HLA-DRB1	LOC100287072
NCALD	FAM86C1	PDCL2	PPIA	EID2
HAS2-AS1	RCOR1	ANXA5	NCF1C	GLUD2
RAB1B	PDCD7	CPE	UNC5D	
CXCR5	CHRNA5	NUDCD2	FAM35BP	
LNX2	SNX20	CASC15	FAM35DP	
CTAGE10P	ALOX15P1	EPB41L2	FJX1	
EMC7	CDRT15L2	FZD1	LOC338797	
SNN	LOC100287072	XPO7	SLITRK1	
MPV17L	VAT1	NCALD	MIR4511	
DCXR	EID2	MSANTD3-TMEFF1	IDH3A	
RWDD2B	NCOA3	TMEFF1	GNPTG	
GLUD2		CSGALNACT2	SNX20	
		AMBRA1	PAFAH1B1	
		NAALAD2	CDRT15L2	
		FGFR1OP2	LOC100287072	
		MICU2	CERS1	
		MEIS2	GDF1	
		MPV17L	EID2	
		ZNF771	GNG8	
		TOM1L2	ZNF816-ZNF321P	
		SMARCE1	GLUD2	

2. 非编码 miRNA 在甲状腺癌中的研究

1993年，miRNA的发现是细胞生物学研究中的里程碑。它是含有18～22个核苷酸的非编码RNA，在转录后水平调节基因表达，在肿瘤细胞中控制细胞增殖、分化及凋亡等多种生物学功能。肿瘤患者的血浆或血清中存在不同种类的miRNA。因此，miRNA可能作为实体肿瘤的血浆肿瘤标志物。

（1）miRNA在PTC患者中的检测及意义：大数量的研究显示，miRNA参与了PTC的发生、发展、复发及转移等病理过程。近十余年来，不同的研究团队相继报道了数个血浆或血清miRNA能辅助诊断甲状腺良恶性结节、监测复发转移动态（见表14-2-4）。Pilli等报道了一项前瞻性大宗病例（1 000例）的观察研究，结果显示血清*miR-95*与*miR-190*结合FNAB细胞学诊断良恶性结节的敏感度高达96.3%，比单用FNAB明显增加（前者为89.6%，后者为88.9%）；同时，研究对未进行穿刺细胞学检查的14例、穿刺标本不充足的18例、不能决定病理学类型的72例患者进行了手术。依据术后病理学，血清*miR-95*与*miR-190*检测能正确诊断90.8%的良性结节患者和74.3%的恶性结节患者。该研究结果证实，在意大利人群中血清*miR-95*与*miR-190*表达组合是一个区分甲状腺结节良恶性准确的非侵袭性检测工具。

表14-2-4　文献已报道的PTC患者循环miRNA

作者（发表时间）	样本来源	miRNA组	临　床　意　义
Yu等（2012年）	PTC血清	*Let-7e*、*miR-151-5p*、*miR-222*	在PTC中明显增加，并与临床病理因素相关
Lee等（2013年）	PTC血浆	*miR-146b*、*miR-222*	与肿瘤复发监测有关
Boufraqech等（2014年）	PTC血清	*miR-145*	PTC辅助诊断标志
Cantara等（2014年）Pilli等（2017年）	PTC血清	*miR-95**miR-190*	甲状腺结节鉴别诊断
Lee等（2015年）	PTC血浆	*miR-146b miR-155*	区分良恶性结节及随访
Li等（2015年）	PTC血浆	*miR-25-3p miR-451*	PTC诊断
Zhang等（2017年）	PTC血清	*miR-222 miR-221 miR-146b*	PTC诊断与动态监测
Yu等（2016年）	PTC血浆	*miR-124-3P*、*miR-9-3P**miR-196b-5p*	鉴别诊断PTC与良性结节

（2）外泌体miRNA在甲状腺癌中的研究：循环miRNA有多种包装形式，包括RISC组件miRNA、细胞外载体miRNA（外泌体、核外粒体、凋亡小体）及高密度脂蛋白miRNA颗粒。这些包装形式的生物学意义尚不清楚，但外泌体miRNA已引起广泛注意。Samsonov等的研究结果显示，PTC的发展与血浆外泌体miRNA谱的专有变化相关；与良性结节比较，血浆外泌体*miR-31*在PTC患者中表达更高；血浆外泌体*miR-21*有助于区分腺瘤与FTC；*miR-21*与*miR-181a-5p*在PTC与FTC血浆外泌体中互为相反表达，两者之比可以鉴别FTC与PTC，其敏感度达到100%，特异度为77%。该研究提示，甲状腺癌患者血浆外泌体miRNA的表达及其意义独特，进一步扩大样本研究证实是未来的研究重点。

------------------------------ 参 考 文 献 ------------------------------

[1] Crowley E, Di N F, Loupakis F, et al. Liquid biopsy: monitoring cancer-genetics in the blood[J]. Nat Rev Clin Oncol, 2013, 10(8): 472-484.

[2] Di J B, Arvan P. Thyroglobulin from molecular and cellular biology to Clin Endocrinol [J]. Endocr Rev, 2016, 37(1): 2-36.

[3] Haugen B R, Alexander E K, Bible K C, et al. 2015 American thyroid association management guidelines for adult patients with thyroid nodules and differentiated thyroid cancer[J]. Thyroid, 2016, 26(1): 1-133.

[4] Indrasena B S H. Use of thyroglobulin as a tumour marker[J]. World J Biol Chem, 2017, 8(1): 81-85.

[5] Pilli T, Cantara S, Marzocchi C, et al. Diagnostic value of circulating microRNA-95 and-190 in the differential diagnosis of thyroid nodules: A validation study in 1000 consecutive patients[J]. Thyroid, 2017, 27(8): 1053-1057.

[6] Pupilli C, Pinzani P, Salvianti F, et al. Circulating BRAF V600E in the diagnosis and follow-Up of differentiated papillary thyroid carcinoma[J]. J Clin Endocrinol Metab, 2013, 98: 3359-3365.

[7] Samsonov R, Burdakov V, Shtam T, et al. Plasma exosomal *miR-21* and *miR-181a* differentiates follicular from papillary thyroid cancer[J]. Tumour Biol, 2016, 37(9): 12011-12021.

[8] Wan J C, Massie C, Garcia C J, et al. Liquid biopsies come of age: towards implementation of circulating tumour DNA[J]. Nat Rev Cancer, 2017, 17(4): 223-238.

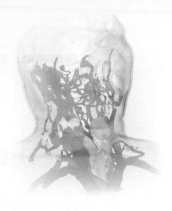

第十五章

分化型甲状腺癌失分化机制及再分化

魏伟军　罗全勇

分化型甲状腺癌（DTC）是内分泌系统最常见的恶性肿瘤，大多数DTC须行甲状腺全切或近全切除术。依据患者的分期和危险分层，部分患者术后需接受[131]I治疗。此外，尚有1/3的DTC远处转移患者病灶不摄取碘或逐渐失去摄碘能力，克服这类平均生存期只有3～5年的碘难治性分化型甲状腺癌（RAIR-DTC），使其摄碘功能恢复或增强仍是最有希望的措施之一。本章就DTC失分化相关的机制及再分化策略做一简单归纳总结，希望中国科研工作者能在"再分化"RAIR-DTC征程上发出自己的声音，做出自己的贡献。

[通信作者]　罗全勇,Email: luoqy@sjtu.edu.cn

第一节　分化型甲状腺癌及其摄碘相关基因

一、分化型甲状腺癌概述

在分化型甲状腺癌（DTC）患者中，[131]I治疗旨在清除术后残留的正常甲状腺组织以提高血清甲状腺球蛋白（Tg）和诊断性全身显像（dxWBS）评估DTC复发、转移的精准性，摧毁残留的隐匿性DTC病灶以降低DTC的复发。同时，清除残留甲状腺组织也可预防其恶变。[131]I清除甲状腺治疗后，碘扫描还可以敏感地发现局部残留或远处转移性DTC病灶。对于DTC远处转移，我们前期的临床研究表明：DTC骨转移患者经[131]I治疗后血清Tg水平明显下降，骨痛明显缓解且多伴有骨转移病灶缩小；但当出现多个骨转移灶时，[131]I疗效欠佳，且患者的预后较差；DTC肺转移患者经[131]I治疗后60.9%的患者血清Tg水平下降，60.3%的患者肺转移病灶缩小，但只有24.2%（62/256）的患者达到完全治愈；DTC高功能远处转移灶的患者对[131]I治疗反应欠佳，且10年生存率只有65.79%。此外，尚有1/3的DTC远处转移患者病灶不摄取碘或逐渐失去摄碘能力，克服这类平均生存期只有3～5年的碘难治性分化型甲状腺癌（RAIR-DTC）仍是现今临床诊治工作中的难点。

二、DTC摄碘相关基因

钠碘同向转运体（NIS）功能异常是甲状腺癌病灶丧失摄碘功能的最主要因素，尽管潘特林（pendrin蛋白）、Tg、甲状腺过氧化物酶（thyroperoxidase, TPO）在*BRAF*突变阳性的甲状腺癌中表达也下调，但它们在介导甲状腺癌摄碘中的作用相对较弱。NIS功能紊乱不仅仅与NIS表达下降或缺失有关，还与其在质膜的定位异常、滞留时间长短有关。文献报道，70%的甲状腺癌NIS过度表达但其定位于细胞内。定位于胞内的NIS可通过负反馈作用下调NIS mRNA的表达。值得注意的是，促甲状腺激素受体（TSHR）减少也可以导致NIS mRNA表达下调，并且影响NIS的正常迁移。Pendrin蛋白是一个表达于甲状腺滤泡上皮细胞上参与碘转运的跨膜蛋白，在66.7%的甲状腺滤泡状腺瘤中同时表达于质膜和胞内；pendrin蛋白在甲状腺滤泡状癌（FTC）和PTC中的阳性率分别为73.3%

的76.7%，但其均表达于胞质内。TPO在甲状腺癌病灶摄碘中的作用尚有争议。有研究发现甲状腺癌组织中TPO表达在mRNA和蛋白水平均下降，也有研究称TPO在甲状腺癌组织中的表达并没有变化。Tg mRNA在甲状腺癌中的表达水平既可以正常，也可以下降。值得注意的是，Tg水平下降并不与甲状腺癌信号通路的异常调节相关。研究表明，相比癌灶免疫组织化学染色NIS表达阴性的患者，NIS表达阳性的患者对^{131}I的治疗反应更好。因此，再分化RAIR-DTC使NIS等摄碘相关蛋白的表达恢复或升高对RAIR-DTC的诊治显得尤为关键。

第二节　MAPK通路抑制剂与碘难治性分化型甲状腺癌再分化

DTC的发生与丝裂原活化蛋白激酶（MAPK）信号通路中多个编码效应蛋白的基因突变有关（例如，RET、NTRK、RAS和BRAF）。BRAF是一个被RAS激活后定位到细胞膜的丝苏氨酸激酶（serine-threonine kinase），激活后可磷酸化并激活MAPK通路中的下游分子如MEK等。在甲状腺癌中，*BRAF*可因点突变、小片段基因的插入或缺失而激活。最常见的激活机制是核苷酸1 799位点的胸腺嘧啶（thymine）因点突变变为腺嘌呤（adenine），导致氨基酸残基600位点的缬氨酸被谷氨酸所替代，进而形成有活性的*BRAF V600E*单体。*BRAF V600E*突变是甲状腺癌乳头状（PTC）中最常见的突变，突变率高达40%～45%，在分化较差的甲状腺癌和未分化癌（ATC）中*BRAF V600E*突变率分别为20%～40%和30%～40%。维罗非尼（vemurafenib，PLX-4032）是特异性的*BRAF V600E*抑制剂，在美国安德森肿瘤中心对Ⅰ、Ⅱ期临床试验的回顾性研究中发现，进展期RAIR-DTC患者服用维罗非尼后有效率可达47%，部分患者会发生耐药且不良反应较常见，包括皮肤鳞状细胞癌、体重下降、味觉障碍、贫血、斑疹、疲劳、肝功能紊乱及肌酸酐水平升高等。在一项纳入了14例*BRAF V600E*突变阳性的甲状腺癌患者的研究中，*BRAF V600E*特异性的抑制剂达拉非尼（dabrafenib，GSK2118436）也显示出了可观的疗效：4例患者获得部分缓解（29%），6例患者病情稳定，且其中有4例患者服用达拉非尼超过2.5年。

*BRAF V600E*抑制剂除了具有直接抗肿瘤作用，文献报道服用*BRAF V600E*抑制剂可不同程度地再分化（redifferentiation）甲状腺癌细胞/组织，使其摄碘功能增强。究其原因，是因为甲状腺癌中MAPK通路激活后可抑制摄碘相关基因

的表达及碘在细胞中的滞留，当甲状腺癌细胞 *BRAF V600E* 突变呈阳性时，NIS 的表达水平及正常定位均受影响，进而影响甲状腺癌细胞的摄碘能力。基础研究方面，MSKCC 的 Fagin 教授团队发现用 BRAF 抑制剂和 MEK 抑制剂治疗后，*BRAF V600E* 突变阳性基因工程鼠甲状腺癌细胞的 NIS 表达及摄碘能力均上调。近期，该团队另一项研究表明，新一代 MEK 抑制剂 CH5126766（CKI 27）能持续有效地抑制 MAPK 信号通路，显著增加甲状腺癌分化相关基因的表达，并增加肿瘤组织摄碘进而提高 [131]I 治疗的疗效。Cheng 等研究发现，用维罗非尼联合 HDAC 抑制剂 SAHA 处理 *BRAF V600E* 突变阳性和阴性的甲状腺癌细胞后，突变阳性的细胞摄碘相关基因 *NIS*、*TSHR*、*TPO*、*Tg* 表达水平均不同程度地上调，而在突变阴性的细胞中上述基因的表达水平未见明显改变；进一步研究发现，维罗非尼联合伏立诺他（vorinostat, SAHA）可促进 NIS 蛋白的表达以及其膜定位。该研究的潜在意义在于为维罗非尼、伏立诺他联合 [131]I 治疗分化较差的甲状腺癌提供了良好的理论依据。临床研究方面，在一项纳入了 10 例 *BRAF V600E* 突变阳性的 RAIR-PTC 患者的研究中，Rothenberg 等发现经达拉非尼治疗后有 6 例患者出现了新的摄碘病灶，出现新摄碘灶的患者经 5.5 GBq [131]I 治疗后 3 个月评估时有 2 例患者获得部分缓解，4 例患者病情稳定；6 例患者中有 4 例患者 Tg 水平下降，但有 1 例患者发生了皮肤鳞状细胞癌。达拉非尼或可因其直接抗肿瘤作用或恢复病灶摄碘能力而用于临床，但甲状腺癌病灶摄碘并不意味着就会取得临床疗效；其次达拉非尼增加摄碘可能并不局限于甲状腺癌病灶本身。此外，当达拉非尼治疗后出现混合性摄碘情况（出现新的摄碘灶或局部摄碘增强，其他病灶不摄碘），应在治疗后 3 个月和 6 个月时行 CT 检查重新评估病灶，如果摄碘增强的病灶缩小，则说明 [131]I 治疗有效。在上述这项临床研究中有 1 例患者经 [131]I 治疗后（5.5 GBq）Tg 水平较治疗前有所增高，可能是因辐射损伤或再分化而引起，但这类患者是否真正从中受益值得进一步探讨。目前，评估维罗非尼联合 KTN3379（抗 HER3 单克隆抗体）再分化 RAIR-DTC 的 I 期临床试验（NCT02456701）已完成，但结果尚未公布。

　　MEK 抑制剂司美替尼（selumetinib, AZD6244）治疗 20 例 RAIR-PTC 患者后，其中有 12 例患者甲状腺癌病灶摄碘能力增加，经 [131]I 治疗的 8 例患者中有 5 例病灶明显缩小。在这项临床研究中，研究人员创新性地用 [124]I PET/CT 定量评估了司美替尼所诱导的甲状腺癌病灶摄碘变化，并预测了 [131]I 的治疗疗效。司美替尼对 *RAS* 突变的患者效果较好，但对 *BRAF/RAS* 野生型的患者尚不理想。近期，NIH 又批准了一项 MEK1/2 抑制剂曲美替尼（trametinib, GSK1120212）用于 RAIR-DTC 的 II 期多中心临床试验（NCT02152995）。该试验旨在进一步评估曲美替尼恢复RAIR-DTC摄碘的作用及对RAIR-DTC的治疗疗效，探讨曲美替尼对 *BRAF/RAS* 野生型甲状腺癌的再分化及治疗作用。研究人员指出该研究同时也将揭示曲美替尼治疗后甲状腺癌组织基因组的变化。探索新型靶向制剂对 *RAS/BRAF* 突变阳性的RAIR-DTC而言，是一种全新的治疗措施，同时这类药物对RAIR-DTC的再分化作用或与其靶向治疗作用相辅相成。本课题组的近期研究表明，新一代BRAF抑制剂LY3009120在体内及体外实验中抗甲状腺癌的作用均优于维罗非尼，但其再分化作用有待进一步验证。

第三节　类视黄醇、噻唑烷二酮类及表观遗传学药物与碘难治性分化型甲状腺癌再分化

诱导甲状腺特异性酶表达、钠碘同向转运体（NIS）重新定位的药物大多在转录水平发挥作用，这类药物包括视黄醇（又称维甲酸）、噻唑烷二酮类及表观遗传学药物等。类视黄醇（retinoid），即视黄醇及其衍生物，作用于视黄酸受体（retinoic acid receptor, RAR）和类视黄醇X受体（retinoid X receptor, RXR）。目前，共有三代视黄醇类药物：第一代包括视黄醇、视黄醛、异视黄酸及视黄酸（全反式视黄醇、9-顺式视黄醇及13-顺式视黄醇）；第二代视黄醇类药物有依曲替酯（etretinate）和依曲替酸（acitretin）；第三代视黄醇类药物有他扎罗汀（tazarotene）和贝沙罗汀（bexarotene）。视黄醇既可以上调甲状腺特异性蛋白的表达，也可以增加甲状腺癌病灶的摄碘，而在正常的甲状腺细胞中视黄醇作用后细胞摄碘能力反而降低。Simon等报道服用类视黄醇后，38%（19/50）的甲状腺癌患者取得临床疗效，但其他多数研究所报道的有效率均低于该值。值得注意的是，在Simon等的研究中，疗效与病灶的摄碘能力并不相关，所以疗效可能是基于类视黄醇的抗肿瘤增殖作用。Hankiewicz等发现RAIR-DTC患者服用13-顺式类视黄醇（13-CRA）后少于20%的患者出现新的摄碘灶，然而这类患者并没有获益，因为既没有缩小肿瘤，也没有阻止疾病的进展；且对于碘扫描出现新摄碘灶和无新摄碘灶的RAIR-DTC患者，经13-CRA治疗后Tg水平均上升。在上述涉及类视黄醇的研究中都用了传统的^{131}I平扫评估患者病灶的摄碘情况。然而，^{131}I平扫在诊断准确率方面远不及^{124}I PET/CT。不同研究间，有效率的不同也可用RAR表达的差异来解释。有研究报道甲状腺癌细胞缺乏RAR-b和RXR-c是部分患者对类视黄醇治疗无反应的原因。上述研究所纳入患者的

RAR表达情况均未知。

噻唑烷二酮类（thiazolidinediones, tzds）属于胰岛素增敏剂类药物。其受体过氧化物酶体增殖物活化受体（peroxisome proliferator-activated receptor, PPAR）属于核受体超家族的转录因子，与类视黄醇、雌激素、甲状腺激素、维生素D及糖皮质激素的受体有一定关联。PPAR家族包括PPAR-a、PPAR-c和PPAR-d。PPAR-c促进间充质干细胞分化成脂肪细胞和破骨细胞。PPAR-c/PAX-8重排在FTC和滤泡亚型乳头状甲状腺癌（FVPTC）中的发生率分别为36%～45.5%和37.5%，重排后PPAR-c丧失功能。文献报道，PPAR-a的激活剂曲格列酮（troglitazone）可以诱导甲状腺癌细胞凋亡，并抑制甲状腺癌荷瘤裸鼠肿瘤的生长。Philips等首先证实罗格列酮（rosiglitazone, avandia）治疗可增加^{131}I的摄取。相继有2例个案报道服用罗格列酮可再分化不摄碘的DTC转移灶使其重新恢复摄碘能力，且经^{131}I治疗后患者的血清Tg水平下降、病灶缩小。随后Ⅱ期临床试验进一步证实罗格列酮可以再分化RAIR-DTC，但遗憾的是治疗3个月后并没有患者获得部分缓解或完全缓解。该类包含罗格列酮在内的甲状腺癌再分化药物的前景扑朔迷离。罗格列酮曾一度因心血管不良事件被美国FDA下架。曲格列酮也因严重的肝脏毒性被从市场撤回。吡格列酮（pioglitazone）和环格列酮（ciglitazone）在体外实验中对甲状腺癌细胞摄碘的作用较小。目前，仍有一项研究匹格列酮对PAX-8/PPARγ融合基因阳性甲状腺癌患者再分化作用的Ⅱ期临床试验（NCT01655719）正在招募患者，该临床试验正在进行中。

表观遗传学改变包括组蛋白修饰、DNA甲基化修饰等。肿瘤细胞表观遗传学改变往往影响细胞的分化。沉默某特定基因可通过甲基胞核嘧啶（methylated cytosines）结合甲基化结合蛋白（例如，MeCP2）实现，而这个过程常伴随招募组蛋白脱乙酰基酶（HDAC）。HDAC包含几种亚型：Ⅰ类HDAC有HDAC1、HDAC2、HDAC3及HDAC8；ⅡA类HDAC有HDAC4、HDAC5、HDAC7及HDAC9；ⅡB类HDACs有HDAC6、HDAC10；Ⅲ类HDACs有长寿蛋白（sirtuins）；Ⅳ类HDAC有HDAC11。HDAC抑制剂（histone deacetylases inhibitor, HDI）并不能同等强度低抑制所有HDAC。伏立诺他（vorinostat, SAHA）、丙戊酸（valproic acid）、帕比司他（panbinostat）、曲古抑菌素A（trichostatin A）是广谱的HDI。在此类药物中，目前最常用于甲状腺癌再分化治疗的是伏立诺他。伏立诺他能明显上调ATC和DTC细胞NIS的表达水平，并抑制细胞的生长。在一项评估伏立诺他临床疗效的试验中，在所纳入的5例甲状腺癌患者中，其中有1例患者服用伏立诺他后病灶摄碘功能有所增强。基于上述结果，Woyach等开展了一项研究Ⅱ期临床试验，评估伏立诺他在RAIR-DTC中的治疗效果。该研究发现伏立诺他并不是治疗或再分化RAIR-DTC的有效方案，因为无患者获得部分缓解或完全缓解。在另一项Ⅱ期临床试验中，Sherman等发现服用罗米地辛（romidepsin）后所纳入的20例RAIR-DTC患者中有2例出现了新的摄碘病灶，但经^{131}I治疗后患者并没有获得疗效。另一种新的HDI帕比司他（panobinostat）可以诱导ATC细胞NIS的表达，且^{125}I细胞摄取实验证实有辐射损伤作用的产生。有报道进一步证实，帕比司他和酪氨酸激酶抑制剂（TKI）联合使用可在进展期甲状腺癌的治疗中发挥一定的作用。

第四节　其他诱导甲状腺癌再分化的药物

在甲状腺癌细胞中，对甲状腺特异性基因（*Tg*、*TPO*、*TSHR*、*PDS*及*NIS*）表达关键的转录因子常因为甲基化而失去活性。因此，有研究表明DNA甲基化转移酶抑制剂（inhibitors of DNA methyltransferase, DMI）诸如阿扎胞苷（vidaza）、5-氮杂胞苷、5-氮杂-2-脱氧胞苷等均可不同程度地再分化RAIR-DTC细胞。碳酸锂（eskalith、lithobid）是用于治疗躁郁症和抑郁症的药物，同时文献报道它还可以增加碘在细胞内的滞留时间，但后续研究发现对于转移性DTC患者，服用碳酸锂类药物后患者并没有受益。根据文献报道，其他药物如萨斯迪瓦（sustiva）、白藜芦醇（resveratrol）、洛伐他汀（levostatin）、骨化三醇（calcitriol、rocaltrol）、三氧化二砷（trisenox）及PI3K抑制剂LY294002等可不同程度地再分化甲状腺癌细胞。值得注意的是，近期McMullen教授团队撰文报道血小板源性生长因子受体α（platelet-derived growth factor receptor-α, PDGFRα）通过影响甲状腺转录因子-1（thyoid transcription factor-1, TTF-1）的核定位进而驱动PTC的失分化。TTF-1是滤泡细胞形成所必需的转录因子，影响其表达或功能可抑制Tg的产生及碘化钠的转运，PDGFRα激活后可使TTF-1从细胞核异位到细胞质，进而失去其转录调控功能。此外，肿瘤组织高表达PDGFRα的患者^{131}I的治疗效果较差。因此，靶向抑制PDGFRα的表达或活性可能为RAIR-DTC的治疗提供了新的策略。

综上所述，包括MAPK通路抑制剂在内的多种药物在体外实验中可再分化碘难治性甲状腺癌，恢复或增强摄碘功能，但临床试验的结果往往与预期不符，13-顺式-类视黄醇、全反式类视黄醇及伏立诺他等的临床再分化效果均较差，现阶段只有MEK抑制剂司美替尼的再分化疗效比较显著，其他如BRAF抑制剂（维罗非尼、达拉非尼）和新一代MEK抑制剂（曲美替尼）的临床再分化效果有待后续研究进一步证实。目前，在评价这些药物的再分化效果时仍有一些问题存在，比如不知道再分化治疗后血清Tg水平是因甲状腺癌细胞再分化而升高还是因肿瘤体积缩小而降低；不足1年的随访期难以评估生长缓慢的DTC再分化治疗的疗效；[124]I PET/CT在再分化患者的筛选、再分化疗效的评估方面均优于[131]I平扫或[123]I SPECT。此外，新型显像剂[18]F-TFB将来或可用于评价NIS的表达，以及患者的筛选和再分化疗效的评价。总而言之，在精准医学的大背景下，再分化RAIR-DTC使其摄碘功能恢复或增强仍是治疗RAIR-DTC最有希望的措施之一。

参 考 文 献

[1] Carneiro R M, Carneiro B A, Agulnik M, et al. Targeted therapies in advanced differentiated thyroid cancer[J]. Cancer Treat Rev, 2015, 41(8): 690-698.

[2] Chakravarty D, Santos E, Ryder M, et al. Small-molecule MAPK inhibitors restore radioiodine incorporation in mouse thyroid cancers with conditional BRAF activation[J]. J Clin Invest, 2011, 121(12): 4700-4711.

[3] Chan D, Zheng Y, Tyner J W, et al. Belinostat and panobinostat (HDACI): in vitro and in vivo studies in thyroid cancer[J]. J Cancer Res Clin Oncol, 2013, 139(9): 1507-1514.

[4] Cheng W, Liu R, Zhu G, et al. Robust thyroid gene expression and radioiodine uptake induced by simultaneous suppression of BRAF V600E and histone deacetylase in thyroid cancer cells[J]. J Clin Endocrinol Metab, 2016, 101(3): 962-971.

[5] Coelho S M, Vaisman F, Buescu A, et al. Follow-up of patients treated with retinoic acid for the control of radioiodine non-responsive advanced thyroid carcinoma[J]. Braz J Med Biol Res, 2011, 44(1): 73-77.

[6] Dadu R, Shah K, Busaidy N L, et al. Efficacy and tolerability of vemurafenib in patients with BRAF(V600E)-positive papillary thyroid cancer: M. D. Anderson Cancer Center off label experience[J]. J Clin Endocrinol Metab, 2015, 100(1): 77-81.

[7] Fagin J A, Wells S A. Biologic and clinical perspectives on thyroid cancer[J]. N Engl J Med. 2016, 375(23): 2307.

[8] Falchook G S, Millward M, Hong D, et al. BRAF inhibitor dabrafenib in patients with metastatic BRAF-mutant thyroid cancer[J]. Thyroid, 2015, 25(1): 71-77.

[9] Frohlich E, Wahl R. The current role of targeted therapies to induce radioiodine uptake in thyroid cancer[J]. Cancer Treat Rev, 2014, 40(5): 665-674.

[10] Harris P J, Bible K C. Emerging therapeutics for advanced thyroid malignancies: rationale and targeted approaches[J]. Expert Opin Investig Drugs, 2011, 20(10): 1357-1375.

［11］ Ho A L, Grewal R K, Leboeuf R, et al. Selumetinib-enhanced radioiodine uptake in advanced thyroid cancer［J］. N Engl J Med, 2013, 368(7): 623-632.

［12］ Huillard O, Tenenbaum F, Clerc J, et al. Redifferentiation of iodine-refractory BRAF V600E-mutant metastatic papillary thyroid cancer with dabrafenib-letter［J］. Clin Cancer Res, 2015, 21(24): 5639.

［13］ Kim K B, Cabanillas M E, Lazar A J, et al. Clinical responses to vemurafenib in patients with metastatic papillary thyroid cancer harboring BRAF(V600E) mutation［J］. Thyroid, 2013, 23(10): 1277-1283.

［14］ Larson S M, Osborne J R, Grewal R K, et al. Redifferentiating thyroid cancer: selumetinib-enhanced radioiodine uptake in thyroid cancer［J］. Mol Imaging Radionucl Ther, 2017, 26(Suppl 1): 80-86.

［15］ Lopez C A, Adewuyi E E, Benesch M G, et al. PDGFRalpha regulates follicular cell differentiation driving treatment resistance and disease recurrence in papillary thyroid cancer［J］. EBioMedicine, 2016, 12: 86-97.

［16］ Nagarajah J, Le M, Knauf J A, et al. Sustained ERK inhibition maximizes responses of BRAF V600E thyroid cancers to radioiodine［J］. J Clin Invest, 2016, 126(11): 4119-4124.

［17］ Nikiforov Y E, Nikiforova M N. Molecular genetics and diagnosis of thyroid cancer［J］. Nat Rev Endocrinol, 2011, 7(10): 569-580.

［18］ Pugliese M, Fortunati N, Germano A, et al. Histone deacetylase inhibition affects sodium iodide symporter expression and induces 131I cytotoxicity in anaplastic thyroid cancer cells ［J］. Thyroid, 2013, 23(7): 838-846.

［19］ Qiu Z L, Shen C T, Luo Q Y. Clinical management and outcomes in patients with hyperfunctioning distant metastases from differentiated thyroid cancer after total thyroidectomy and radioactive iodine therapy［J］. Thyroid, 2015, 25(2): 229-237.

［20］ Qiu Z L, Song H J, Xu Y H, et al. Efficacy and survival analysis of 131I therapy for bone metastases from differentiated thyroid cancer［J］. J Clin Endocrinol Metab, 2011, 96(10): 3078-3086.

［21］ Raef H, Al-Rijjal R, Al-Shehri S, et al. Biallelic p. R2223H mutation in the thyroglobulin gene causes thyroglobulin retention and severe hypothyroidism with subsequent development of thyroid carcinoma［J］. J Clin Endocrinol Metab, 2010, 95(3): 1000-1006.

［22］ Sherman E J, Su Y B, Lyall A, et al. Evaluation of romidepsin for clinical activity and radioactive iodine reuptake in radioactive iodine-refractory thyroid carcinoma［J］. Thyroid, 2013, 23(5): 593-599.

［23］ Song H J, Qiu Z L, Shen C T, et al. Pulmonary metastases in differentiated thyroid cancer: efficacy of radioiodine therapy and prognostic factors［J］. Eur J Endocrinol, 2015, 173(3): 399-408.

［24］ Verburg F A, Luster M. Thyroid cancer: redifferentiation-a 'new' option for 131I-negative DTC［J］. Nat Rev Endocrinol, 2017, 13(1): 9-10.

［25］ Wadsley J, Gregory R, Flux G, et al. SELIMETRY-a multicentre I-131 dosimetry trial: a clinical perspective［J］. Br J Radiol, 2017, 90(1073): 20160637.

［26］ Wei W J, Shen C T, Song H J, et al. Propranolol sensitizes thyroid cancer cells to cytotoxic effect of vemurafenib［J］. Oncol Rep, 2016, 36(3): 1576−1584.

［27］ Wei W J, Sun Z K, Shen C T, et al. Obatoclax and LY3009120 efficiently overcome vemurafenib resistance in differentiated thyroid cancer［J］. Theranostics, 2017, 7(4): 987−1001.

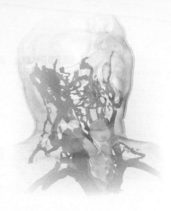

第十六章

外源性基因导入与甲状腺癌恶性表型逆转

殷德涛

由于甲状腺肿瘤存在异质性,使得甲状腺癌在研究、治疗等方面具有复杂性。甲状腺肿瘤干细胞是甲状腺肿瘤发生和发展的根源性细胞。甲状腺肿瘤在生长过程受到miRNA、lncRNA、微环境影响,导致DNA突变等一些表观遗传学的改变。外源性基因导入技术无疑为甲状腺癌的靶向治疗提供了坚实的研究基础和开阔的研究思路,特别是对甲状腺癌分子靶向药物的研发具有重要的意义。随着对甲状腺癌分子靶向研究的深入,以及已取得的令人兴奋的结果,这些结果给甲状腺癌患者带来了更多的希望。而且分子靶向药物具有疗效可靠、特异性强、损伤小等优点,这些优点将使分子靶向个体化治疗在甲状腺癌治疗中占有重要地位。研究发现,肿瘤的发生和发展大多是多因素作用、多步骤进行的,甲状腺肿瘤也不例外。正是由于肿瘤的这种特性,使得某些肿瘤的发生和发展过程中可能存在一些未知的、占有主导地位作用的生物靶点信息,从而大大降低了疗效;有时虽然能够精准地找到特异性治疗靶点,但治疗过程中也可能激活其他的补偿模式,反而促进了肿瘤细胞的生长和增殖。个体化的靶向治疗将在很大程度上减少治疗费用及患者的痛苦,值得临床密切关注。

[通信作者] 殷德涛,Email: detaoyin@zzu.edu.cn

第一节　甲状腺癌外源性基因导入的方法与应用

甲状腺癌外源性基因导入的常用方法：① 磷酸钙转染技术；② DEAE-葡聚糖转染技术；③ 聚阳离子-DSMO转染技术；④ 电穿孔技术；⑤ 显微注射技术；⑥ 原生质体融合技术及⑦ 病毒转染技术。

一、磷酸钙转染技术

1. 基本步骤

磷酸钙转染的基本步骤最初是由Graham等于1973年创立的。基本操作过程：① 将待转染的外源DNA同$CaCl_2$混合制成$CaCl_2$-DNA溶液；② 在不断搅拌过程中，逐滴缓缓加入Hepes-磷酸钙溶液中，形成磷酸钙-DNA共沉淀；③ 用吸管仔细转移共沉淀物，使之黏附到培养的哺乳动物单层细胞表面，并迅速被细胞捕获。保温数小时后，将细胞洗净，更换新鲜培养液，继续培养至最终实现外源DNA的高水平表达。

2. 影响磷酸钙转染效率的因素

影响磷酸钙转染效率的主要因素有：DNA-磷酸钙共沉淀物中DNA的数量，共沉淀物与细胞接触的保温时间，以及甘油或DMSO等促进因子作用的持续时间等。一般说来，在磷酸钙转染实验中要使用高浓度的DNA（1～50 µg/mL），DNA磷酸钙共沉淀物与细胞接触的最适保温时间因细胞的类型而异。促进因子通常是在DNA-磷酸钙共沉淀物被细胞吸收4～8 h后再加入，实验中使用的促进因子最有效浓度、最适持续作用时间以及在细胞转染后加入的最佳时期，对于每种促进因子和每种细胞系而言都必须重新测定。

二、DEAE-葡聚糖转染技术

二乙氨乙基葡聚糖（diethyl-aminoethyl-dextran）简称DEAE-葡聚糖，是一种高分子量的多聚阳离子试剂，能促进哺乳动物细胞捕获外源的DNA，实现瞬时有效表达。

1. DEAE-葡聚糖转染的一般程序

DEAE-葡聚糖转染主要有两种方式。一种方式是先使病毒的DNA直接同DEAE-葡聚糖混合,形成了DNA/DEAE葡聚糖复合物后,再用来处理受体细胞;另一种是受体细胞先用DEAE-葡聚糖溶液作预处理,然后再与转染的DNA接触。在这两种转染方式中,受体细胞在用DNA或DNA/DEAE-葡聚糖复合物处理前,都要先用等渗溶液漂洗,除去培养液中的血清成分。

2. DEAE-葡聚糖转染的可能机制及影响因素

关于DEAE-葡聚糖促使哺乳动物细胞捕获外源DNA的分子机制,迄今仍不十分清楚。一种认为DEAE-葡聚糖同DNA结合成复合物,可以保护DNA免受核酸酶的降解作用;另一种则认为DEAE-葡聚糖可以同细胞膜发生作用,从而使DNA能够轻易地穿过细胞表面而进入细胞内部。

影响DEAE-葡聚糖转染效率的主要因素中细胞的数量、DNA的浓度和DEAE-葡聚糖的浓度最为重要。大体说来,按每个直径10 cm的培养皿中加入1～10 μg的转染DNA,并使用每毫升培养基含100～400 μg DEAE-葡聚糖的溶液,对于绝大多数类型的细胞,都能得到很好的转染效率。由于DEAE-葡聚糖对有些细胞具有毒性。因此,用低浓度溶液做短时间的接触反应可能较为合适。

3. DEAE-葡聚糖转染法的评价

DEAE-葡聚糖转染法具有操作简单、重复性高、转染效率高于磷酸钙法等优点,特别适用于研究基因瞬时表达(transient expression)实验。基因的瞬时表达,是指在DNA进入细胞后迅速发生的反应,因此可作为一种有用的基因分析系统。DEAE-葡聚糖转染的细胞往往可以获得高水平的表达,利于基因瞬时表达实验。

三、聚阳离子-DMSO转染技术

磷酸钙转染技术十分有效且易于重复,但最适转染条件的范围比较窄,为此又发展出了一种技术条件并不十分苛刻的聚阳离子-DMSO的转染技术。这种实验程序主要包括2个步骤:先用聚阳离子Polybrene(Abbott公司出品的一种聚溴化季铵阳离子的商品名)处理,增加DNA对细胞表面的吸附能力;然后再用25%～30%的DMSO短暂处理细胞以增加膜的通透性,提高对DNA的捕获数量。按此法测定反转录病毒DNA的转化效率,结果同DNA的加入量成正比,而且不需要加运载DNA(carrier DNA)就可得到稳定的转化。聚阳离子-DMSO转染技术的通用性尚未验证,但已知可适用于鸡胚细胞和小鼠成纤维细胞的转化。

四、基因显微注射技术

应用玻璃显微注射器,可以把重组DNA直接注射到哺乳动物细胞的细胞质或细胞核。通常根据DNA注射的不同方式,可以把显微注射分为:① 真正的显微注射(true microinjection)法,DNA由注射针直接注入细胞。② "穿刺"(pricking)导入法,DNA处在细胞周围培养基中,通过穿刺形成的小孔进入细胞内部,或是随穿刺的针头一起进入。

用显微注射法转移基因的效率明显高于其他方法。显微注射用的受体细胞,多数是沿培养皿贴壁生长的单层细胞。

五、电穿孔DNA转移技术

电穿孔(electroporation)转移技术是指在高压电脉冲的作用下使细胞膜上出现微小的孔洞,从而导致不同细胞之间的原生质膜发生融合作用的细胞生物学过程。几乎所有类型的细胞,包括植物的原生质体、动物的初生细胞,以及不能用其他方法(诸如磷酸钙或DEAE-葡聚糖法)转染的细胞,都可以成功地使用电穿孔技术进行基因转移。此项技术具有操作简便、基因转移效率高等优点。

1. 基本原理

在高压电场的作用下,细胞膜因发生临时性破裂所形成的微孔,足以使大分子以及像ATP这样的小分子从外界进入细胞内部,或是反向流出细胞。细胞膜上微孔的关闭是一种天然衰减的过程,在0 ℃下,这种过程缓慢进行。

在微孔开启期间,细胞外环境中的核酸分子便会穿孔而入,并最终进到细胞核内部。具有游离末端的线性DNA分子易于发生重组,因而更容易整合到寄主染色体,形成永久性的转化子。超盘旋的DNA比较容易被包装进染色质,因此一般说来它对于瞬时基因表达的实验更为有效。

2. 操作程序

将盛有细胞和DNA混合液的特制小容器置于电泳冲仪的正负电极之间,在 0 ℃下加高压(2.0～4.0 kV)电脉冲10 min后,将处理的细胞转移到新鲜培养基中生长2 d,再行筛选。电穿孔之前若用秋水仙酰胺(colcemid)预处理细胞10 h,可提高转化效率3～10倍。

3. 影响因素

脉冲的最大电压和脉冲持续时间是影响电穿孔转染效率的主要因素,而与DNA浓度则无明显关系。

电穿孔转染效率主要取决于所用的细胞类型。对于不适合用传统方法转染的细胞,用电穿孔法得到的永久转化频率为$10^{-5}\sim10^{-4}$。

六、脂质体载体法

脂质体(liposomes)是一种人造的脂质小泡(lipid vesicles),外周是脂双层,内部是水腔。用它作载体可以把外源DNA导入培养的哺乳动物细胞。这种由脂质体介导的使外源DNA导入细胞的方法,称为脂质体载体法,又称为脂质转染法(lipofection)。

1. 脂质体的制备

一种方法是将适宜的脂质悬浮在液体介质中,然后迅速地振荡,使之形成大小相当一致的脂质体;另一种方法是用小型的注射针头,将脂质注射到酒精水溶液中,并快速混匀。

2. 脂质转染法

以脂质体为媒介的外源DNA导入受体的方法,称为脂质转染法。第一种常用的脂质转染法是将外源DNA与阳离子型的脂质体混合形成DNA-脂质复合物(DNA-lipid complex)。这种复合物可有效地被受体细胞捕获,实现基因的高频率转移,故这种方法又称为DNA-脂质复合物转染法。在这个过程中,DNA并不是被包装在脂质体的内部,而是通过两者之间的静电引力作用结合在一起的。第二种常用的脂质转染法称为脂质体载体法。它是将外源DNA包装在脂质体的内部,然后通过脂质体的双层膜与受体细胞膜之间的融合作用,使外源DNA进入细胞质,而后再进入细胞核,实现基因的表达。

3. 脂质体载体法的优越性

脂质体载体法制备程序比较简单,可以通过多聚碳酸酯滤膜(polycarbonate filter)消毒灭菌,用它包装的DNA在4 ℃下可长期保存不失活性,并具有毒性低、包装容量大、可保护DNA免受核酸酶的降解作用等特点。

除此之外,脂质体法可以用来将外源的蛋白质导入受体细胞,为在活细胞内研究蛋白质的功能提供有效的途径。

七、病毒介导法

1. 病毒介导法基本原理

反转录病毒载体介导的基因转移原理设计和构建反转录病毒载体的基本

方法是利用反转录病毒的前病毒DNA序列，通过限制性内切酶部分或全部删除其基因组中的反式作用区域（*gag*、*pol*、*env*基因区域），这样便产生了缺陷型反转录病毒。这种病毒只具有完整的控制感染和整合的顺序，即顺式作用区域。一般缺陷型反转录病毒的前病毒DNA被插入到带有抗药标志基因的质粒上。此外，载体上往往还携带在动物细胞中进行选择的标志基因（*neo*、*lac*、*tk*、*hprt*、*dhfr*等）。缺陷型病毒载体必须依赖辅助细胞或包装细胞产生的蛋白质才能完成包装，产生带有外源基因的感染性病毒粒子。用这种病毒粒子感染受体细胞，病毒载体的DNA将依靠其LTR整合进入受体细胞的染色体基因组，从而完成重组外源基因的转移。

在病毒介导法中，常应用来自DNA或RNA病毒的基因作为载体。目前，常用的动物病毒表达载体大体上可分为两大类：一类是整合型（integrated），即外源基因通过这种病毒载体与宿主细胞的染色体整合，外源基因随宿主细胞基因组的复制而扩增，这类载体的代表是pSV系列；另一类为游离型（transient）或称病毒颗粒型，这类载体携带外源基因后，本质上仍然是一种完整或缺损的病毒，能够以病毒颗粒的形式在宿主细胞内自行复制或在辅助病毒存在下进行复制，常见的这类载体系统为痘苗病毒、腺病毒、杆状病毒及反转录病毒等。

2. 慢病毒（lentivirus）载体

慢病毒载体是以人类免疫缺陷 I 型病毒（HIV-1）为基础发展起来的基因治疗载体。区别一般的反转录病毒载体，它对分裂细胞和非分裂细胞均具有感染能力。慢病毒载体属反转录病毒下的一个属，包括8种能够感染人和脊椎动物的病毒，原发感染的细胞以淋巴细胞和巨噬细胞为主，感染个体最终发病。慢病毒感染的显著特点是感染个体在出现典型的临床症状之前，大多经历长达数年的潜伏期，之后缓慢发病。因此，这些病原体被称为慢病毒。慢病毒载体的研究发展得很快，研究的内容也非常深入。该载体可以将外源基因有效地整合到宿主染色体上，从而达到持久性表达。在感染能力方面可有效地感染神经元细胞、肝细胞、心肌细胞、肿瘤细胞、内皮细胞及干细胞等多种类型的细胞，从而达到良好的基因治疗效果，在美国已经开展了临床研究，效果非常理想，因此具有广阔的应用前景。在外源基因导入逆转甲状腺癌恶性表型研究中，慢病毒载体介导的外源基因导入较为常见。且慢病毒载体相对于脂质体载体法更稳定，已广泛应用于DNA、RNA的研究中。

3. 常用的抗性基因

在外源性基因导入甲状腺癌细胞株后，根据研究要求，往往需要对所获得的细胞株进行筛选，以获得目的基因稳定表达的细胞株。筛选的原理是随外源基因导入的基因序列中,包含标记基因。标记基因原本是基因工程的专属名词,但是现在它已经成为一种基本的实验工具,广泛应用于分子生物学、细胞生物学及发育生物学等方面的研究。标记基因是一种已知功能或已知序列的基因,能够起特异性标记的作用。在基因工程意义上来说,它是重组DNA载体的重要标记,通常用来检验转化成功与否。在基因定位意义上来说,它是对目的基因进行标志的工具,通常用来检测目的基因在细胞中的定位。

选择基因和报告基因都可以看作是标记基因,都起着标记目的基因是否成功转化的作用,但是它们又有着各自的特点。选择基因(又称选择标记基因),主要是一类编码可使抗生素失活的蛋白酶基因。这种基因在执行其选择功能时,通常存在检测慢(蛋白酶作用需要时间)、依赖外界筛选压力(如抗生素)等缺陷。而报告基因则是指其编码产物能够被快速测定,且不依赖于外界压力的一类基因。

理想的报告基因通常具备如下基本要求:① 受体细胞中不存在相应内源等位基因的活性;② 它的产物是唯一的,且不会损害受体细胞;③ 具有快速、廉价、灵敏、定量和可重复性的检测特性。目前,常用的报告基因有氯霉素乙酰转移酶基因(*cat*)、荧光素酶基因(*luc*)、β-葡萄糖苷酸酶基因(*gus*)等、β-半乳糖苷酶基因(*LacZ*)、二氢叶酸还原酶基因及荧光酶基因等。*cat*基因作为报告基因,检测时可通过放射自显影观察。荧光酶基因作为报告基因,具有检测速度快、灵敏度比*cat*基因高30～1 000倍、费用低及不需使用放射性同位素等优点,得到了广泛的采用。报告基因需要具备以下特点:① 已被克隆和全序列已测定;② 表达产物在受体细胞中本不存在,即无背景,在被转染的细胞中无相似的内源性表达产物;③ 其表达产物能进行定量测定。

其中最常见的是荧光蛋白家族:荧光蛋白家族是从水螅纲和珊瑚类动物中发现的相对分子质量为20 000～30 000的同源蛋白。绿色荧光蛋白(green fluorescence protein, GFP)是应用最多的发光蛋白。GFP存在于发光水母(Aequorea victoria)中。用395 Bin的紫外线和波长为475 nm的蓝光激发,GFP可在波长508 nm处自行发射绿色荧光,无须辅助因子和底物。GFP最大的优势是无须损伤细胞即可研究细胞内事件。1991年,有人克隆了GFP基因,并获得几个突变体,如"红色迁移"突变体(red-shiftmutant),其荧光更强;其他突变体还有蓝色荧光蛋白(blue fluorescence protein, BFP)、增强型GFP(EGFP)和去稳定EGFP(destabilized EGFP)等。红色荧光蛋白(red fluorescence protein, RFP)是从香菇珊瑚(*Discosoma* sp.)中分离的发光蛋白(drFP583或DsRed),可发射明亮的红色荧光。这些常用的报告基因也可被联合应用,同时检测2～3个基因的表达。报告基因的选择依赖于其灵敏度、可靠度及监测的动力学范围。稳定性好的报告基因适于基因转录动力学研究和高通量筛选，尤其适用于基因转移的定性研究。

目前，常用的抗性筛选基因包括 *pEGFP-N1*（卡那抗性）、*pCMV-Myc*（氨苄抗性）、*pCDNA* 系列、*pBUDCE*4（博来霉素抗性）等，对应常用的筛选药物包括遗传霉素、嘌呤霉素和卡那霉素等。

遗传霉素：是 G418（Geneticin，G418）氨基糖苷类抗生素，在分子遗传试验中，是稳定转染最常用的抗性筛选试剂。它通过抑制转座子 *Tn601* 和 *Tn5* 的基因，干扰核糖体功能而阻断蛋白质合成，对原核和真核等细胞产生毒素，包括细菌、酵母、植物和哺乳动物细胞，也包括原生动物和蠕虫。当 neo 基因被整合进真核细胞 DNA 后，则能启动 neo 基因编码的序列转录为 mRNA，从而获得抗性产物氨基糖苷磷酸转移酶的高效表达，使细胞获得抗性而能在含有 G418 的选择性培养基中生长。G418 的这一选择特性，已在基因转移、基因敲除、抗性筛选以及转基因动物等方面得到广泛应用。

嘌呤霉素：是一种蛋白质合成抑制剂。它具有与 tRNA 分子末端类似的结构，能够与氨基酸结合，代替氨酰化的 tRNA 同核糖体的 A 位点结合，并掺入到生长的肽链中。虽然嘌呤霉素能够与 A 位点结合，但是不能参与随后的任何反应，因而导致蛋白质合成终止并释放出羧基末端含有嘌呤霉素的不成熟的多肽。

卡那霉素：是一种蛋白质生物合成抑制剂，通过与 30S 核糖体结合从而致使 mRNA 密码误读。若细菌中产生一种破坏卡那霉素的酶，则可变为抗性株。卡那霉素抗性的质粒经常被作为选择基因或标记基因用于分子克隆中。

4. 基因导入后的分离鉴定

在外源性基因导入甲状腺癌细胞株中的过程中，一种克隆的外源基因，是否能够在新宿主细胞中有效地表达，需要通过一定的实验才能作出正确的判断。如果事先已经知道克隆基因编码的蛋白质或 RNA 种类，就能够据此设计出适当的实验，检测基因在新宿主中的表达情况。例如，化学合成的激素和胰岛素基因，可用敏感的放射免疫测定法检测；5SRNA 可用适当的探针进行杂交检测；对于某些酶产物，可以通过与适当的营养缺陷突变型宿主间的互补作用予以检测。常用的方法包括以下几类。

（1）免疫荧光抗体法检测表达蛋白。此法方便易行，无须特殊仪器，无须进行蛋白质的提取，适用于蛋白质的定性研究。

（2）免疫沉淀法检测表达蛋白。免疫沉淀法可用于检测并定量分析多种蛋白质混合物中的靶抗原。这种方法很敏感,可检测出100 pg的放射性标记蛋白。当与SDS-聚丙烯酰胺凝胶电泳并用时,即可用于分析外源基因在原核和真核宿主细胞中的表达情况。

放射性标记靶蛋白的免疫沉淀以及其后的分析包括下列几个步骤:① 靶蛋白的放射性标记;② 裂解细胞;③ 特异性免疫复合物的形成;④ 免疫复合物的收集及纯化;⑤ 放射性标记蛋白质的免疫沉淀分析。

(3) Western印迹法检测表达蛋白质。Western印迹法是20世纪70年代末80年代初,在蛋白质凝胶电泳和固相免疫测定的基础上发展起来的,结合了凝胶电泳分辨率高和固相免疫测定的特异敏感等多种优点。与免疫沉淀法比较,这种方法无须对靶蛋白进行同位素标记。Western印迹法具有从混杂抗原中检测出特定抗原,或从多克隆抗体中检测出单克隆抗体的优越性,还可以对转移到固相膜上的蛋白质进行持续分析,具有蛋白质反应均一性、固相膜保存时间长等优点。因此,该技术被广泛地用于蛋白质研究、基础医学和临床医学的研究中。

第二节　外源性基因对甲状腺癌恶性表型逆转作用的研究策略

一、研究策略

首先,通过免疫组织化学技术和PCR技术可以检测到*CCDC67*在甲状腺乳头状癌(PTC)中表达缺失及下调,但在2 cm外的癌旁组织中高表达。通过焦磷酸测序技术,可以发现癌组织中的*CCDC67*失活机制可能主要是CpG岛的甲基化。在分析患者临床病理因素时发现,*CCDC67*基因的表达与肿瘤大小、TNM分期、临床病理分级、淋巴结转移这4个因素显著相关,提示*CCDC67*可能参与了PTC发生和发展的整个过程。在与*BRAF V600E*突变基因联合测序时发现,*CCDC67*低表达与*BRAF*基因突变呈正相关。随后,我们在细胞株TPC-1中检测到了*CCDC67*的mRNA表达缺失,于是通过慢病毒介导*CCDC67*基因转染TPC-1细胞株,构建出了TPC-1-CCDC67过表达细胞株及空病毒载体细胞株TPC-1-NC,TPC-1细胞株作为对照,通过实时PCR(real-time PCR)技术、Western印迹法确认目的基因过表达后,采用划痕实验、流式细胞术凋亡检测、Tranwell实验、MTT实验等证实了过表达*CCDC67*基因后肿瘤细胞的增殖、侵袭能力明显下降，而凋亡水平明显升高。

在体外细胞学实验的基础上，我们利用TPC-1细胞构建了裸鼠荷瘤预实验模型，确认了TPC-1在BALB/c裸鼠皮下成瘤的能力。随后利用3组细胞株分别转染了3组共30只雌性裸鼠，通过对比瘤体生长曲线、瘤体重量、瘤体体积及活体成像中瘤体区域荧光丰度，发现CCDC67高表达细胞株的瘤体生长速度较慢，瘤体重量、体积、荧光丰度值均低于对照组。这也就从体内、体外环境中验证了CCDC67的生物学功能，提示CCDC67基因可以作为一个新的抑癌基因。后期我们制作了大量的瘤体组织芯片，通过免疫组织化学法从经典的肿瘤分子靶点中发现了CCDC67表达与Bcl-2/Bax、上皮钙黏着蛋白（E-cadhrin）、β-联蛋白（catenin）等分子表达的关联性。提示CCDC67表达产物可能参与到了上述分子所在的细胞信号转导通路之中，为下阶段的CCDC67基因机制的研究提供了方向。

二、体外研究策略

外源基因导入甲状腺癌细胞株后，首先亟待验证的是外源目的基因的表达成功否，即表达水平的验证。对于过表达外源基因导入往往通过对目的基因的DNA、RNA、蛋白质表达产物的检测来实现，或者可以通过检测导入质粒所携带的标记基因来间接地确认外源基因导入的成功。其次，在外源基因导入后，最重要的任务就是对外源基因的生物学功能进行验证，确认其对肿瘤发生和发展的作用，以及其在肿瘤发病方面所扮演的具体角色。由于体内与体外细胞培养存在差异，比较验证目的外源基因在体内外的功能是否一致也是至关重要的。这些研究的水平也是由DNA-RNA-蛋白质、外显子-内含子、编码序列-非编码序列等几个层次进行。在体外实验过程中，利用划痕实验、流式细胞术凋亡检测、Transwell实验、MTT实验及CCK8实验等在细胞增殖水平对CCDC67基因逆转PTC的生物学功能进行了探索。

三、体内研究策略

外源性基因导入在甲状腺恶性表型逆转机制的研究中，除体外的生物学功能检测以外，动物模型的构建也必不可少。对于甲状腺外源性基因导入的研究，考虑到动物体型与现有细胞系水平，尚无法广泛有效地进行原位甲状腺肿瘤模型的构建。目前，可构建的模型多限于免疫缺陷动物的皮下荷瘤模型、转移瘤模型等。动物模型建立的意义主要在于弥补体外单纯细胞培养的不足,更加接近体内真实环境。如需要构建外源性基因导入对甲状腺癌进行生物学治疗,动物模型的构建与安全性评估必不可少。在动物研究阶段,对动物存活期进行活体成像检测具有一定的意义。对于皮下荷瘤模型,荧光活体成像技术检测的荧光量、荧光面积等可以从一定程度上直接反应基因逆转肿瘤的效果,即肿瘤大小及生长速率。对于转移瘤模型,荧光活体成像技术可直观地反映出瘤体转移的趋势、程度及分布器官,很好地模拟了人体甲状腺癌的转移过程。这样,就有助于对肿瘤的恶性行为进行早期判断。

第三节 外源性基因导入在甲状腺癌恶性表型逆转中的机制

外源性基因导入在甲状腺癌恶性表型逆转中的机制在宏观上可概括为几个方面,即抑制肿瘤细胞增殖、诱导细胞正常分化、促进肿瘤细胞凋亡及减少肿瘤细胞迁徙转移。在此过程中,涉及癌基因的激活、抑癌基因失活、肿瘤免疫机制失活、凋亡调控失平衡及细胞周期进程受阻等。下面简述外源性*CCDC*67导入在甲状腺癌恶性表型逆转中的作用机制。

一、卷曲螺旋结构域的分子生物学机制

1. 基因结构

卷曲螺旋(coiled-coil)是一种广泛存在的蛋白质结构域,存在于多种天然蛋白质中。它由2股或2股以上的α螺旋互相缠绕形成同寡聚体或异寡聚体。在一些转录因子、结构蛋白、酶及膜蛋白等内含有卷曲螺旋结构的蛋白质,在机体内执行着分子伴侣、代谢调控及膜通道等功能。研究表明,尽管卷曲螺旋结构域骨架结构简单,但由于其空间折叠形式多变,通过改变其内部构象,可以实现许多不同的分子生物学功能,对细胞再生和存活有着至关重要的作用,在细胞及分子的相互识别过程中起着确定性的作用。文献中报道的与恶性肿瘤发生、发展有关的CCDC蛋白有CCDC19、CCDC67、CCDC62、CCDC8、CCDC116、CCDC134、CCDC6、CCDC98及CCDC152等。这些成员蛋白在许多重要细胞活动中功能活跃,如参与基因转录、细胞周期与凋亡及肿瘤侵袭的过程。

2. 生物学功能及特点

CCDC蛋白通常由180～200个氨基酸组成，该段氨基酸序列在折叠弯曲的基础上形成卷曲螺旋的四级结构，这一结构可能与血管生成素和其他蛋白形成多聚体有关。通常情况下，肿瘤新生血管的形成可以为肿瘤提供营养，还可以为肿瘤细胞进入血液循环提供途径。*CCDC*基因表达的异常可以改变细胞生长因子的水平，影响丝裂原活化蛋白酶（MAPK）、磷脂酶C及磷脂酰肌醇3-激酶（PI3K/AKT）等的信号转导通路，进而影响肿瘤的侵袭转移。同时肿瘤的侵袭和转移还依赖于细胞的迁移。有研究表明，CCDC蛋白可通过调节肌动蛋白微丝骨架的聚合来调节细胞骨架相关蛋白如桩蛋白、黏着斑激酶、内收蛋白和肌球蛋白轻链的磷酸化，使肌球蛋白和肌动蛋白丝相互作用，促进收缩性的肌动-球蛋白束的形成，增强细胞的运动和迁移能力。

3. 目前主要的机制研究进展

根据课题组最新实验结果，外源性*CCDC*67基因导入甲状腺癌细胞株后，Bcl-2/Bax、上皮钙黏着蛋白、β-联蛋白等分子的表达出现差异。说明外源性*CCDC*67基因导入后所引起的目的基因过表达产物对这些相关联的分子造成了影响，可以此作为其机制研究的切入点。

*Wnt*基因在1982年由Roel Nusse首先于小鼠乳腺癌中发现，后在Wingless果蝇和Int小鼠中发现其相关功能而得名Wnt。通常，将Wnt通路分为经典通路和非经典通路。Wnt通路信号转导过程始于Wnt蛋白与七次跨膜蛋白Frizzled蛋白的结合。Wnt信号转导通路参与了包括在胚胎生长发育、组织构成稳定及平衡能量代谢等体内的重要功能。近年来，在对Wnt通路的研究中发现，Wnt信号转导过程对人体内多种正常的干细胞甚至包括肿瘤细胞的稳定都发挥着至关重要的调控作用。Wnt通路的激活失调与目前高发的多种癌症，如乳腺癌、胃癌及大肠癌等存在密切关联。Wnt通路的构成大致可以分为4个部分，即细胞外的Wnt蛋白、细胞膜的Frizzled受体、细胞质内的信号转导和细胞核内的转录。实验中，我们利用免疫组织化学方法检测的β-联蛋白在Wnt通路中处于核心位置。该蛋白的浓度影响着整个通路的生物学效应结果。β-联蛋白的浓度调控受到GSK-3/Axin/APC复合体控制。正常情况下，β-联蛋白的特殊位点被识别后，经过泛素化过程被降解，从而使得β-联蛋白维持在一个较低的浓度。另一方面，蛋白磷酸酶1和蛋白磷酸酶2A可以与APC、axin结合，对β-联蛋白去磷酸化，抑制β-联蛋白的降解。

结合前两部分实验结果发现，CCDC67蛋白在全部癌旁组织中表达，但在癌组织中表达下调或缺失，提示*CCDC*67基因参与了PTC的发生；在肿瘤大小、

TNM分期、病理分级及淋巴结转移阴性和阳性组中，CCDC67蛋白的表达率差异存在统计学意义，表明CCDC67基因表达产物与PTC的发生、发展、恶性程度及预后有关。同时，研究结果还显示，在肿瘤大小不同组，CCDC67蛋白表达率存在统计学差异，提示CCDC67基因及其表达产物对PTC实体瘤的生长可能具有抑制作用。根据先前的研究，在PTC发生和发展过程中，从CCDC67基因表达的异常到免疫组织化学法验证蛋白质表达率下降，最终导致肿瘤细胞生成且凋亡减少，是一个抑癌基因失活从而丧失抑癌功能的过程。在一定程度上进一步证实了CCDC67是甲状腺抑癌基因，并且具有CCDC结构的抑癌、促凋亡作用，以及其在肿瘤发生和发展过程中参与了抑制肿瘤细胞生成和促进肿瘤细胞凋亡，与PTC的发生、发展、恶性程度及预后相关。通过三组裸鼠成瘤实验以及结合前文所述完全证实了CCDC67基因在PTC细胞株TPC-1中发挥着抑制肿瘤生长、侵袭及转移的功能。特别是在对瘤体组织的分析过程中，我们发现Wnt通路中β-联蛋白的表达在TPC-1细胞株组与阴性对照组、TPC-1细胞株组与空白对照组瘤体免疫组织化学结果的比较中存在差异。结合这一点分析，β-联蛋白浓度升高引起的肿瘤细胞增殖加速和CCDC67抑癌基因甲基化失活引起的低表达/缺失很可能是PTC发生的两个关键环节。由此我们也可以大胆猜测可能存在着两个机制，一是CCDC67基因的失活作为Wnt通路异常激活的上游事件，导致了β-联蛋白失调从而引起其浓度异常升高，致使肿瘤细胞不断增殖。另一种可能是，Wnt通路中在GSK-3/Axin/APC复合体等相关分子的功能受到抑制，从而无法降解不断产生的β-联蛋白，导致其持续生成，通过细胞核内的调控机制最终引起CCDC67表达水平下降或缺失，导致肿瘤异常细胞增殖失去抑制。这两种可能机制的最终结果都是形成实体肿瘤。

另一方面，我们从荷瘤裸鼠的瘤体中检测出了CCDC67高表达后Bcl-2基因的表达率下降和Bax表达率的升高。Bcl-2基因是最先从B淋巴细胞中分离出来的原癌基因，定位于核膜胞质面、线粒体及内质网外膜上，在正常状态下，Bcl-2过表达影响线粒体膜的生物功能从而对抗细胞凋亡，其机制发挥依赖细胞内Ca^{2+}在凋亡早期相不断累积，从而引起凋亡相关的信号通路激活，Bcl-2蛋白通过羟基端的一个疏水基团阻止凋亡早期的发生。与之相反，Bax则发挥着对抗Bcl-2从而促进凋亡的作用，其作用时相位于凋亡的S期。Bcl-2与Bax、Bak、Bcl-xL等基因共同构成Bcl-2家族调控细胞的凋亡，Bcl-2家族蛋白表达水平与肿瘤细胞凋亡呈明显相关性。第一部分实验结果显示，CCDC67与Bcl-2两个蛋白表达率在肿瘤大小、肿瘤TNM分期、病理分级和淋巴结转移方面有统计学差异，提示两者同时参与了PTC的发生和发展。此外，CCDC67和Bcl-2蛋白在

PTC中的表达存在负相关性,说明*CCDC*67基因表达产物可能具有抑制Bcl-2蛋白功能的作用。通过检测裸鼠瘤体中Bcl-2/Bax蛋白的表达情况,推测*CCDC*67转染的OE组细胞株所构建的瘤体中,CCDC67蛋白参与了以Bcl-2/Bax为靶点的凋亡调控过程,且与Bcl-2/Bax蛋白靶点共同调控凋亡的分子事件可能均发生于线粒体外膜上,结合胱天蛋白酶-3的差异表达结果,我们推断Bcl-2的高表达可能抑制了细胞色素C及下游胱天蛋白酶-3的凋亡过程。近年来,对Bcl-2和胱天蛋白酶-3的研究成为研究凋亡机制的热点。传统的观点认为Bcl-2作用于胱天蛋白酶-3的上游,其机制主要是抑制线粒体膜的通透性及阻止细胞色素C的释放。最新的研究结果则呈现出了Bcl-2与胱天蛋白酶-3的新的关系,大致可归为3类:Byrd和Park认为Bcl-2和胱天蛋白酶-3在调控凋亡过程中属于相互独立的两个分子,彼此间不影响各自的表达水平;Swaton等认为Bcl-2作为胱天蛋白酶-3上游调控分子,抑制了线粒体膜的通透性和细胞色素C的释放,并且在抑制细胞色素C释放后下游胱天蛋白酶系列分子产生凋亡级联反应;Fujita和Grandgirard等则认为胱天蛋白酶-3通过水解Bcl-2蛋白,产生了具有促进凋亡进程的Bcl-2碎片,从而加速了凋亡进程。

二、其他作用机制的阐述

1. 雌激素以及雌激素受体

人体内某些肿瘤的生存依赖于一定的激素环境,特别是在甲状腺癌中,雌激素在分化型甲状腺癌(DTC)的发生和发展中具有重要作用,而且这些雌激素的代谢物对甲状腺癌细胞的增殖和生长也会造成很大的影响。研究发现,雌激素可以明显促进甲状腺癌细胞的增殖,并通过抑制β-联蛋白的表达来增强甲状腺癌细胞的黏附、转移和侵袭能力。目前认为,雌激素对甲状腺癌的影响主要是通过其受体ERα和ERβ起作用。ER分为两个亚型,分别是ERα和ERβ,并且在甲状腺癌中的作用不同。ERα能促进甲状腺癌细胞的生长,而ERβ则与之相反,ERα/ERβ比例的增加能促进甲状腺癌细胞的生长。有学者发现,在PTC细胞NPA87和KAT5以及FTC细胞WRO均可表达ERα和ERβ;与ERα相比,ERβ在有周围组织侵犯和淋巴结转移的患者当中表达明显上调,因此认为可把ERβ的表达作为判断肿瘤侵袭性的指标之一。雌激素及其受体怎样影响甲状腺癌发生和发展机制虽然仍未完全明了,但典型的抗雌激素治疗方式可在一定程度上抑制甲状腺癌细胞的增殖、迁移以及血管形成,达到预防和治疗的目的。通过采用雌激素与R拮抗剂单独或联合使用来抑制雌激素生物活性的方式也成为治疗甲状腺癌的一条新颖而合理的途径。

2. 肿瘤标志物

肿瘤标志物是指一类由恶性肿瘤细胞合成、分泌并释放入血液和体液的生物活性物质，是可以在细胞癌变过程中的某阶段被激活的基因产物，通常以激素、酶、抗原及代谢产物等形式在人体的瘤细胞或者宿主体液内存在。常见的甲状腺肿瘤标志物有包壳素、半乳糖凝集素（galectin-3）、癌胚纤维连接蛋白、血清甲状腺球蛋白（Tg）、血管内皮生长因子（VEGF）、白细胞抗原单克隆抗体系统、甲状腺过氧化物酶（TPO）及端粒酶等。在组织和血液中检测肿瘤标志物时发现其仅在时间、空间和表达数量上与正常组分存在一定的差异。肿瘤在形成的过程中通常都伴有不同性质的标志物出现。通过不同的技术对这些标志物检测和判断，能为临床上肿瘤性质的判定、肿瘤的复发和转移提供依据。随着医疗水平的提高以及先进检测方法的应用，能够发现的肿瘤标志物也越来越多，但仍未发现具有完全特异性的甲状腺肿瘤标志物。如果对这些标志物进行综合考虑，将有助于甲状腺癌的早期诊断和预后监测。

3. 表观遗传学修饰

基因启动子区的DNA甲基化是基因表达受到抑制和失活最常见的表观遗传现象之一。启动子区多位于基因的5′侧翼区。这一部位的低甲基化有可能为转录因子的结合进而起始基因的转录提供良好的基础。启动子区一旦发生甲基化，那么甲基基团本身以及甲基化DNA募集的甲基化结合蛋白将会产生一定的空间位阻，这将会对转录因子的结合造成抑制。通常情况下，大多数基因的启动子保持着未甲基化的状态。已发现在多个基因（如DKK3、PTEN、XAF1）中发现启动子区域的DNA甲基化，认为是启动子区域DNA高甲基化导致基因转录和表达的异常。我们在对DKK3基因的研究中，用甲基化抑制剂5-氮杂胞苷对TPC-1细胞株进行处理，发现DKK3基因启动子高甲基化的区域发生去甲基化，证实了5-氮杂胞苷能有效逆转TPC-1细胞株DKK3基因的异常甲基化，从而激活DKK3基因表达，抑制肿瘤细胞的生长。根据甲基化的这一可逆性，运用5-脱氧氮杂胞苷使基因的高甲基化状态得到逆转，从而恢复基因的原始功能，这为甲状腺癌的治疗提供了一个新线索。

4. 基因表达的异常

一般认为甲状腺癌的发生是在致癌因子如物理、化学及生物等多种因素的诱变下发生了基因突变，促使机体的遗传物质异常，导致细胞无节制地增殖，进而导致癌变的发生。这其中包括原癌基因的激活、抑癌基因的失活、基因重排以及信号转导通路的改变等。

在正常情况下，生物体内普遍存在原癌基因处于抑制状态，表达水平较低，这是正常细胞生长、增殖必不可少的一部分。在某些致癌因子的影响下，原癌基因的结构发生变化，比如点突变、碱基缺失、重排及扩增等，导致其转录活性发生改变，使原癌基因激活而成为癌基因，使正常细胞发生癌变。甲状腺相关原癌基因包括 *RAS* 基因、*HER-2/neu* 基因、*RET* 基因、*TRK* 基因、c-erB2 基因、促甲状腺素受体（*TSHR*）基因、bcl-2 族基因等。*BRAF* 基因是 RAS/RAF/MEK/MARK 信号通路的关键成分，可以编码 B 型有丝分裂原激活的蛋白依赖性激酶，是孤儿受体酪氨酸激酶 RET 和 RAS 的下游信号分子，可以调节肿瘤细胞的生长、增殖和凋亡，与肿瘤的形成密切相关。BRAF 的 T1799A 点突变是甲状腺癌最常见的基因突变类型。但滤泡状腺瘤或者 FTC 中却未检测出 BRAF 的存在，因此可把它作为 PTC 及其变异类型的一个特异性分子标志物。

抑癌基因的失活也是肿瘤发生的一个分子基础。与甲状腺癌相关常见的抑癌基因有 p53、Rb 基因、APC 抑癌基因等。有学者发现抑癌基因 *FHIT* 的外显子 E5、E8 的缺失导致蛋白产物缺失或功能降低，从而失去抑癌功能，最终导致 DTC 的发生。p53 是与甲状腺癌相关的抑癌基因，在甲状腺未分化癌（ATC）以及部分低分化的甲状腺滤泡状腺癌可以发现 p53 突变位点的存在，促进由分化型向未分化型过程的转变。在 FTC 中，去分化的细胞基因表达方式发生变化，引起细胞增殖周期调控机制发生异常，使依赖甲状腺滤泡细胞的正常途径转变成仅依赖 p53 的途径，如 p53 发生突变则可促使 ATC 的发生。

甲状腺肿瘤发生的另外一种重要遗传学机制是癌基因扩增，较为常见的是受体酪氨酸激酶。PI3K-AKT 信号通路包含有 PIK3CA、PIK3CB、PDK1、AKT1 和 AKT2，它的基因拷贝数增加在甲状腺癌中也非常常见。同时，甲状腺癌 *PIK3A* 基因扩增比其突变更为常见，可能是引起甲状腺癌中 PIK3/AKT 信号通路活化的一个重要因素。

另外，甲状腺癌中的基因易位导致基因重组，最为常见的是 *RET/PTC* 这一类型。已经发现的甲状腺癌 *RET/PTC* 基因重组已达到 13 种之多，50%~80% 可能与放射暴露史相关。*PAX8/PPARγ* 基因重组多发现于 FTC 患者中，在第 2 条和第 3 条染色体之间发生易位，致使过氧化物酶体增殖因子活化受体 *PPARγ* 基因与编码甲状腺特异性结合域转录因子的 *PAX8* 基因融合，从而使包含有 *PAX8* 基因前 9 个外显子及全长 PPARγ 在内的融合蛋白（PPFP）得以表达。在 PPFP 表达阳性的甲状腺癌患者中以年轻患者居多，但肿瘤体积不大，多表现为实性或局灶型生长，同时还伴有血管浸润转移。虽然对其单独检测不能作为肿瘤恶性的特征，但从组织学和细胞学水平检测可以为进一步的诊断分析提供信息。

信号通路的改变也在甲状腺癌的发生、发展中发挥重要作用。研究表明，MAPK信号通路可以明显调节细胞增殖和肿瘤发生。*RAS*突变、*BRAF*突变以及*RET/PTC*的重组易位等异常激活MAPK信号通路，以及PI3K/AKT、NF-κB、RASSF1/MST1/FOXO3、Wnt/β-联蛋白、HIF-1α以及甲状腺激素受体信号通路都在甲状腺癌的发生和发展过程中发挥重要作用。

5. 丝裂原活化蛋白激酶（MAPK）信号通路

MAPK是甲状腺癌，特别是PTC发生和发展的最重要通路。MAPK通路可被*BRAF*、*RAS*、*ALK*基因突变及*RET/PTC*基因重排等因素异常激活。MAPK信号通路在哺乳动物体内广泛存在，且涉及哺乳动物生长、应激及肿瘤发生等多种机制中。MAPK信号转导以三级激酶级联反应为主要形式进行，即MAPKKK被磷酸化，随后MAPKKK转化为MAPKK，最后再次磷酸化成为MAPK进入细胞核内。MAPK信号转导通路主要通过4条途径发挥生物学效应，即胞外调控蛋白激酶ERK、JNK/SAPK、P38MAOK和ERK5/BMK1。其中，RAS/RAF/ERK途径是MAPK通路中甲状腺癌发生和发展最主要的信号转导通路。该途径参与哺乳动物细胞基础增殖发育、干细胞分化等多个进程。生长因子络氨酸激酶受体被激活后，在细胞膜上形成RAS-RAF-GTP，即活化的RAF，随后RAF通过激活粗分裂元激活的蛋白激酶MEK，使得粗分裂元激活的蛋白激酶ERK被激活，从而通过磷酸化修饰细胞质与细胞膜相连接的分子。同时ERK还具有激活AP-1、SAP等多个转录增殖分子，从而激活细胞增殖的能力。BRAF是7号染色体位点上的基因位点，其编码了B性丝氨酸/苏氨酸特异性激酶，属于RAF蛋白家族的一员，同样参与到MAPK通路上磷酸化修饰调节。近年来发现BRAF有30多种突变类型，和PTC相关的突变包括*BRAF V599E*、*BRAF T599I*、*BRAF V600E*、*BRAF VK600IE*、*BRAF K*601及*BRAF KSRW*600等。在这些突变中，位于15外显子的*BRAF V600E*突变最为常见，占甲状腺癌相关*BRAF*突变类型的90%以上。*BRAF V600E*的突变使得野生型*BRAF*的G597-V601与G465-V472残基疏水性被破坏，引起*BRAF V600E*异常激活MAPK通路，导致甲状腺恶性肿瘤细胞异常增殖。另一方面，*BRAF*突变基因在激活MAPK信号通路时，还可以释放ISP1，干扰细胞增殖的反馈信号转导，且释放出负向反馈信号，使得细胞不断增殖最终形成实体瘤。研究显示，*BRAF V600E*基因可以抑制甲状腺肿瘤细胞中碘的代谢，反馈性地引起促甲状腺激素（TSH）生产增加，使得*BRAF V600E*基因突变的PTC获得了更强的增殖能力。

研究表明，*BRAF*基因的突变仅在PTC中被检出，而在乳头状、髓样及非乳头状癌起源的ATC中并未被发现。当前临床工作中已经将*BRAF*基因的突变作为甲状腺肿瘤预后不良的肿瘤分子标志物，对 *BRAF* 基因突变的诊断有助于 PTC 的临床辅助诊断，同时检测 *BRAF V600E* 有助于临床决策患者的手术范围，从而减少肿瘤术后的复发。因此，根据 *BRAF* 基因突变的类型选取对应的抑制剂或者 RAS/RAF/ERK 信号通路抑制剂可以改善 *BRAF* 基因突变造成的高侵袭性 PTC 癌患者的预后。

6. PI3K/AKT 信号通路

PI3K/AKT 是广泛存在于哺乳动物体内的信号转导机制，参与了人体内的多种细胞增殖分化、凋亡及物质代谢等功能。在哺乳动物体内，PI3K 的 I 型最值得关注，可以被分为 A、B 两个亚型。A 亚型通过络氨酸激酶偶联受体进行信号转导，而 B 亚型则是通过具有 7 次跨膜结构的 G 蛋白偶联受体向下游传递信号。PI3K 同时具有蛋白激酶和类脂激酶两种激酶活性。PI3K 可以通过与生长因子受体结合后发生构象改变被激活，也可以通过 RAS 和 p110 结合引起自身的活化。PI3K 激活后，PIP2、PIP3 可作为其第二信使，与细胞内的 AKT 及 PDK1 结合，从而使得 AKT 被活化。随后 AKT 调控磷酸化，引起下游的 NF-κB、胱天蛋白酶-9、GSK-3 等靶蛋白受到调控抑制或激活，从而发挥 PI3K/AKT 调控细胞增殖、分化等。PI3K 的 I A 型和下游的蛋白激酶参与的信号转导通路与人体多种肿瘤的发生和发展有关。而 PI3K/AKT 信号通路中的关键分子由于自身编码基因发生变化，是引起 PI3K/AKT 信号通路异常的主要原因，也是甲状腺肿瘤发病的可能原因。

有研究提示，人第 10 号染色体缺失的磷酸酶及张力蛋白同源的基因（phosphatase and tensin homologue deleted on chromosome ten gene, PTEN）是 PI3K/AKT 信号通路中起到关键调控作用的分子。*PTEN* 是由 10 号染色体断臂编码，含有 9 个外显子和 8 个内含子的基因，其编码了 403 个氨基酸，构成了类脂酸酶 PTEN。正常情况下，PTEN 可以特异性地利用其类脂酸酶活性将 PIP3 还原为 PIP2，引起了 AKT、PKB 的定位及激活受抑制，从而使得 PI3K/AKT 通路被阻断，同时 PTEN 还可以作用于其下游的哺乳动物雷帕霉素靶向蛋白（mammalian target of rapamycin, mTOR）基因，从而影响肿瘤细胞增殖周期各时相的转换，抑制关键蛋白分子合成，加速细胞自主凋亡。

另一方面，PI3K 还可以通过与上皮钙黏着蛋白、β-联蛋白、MMP、环氧化酶 2（cyclooxygenase, Cox-2）等分子结合，影响肿瘤血管的生成，调控肿瘤细胞的侵袭转移。

7. 超声刺猬蛋白家族信号通路

超声刺猬蛋白家族（sonic hedghog）信号通路在胚胎发育中起着重要作用，

控制着细胞的命运和增殖。1980年，Nusslein-Vollhard和Wiesehau在研究果蝇的基因突变时发现了刺猬蛋白家族（hedgehog）基因和patched基因，超声刺猬蛋白家族信号通路生理作用已不仅仅限于最初发现的调控生殖和胚胎发育过程，更涵盖了调节干细胞分化、调控细胞凋亡、促进损伤后的修复过程等。国外有研究发现，超声刺猬蛋白家族信号通路途径的反常在恶性肿瘤的生长和维持中起到重要作用。超声刺猬蛋白家族通过激活癌基因等作用与多种恶性肿瘤的发生、发展密切相关，在前列腺癌、胆囊癌、胰腺癌髓母细胞瘤中均发现超声刺猬蛋白家族蛋白表达上调。最近的一些研究显示，在PTC的研究中发现超声刺猬蛋白家族信号通路与其恶性程度密切相关，但具体影响机制仍需进一步探索。

通过对上述机制的分析，可以发现外源性基因导入在甲状腺癌恶性表型逆转中所涉及的机制复杂多样，且肿瘤的发生、发展是一个多因素、多步骤共同作用的结果，分析信号转导通路对分析肿瘤恶性行为、进行医疗决策、评估患者预后起到至关重要的作用。随着人们对信号通路研究的不断深入，更多的分子靶点和新的通路可能被逐步发现，信号转导通路的具体作用机制有待更精准、更深入地研究。因而，对于甲状腺癌发病机制的研究，我们应该更倾向于分析现象性结果的具体机制以及机制间的相互作用，从微观遗传物质到宏观生物学效应整体把握甲状腺疾病的发病机制。这样的研究思路，将有助于临床医师和科研工作者从更深层次、更立体地了解甲状腺癌，也可能为甲状腺癌的早期诊断和治疗决策提供新的证据和思路。

第四节　外源性基因导入在甲状腺癌研究中的作用

外源基因导入技术可高效地传递和表达基因的能力（尤其是在体外），在过去的15年里已经得到充分地证实和记载。特别是病毒载体技术的发展使得外源性基因导入技术趋向成熟。随着人们对于生物分子和免疫因子在体内作用过程的理解逐渐加深，在过去的几年里，人们在构建更有效的载体方面取得了大跨步的发展。

根据肿瘤的类型和分布，基因治疗采用了多种技术来抑制和消除肿瘤细胞。大部分的载体是通过体外肿瘤模型研制出来的，并且在适宜的动物模型上接受了检测，其中有些动物模型是通过肿瘤移植方法而建立的。现在，这些途径中有许多已经应用到了临床试验中。正在使用中的基因治疗方法可分为3类：肿瘤抑制基因或肿瘤消除基因、可溶解肿瘤和增强药物敏感性的治疗、疫苗。

一、肿瘤抑制/消除基因

由于突变而造成功能丧失的 p53 基因与多种人类肿瘤的形成相关。为了治疗这种缺陷并诱导肿瘤细胞的凋亡，已构建了多种携带野生型 p53 基因的载体。在开始的研究中，通过适当的肿瘤细胞系及动物模型系统，证明这些途径对退行发育的甲状腺癌、人恶性神经胶质瘤和乳腺癌治疗的有效性。在有些病例中，载体与某种免疫调节基因如 IL-2 或与某种细胞毒性药物如阿霉素结合使用，疗效更为显著。检测这些载体对于肺癌、头部癌、颈癌和肝癌疗效的临床试验正在进行中。然而，这种治疗途径固有的问题之一是载体缺乏有效的靶向性，而经由肝动脉直接注射治疗肝癌的方法已在小鼠模型上经过了实验。最新的研究显示了 ARF-mdm2-p53 的交互作用在调节 p53 基因表达过程中的重要性，而在多种肿瘤中发现的 ARF 和相关的转录因子如 Twist 的一系列突变，暗示了表达 p53 作用途径中的其他成分的载体可能也可以达到同样的疗效。其他诱导凋亡的途径也已得到探索，而这些途径涉及对于细胞周期非常关键的细胞周期蛋白依赖性激酶。实际上，其中一种激酶 p16 已经在多种人类肿瘤细胞系中显示出有缺损，而表达 p21、p15 和 p16 的载体也已在肿瘤模型系统中显示出有效治疗的希望。表达前凋亡蛋白如 Fas 配体和胱天蛋白酶-8 载体的使用却因载体生产方法存在困难而受到限制。但是，最近所构建的表达腺病毒 E314、7K 蛋白或表达痘病毒 serpin 基因 CrmA 的互补细胞系已提供了良好的生产和探索这些病毒载体特性的途径。另一种促进细胞凋亡的途径是核酶的使用，例如用抗 H-ras 的核酶治疗膀胱癌，用抗 Bcl-2 的核酶治疗前列腺癌，以及用抗 HER2 的核酶治疗乳腺癌。

二、可溶解肿瘤和增强药物敏感性的治疗

20世纪50年代发现了野生型腺病毒之后不久，就尝试了将野生型腺病毒直接注入肿瘤内，但只显示出局部的疗效。直到1996年才有人宣称，带有 E1B 55k 基因突变的腺病毒可选择性地在 p53 缺陷的肿瘤细胞中复制。因此，可以作为溶解肿瘤的病毒来发挥作用，这导致了该种突变体的商业化发展。而且，虽然有很多文献令人信服地说明原先的前提没有持续下去，但仍然声称静脉注射这种

病毒可以有效治疗某些肿瘤。与标准的化疗相结合看起来也很有希望，用Onyx治疗头颈部癌的Ⅲ期临床试验正在进行中。另外，最近的一项研究同时使用了E1B缺失的腺病毒和表达IL-2的腺病毒载体，在一个鼠模型中使p53缺陷导致的胰腺癌完全消退了。研制出来的另一种选择性消除肿瘤细胞的策略是通过载体将一种前体药物酶递送到靶细胞中，然后注射一种非毒性药物，这种药物可在原位转变成一种细胞毒素剂。单纯疱疹病毒胸苷激酶（HSV-tk）被广泛地作为所谓的自杀基因来使用。该技术已经用于头颈部癌的原位治疗，并且完成了恶性间皮瘤和前列腺癌治疗的Ⅰ期临床试验。同时，缺失E1和E4区的病毒载体最近已构建出来，用于传递HSV-tk基因，显然此种载体效果更好。胞嘧啶脱氨酶（cytosine deaminase, CD）也作为自杀基因用于治疗结肠癌，以腺病毒为载体，并且同时注射氟胞嘧啶（5-FC）。HSV-tk和CD基因的融合基因也被插入载体中用于治疗前列腺癌。一种含有3种形式的疗法，即涉及含有HSV-tk和CD双自杀基因载体结合放疗的疗法，已证明对于一个宫颈癌异种移植物的肿瘤消减非常有效。另一个令人感兴趣的途径是与CD载体共注射一种含有尿嘧啶磷酸核糖基转移酶基因的载体。在一个大鼠肿瘤模型中，这一途径极大地增加了系统的敏感性。这些疗法还伴随出现了所谓的"旁观者效应"，增强了细胞毒效应。递送各种细胞因子的载体可以补助含有自杀基因载体的作用，从而增强原位的细胞毒性。在所有的这些系统中，很明显的一点是，如果靶向性更高，疗效将会大大增加；组织特异的启动子可以整合进入载体中以促进这一点的实现。已有报道这一技术在乳腺癌、肝癌和黑色素瘤治疗中的应用。然而，虽然在体内已经实现了目标的特异性，但结果经常不尽如人意，因为启动子的活性相当低。一个试图改善这一不足的实验尝试采用了一种精巧的策略，该实验在一个动物模型中使用了Cre-lox系统（补体受体增强作用−液氧系统）和一个肿瘤特异性抗原，由此获得了理想的结果。但还应该列出关于在载体中保留E1A基因重要性的文献。因为在这些病例中，这种载体能够促进p53转录，同时提高肿瘤细胞对细胞毒性试剂和对放疗的敏感性。

三、疫苗

对于激活抗肿瘤细胞免疫的策略已经通过载体的使用进行了探索。在这些尝试中，多种免疫调节基因和肿瘤特异抗原基因通过载体导入体内。许多细胞因子以这种方式发挥作用。如IL-2能够诱导细胞毒性下淋巴细胞（CTL），促进自然杀伤（NK）细胞的活性，并促使肿瘤浸润淋巴细胞（tumor infiltrating lymphocyte, TIL）的成熟；高剂量的重组IL-2和IL-2表达载体成功地消减了动物模型中的肿瘤。然而，毒性问题变得突出，后面的研究便集中于对其他细胞因子更为定向的递送，包括IL-12，有时候是与IL-2和肿瘤抗原结合使用。将表达IL-2或IL-12的载体与表达IL-16的载体组合进行瘤内注射，在小鼠的乳腺癌模型系统中取得了成功。意识到多种肿瘤会呈现肿瘤特异抗原这一点，激发了表达这些抗原载体的使用。这类载体可以发挥促进抗肿瘤免疫反应的作用，由此进行了用表达MART 1或gp100的腺病毒载体治疗转移性黑色素瘤的试验。这些结果证实了高剂量腺病毒载体的注射给药是安全的，但是针对载体出现的免疫反应却消除了长期的抗肿瘤效应。

在一个结肠癌模型系统中，通过腺病毒载体表达的肿瘤抗原使肿瘤出现了明显地消减，并诱导了进一步针对肿瘤的免疫反应。另一个前景很好的增强抗肿瘤免疫反应的途径是根据体内树突状细胞具有有效呈现抗原的能力。有人建议，一个有效的策略是从患者体内分离出树突状细胞，用表达适当的肿瘤抗原的腺病毒载体来感染，将之改造并回输到患者体内，同时结合标准疗法。对人树突状细胞的研究显示，用腺病毒载体改造的树突状细胞的成熟度和功能不会受到影响，转移性肺癌明显消减已经由鼠的树突状细胞而获得。一个黑色素瘤的鼠树突状细胞模型也通过腺病毒载体显示出显著的抗黑色素瘤免疫反应增强。使用双特异性抗体使病毒再定位于细胞表面的CD40受体上，可以大幅度地提高载体对树突状细胞的靶向特异性。这一技术也促进了细胞的成熟，因此增强了它们的免疫激活特性。表达CD40配体载体可以直接导入肿瘤细胞内，并且在动物模型中促进抗原提呈能力，使肿瘤消减。相关的其他策略涉及粒细胞-巨噬细胞集落刺激因子的载体表达，以及增强树突状细胞对编码转化生长因子1载体的耐受性。最近的研究显示，树突状细胞可以用与其自身嵌合抗原受体（CAR）状态无关的载体来感染，而且这些细胞可以呈现出适当的细胞毒性T淋巴细胞效应。

------------------------------ **参 考 文 献** ------------------------------

［1］ Bian X H, Sun H, Xue H, et al. Expression and clinical significance of Shh/Gli-1 in papillary thyroid carcinoma［J］. Tumour Biol, 2014, 35(10): 10523-10528.

［2］ Bohn O L, Hsu K, Hyman D M, et al. BRAF V600E mutation and clonal evolution in a patient with relapsed refractory myeloma with plasmablastic differentiation［J］. Clin Lymphoma Myeloma Leuk, 2014, 14(2): e65-e68.

［3］ Byrd J C, Shinn C, Waselenko J K, et al. Flavopiridol induces apoptosis in chronic lymphocytic leukemia cells via activation of caspase-3 without evidence of bcl-2 modulation or dependence on functional p53[J]. Blood, 1998, 92(10): 3804-3816.

[4] Campos M, Kool M M, Daminet S, et al. Upregulation of the PI3K/Akt pathway in the tumorigenesis of canine thyroid carcinoma[J]. J Vet Intern Med, 2014, 28(6): 1814-1823.

[5] Cha Y J, Koo J S. Next-generation sequencing in thyroid cancer[J]. J Transl Med, 2016, 14(1): 322.

[6] Chen G G, Vlantis A C, Zeng Q, et al. Regulation of cell growth by estrogen signaling and potential targets in thyroid cancer[J]. Curr Cancer Drug Targets, 2008, 8(5): 367-377.

[7] Cheng S, Douglas-Jones A, Yang X, et al. Transforming acidic coiled-coil-containing protein 2 (TACC2) in human breast cancer, expression pattern and clinical/prognostic relevance[J]. Cancer Genomics Proteomics, 2010, 7(2): 67-73.

[8] de Melo A C, Paulino E, Garces A H. A review of mTOR pathway inhibitors in gynecologic cancer[J]. Oxid Med Cell Longev, 2017, 2017: 4809751.

[9] DeSouza K R, Saha M, Carpenter A R, et al. Analysis of the sonic hedgehog signaling pathway in normal and abnormal bladder development[J]. PLoS One, 2013, 8(1): e53675.

[10] Eustatia-Rutten C F, Corssmit E P, Biermasz N R, et al. Survival and death causes in differentiated thyroid carcinoma[J]. J Clin Endocrinol Metab, 2006, 91(1): 313-319.

[11] Fu Q F, Pan P T, Zhou L, et al. Clinical significance of preoperative detection of serum p53 antibodies and BRAF(V600E) mutation in patients with papillary thyroid carcinoma[J]. Int J Clin Exp Med, 2015, 8(11): 21327-21334.

[12] Fujita N, Tsuruo T. Involvement of Bcl-2 cleavage in the acceleration of VP-16-induced U937 cell apoptosis[J]. Biochem Biophys Res Commun, 1998, 246(2): 484-488.

[13] Grandgirard D, Studer E, Monney L, et al. Alphaviruses induce apoptosis in Bcl-2-overexpressing cells: evidence for a caspase-mediated, proteolytic inactivation of Bcl-2 [J]. EMBO J, 1998, 17(5): 1268-1278.

[14] Haugen B R, Alexander E K, Bible K C, et al. 2015 American Thyroid Association Management guidelines for adult patients with thyroid nodules and differentiated thyroid cancer: The American Thyroid Association guidelines task force on thyroid nodules and differentiated thyroid cancer[J]. Thyroid, 2016, 26(1): 1-133.

[15] Hinterseher U, Wunderlich A, Roth S, et al. Expression of hedgehog signalling pathway in anaplastic thyroid cancer[J]. Endocrine, 2014, 45(3): 439-447.

[16] Jiao W, Liu F, Tang F Z, et al. Expression of the Pokemon proto-oncogene in nasopharyngeal carcinoma cell lines and tissues[J]. Asian Pac J Cancer Prev, 2013, 14 (11): 6315-6319.

[17] Jung C K, Jung J H, Park G S, et al. Expression of transforming acidic coiled-coil containing protein 3 is a novel independent prognostic marker in non-small cell lung cancer [J]. Pathol Int, 2006, 56(9): 503-509.

[18] Kanaan Z, Kloecker G H, Paintal A, et al. Novel targeted therapies for resistant ALK-rearranged non-small-cell lung cancer: ceritinib and beyond[J]. Onco Targets Ther, 2015, 8: 885-892.

[19] Kannangai R, Vivekanandan P, Martinez-Murillo F, et al. Fibrolamellar carcinomas show overexpression of genes in the RAS, MAPK, PIK3, and xenobiotic degradation pathways

［J］. Hum Pathol, 2007, 38(4): 639-644.

［20］ Katso R, Okkenhaug K, Ahmadi K, et al. Cellular function of phosphoinositide 3-kinases: implications for development, homeostasis, and cancer［J］. Annu Rev Cell Dev Biol, 2001, 17: 615-675.

［21］ Katso R M, Pardo O E, Palamidessi A, et al. Phosphoinositide 3-Kinase C2beta regulates cytoskeletal organization and cell migration via Rac-dependent mechanisms［J］. Mol Biol Cell, 2006, 17(9): 3729-3744.

［22］ Kumar A, Klinge C M, Goldstein R E. Estradiol-induced proliferation of papillary and follicular thyroid cancer cells is mediated by estrogen receptors alpha and beta［J］. Int J Oncol, 2010, 36(5): 1067-1080.

［23］ Kumar A, Klinge C M, Goldstein R E. Estradiol-induced proliferation of papillary and follicular thyroid cancer cells is mediated by estrogen receptors alpha and beta［J］. Int J Oncol, 2010, 36(5): 1067-1080.

［24］ Li H, Han Q, Chen Y, et al. Upregulation of the long non-coding RNA FOXD2-AS1 is correlated with tumor progression and metastasis in papillary thyroid cancer［J］. Am J Transl Res, 2019, 11(9): 5457-5471.

［25］ Licitra L, Locati L. Antiangiogenic TKIs and advanced RAI-resistant thyroid cancer: time for rethinking treatment strategies［J］. Thyroid, 2014, 24(12): 1815.

［26］ Logan C Y, Nusse R. The Wnt signaling pathway in development and disease［J］. Annu Rev Cell Dev Biol, 2004, 20: 781-810.

［27］ Lui W O, Foukakis T, Liden J, et al. Expression profiling reveals a distinct transcription signature in follicular thyroid carcinomas with a PAX8-PPAR(gamma) fusion oncogene ［J］. Oncogene, 2005, 24(8): 1467-1476.

［28］ Lupas A N, Gruber M. The structure of alpha-helical coiled coils［J］. Adv Protein Chem, 2005, 70: 37-78.

［29］ Marechal R, Bachet J B, Calomme A, et al. Sonic hedgehog and Gli1 expression predict outcome in resected pancreatic adenocarcinoma［J］. Clin Cancer Res, 2015, 21(5): 1215-1224.

［30］ Marotta V, Guerra A, Sapio M R, et al. RET/PTC rearrangement in benign and malignant thyroid diseases: a clinical standpoint［J］. Eur J Endocrinol, 2011, 165(4): 499-507.

［31］ Marques A R, Espadinha C, Catarino A L, et al. Expression of PAX8-PPAR gamma 1 rearrangements in both follicular thyroid carcinomas and adenomas［J］. J Clin Endocrinol Metab, 2002, 87(8): 3947-3952.

［32］ Mohammadi M, Hedayati M. A brief review on the molecular basis of medullary thyroid carcinoma［J］. Cell J, 2017, 18(4): 485-492.

［33］ Murugan A K, Xing M. Anaplastic thyroid cancers harbor novel oncogenic mutations of the ALK gene［J］. Cancer Res, 2011, 71(13): 4403-4411.

［34］ Nambiar A, Pv S, Susheelan V, et al. The concepts in poorly differentiated carcinoma of the thyroid: a review article［J］. J Surg Oncol, 2011, 103(8): 818-821.

［35］ Nix P, Nicolaides A, Coatesworth A P. Thyroid cancer review 1: presentation and investigation of thyroid cancer［J］. Int J Clin Pract, 2005, 59(11): 1340-1344.

[36] Ovchinnikov D A, Cooper M A, Pandit P, et al. Tumor-suppressor gene promoter hypermethylation in saliva of head and neck cancer patients[J]. Transl Oncol, 2012, 5 (5): 321-326.

[37] Park J A, Lee K Y, Oh Y J, et al. Activation of caspase-3 protease via a Bcl-2-insensitive pathway during the process of ginsenoside Rh2-induced apoptosis[J]. Cancer Lett, 1997, 121(1): 73-81.

[38] Pereira M S. Adenovirus infections[J]. Postgrad Med J, 1973, 49(577): 798-801.

[39] Rajoria S, Suriano R, Shanmugam A, et al. Metastatic phenotype is regulated by estrogen in thyroid cells[J]. Thyroid, 2010, 20(1): 33-41.

[40] Swanton E, Savory P, Cosulich S, et al. Bcl-2 regulates a caspase-3/caspase-2 apoptotic cascade in cytosolic extracts[J]. Oncogene, 1999, 18(10): 1781-1787.

[41] Toftgard R. Hedgehog signalling in cancer[J]. Cell Mol Life Sci, 2000, 57(12): 1720-1731.

[42] Ulisse S, Baldini E, Toller M, et al. Transforming acidic coiled-coil 3 and Aurora-A interact in human thyrocytes and their expression is deregulated in thyroid cancer tissues[J]. Endocr Relat Cancer, 2007, 14(3): 827-837.

[43] Vivanco I, Sawyers C L. The phosphatidylinositol 3-Kinase AKT pathway in human cancer [J]. Nat Rev Cancer, 2002, 2(7): 489-501.

[44] Wigler M, Pellicer A, Silverstein S, et al. DNA-mediated transfer of the adenine phosphoribosyltransferase locus into mammalian cells[J]. Proc Natl Acad Sci U S A, 1979, 76(3): 1373-1376.

[45] Worby C A, Dixon J E. PTEN[J]. Annu Rev Biochem, 2014, 83: 641-669.

[46] Wu F, Zhang Y, Sun B, et al. Hedgehog signaling: from basic biology to cancer therapy [J]. Cell Chem Biol, 2017, 24(3): 252-280.

[47] Xing M, Clark D, Guan H, et al. BRAF mutation testing of thyroid fine-needle aspiration biopsy specimens for preoperative risk stratification in papillary thyroid cancer[J]. J Clin Oncol, 2009, 27(18): 2977-2982.

[48] Xing M. BRAF mutation in papillary thyroid cancer: pathogenic role, molecular bases, and clinical implications[J]. Endocr Rev, 2007, 28(7): 742-762.

[49] Xing M. BRAF mutation in papillary thyroid microcarcinoma: the promise of better risk management[J]. Ann Surg Oncol, 2009, 16(4): 801-803.

[50] Xing M. Molecular pathogenesis and mechanisms of thyroid cancer[J]. Nat Rev Cancer, 2013, 13(3): 184-199.

[51] Xing M. Recent advances in molecular biology of thyroid cancer and their clinical implications[J]. Otolaryngol Clin North Am, 2008, 41(6): 1135-1146.

[52] Yamamichi F, Shigemura K, Behnsawy H M, et al. Sonic hedgehog and androgen signaling in tumor and stromal compartments drives epithelial-mesenchymal transition in prostate cancer[J]. Scand J Urol, 2014, 48(6): 523-532.

[53] Yin D T, Wang L, Sun J, et al. Homozygous deletion but not mutation of exons 5 and 8 of the fragile histidine triad (FHIT) gene is associated with features of differentiated thyroid carcinoma[J]. Ann Clin Lab Sci, 2010, 40(3): 267-272.

［54］ Yin D T, Wu W, Li M, et al. DKK3 is a potential tumor suppressor gene in papillary thyroid carcinoma［J］. Endocr Relat Cancer, 2013, 20(4): 507-514.

［55］ Yin D T, Xu J, Lei M, et al. Characterization of the novel tumor-suppressor gene CCDC67 in papillary thyroid carcinoma［J］. Oncotarget, 2016, 7(5): 5830-5841.

［56］ Ye Y, Yin D T, Chen L, et al. Identification of Piwil2-like (PL2L) preteins that promote tumorigenesis［J］. PLoS One, 2010, 5(10): e13406.

［57］ Zhang W, Liu H T. MAPK signal pathways in the regulation of cell proliferation in mammalian cells［J］. Cell Res, 2002, 12(1): 9-18.

［58］ 龚小卫, 姜勇. MAPK的细胞内定位与激活后移位机制［J］. 生物化学与生物物理进展, 2003(4): 509-513.

［59］ 黄秀兰, 崔国辉, 周克元. PI3K-Akt信号通路与肿瘤细胞凋亡关系的研究进展［J］. 癌症, 2008(3): 331-336.

［60］ 雷梦园. CCDC67基因在甲状腺乳头状癌中的表达及临床意义［D］. 河南: 郑州大学, 2016.

［61］ 马润声. 慢病毒介导CCDC67转染甲状腺乳头状癌细胞TPC-1裸鼠移植瘤模型的构建及意义［D］. 河南: 郑州大学, 2017.

［62］ 姚榛祥. 甲状腺癌的分子生物学研究进展［J］. 临床外科杂志, 2006(3): 140-141.

［63］ 殷德涛, 李明闯, 王勇飞, 等. 甲状腺乳头状癌中DKK3基因表达及其启动子区甲基化的研究［J］. 中华内分泌外科杂志, 2013, 7(2): 150-153.

［64］ 殷德涛, 许建辉, 王勇飞, 等. CCDC67基因mRNA在甲状腺乳头状癌中的表达及临床意义［J］. 中华医学杂志, 2014, 94(30): 2382-2385.

［65］ 殷德涛, 许建辉, 王勇飞, 等. CCDC67基因慢病毒表达载体的构建及鉴定［J］. 中华内分泌外科杂志, 2015, 9(1): 30-33.

［66］ 殷德涛, 尹峰燕, 郑立运, 等. 甲状腺乳头状癌中PTEN基因启动子甲基化及其蛋白表达的相关性［J］. 中华耳鼻咽喉头颈外科杂志, 2010, 45(4): 330-333.

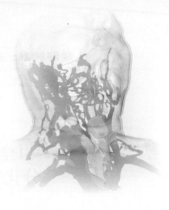

第十七章

^{131}I 全身扫描阴性/甲状腺球蛋白阳性分化型甲状腺癌的诊断及治疗

慕转转　林岩松

分化型甲状腺癌（DTC）经甲状腺全切及选择性放射性碘治疗后仍存在血清甲状腺球蛋白（Tg）水平异常升高时常提示肿瘤残余、复发或者转移等情况，若放射性^{131}I全身扫描（^{131}I-whole body scan, ^{131}I-WBS）未能显示具体病灶，该种情况称作^{131}I-WBS阴性/Tg阳性。^{131}I-WBS可分为诊断性显像（diagnostic whole body scan, DxWBS）和治疗后显像（post-treatment whole body scan, RxWBS）。目前，有关^{131}I-WBS阴性并未明确指定DxWBS抑或RxWBS，为叙述的全面性，本章以WBS为准。

［通信作者］　林岩松，Email: linys@pumch.cn

第一节 ¹³¹I全身扫描阴性/甲状腺球蛋白阳性分化型甲状腺癌的诊断

一、诊断要点

在诊断¹³¹I-WBS阴性/Tg阳性DTC之前，需排除以下影响因素。

1. 颈部残余甲状腺组织

Tg是评估DTC复发转移的敏感性指标，在诊断Tg阳性、碘阴性前，应通过甲状腺手术、选择性放射性碘治疗等方法清除体内残余的甲状腺组织，排除正常甲状腺滤泡细胞分泌Tg的干扰，使血清Tg水平可精准反映体内的肿瘤负荷。

2. 甲状腺球蛋白抗体（TgAb）的影响

较高的TgAb水平可导致检测的Tg水平出现较大偏差，从而出现假阴性结果。当患者为TgAb阳性时，可连续监测血清TgAb本身以作为肿瘤标志物的替代者。

3. 外源性碘负荷的干扰

行¹³¹I-WBS前使用含碘造影剂，食用海带、紫菜等富含碘元素的食物，以及服用胺碘酮等影响碘摄取或代谢的药物均可能造成¹³¹I-WBS假阴性结果。因此，需同时结合尿碘评估体内碘负荷情况。

4. TSH准备

在行¹³¹I-WBS前，需通过停服外源性甲状腺激素（TSH）或注射人重组TSH（rhTSH）等方式调整TSH ≥ 30 μIU/mL，以达到增强病灶摄碘功能及分泌Tg的作用。

5. 显像技术

¹³¹I-WBS显像技术对于¹³¹I-WBS阴性/Tg阳性DTC的判断至关重要，并饱受争议，这使不同医院对Tg+I-DTC的判断存在较大差异。主要存在以下问题：① 显像方式的不同会影响病灶摄碘的判断。例如，高分辨率的SPECT/CT融合显像较平面显像可提供更多功能及解剖学细节。② 不同的放射性碘（¹²³I、¹²⁴I和¹³¹I）探查病灶可因核素性质、显像仪器的分辨率和探测敏感性不同而存在差异。③ 服用¹³¹I后不同的显像时间也可影响病灶的显示。有研究提示，不同时间点

进行的RxWBS可遗漏7.5%～12%的摄碘性病灶。④ DxWBS与RxWBS显示病灶存在差异。不同研究显示,25%～80%的DxWBS阴性患者可在RxWBS显示功能性摄碘灶,然而此类患者是否可从这些^{131}I RxWBS所示微弱的摄碘中进一步获益仍存在争议。

二、病灶定位

对于^{131}I-WBS阴性/Tg阳性DTC患者,通过其他影像学检查进行不摄碘病灶的探测和定位至关重要。病灶定位可提示肿瘤负荷,为可手术患者提供病灶的确切位置,为后续其他治疗方案提供指导。

1. 颈部超声检查

颈部超声检查是探测颈部复发病灶及转移淋巴结的重要检查方式。对于超声诊断可疑淋巴结转移,大多可通过手术进行治疗。因此,对于^{131}I-WBS阴性/Tg阳性DTC患者,应首选颈部超声排除颈部复发及淋巴结转移。

2. CT和MRI检查

CT和MRI检查可用于评估颈部复发灶、转移淋巴结及肺等远处转移灶等的部位、大小、数量、与周围结构及器官的相对关系等。其中颈部增强CT或MRI检查有助于评估超声可能无法完全探及的部位。肺是DTC患者最常见的远处转移部位,胸部CT扫描是确定^{131}I-WBS阴性/Tg阳性DTC患者是否存在肺转移的常用检查方式,同时用于动态评估转移灶的变化;MRI检查对探查脑脊髓转移具有独特优势。

3. PET/CT检查

^{18}F-FDG PET/CT作为^{131}I-WBS阴性/Tg阳性DTC患者的重要检查手段,其作用已被多项指南肯定。其用于辅助寻找和定位^{131}I-WBS阴性/Tg阳性DTC患者病灶的灵敏度和特异度分别可达93%和81%。另外,^{18}F-FDG PET/CT阳性率与血清Tg浓度呈现正相关关系,两者结合可进一步提升诊断的灵敏度、特异度及准确率。而阴性^{18}F-FDG PET/CT可能预示着DTC患者的良好预后。此外,研究发现,随着DTC的去分化,肿瘤细胞表达摄取^{131}I所需的钠碘转运体减少,而葡萄糖转运体表达增多,即"flip-flop"现象,这也体现了^{18}F-FDG PET/CT在评价Tg+I-患者肿瘤复发/转移方面的补充作用。

4. 其他

对于检测^{131}I-WBS阴性/Tg阳性DTC患者复发及转移的新型显像剂的探索也从未停止。本课题组前期一项小样本研究中率先将作用于整合素受体αvβ3、

反映血管生成的 ^{99m}Tc-3PRGD2 显像用于探测 Tg+I-DTC 患者复发及转移病灶，提示其可用于探测并定位不摄碘病灶，且病灶对显像剂的摄取与病灶的生长速度呈正相关。Gao 等进一步应用 ^{99m}Tc-3PRGD2 检测 DTC 复发及转移，其灵敏度、特异度、阳性预测值及阴性预测值分别为96.6%、75%、93.3%和85.7%，与 ^{18}F-FDG PET/CT 相似的是 ^{99m}Tc-3PRGD2 对于 DTC 复发的敏感度及阳性预测值也与 Tg 水平呈正相关。此外，生长抑素受体（somatostatin receptors, SSTR）显像也成为探测 Tg+I-DTC 病灶的一项新选择。Shinto 等发现 SSTR 显像剂 ^{99m}Tc-Hynic-TOC 探测 Tg+I- 患者可疑病灶的灵敏度、特异度及准确度分别达88.46%、100%和89.2%。另外，前列腺特异性膜抗原（prostate-specific membrane antigen, PSMA）显像、胆碱显像等也可用于 Tg+I- 且 ^{18}F-FDG PET/CT 阴性病灶的探测，对 ^{18}F-FDG PET/CT 可起到良好的补充作用。

第二节 ^{131}I 全身扫描阴性 / 甲状腺球蛋白阳性分化型甲状腺癌患者的临床转归及治疗策略

^{131}I-WBS 阴性/Tg 阳性 DTC 患者由于体内肿瘤负荷及病灶所在部位的不同，其临床转归也存在着较大差异。针对此类患者的治疗方案目前仍存在较多争议，尚缺乏全面精准的推荐方案。但考虑到此类患者病情严重程度的不同，总体上需重视个体化治疗原则。

依据实时动态评估体系，^{131}I-WBS 阴性/Tg 阳性 DTC 患者应属于生化疗效不佳（biochemical incomplete response, BIR；抑制性 Tg ≥ 1.0 ng/mL 或刺激性 Tg ≥ 10.0 ng/mL）或疗效不确切（indeterminate response, IDR；0.2 ng/mL ≤ 抑制性 Tg < 1.0 ng/mL 或 1.0 ng/mL ≤ 刺激性 Tg < 10.0 ng/mL），注意两者的界定仅为 Tg 所处的水平不同而异。研究显示，BIR 或 IDR 患者出现疾病特异性病死率均 < 1%；而针对复发风险，经过中位随访时长可达10年的长期随访，BIR 中30%～60%可自发缓解，20%经干预后可缓解，20%～50%呈病情持续或进展为结构性疗效不佳（structural incomplete response, SIR）；IDR 患者中80%～90%呈病情稳定或好转，仅10%～20%随访期间进展为 BIR 甚至 SIR。这些研究间接提示 Tg 水平与复发风险密切相关。2015年的《ATA 指南》及2019年的《NCCN 指南》均指出，若患者刺激性 Tg < 10 ng/mL（停用甲状腺激素）或 <

5 ng/mL（应用rhTSH），且无明确结构性病变者，无须进行经验性^{131}I治疗，直接行TSH抑制治疗，并定期监测血清Tg、颈部超声或临床指示的其他显像方式。2015年的《ATA指南》指出若经CT、超声、PET/CT等影像学检查未发现明确结构性异常时，可给予100～200 mCi（1 Ci＝3.7×10^{10} Bq）的经验性^{131}I治疗，其目的在于通过RxWBS辅助定位病灶以及治疗不能手术的病灶。但若经验性^{131}I治疗后RxWBS仍未探及病灶，则说明患者体内潜在病灶对^{131}I治疗反应不佳，因此不宜继续进行^{131}I治疗。

对于其他影像学检查发现复发或转移病灶的患者，依据实时动态评估体系应修正为SIR（血清Tg/TgAb可呈任何水平，影像学检查发现可证实的或功能性疾病证据）。而SIR无论是否经过干预，仍有50%～85%存在持续性疾病，其中局部转移者的疾病特异性病死率高达11%，远处转移者高达50%。因此，2019年《NCCN指南》指出针对局部复发/转移病灶，如颈部淋巴结转移、孤立性远处转移灶等，若手术可切除则应选择手术治疗；若病情稳定且病灶距离重要组织结构较远，可密切监测病灶情况。2015年《ATA指南》指出，对于无法进行手术且病灶持续进展或侵及周围组织造成生活质量下降者，若经经验性^{131}I治疗后影像学检查显示病灶减少、缩小或血清Tg/TgAb水平减低，可重复行^{131}I治疗，直至病情缓解或呈碘难治状态。同时需注意的是，每次治疗均需权衡放射安全因素，两次^{131}I治疗至少应间隔6～12个月。

Tg+I-指血清学指标阳性提示可能存在潜在分泌Tg的病灶，而^{131}I-WBS阴性未能提供存在摄碘性病灶的证据。导致这种情况的原因可能为外源性因素干扰、病灶较小目前的核医学显像难以检出、病灶摄碘功能较差等。针对^{131}I-WBS阴性/Tg阳性DTC的诊断需优化检查方法，充分使用现有检查方法，如颈部超声、胸部CT、^{18}F-FDG PET/CT等检查。此外，除了^{131}I-WBS，多种针对整合素受体、SSTR及PSMA的核医学新兴分子影像学手段正在探测Tg+I-病灶中显示其作用，合理地应用将有助于提高病灶的检出率，从而指导治疗方案的选择。治疗方面，应根据患者病情严重程度及动态评估所提示的预后转归情况，选择个体化治疗方案。总结分析能从再次^{131}I治疗中获益的人群特点，细化治疗指征，减少不必要的^{131}I治疗，从而避免无谓的辐射照射（见图17-2-1）。

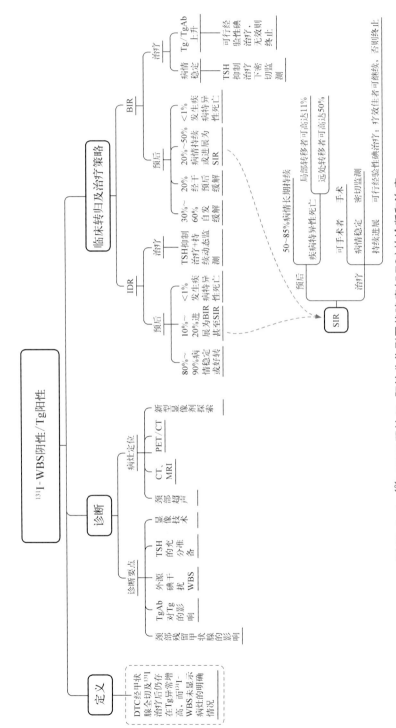

图 17-2-1 131I-WBS阴性/Tg阴性分化型甲状腺癌（DTC）的诊断和治疗

参 考 文 献

[1] Basu S, Dandekar M, Joshi A, et al. Defining a rational step-care algorithm for managing thyroid carcinoma patients with elevated thyroglobulin and negative on radioiodine scintigraphy (TENIS): considerations and challenges towards developing an appropriate roadmap[J]. Eur J Nucl Med Mol Imaging, 2015, 42(8): 1167-1171.

[2] Salvatori M, Perotti G, Villani M F, et al. Determining the appropriate time of execution of an ^{131}I post-therapy whole-body scan: comparison between early and late imaging[J]. Nucl Med Commun, 2013, 34(9): 900-908.

[3] Wells K, Morwau S, Shin Y R, et al. Positive (+) post-treatment (tx) scans after the radioiodine (RAI) tx of patients who have III differentiated thyroid cancer (WDTC), positive serum thyroglobulin levels (TG+), and negative diagnostic (dx) RAI whole body scans (WBS-): predictive values and frequency[J]. J Nucl Med, 2008, 49: 238P.

[4] Sabra M M, Grewal R K, Tala H, et al. Clinical outcomes following empiric radioiodine therapy in patients with structurally identifiable metastatic follicular cell-derived thyroid carcinoma with negative diagnostic but positive post-therapy ^{131}I whole-body scans[J]. Thyroid, 2012, 22(9): 877-883.

[5] Caetano R, Bastos C R, de Oliveira I A, et al. Accuracy of positron emission tomography and positron emission tomography-CT in the detection of differentiated thyroid cancer recurrence with negative (131)I whole-body scan results: a meta-analysis[J]. Head Neck, 2016, 38(2): 316-327.

[6] Vural G U, Akkas B E, Ercakmak N, et al. Prognostic significance of FDG PET/CT on the follow-up of patients of differentiated thyroid carcinoma with negative ^{131}I whole-body scan and elevated thyroglobulin levels: correlation with clinical and histopathologic characteristics and long-term follow-up data[J]. Clin Nucl Med, 2012, 37(10): 953-959.

[7] Ranade R, Kand P, Basu S. Value of ^{18}F-FDG PET negativity and Tg suppressibility as markers of prognosis in patients with elevated Tg and ^{131}I-negative differentiated thyroid carcinoma (TENIS syndrome)[J]. Nucl Med Commun, 2015, 36(10): 1014-1020.

[8] Feine U, Lietzenmayer R, Hanke J P, et al. Fluorine-18-FDG and iodine-131-iodide uptake in thyroid cancer[J]. J Nucl Med, 1996, 37(9): 1468-1472.

[9] Zhao D, Jin X, Li F, et al. Integrin $\alpha v \beta 3$ imaging of radioactive iodine-refractory thyroid cancer using [99m]Tc-3PRGD2[J]. J Nucl Med, 2012, 53(12): 1872-1877.

[10] Gao R, Zhang G J, Wang Y B, et al. Clinical value of Tc-3PRGD2 SPECT/CT in differentiated thyroid carcinoma with negative I whole-body scan and elevated thyroglobulin level[J]. Sci Rep, 2018, 8(1): 473.

[11] Shinto A S, Kamaleshwaran K K, Mallia M, et al. Utility of (99m)Tc-Hynic-TOC in ^{131}I whole-body scan negative thyroid cancer patients with elevated serum thyroglobulin levels [J]. World J Nucl Med, 2015, 14(2): 101-108.

[12] Verma P, Malhotra G, Agerawal R, et al. Evidence of prostate-specific Membrane antigen expression in metastatic differentiated thyroid cancer using ^{68}Ga-PSMA-HBED-CC PET/

CT［J］. Clin Nucl Med, 2018, 43(8): e265−e268.

［13］ Wu H B, Wang Q S, Wang M F, et al. Utility of ^{11}C-choline imaging as a supplement to F-18 FDG PET imaging for detection of thyroid carcinoma［J］. Clin Nucl Med, 2011, 36(2): 91−95.

［14］ 孟超, 龙文, 梁军, 等. 中低危分化型甲状腺癌术后[131]I清甲治疗后血清甲状腺球蛋白的变化［J］. 中华核医学与分子影像杂志, 2013, 38(10): 271−274.

［15］ Tuttle R M, Tala H, Shah J, et al. Estimating risk of recurrence in differentiated thyroid cancer after total thyroidectomy and radioactive iodine remnant ablation: using response to therapy variables to modify the initial risk estimates predicted by the new American Thyroid Association staging system［J］. Thyroid, 2010, 20(12): 1341−1349.

［16］ Vaisman F, Momesso D, Bulzico D A, et al. Spontaneous remission in thyroid cancer patients after biochemical incomplete response to initial therapy［J］.Clin Endocrinol (Oxf), 2012, 77(1): 132−138.

［17］ Vaisman F, Tala H, Grewal R, et al. In differentiated thyroid cancer, an incomplete structural response to therapy is associated with significantly worse clinical outcomes than only an incomplete thyroglobulin response［J］. Thyroid, 2011, 21(12): 1317−1322.

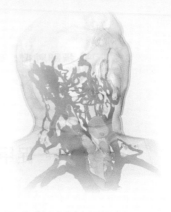

第十八章

分化型甲状腺癌抑制促甲状腺素为主的内分泌治疗

刘天润　关海霞　杨安奎

早在1937年,外科医师Dunhill在英国伦敦医学会讲座中,报道了应用大剂量干甲状腺片有效控制分化型甲状腺癌(DTC)远处转移的2个病例,这是有关促甲状腺激素(TSH)抑制治疗的最早记载。1954年,Balme在《柳叶刀》(*The Lancet*)发表了第一篇应用甲状腺激素抑制甲状腺癌转移灶生长的正式报道,并提出疗效可能与药物抑制了TSH有关。随后,Crile和Thomas提出甲状腺癌的TSH依赖性,建议在伴远处转移的患者中推广TSH抑制治疗。1980年,Carayon等揭示TSH抑制治疗的理论依据,即DTC细胞表达TSH受体(TSHR)与TSH结合后,可刺激癌细胞的生长。

1994年,美国内分泌科医师Mazzaferri和Jhiang发表1 355例DTC患者的30年随访结果,提示术后TSH抑制治疗可使DTC患者在减少肿瘤进展方面普遍获益。这一研究成为日后在DTC中广泛实施TSH抑制治疗最重要的循证医学证据之一。

[通信作者]　关海霞,Email: guanhaixia@yahoo.com
　　　　　　杨安奎,Email: yangak@sysucc.org.cn

第一节 促甲状腺激素抑制治疗目标及指南

一、对TSH抑制治疗目标的新认识

20世纪90年代以来,对TSH抑制治疗的目标逐渐有了更多的探索和认识,这主要是基于下述2个原因。第一,较早的研究中,受TSH检测试剂灵敏性所限,通常无法确定TSH抑制的程度,并且缺乏使用甲状腺球蛋白(Tg)测定和高分辨率超声检测小的复发肿瘤的能力。第二,随着超声检查和体检的普及,DTC中微小、低危的比例不断增加,DTC患者整体的临床预后特征已经与几十年前相比发生了很大变化,对TSH抑制治疗的获益和风险需重新评估。

20余年来的研究显示,对高危DTC患者而言,他们可从术后将TSH抑制到低于0.1 mIU/L中获益,表现为无病生存率显著提高,但进一步抑制到低于0.03 mIU/L则获益不再增加;而对复发、死亡风险低危的DTC患者,将血清TSH抑制到低于0.1 mIU/L时并不能给他们带来明显益处,日本和韩国的研究甚至显示对这些患者而言,仅仅进行术后甲状腺激素替代治疗(即TSH在正常范围内)已经足矣。

2010年,Biondi和Copper首次提出:对DTC患者,应综合考虑肿瘤的复发风险和甲状腺激素治疗的不良反应风险,制订个体化的TSH抑制目标。2012年,中国《甲状腺结节和分化型甲状腺癌诊治指南》问世,对TSH抑制治疗的目标,做出了推荐,低危患者的长期TSH抑制治疗目标已不再是低于TSH参考范围的"超生理剂量抑制",而是可以处于正常范围较低部分的"相对抑制"。

2015年,美国甲状腺学会的《分化型甲状腺癌诊治指南》中,对于TSH抑制治疗目标的设定,除了要考虑DTC的初始复发风险和抑制治疗不良反应风险外,还增加了根据DTC在随访过程中的动态风险变化调整的表述。

二、国际指南对TSH抑制治疗目标的新推荐

与近乎"一刀切"的早期超生理剂量TSH抑制治疗目标相比,近年来,各个国际指南的推荐意见更为细化。

1. 中国指南

在2012年中国《甲状腺结节和分化型甲状腺癌诊治指南》中,对TSH抑制

治疗的目标,做出了"基于DTC患者的肿瘤复发危险度和TSH抑制治疗的不良反应风险,设立DTC患者术后TSH抑制治疗的个体化目标"的推荐,对复发风险低危者建议术后1年内TSH水平控制在正常范围下限,1年后、5～10年内TSH < 2.0 mIU/L,10年后维持在正常范围内。当然,这一推荐还需要在临床实践中进一步去验证和完善。

TSH抑制治疗的不良反应风险为高、中危层次者,应个体化抑制TSH至接近达标的最大可耐受程度,并予以动态评估,同时预防和治疗心血管和骨骼系统相应病变;对DTC的复发危险度为高危层次、同时TSH抑制治疗不良反应危险度为低危层次的DTC患者,应定期评价心血管和骨骼系统情况;该指南中,TSH水平为0.5 mIU/L因各实验室的正常参考范围下限不同而异;5～10年后如无病生存,可仅进行甲状腺激素替代治疗。

低危组:需要同时满足以下10个条件,包括中青年、无症状者、无心血管疾病、无心律失常、无肾上腺素能受体激动的症状或者体征、无心血管疾病危险因素、无合并疾病、绝经前妇女、骨密度正常、无骨质疏松的危险因素。

中危组:下列情况任意一条,包括中年、高血压、有肾上腺素能受体激动的症状或者体征、吸烟、存在心血管疾病因素或者糖尿病、围绝经期妇女、骨量减少、存在骨质疏松危险因素。

高危组:下列情况任意一条,包括存在临床心脏病、老年、绝经后妇女、伴发其他严重疾病。

2. 美国、欧洲和日本指南

见表18-1-1总结了《2015美国甲状腺协会(American Thyroid Association, ATA)指南》《2019美国国家综合癌症网络(National Comprehensive Cancer Network, NCCN)指南》《2019欧洲肿瘤学学会(Europen Society for Medical Oncology, ESMO)指南》《2020日本内分泌外科医师学会(The Japanese Society of Endocrine Surgeons, JAES)指南》的相关推荐。

表18-1-1　美国、欧洲和日本指南中对TSH抑制治疗目标的推荐

指　南	TSH抑制治疗目标
2015 ATA	初治阶段: ➢ 高风险患者,建议将TSH维持在0.1 mIU/L以下 ➢ 中风险患者,建议将TSH维持在0.1～0.5 mIU/L ➢ 已接受或未行放射性碘残留甲状腺消融治疗,且血清Tg水平无法检出的低风险患者,建议将TSH维持在参考范围低值区域(0.5～2.0 mIU/L)

（续表）

指　南	TSH抑制治疗目标
2015 ATA	➢ 已接受或未行放射性碘残留甲状腺清除治疗，且血清Tg水平较低的低风险患者，TSH可维持在参考范围低值区域（0.5～2.0 mIU/L）或略低于参考范围下限（0.1～0.5 mIU/L），并持续监测复发风险 ➢ 已接受腺叶切除术的低风险患者，TSH可维持在参考范围低值区域（0.5～2.0 mIU/L） 随访阶段： ➢ 存在结构反应不完全的患者，若无特殊禁忌，建议将TSH维持在0.1 mIU/L以下 ➢ 存在生化反应不完全的患者，建议将TSH维持在0.1～0.5 mIU/L ➢ 对于反应良好（包括临床和生化表现）或反应不确定的高风险患者，建议将TSH维持在0.1～0.5 mIU/L，并至少保持5年，持续监测复发风险以调整TSH抑制程度 ➢ 对于反应良好（包括临床和生化表现）或反应不确定的低风险患者，建议将TSH维持在参考范围低值区域（0.5～2.0 mIU/L） ➢ 对于未接受放射性碘残留甲状腺清除或辅助治疗患者，如颈部超声结果阴性、Tg低或无法检测到、TgAb阴性的反应良好（包括临床和生化表现）或反应不确定，建议将TSH维持在参考范围低值区域（0.5～2.0 mIU/L）
2019 NCCN	➢ 反应良好的低风险患者，TSH水平可维持在参考范围下限附近 ➢ 生化检测阳性但无残留癌灶（如Tg阳性但影像学结果阴性）的低风险患者，TSH水平应维持在0.1～0.5 mIU/L ➢ 带瘤生存或存在复发高风险的患者，TSH水平应维持在0.1 mIU/L以下 ➢ 长期无病生存的患者，TSH水平可以维持在参考范围低值区域内（0.5～2 mIU/L）
2019 ESMO	➢ 对于反应良好、生化反应不全、反应不确定的低风险患者，建议将TSH维持在0.5～2 mIU/L；对于反应结构不全的低风险患者，建议将TSH维持在0.1 mIU/L以下 ➢ 对于反应良好的中高风险患者，建议将TSH维持在0.5～2 mIU/L；对于生化反应不全、反应不确定的中高风险患者，建议将TSH维持在0.1～0.5 mIU/L；对于结构反应不全的中高风险患者，建议将TSH维持在0.1 mIU/L以下
2020 JAES	➢ 对于低危和极低危PTC患者，不推荐进行TSH抑制治疗 ➢ 对于中危PTC患者，根据术中发现和病理结果决定TSH抑制治疗的指征 ➢ 对于高风险PTC患者和广泛浸润的FTC患者，推荐进行TSH抑制治疗（注：正文中提及低于正常范围，但未标明具体数值范围）

三、指南内容引用证据的强度：证据级别中等或低等

对指南内容引用证据的强度包括：① 风险度高的甲状腺癌患者，建议TSH＜0.1 mIU/L；推荐强度：强，证据等级：中等。② 风险度中等的甲状腺癌患者，建议将TSH控制在0.1～0.5 mIU/L；推荐强度：弱，证据等级：低。③ 已接受残留甲状腺去除治疗且血清Tg低于可检测水平的低风险度患者，TSH水平可维持在正常参考范围的下限（0.5～2 mIU/L）；类似的推荐也适用于未接受残留甲状腺去除治疗但血清Tg低于可检测水平的低风险度患者；推荐强度：弱，证据等级：低。④ 已接受残留甲状腺去除治疗且血清Tg水平较低的低风险度患者，TSH水平可维持在或略低于正常参考范围的下限（0.1～0.5 mIU/L），并持续监测复发风险；类似的推荐也适用于未接受残留甲状腺去除治疗但血清Tg测量值高的低风险度患者，并需持续监测；推荐强度：弱，证据等级：低。⑤ 接受单叶甲状腺切除术的低风险度患者，TSH水平可维持在正常参考范围的中低水平（0.5～2 mIU/L），并需持续监测；如果患者TSH水平能够维持在这一水平，也可以不使用甲状腺激素治疗；推荐强度：弱，证据等级：低。

第二节　分化型甲状腺癌促甲状腺 激素抑制治疗研究

一、DTC的TSH抑制治疗历史

DTC的TSH抑制治疗具有很长的历史。最早关于TSH抑制治疗的记载应追溯到1937年，Dunhill报道了应用甲状腺提取物治疗2例PTC患者，取得了较好效果。1954年，出现了第一篇应用TSH抑制甲状腺癌转移灶生长的正式报道，发表于著名的《柳叶刀》(*The Lancet*)杂志。1955年，美国克利夫兰诊所的Crile医师报道几例TSH抑制治疗有效的案例，开始倡导和推广TSH抑制治疗。1957年，外科医师Thomas报道了TSH治疗成功的案例，提倡开展TSH抑制治疗。1980年，Carayon等的研究发现，DTC细胞可表达TSH受体（TSHR），TSH与其结合后，可刺激癌细胞的生长，这为TSH抑制治疗提供了理论依据。1991年，Thomas发表了首篇TSH抑制治疗的综述。

从以上的治疗史来看，TSH抑制治疗的有效性似乎有了"依据"。1990年

以前，均以病例报道和小规模临床观察为主，但论证依据不足，并且存在一个问题：TSH应当抑制到的最低值是多少？ 1990年后，逐渐开始TSH抑制目标的研究。

1996年，Pujol总结了141例DTC患者，平均随访期为95个月，对其中TSH持续稳定的33例进行分析，发现持续TSH ≤ 0.05 mIU/L者（18例）无复发且生存率显著高于TSH ≥ 1 mIU/L者（15例），由此提出TSH抑制到0.05 mIU/L更利于减少复发。

1998年，Cooper报告了617例DTC患者，平均随访4.5年，根据TSH水平分为"< 0.1 mIU/L""0.1 mIU/L～正常下限""正常范围内"和"> 正常上限"4组，分析显示：高危DTC患者需要将TSH抑制到< 0.1 mIU/L，而低危患者不用。Cox累计风险比例模型显示，更低的TSH抑制程度是高风险PTC的独立风险因素，但在低风险组中并没有统计学差异。

2006年，Jonklaas等总结了1 548例DTC患者的资料，结果显示：当TSH抑制在0.1 mIU/L以下时，Ⅲ期病例获益，TSH抑制到0.5 mIU/L以下时能使Ⅱ期患者受益，而TSH值对于Ⅰ期患者预后没有影响。

2007年，荷兰Hovens的366例单中心DTC患者均采用甲状腺全切除术和术后^{131}I治疗，结果显示TSH < 2 mIU/L的病例亚组较TSH ≥ 2 mIU/L亚组的病死率和复发率明显降低，控制到TSH < 0.4 mIU/L并不能给患者带来更多获益。TSH ≥ 2 mIU/L是肿瘤相关死亡和复发的风险因素，但是TSH为0.1 mIU/L组与0.4 mIU/L组患者的病死率与复发率等差异无统计学意义。

2010年，Sugitani和Fujimoto开展了一项随机对照研究，441例无远处转移的DTC患者被随机分至TSH < 0.01 mIU/L组或TSH抑制到0.4～5.0 mIU/L组，在长期随访中，两组患者无论高危、低危，其无病生存率差异均无统计学意义。

2010年，Biondi和Cooper首次提出，对DTC患者行相对个体化的治疗，应综合考虑肿瘤的复发风险和治疗的不良反应风险，制订个体化的TSH抑制目标。

2012年，Diessl的研究（157例）揭示，高危DTC患者可从术后TSH抑制 < 0.1 mIU/L中明显获益，表现为无病生存率显著提高，但进一步将TSH抑制到< 0.03 mIU/L获益不再增加。

二、对TSH抑制治疗的药物用法和不良反应

长期抑制血清TSH水平可能导致许多不良后果，包括心血管疾病、心房颤动、

骨质疏松症和骨折风险增高,这些负面影响在老年人和绝经后妇女中最为明显。

2012年以来,国外一系列研究讨论了TSH抑制治疗程度和时长与不良反应的关系。结果表明,非激进的TSH抑制(低于正常范围下限但高于0.02 mIU/L)并未明显增加高龄者心房颤动、患者心血管事件发生率和病死率、45岁以下患者心功能不全的发生率。1年的TSH抑制治疗不影响男性和绝经前女性的骨密度,而1~5年的TSH抑制治疗(平均TSH 0.07 mIU/L)可影响50岁以上女性的骨密度。

1. TSH抑制治疗的药物用法

2012年,《中国甲状腺结节和分化型甲状腺癌诊治指南》中建议,使用左甲状腺素(levothyroxine, L-T4)(推荐级别A),L-T4最终剂量的确定有赖于血清TSH的监测。应用方法:对已实施甲状腺全切术的DTC患者,TSH抑制治疗的L-T4剂量平均为1.5~2.5 μg/(kg·d);对于老年患者,尤其是80岁以上者,L-T4剂量较年轻人低20%~30%。在L-T4剂量的调整阶段,应在治疗起始后或改变药物剂量后4周左右检测血清TSH;抑制或替代剂量达足量之后3~6个月再测TSH,此后每6个月~1年测TSH,并根据临床需要进行监测。

当有以下因素时须加量:① 胃肠道吸收不良者,如严重胃炎、短肠综合征或肝硬化等;② 同时服用某些阻止T4吸收的药物,如硫酸亚铁、硫糖铝、氢氧化铝、消胆胺或洛伐他汀等;③ 妊娠等。

2. TSH抑制治疗中的不良反应和注意事项

中老年人服用甲状腺激素会发生心动过速、高血压甚至心力衰竭等心血管并发症,应权衡利弊后,决定是否继续TSH抑制治疗。部分患者容易出现骨质疏松等表现,可以考虑同时口服钙剂及维生素D_3。甲状腺激素水平过高还会出现其他不良反应;如出现不适,还应明确是否为药物过量所致。

三、TSH抑制治疗实施细节的观念转变

1. L-T_4的服药时间

部分研究表明,与非空腹服用L-T_4相比,晨起空腹服用L-T_4者血清TSH水平更低,波动更小。这一结论与目前主张早餐前空腹顿服L-T_4相契合。最新的荟萃分析显示,甲状腺功能减退症(甲减)患者睡前服用L-T_4与早餐前服用同样有效。睡前服药因其时间灵活可能提高患者的依从性,对医患双方都是一项不错的选择,但其有效性仍需更多的大型随机对照试验进一步证实。

2. L-T_4/三碘甲状腺原氨酸(triiodothyronine, T_3)合剂

目前,TSH抑制治疗用药首选为L-T_4口服制剂。但是,临床中观察到部分

DTC患者术后（特别是全切术后）血清T_3水平和T_3/T_4的比值偏低。另外，部分术后甲减经过L-T_4单药治疗后，尽管生化学和甲状腺功能指标已经达标，但仍存在乏力、认知减退等症状。已有研究提示经T_3和L-T_4联合治疗后可以改善他们的生活质量，因此，L-T_4/T_3合剂用于DTC患者TSH抑制治疗的可行性和有效性值得关注。目前，这方面的研究较少，且结果不一，建议根据病例具体情况考虑是否行此类治疗。

3. L-T_4液体剂型

一项荟萃研究显示，L-T_4液体制剂对L-T_4片剂吸收不良的患者而言，在治疗中有更好的疗效。但此项分析纳入的均为国外研究，故需更多随机对照试验在我国人群中证实此结果。

4. 腺叶切除术后是否用药

目前，指南推荐低危DTC患者可仅行甲状腺腺叶切除术。这意味着部分患者术后仍可有内源性甲状腺激素产生，并可能因此达到术后TSH的目标。但是，最近国内外的研究均显示，如果按照《ATA指南》中将TSH控制在$0.5 \sim 2$ mIU/L的建议，大多数腺叶切除术患者为达到这一目标可能仍需外源性补充甲状腺激素，特别是术前TSH正常高值或TPOAb阳性者。如何精细化制订和调整腺叶切除术后患者的L-T_4用药方案，目前尚无共识，值得进一步探索。

第三节　分化型甲状腺癌内分泌治疗的基础研究

尽管以抑制TSH为主的内分泌治疗已在DTC治疗中应用多年，但其抑制肿瘤发展和预防复发的效果目前尚不明确。目前，针对抑制TSH为主的内分泌治疗存在的争议较多，主要有以下几点。

第一，目前尚无有力证据表明该内分泌治疗能够明显提高DTC患者的生存率。本章第一节指南中的研究证据力度均为推荐强度：弱-中，证据等级：低-中，说明理论依据较弱。

第二，目前有研究证实，TSHR在DTC中的表达虽然与正常组织无明显差异，但有时低于甲状腺良性病变或正常甲状腺组织，表达率为70%～80%。理论上，对于TSHR阴性的甲状腺癌患者进行TSH抑制治疗无效。

第三，目前，关于抑制TSHR信号转导通路对DTC细胞的转移和增殖能力影响的实验结果尚缺乏一致性，其分子机制尚不十分明确。如有的研究显示，增加TSH浓度或TSHR蛋白上调在细胞水平不能显著刺激甲状腺癌细胞增殖，而下调TSHR可显著增强甲状腺癌细胞的转移能力等。

以上这些结果说明目前的内分泌治疗尚缺乏足够的理论基础，有必要进一步明确TSHR对人DTC细胞增殖和转移的调控作用和机制，并筛选指导个体化内分泌治疗的分子指标，为修正甲状腺癌的内分泌治疗方案提供理论基础。

关于TSHR相关的信号通路机制已有部分研究进展。目前，有研究证实抑制TSHR通路可能与DTC的转移相关。该研究结果可能为设计甲状腺癌的内分泌治疗提供新的理论基础。

一、抑制TSHR为主的内分泌治疗

目前，抑制TSHR为主的内分泌治疗的理论依据主要来源于TSH影响甲状腺细胞生物学特性的研究结果。甲状腺细胞表面存在TSHR，TSH通过作用于甲状腺细胞的TSHR促进细胞增殖，即TSH水平升高时，甲状腺体积增大；而在TSH缺乏时，甲状腺体积缩小。既然甲状腺细胞的增殖能力与细胞表面的TSHR密切相关，而DTC细胞表面也存在TSHR，从理论上讲，通过口服甲状腺素反馈抑制垂体产生TSH，可以抑制DTC细胞的增殖，由此可能降低肿瘤的复发率。ATA的《内分泌治疗共识》建议将TSH水平降低至0.5 mIU/L以下。尽管以TSHR为基础的内分泌治疗已在临床应用30余年，但关于其确切治疗效果目前尚缺乏有力的临床证据。Cooper等研究了683例DTC患者口服甲状腺素后的生存状况，结果显示抑制TSH为主的内分泌治疗不是影响全组患者预后的独立因素，内分泌治疗可能只对于小部分高危患者有益。Sugitani对433例PTC患者进行了前瞻性研究，结果显示抑制TSH为主的内分泌治疗不影响患者的5年生存率（$P=0.31$）。另外，抑制TSH内分泌治疗尚有一定的不良反应。目前有研究显示，若使TSH降低至0.5 mIU/L以下时，口服T_3或T_4的量与心脏疾病相关的病死率呈正相关；同时增加老年人骨质疏松的发病率。因此，在应用内分泌治疗之前，应该先判断患者能否从中受益。Biondi等认为，内分泌治疗可能只对于少数复发的、进行性发展的或高危的DTC患者有效，但该观点尚缺乏有力证据。

二、抑制TSHR信号转导通路对DTC细胞转移能力的影响

目前，不仅抑制TSHR为主的内分泌治疗的效果缺乏有力临床证据，其理论基础也受到质疑。内分泌治疗的理论依据是"TSH作用于受体TSHR，在血清TSH浓度降低时，DTC细胞的增殖和转移能力降低，从而减少肿瘤的复发"。

关于TSHR是否在DTC中均有表达这一问题，Yang等检测了TSHR在肿瘤组织中的表达情况，结果显示64%的DTC细胞表达TSHR，TSHR在甲状腺癌组织和配对的正常组织中的表达无明显差异，且随着甲状腺癌分化程度的降低，TSHR的表达阳性率也逐渐降低（见图18-3-1和图18-3-2）。与该结果相近，国外有研究显示TSHR在DTC细胞中的阳性表达率为50.6%～86.7%，TSHR在PTC组织中为86.7%；TSHR的表达水平与组织分化程度呈正相关。该结果提示，随着肿瘤分级的增加，分化程度降低，TSHR的阳性表达率逐渐

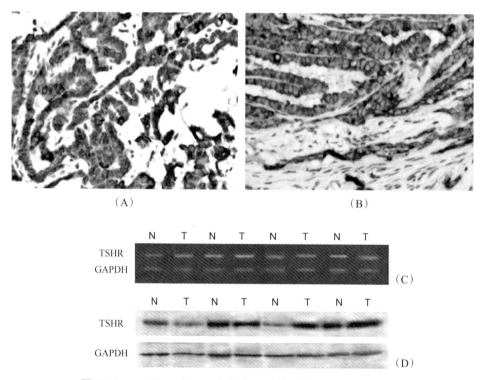

图18-3-1　TSHR在DTC组织和配对的正常组织中的表达情况

注：（A、B）免疫组织化学法检测显示TSHR在PTC细胞中呈阳性表达，胞膜染色（×100）；（C、D）RT-PCR、Western印迹法检测DTC组织和配对的正常组织中TSHR的表达情况，结果显示无明显差异。

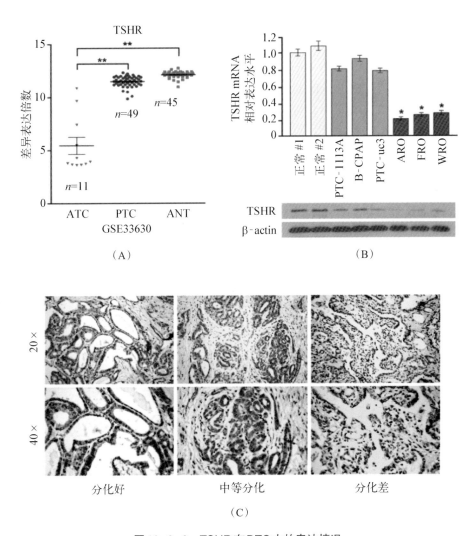

图18-3-2　TSHR在DTC中的表达情况

注：（A）基因芯片：TSHR在DTC组织中的表达情况；（B）TSHR在DTC细胞中的表达情况（B-CPAP、WRO、FRO为DTC细胞株，ARO为PDTC细胞株，PTC为DTC细胞）；（C）TSHR在组织标本中的表达情况。

下降。有学者等应用免疫组织化学方法对DTC组织等进行TSHR测定，结果显示DTC组织中TSHR的阳性表达率为88.37%（38/43），TSHR的表达与肿瘤病理分期、淋巴结转移及年龄有关，而与性别、肿瘤大小等因素无关。从理论上讲，TSHR阴性的患者可能无效，说明TSH的内分泌治疗有可能不适用于所有的DTC患者。

三、抑制TSHR信号转导通路对DTC细胞增殖能力的影响

目前，多数学者认为TSHR信号转导通路对DTC细胞的增殖和转移能力可能有一定影响，这也是DTC内分泌治疗的理论基础之一。在实验证据方面，TSHR是否参与TSH对甲状腺癌细胞增殖能力的影响？杨安奎等研究了TSH对甲状腺癌细胞增殖能力的影响，结果提示TSH不能明显刺激细胞增殖能力。在TSH对甲状腺癌细胞增殖能力影响的实验中，MTT结果显示，加入TSH（5 mIU/L）后，TSHR正常表达组、TSHR低表达组和TSHR过表达组的DTC细胞KAT在12～48 h的增殖率分别为8.8%、11.6%和10.3%，即TSH不能明显刺激DTC细胞的增殖（**见图18-3-3**）。在TSHR高表达的DTC细胞株KAT中，TSHR

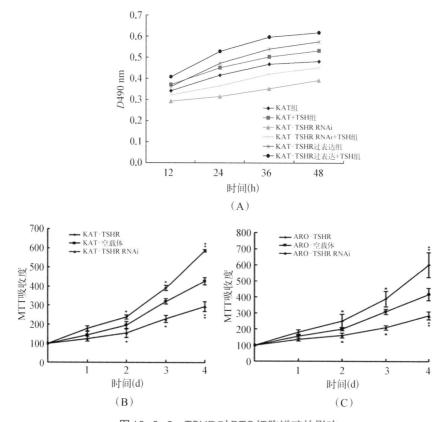

图18-3-3 TSHR对DTC细胞增殖的影响

注：（A）TSH对细胞增殖的影响。MTT结果显示：加入TSH（5 mIU/L）后，TSHR正常表达组、TSHR低表达组和TSHR过表达组的DTC细胞KAT在12～48 h的增殖率分别为8.8%、11.6%和10.3%。（B、C）TSHR对DTC细胞增殖的影响。TSHR过表达只可能会轻度（不能明显）刺激DTC细胞KAT和PDTC细胞ARO的增殖能力（14.8%），通过RNAi使TSHR明显下调可能会轻度抑制DTC细胞的增殖能力。

蛋白上调只是轻度刺激DTC细胞KAT的增殖能力；同样，在TSHR低表达的甲状腺未分化癌（ATC）细胞株ARO中，上调TSHR蛋白并不能明显刺激癌细胞的增殖能力。以上结果说明，TSHR蛋白上调不能显著刺激甲状腺癌细胞的增殖能力。

研究结果明显不支持目前DTC内分泌治疗的关于TSH促进细胞增殖的理论基础。另外，与该结果类似，有文献采用牛血清TSH刺激PTC细胞，结果显示牛血清TSH对细胞的增殖也没有促进作用。提示以抑制TSH为主的内分泌治疗观点受到挑战，需要新的机制去进一步解释TSH为主的内分泌治疗是否有效。

同时，该团队研究了TSHR表达情况对甲状腺癌细胞增殖能力的影响，结果提示在TSHR高表达的DTC细胞株KAT中，TSHR蛋白上调只是轻度刺激DTC细胞KAT的增殖能力；同样，在TSHR低表达的DTC细胞株ARO中，上调TSHR蛋白并不能明显刺激癌细胞的增殖能力，如图18-3-3所示。以上结果说明，TSHR蛋白上调不能显著刺激甲状腺癌细胞的增殖能力。关于TSHR蛋白对DTC细胞凋亡影响的研究结果显示，TSHR上调会促进DTC细胞的凋亡。为了进一步在分子水平明确TSHR对DTC细胞生物学特性和功能的影响，该团队也检测了不同TSHR蛋白水平对DTC细胞KAT和ATC细胞ARO中细胞周期蛋白（cyclin）D、AKT和NIS的影响，结果显示细胞周期蛋白D、p-AKT轻度升高，NIS表达水平无明显变化（见图18-3-4），说明上调TSHR可能轻度刺激DTC细胞的增殖。

四、TSHR的个体化内分泌治疗的基础研究进展

DTC患者的10年生存率为85%～90%，其中无远处转移患者的10年生存率约为90%，而伴有远处转移的患者10年生存率仅为30%～50%。因此，抑制DTC的转移对其治疗至关重要，进一步提高DTC患者生存率研究的攻关方向之一就是如何抑制其转移。侵袭和转移是恶性肿瘤最重要的基本生物学特征。上皮间质转化被认为是早期肿瘤转移的关键事件之一。在此过程中，肿瘤细胞由上皮细胞表型转变为间质细胞表型，细胞间的黏附因子表达量下调，细胞与细胞之间、细胞与细胞外基质之间的相互黏附作用降低，细胞迁移能力增强，肿瘤细胞从原发灶上脱离并侵袭移动。关于上皮间质转化的调控及其发生的分子机制的研究是近年肿瘤侵袭和转移研究的热点。阐明调控上皮间质转化的分子机制，探寻引起上皮间质转化的成因及寻找阻断上皮间质转化

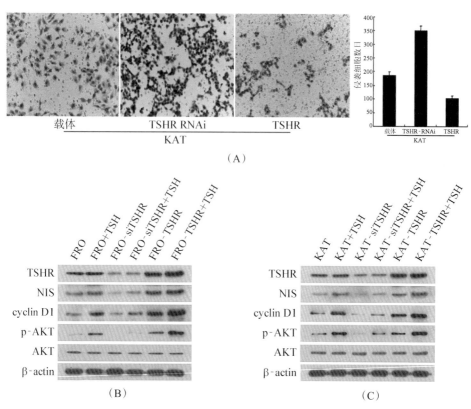

图18-3-4　TSHR对DTC细胞侵袭、转移的影响以及对NIS、细胞周期蛋白（cyclin）D、AKT
蛋白表达水平的影响

注：（A）TSHR的表达对DTC细胞侵袭、转移的影响。Transwell实验结果显示TSHR上调会明显抑制
DTC细胞KAT的转移，抑制率为45.3%；TSHR下调会明显刺激DTC细胞的转移能力，增加86.7%；（B、
C）TSH对甲状腺癌细胞中NIS、cyclin D、AKT蛋白表达水平的影响。

发生的靶位点，对于抑制恶性肿瘤的发生和发展以及药物研制都具有重要的
指导意义。

　　肿瘤转移是肿瘤患者死亡的主要原因。上皮间质转化被认为是早期肿瘤
转移的关键事件之一，其分子表达情况主要表现为：上皮细胞标志蛋白（上皮钙
黏着蛋白、β-联蛋白等）表达下降、间质细胞标志蛋白（结蛋白、神经钙黏着蛋白
等）表达上升，其中钙黏着蛋白表达下降是整个上皮间质转化过程中的核心事
件。人上皮钙黏着蛋白、神经钙黏着蛋白主要分布在上皮组织和间质细胞的交
界处，是一种介导细胞间同质黏附的Ca^{2+}依赖性跨膜糖蛋白，起着抑制细胞向
周围组织迁移及浸润的作用。目前，神经钙黏着蛋白的表达水平已作为肿瘤转
移的重要标志之一，该蛋白参与细胞迁移，以致癌细胞易从瘤块脱落，成为侵袭

与转移的前提,该分子为上皮间质转化过程的重要标志物之一。因此,探讨肿瘤转移相关机制的首要问题就是寻找调控神经钙黏着蛋白表达的蛋白及阐明与之相关的信号通路。Wnt信号通路参与了多种生物学事件的调控,包括胚胎的生长和形态发育、组织的稳定、能量代谢的平衡以及干细胞的维持等。然而,Wnt信号通路的过度激活与多种癌症(包括结肠癌、胃癌、乳腺癌等)的发生、发展有密切的联系。Uraguchi等发现,11个Wnt家族成员在头颈癌细胞株中表达异常,同时他们还发现β-联蛋白在Wnt表达异常的癌细胞质中表达水平增高,并向核内转移。Sato等在对大鼠舌的异常增生和早期鳞状细胞癌模型的研究中发现,在异常增生的上皮细胞的细胞质和细胞核中的β-联蛋白表达上升,而在早期鳞状细胞癌的细胞质和细胞核中表达下调,提示β-联蛋白的异常表达可能是癌变过程中的早期事件。Odajima团队研究发现β-联蛋白的异常表达与表皮生长因子受体(EGFR)的激活息息相关,而EGFR的激活在肿瘤的增殖和侵袭转移过程中发挥重要作用。然而,目前Wnt信号通路在DTC的具体调控机制尚不清楚。

远处转移是导致DTC患者死亡的主要原因之一。目前,关于DTC发生远处转移的机制尚不明确。关于TSHR与DTC的侵袭和转移的相关性研究尚在初步阶段。目前,关于TSHR基因的研究主要集中于甲状腺细胞的增殖、分化和摄碘功能方面。关于TSHR与DTC的侵袭和转移的相关报道极少。该基因在上皮间质转化相关通路的DTC细胞转移过程中的作用机制尚不明确。杨安奎等应用组织芯片和免疫组织化学方法检测了172例DTC组织中TSHR的表达情况,结果显示:TSHR在DTC患者中的表达下调(68%),并且与DTC的远处转移明显相关。TSHR的表达下调与年龄>45岁的DTC患者的预后不良相关。应用组织芯片和免疫组织化学对172例DTC患者的组织标本进行检测,通过多因素分析得出,TSHR蛋白的表达水平是影响老年DTC患者生存的独立因素,TSHR高表达提示预后较好,TSHR阴性组和阳性组患者的10年生存率分别为41.0%和73.8%($P=0.027$)。在此基础上,该课题组在研究TSHR与DTC细胞的生物学功能时进一步发现,TSHR表达与DTC患者的远处转移率呈负相关,上调TSHR可以抑制Wnt/β-联蛋白信号通路,导致神经钙黏着蛋白表达的上调及结蛋白和Twist的下调,抑制DTC细胞的上皮间质转化而降低其转移能力(见图18-3-5和图18-3-6),提示TSHR可能通过调控上皮间质转化途径影响DTC的侵袭和转移能力,与其调控相关的通路可能为Wnt等信号通路。

基于上述结果可以推测,TSHR可能通过调控上皮间质转化途径影响DTC

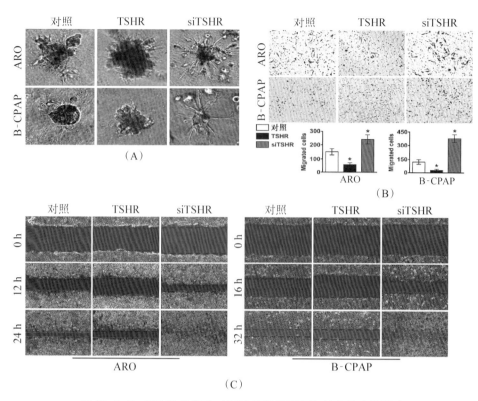

图18-3-5　TSHR的表达对DTC细胞的浸润和转移能力的影响

注：（A）感染TSHR的细胞在人工基质胶（gel-matrigel）中生长，其表面较光滑呈相对圆球状的形态。而感染Vector的细胞在人工基质胶中则表现出向周围外伸浸润、树枝状的生长形态。（B）Transwell实验检测细胞浸润能力。种等量细胞于小室中，36 h后固定并染色穿过博伊登室（Boyden chamber）（铺有人工基质胶）的细胞，并在光镜下随机挑选10个视野，计算穿过博伊登室细胞的平均数目。*P < 0.05，与对照组比较。（C）划痕实验检测细胞迁移速度。图示为划痕0和24 h后，拍摄TSHR/B-CPAP与Vector/B-CPAP细胞迁移过划痕的情况。

的侵袭和转移能力，与其调控相关的通路可能为Wnt等信号通路。TSHR在DTC中可能直接或间接调控神经钙黏着蛋白、β-联蛋白的量，从而调控Wnt/β-联蛋白信号通路，进而诱导上皮间质转化使细胞的黏附能力发生改变，抑制癌细胞的转移和侵袭能力，最终降低DTC的远处转移率。然而，这其中很多问题仍未阐明如TSHR可能通过抑制了Wnt/β-联蛋白信号通路，抑制DTC细胞发生上皮间质转化，但具体在该通路的哪个节点抑制还有待进一步研究。在经典的Wnt通路激活β-联蛋白过程中，Dvl蛋白发挥着重要作用，那么TSHR与Dvl是否相关？ TSHR与β-联蛋白以及神经钙黏着蛋白在临床上是否存在相关性？ 如有相关性，TSHR可直接作为DTC转移诊断及治疗的靶标。

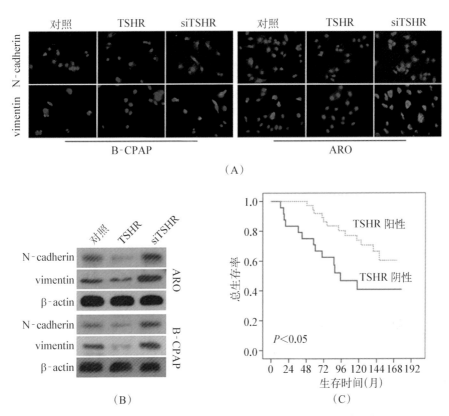

图18-3-6　TSHR的表达与上皮间质转化的标志蛋白的表达相关

注：（A、B）TSHR与上皮一间充质转化分子标志物的关系；（C）TSHR蛋白的表达水平是影响老年DTC患者生存的独立因素。N-cadherin：神经钙黏着蛋白；vimentin：波形蛋白。

------------------------------ 参 考 文 献 ------------------------------

［1］ Akalay I, Janji B, Hasmim M, et al. Epithelial-to-mesenchymal transition and autophagy induction in breast carcinoma promote escape from T-cell-mediated lysis［J］. Cancer Res, 2013, 73(8): 2418-2427.

［2］ Balanis N, Wendt M K, Schiemann B J, et al. Epithelial to mesenchymal transition promotes breast cancer progression via a fibronectin-dependent STAT3 signaling pathway ［J］. J Biol Chem, 2013, 288(25): 17954-17967.

［3］ Biondi B, Cooper D S. Benefits of thyrotropin suppression versus the risks of adverse effects in differentiated thyroid cancer［J］. Thyroid, 2010, 20: 135-146.

［4］ Biondi B, Cooper D S. Benefits of thyrotropin suppression versus the risks of adverse effects in differentiated thyroid cancer［J］. Thyroid, 2010, 20(2): 135-146.

［5］ Bougen N M, Amiry N, Yuan Y, et al. Trefoil factor 1 suppression of E-CADHERIN enhances prostate carcinoma cell invasiveness and metastasis[J]. Cancer Lett, 2013, 332(1): 19−29.

[6] Brose M S, Nutting C M, Jarzab B, et al. Sorafenib in radioactive iodine-refractory, locally advanced or metastatic differentiated thyroid cancer: a randomised, double-blind, phase 3 trial[J]. The Lancet, 2014, 384(9940): 319−328.

[7] Cangul H, Aycan Z, Saglam H, et al. TSHR is the main causative locus in autosomal recessively inherited thyroid dysgenesis[J]. J Pediatr Endocrinol Metab, 2012, 25(5−6): 419−426.

[8] Carty S E, Doherty G M, Inabnet W B, et al. American Thyroid Association statement on the essential elements of interdisciplinary communication of perioperative information for patients undergoing thyroid cancer surgery[J]. Thyroid, 2012, 22(4): 395−399.

[9] Carty S E, Doherty G, Inabnet W B, et al. American Thyroid Association statement on the essential elements of interdisciplinary communication of perioperative information for patients undergoing thyroid cancer surgery[J]. Thyroid, 2012, 22(4): 395−399.

[10] Chen L, Munoz-Antonia T, Cress W D. Trim28 contributes to EMT via regulation of E-cadherin and N-cadherin in lung cancer cell lines[J]. PLoS One, 2014, 9(7): e101040.

[11] Chen X, Wang Y, Xia H, et al. Loss of E-cadherin promotes the growth, invasion and drug resistance of colorectal cancer cells and is associated with liver metastasis[J]. Mol Biol Rep, 2012, 39(6): 6707−6714.

[12] Cong N, Du P, Zhang A, et al. Downregulated microRNA-200a promotes EMT and tumor growth through the wnt/beta-catenin pathway by targeting the E-cadherin repressors ZEB1/ZEB2 in gastric adenocarcinoma[J]. Oncol Rep, 2013, 29(4): 1579−1587.

[13] Conte L, Monti E, Gay S, et al. Evaluation of adequacy of levo-thyroxine dosage in patients with differentiated thyroid carcinoma: correlation between morning and afternoon TSH determination[J]. J Endocrinol Invest, 2018, 41(10): 1193−1197.

[14] Cox C, Bosley M, Southerland L B, et al. Lobectomy for treatment of differentiated thyroid cancer: can patients avoid postoperative thyroid hormone supplementation and be compliant with the American Thyroid Association guidelines[J]. Surgery, 2018, 163(1): 75−80.

[15] Filetti S, Durante C, Hart D, et al. Thyroid cancer: ESMO clinical practice guidelines for diagnosis, treatment and follow-up[J]. Ann Oncol, 2019, 30(12): 1856−1883.

[16] Fussey J M, Khan H, Ahsan F, et al. Thyroid-stimulating hormone suppression therapy for differentiated thyroid cancer: the role for a combined T_3/T_4 approach[J]. Head Neck, 2017, 39(12): 2567−2572.

[17] Goffredo P, Sosa J A, Roman S A. Differentiated thyroid cancer presenting with distant metastases: a population analysis over two decades[J]. World J Surg, 2013, 37(7): 1599−1605.

[18] Haugen B R, Alexander E K, Bible K C, et al. 2015 American Thyroid Association management guidelines for adult patients with thyroid nodules and differentiated thyroid dancer: the American Thyroid Association guidelines task force on thyroid nodules and differentiated thyroid cancer[J]. Thyroid, 2016, 26(1): 1−133.

[19] Hur K, Toiyama Y, Takahashi M, et al. microRNA-200c modulates epithelial-to-

mesenchymal transition (EMT) in human colorectal cancer metastasis[J]. Gut, 2013, 62(9): 1315-1326.

[20] Ito Y, Onoda N, Okamoto T. The revised clinical practice guidelines on the management of thyroid tumors by the Japan Associations of Endocrine Surgeons: core questions and recommendations for treatments of thyroid cancer[J]. Endocr J, 2020, 67(7): 669-717.

[21] Jemal A, Siegel R, Xu J, et al. Cancer statistics, 2010[J]. CA Cancer J Clin, 2010, 60(5): 277-300.

[22] Kahlert U D, Nikkhah G, Maciaczyk J. Epithelial-to-mesenchymal(-like) transition as a relevant molecular event in malignant gliomas[J]. Cancer Lett, 2013. 331(2): 131-138.

[23] Knudsen E S, Ertel A, Davicioni E, et al. Progression of ductal carcinoma in situ to invasive breast cancer is associated with gene expression programs of EMT and myoepithelia[J]. Breast Cancer Res Treat, 2012, 133(3): 1009-1024.

[24] Lang B H, Wong K P, Cheung C Y, et al. Evaluating the prognostic factors associated with cancer-specific survival of differentiated thyroid carcinoma presenting with distant metastasis[J]. Ann Surg Oncol, 2013, 20(4): 1329-1335.

[25] Laurent I, Tang S, Astere M, et al. Liquid L-thyroxine versus tablet L-thyroxine in patients on L-thyroxine replacement or suppressive therapy: a meta-analysis[J]. 2018, 61(1): 28-35.

[26] Lee C C, Chen W S, Chen C C, et al. TCF12 protein functions as transcriptional repressor of E-cadherin, and its overexpression is correlated with metastasis of colorectal cancer[J]. J Biol Chem, 2012, 287(4): 2798-2809.

[27] Lee D J, Kang D H, Choi M, et al. Peroxiredoxin-2 represses melanoma metastasis by increasing E-cadherin/beta-catenin complexes in adherens junctions[J]. Cancer Res, 2013, 73(15): 4744-4757.

[28] Lee Y M, Jeon M J, Kim W W, et al. Optimal thyrotropin suppression therapy in low-risk thyroid cancer patients after lobectomy[J]. J Clin Med, 2019, 8(9): 1279.

[29] Leone V, Angelo D D, Ferraro A, et al. A TSH-CREB1-microRNA loop is required for thyroid cell growth[J]. Mol Endocrinol, 2011, 25(10): 1819-1830.

[30] Li Q L, Chen F J, Lai R, et al. ZCCHC12, a potential molecular marker of papillary thyroid carcinoma: a preliminary study[J]. Medical Oncology, 2012, 29(3): 1409-1417.

[31] Liu T R, Su X, Qiu W S, et al. Thyroid-stimulating hormone receptor affects metastasis and prognosis in papillary thyroid carcinoma[J]. Eur Rev Med Pharmacol Sci, 2016, 20(17): 3582.

[32] Liu T, Men Q, Su X, et al. Downregulated expression of TSHR is associated with distant metastasis in thyroid cancer[J]. Oncol Lett, 2017, 14(6): 7506-7512.

[33] Middendorp M, Grunwald F. Update on recent developments in the therapy of differentiated thyroid cancer[J]. Semin Nucl Med, 2010, 40(2): 145-152.

[34] Minuto M N, Miccoli M, Viola D, et al. Incidental versus clinically evident thyroid cancer: A 5-year follow-up study[J]. Head Neck, 2013, 35(3): 408-412.

[35] Pang X, Pu T, Xu L, et al. Effect of l-thyroxine administration before breakfast vs at bedtime on hypothyroidism: a meta-analysis[J]. Clin Endocrinol (Oxf), 2020, 92(5):

475-481.

[36] Paschke R, Hegedus L, Alexander E, et al. Thyroid nodule guidelines: agreement, disagreement and need for future research[J]. Nat Rev Endocrinol, 2011, 7(6): 354-361.

[37] Qiu Z L, Shen C T, Luo Q Y. Clinical management and outcomes in patients with hyperfunctioning distant metastases from differentiated thyroid cancer after total thyroidectomy and radioactive iodine therapy[J]. Thyroid, 2015, 25(2): 229-237.

[38] Qureshi R, Arora H, Rizvi M A. EMT in cervical cancer: its role in tumour progression and response to therapy[J]. Cancer Lett, 2015, 356(2 Pt B): 321-331.

[39] Schlumberger M, Tahara M, Wirth L J, et al. Lenvatinib versus placebo in radioiodine-refractory thyroid cancer[J]. N Engl J Med, 2015, 372(7): 621-630.

[40] Shao L, Jiang H, Liang J, et al. Study on the relationship between TSHR gene and thyroid diseases[J]. Cell Biochem Biophys, 2011. 61(2): 377-382.

[41] Smith A, Teknos T N, Pan Q. Epithelial to mesenchymal transition in head and neck squamous cell carcinoma[J]. Oral Oncol, 2013, 49(4): 287-292.

[42] So Y K, Son Y I, Baek C H, et al. Expression of sodium-iodide symporter and TSH receptor in subclinical metastatic lymph nodes of papillary thyroid microcarcinoma[J]. Ann Surg Oncol 2012, 19(3): 990-995.

[43] Sugitani I, Fujimoto Y. Does postoperative thyrotropin suppression therapy truly decrease recurrence in papillary thyroid carcinoma? A randomized controlled trial[J]. J Clin Endocrinol Metab, 2010, 95(10): 4576-4583.

[44] Sugitani I, Fujimoto Y. Effect of postoperative thyrotropin suppressive therapy on bone mineral density in patients with papillary thyroid carcinoma: a prospective controlled study [J]. Surgery, 2011, 150(6): 1250-1257.

[45] Suslu N, Hosal A S, Aslan T, et al. Carcinoma of the oral tongue: a case series analysis of prognostic factors and surgical outcomes[J]. J Oral Maxillofac Surg, 2013, 71(7): 1283-1290.

[46] Tang W, Zhu Y, Gao J, et al. microRNA-29a promotes colorectal cancer metastasis by regulating matrix metalloproteinase 2 and E-cadherin via KLF4[J]. Br J Cancer, 2014, 110(2): 450-458.

[47] Tauriello D V, Haegebarth A, Kuper I, et al. Loss of the tumor suppressor CYLD enhances Wnt/beta-catenin signaling through K63-linked ubiquitination of Dvl[J]. Mol Cell, 2010, 37(5): 607-619.

[48] Verburg F A, Mader U, Kruitwagen C L, et al. A comparison of prognostic classification systems for differentiated thyroid carcinoma[J]. Clin Endocrinol (Oxf), 2010, 72(6): 830-838.

[49] Verburg F A, Mader U, Tanase K, et al. Life expectancy is reduced in differentiated thyroid cancer patients ≥ 45 years old with extensive local tumor invasion, lateral lymph node, or distant metastases at diagnosis and normal in all other DTC patients[J]. J Clin Endocrinol Metab, 2013, 98(1): 172-180.

[50] Wang Z F, Liu Q J, Liao S Q, et al. Expression and correlation of sodium/iodide symporter and thyroid stimulating hormone receptor in human thyroid carcinoma[J]. Tumori, 2011,

97(4): 540-546.

[51] Yoo J Y, Yang S H, Lee J E, et al. E-cadherin as a predictive marker of brain metastasis in non-small-cell lung cancer, and its regulation by pioglitazone in a preclinical model[J]. J Neurooncol, 2012, 109(2): 219-227.

[52] Zha L, Zhang J, Tang W, et al. HMGA2 elicits EMT by activating the Wnt/beta-catenin pathway in gastric cancer[J]. Dig Dis Sci, 2013, 58(3): 724-733.

[53] Zhang X, Liu G, Kang Y, et al. N-cadherin expression is associated with acquisition of EMT phenotype and with enhanced invasion in erlotinib-resistant lung cancer cell lines[J]. PLoS One, 2013, 8(3): e57692.

[54] 高明.甲状腺结节和分化型甲状腺癌诊治指南[J].中国肿瘤临床,2012,39(17): 1249-1272.

[55] 关海霞.从经验到循证,理性设定分化型甲状腺癌促甲状腺激素抑制治疗目标[J].中华内科杂志,2014,53(9): 694-696.

[56] 关海霞.从经验到循证,理性设定分化型甲状腺癌TSH抑制治疗目标[J].中华内科杂志,2014,53(9): 694-696.

[57] 中华医学会内分泌学分会,中华医学会外科学分会内分泌学组,中国抗癌协会头颈肿瘤专业委员会,等.甲状腺结节和分化型甲状腺癌诊治指南[J].中华内分泌代谢杂志,2012,28(10): 779-797.

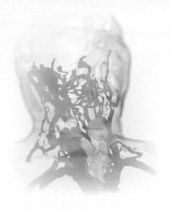

第十九章

PD-1/PD-L1 抗体在肿瘤免疫治疗中的作用

嵇庆海　史荣亮

　　肿瘤免疫治疗(immunotherapy)是利用人体的免疫机制,通过主动或被动的方法激发或调动机体的免疫系统,增强肿瘤微环境抗肿瘤免疫力,从而控制和杀伤肿瘤细胞。肿瘤免疫治疗主要分为特异性免疫治疗和非特异性免疫治疗。特异性免疫治疗是指针对肿瘤细胞产生的肿瘤抗原诱导特异性的免疫反应而进行的治疗(如抗肿瘤抗原单克隆抗体、肿瘤分子疫苗等);非特异性免疫治疗主要是利用一些细胞因子、微生物的提取物等(如白介素、干扰素及肿瘤坏死因子等)提高机体免疫状态,达到间接抗肿瘤的效果。前者作用效果确切,是免疫治疗的主要研究方向,而后者的抗肿瘤效果较弱,大部分作为辅助用药。近年来,针对免疫检查点PD-1/PD-L1通路的研究及其抗体的临床应用取得了一系列令人瞩目的成就,使得免疫治疗成为同外科手术、放疗和化疗相并列的肿瘤治疗支柱手段。此外,PD-1/PD-L1抗体的临床应用是转化医学取得的最激动人心的标志性成果之一,凸显了转化医学的重要意义。

[通信作者]　嵇庆海,Email: jiqinghai@shca.org.cn

第一节　PD-1/PD-L1的结构、功能和作用机制

一、PD-1/PD-L1的结构和功能

程序性死亡蛋白-1（programmed death-1, PD-1）又名CD279，是T细胞上一个重要的抑制性受体，与CD28和细胞毒性T淋巴细胞抗原4（cytotoxic T lymphocyte-associated antigen-4, CTLA-4）具有同源性，因最初在凋亡的T细胞杂交瘤中发现，并能促进程序性细胞死亡而得名。通过基因敲除方法将T细胞上的PD-1表达水平降低后，T细胞对抗原的反应增强，显示PD-1在T细胞免疫中发挥着负性调节作用。PD-1是由*PDCD*1基因编码的 I 型跨膜糖蛋白，是免疫球蛋白超家族成员之一，相对分子质量为50 000～55 000。PD-1由胞外区、疏水性跨膜区、胞质区三部分组成，胞外区包含一个IgV样结构域，有4个重要的N连接糖基化位点，并被重度糖基化。该结构可能在同配体结合中发挥重要作用。胞质区的2个酪氨酸残基，形成免疫受体酪氨酸抑制基序（immune-receptor tyrosine-based inhibitory motif, ITIM）和免疫受体酪氨酸转换基序（immune-receptor tyrosine-based switch motif, ITSM）。ITIM通过酪氨酸磷酸化作用拮抗抗原受体刺激信号，在免疫应答过程中发挥重要的负性调节作用。PD-1可被诱导表达于多种免疫细胞，包括T细胞、B细胞、树突状细胞和单核细胞等，而在静息的淋巴细胞表面无表达，具有抑制淋巴细胞应答的特征。

PD-1有2个主要配体PD-L1（B7-H1）和PD-L2（B7-H2）。目前的研究表明，PD-1/PD-L1通路在外周免疫的诱导和维持方面起主要作用。2000年，Freeman、Wood和Honjo在总结前人工作的基础上，共同发表论文阐明PD-L1是PD-1的功能性配体，后续的研究陆续证实PD-1/PD-L1之间的相互作用在T细胞免疫抑制方面发挥至关重要的作用，特别是在肿瘤微环境免疫中。人*PD-L*1基因定位于染色体9p24，其开放阅读框编码一个含有290个氨基酸的 I 型跨膜蛋白，由胞外区IgV、IgC结构域、疏水性跨膜结构域和含30个氨基酸片段且带电荷的胞内区组成。*PD-L*1的表达严格受转录后调控，除了少量表达于扁桃体、胎盘及肺内的类巨噬细胞表面外，很少表达于人体正常组织表面。与此相反，通过冷冻的人体肿瘤组织的免疫组织化学实验证实，PD-L1大量表达于各种肿瘤细胞表面，包括乳腺癌、非小细胞肺癌、尿路上皮癌、黑色素瘤、食管癌、宫颈癌及肝癌等，构成

肿瘤免疫逃逸的重要分子基础。

二、PD-1/PD-L1在肿瘤免疫逃逸中的作用机制

T细胞的激活是一个复杂的过程。经典的双信号激活理论认为T细胞的活化需双信号,即在抗原提供的第一信号及协同刺激分子提供的第二信号的共同作用下完成,并分化为效应T细胞及记忆性细胞,发挥免疫防御功能。T细胞仅接触抗原提呈细胞(antigen-presenting cell, APC)提呈的同源肽—主要组织相容性复合体(major histocompatibility complex, MHC)(第一信号),并不能诱导有效的免疫应答,其激活还需要有效的共刺激信号(第二信号),这个共刺激信号来自APC上表达的共刺激分子B7与T细胞上的CD28结合,T细胞接受有效的共刺激信号后,T细胞活化并发挥其免疫功能(**见图19-1-1**)。

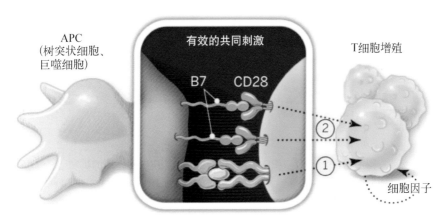

图19-1-1　T细胞的活化

注:修改自Sharma P, Allison J P. The future of immune checkpoint therapy[J]. Science, 2015, 48(6230): 56-61.

在T细胞激活的同时,诱导产生了促使T细胞失活的机制,以防止T细胞过度激活对机体造成伤害,这就是免疫检查点概念。第一个被发现的抑制分子是与CD28类似的CTLA-4分子。在T细胞激活的同时,CTLA-4在T细胞表面以及T细胞和APC之间表达,当表达量达到一定程度后,CTLA-4发挥其抑制功能而使T细胞失活。靶向作用于CTLA-4的全人源化单克隆抗体易普利姆玛(ipilimumab, Yervoy)于2011年上市,是首个被美国FDA批准的靶向免疫检查点治疗药物,易普利姆玛现已广泛用于治疗晚期黑色素瘤、肾癌、前列腺癌和肺癌等恶性肿瘤。PD-1/PD-L1通路是机体另外一个免疫检查点,并被认为是最为

关键的免疫检查点,可以精准调控T细胞的过度活化,引发机体免疫抑制效应。PD-1/PD-L1的结合对于调节T细胞激活和维持外周免疫耐受发挥重要作用,是肿瘤免疫逃逸的关键步骤。肿瘤生长过程中所产生的炎症反应持续刺激肿瘤浸润淋巴细胞(TIL)分泌大量的IFN-γ,IFN-γ可以诱导其周围的肿瘤细胞表达PD-L1。随着PD-L1表达水平的增高,PD-L1与T细胞上的PD-1结合使T细胞静默,从而使得肿瘤细胞逃脱T细胞的免疫杀伤(**见图19-1-2**),因此,通过不同的策略增强T细胞的激活对肿瘤免疫治疗具有重要意义。其中,针对免疫检查点的阻断是增强T细胞激活的有效策略之一。

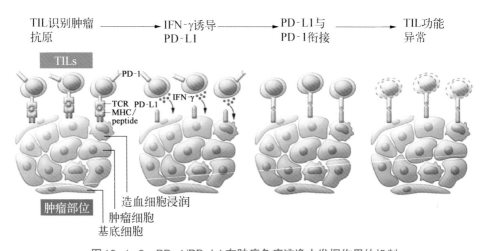

图19-1-2 PD-1/PD-L1在肿瘤免疫逃逸中发挥作用的机制

注:修改自Chen L P, Han X. Anti-PD-1/PD-L1 therapy of human cancer: past, present, and future J[J]. J Clin Invest, 2015, 125(9): 3384-3391.

第二节 抗PD-1/PD-L1通路药物及其在甲状腺癌治疗中的应用

一、抗PD-1/PD-L1通路药物

1. 抗PD-1通路药物

随着对PD-1/PD-L1通路研究的不断深入,其作用机制也被人们逐渐了解。抗PD-1/PD-L1通路药物(统称为"抗PD通路药物")在各大临床试验中取得

了令人瞩目的效果。相对于传统化疗，其靶向性和安全性更高。截至2019年末，美国FDA批准了5种可运用于肿瘤治疗的PD-1/PD-L1抑制剂，即派姆单抗（pembrolizumab）、纳武单抗（nivolumab）、阿特珠单抗（atezolizumab）、德瓦鲁单抗（durvalumab）和阿瓦鲁单抗（avelumab）。

（1）派姆单抗：是全人源的IgG4单克隆抗体。美国FDA一项关于抗PD-1通路药物派姆单抗的大型Ⅰ期临床试验结果表明，对于进展期黑色素瘤的客观反应率为37%～38%。随后的一项关于黑色素瘤的研究结果也表明，肿瘤对药物的总体反应率超过36%。基于这2个临床试验的结果，美国FDA于2014年9月批准派姆单抗（MK-3475）上市应用于治疗晚期或无法手术切除的对其他药物无效的黑色素瘤。同时，美国FDA业已批准用其治疗既往化疗或靶向治疗失败的非小细胞肺癌。

（2）纳武单抗：是一种高亲和力全人源的IgG4单克隆抗体，由2条相同的含440个氨基酸的重链和2条相同的含214个氨基酸的κ轻链通过二硫键组成。纳武单抗用于治疗黑色素瘤的Ⅰ期临床试验表明其对晚期黑色素瘤有良好的抗肿瘤活性作用。CheckMate 037的研究结果促使美国FDA于2014年批准纳武单抗用于治疗易普利姆玛治疗进展的无法手术或晚期的黑色素瘤。CheckMate 066111临床试验则重点评估了纳武单抗治疗 *BRAF* 基因野生型的初治晚期黑色素瘤患者的疗效，取得了很好的结果。2015年6月，随着纳武单抗获欧盟批准治疗晚期黑色素瘤，纳武单抗一举成为首个成功拿下日本、美国、欧盟三大市场的抗PD通路药物。另外，纳武单抗在非小细胞肺癌、肾癌及霍奇金淋巴瘤的临床试验中，都取得了令人瞩目的效果。2015年11月，美国FDA批准纳武单抗用于治疗既往接受过抗血管生成治疗的晚期肾癌。

2. 抗PD-L1通路药物

PD-L1单抗的作用机制是特异性与T细胞表面的配体PD-L1结合，竞争性阻断其与PD-1的相互作用，提高T细胞活性。最近，百时美施贵宝（Bristol-Myers Squibb）主持的一项针对抗PD-L1的Ⅰ期临床试验显示了很好的治疗结果。另外一个关于抗PD-L1的药物阿特珠单抗（atezolizumab, MPDL3280A），是人源化的IgG1单克隆抗体，与PD-L1高亲和力结合后阻止了PD-L1与PD-1的相互作用，达到抗PD通路的作用。一项关于发生远处转移的膀胱移行细胞癌临床试验显示，对于PD-L1表达阳性的肿瘤，其客观缓解率达43%，其中完全缓解率为7%；而对于PD-L1低表达者的客观缓解率为11%；对于随访超过12周的PD-L1高表达者，客观缓解率达到52%。同时，由于阿特珠单抗肾毒性小，不良反应少，与传统化疗相比，患者具有更好的耐受性。

除了上述抗PD通路药物，目前还有很多针对抗PD通路药物的临床试验正在开展，包括Medivation/CureTech开展的抗PD-1通路药物pidilizumab，阿斯利康（AstraZeneca）针对抗PD-L1的药物德瓦鲁单抗，默克公司抗PD-L1通路药物阿维单抗（avelumab），均显示出了令人欣喜的效果。随着临床试验的进一步开展，结果令人期待。

二、抗PD-1/PD-L1通路药物的局限性

在讨论抗PD通路药物的局限性之前，必须承认抗PD通路药物在治疗恶性肿瘤、特别是已经发生转移的实体瘤方面取得的巨大成功，为发生远处转移的晚期恶性肿瘤治疗带来了曙光。通常，对于已经发生转移的实体瘤，传统的治疗手段如手术、化疗、放疗甚或是靶向治疗都疗效甚微。抗PD通路药物的优势体现在其直接作用于肿瘤的微环境中，通过改善或增强自体的免疫功能发挥抗肿瘤功能，对周边正常组织影响较小，不良反应发生率低。理论上，抗PD通路药物的抗癌谱广，应该对多种实体肿瘤有疗效，对患者生活质量影响较小。但是，临床实践的结果却不尽如人意。首先，免疫检查点靶向治疗并非适用于所有的实体瘤，疗效也不确切，特别是卵巢癌、结直肠癌、胃癌和胰腺癌等恶性肿瘤效果欠佳。其次，在抗PD通路药物有效的实体瘤中其有效率有待进一步提高。有报道抗PD通路药物对肺癌、黑色素瘤及肾癌患者有效率只占整个患病人数的20%～25%。此外，对于疗效确切的黑色素瘤、肺癌，在使用药物一段时间后很快就会出现继发性的抵抗，导致肿瘤复发治疗失败。目前，抗PD通路药物耐药分为原发性耐药与获得性耐药。原发性耐药是指细胞本身某些基因或者通路的表达异常，从而抑制免疫细胞浸润到肿瘤微环境，促使免疫治疗原发性、适应性耐药。在原发性耐药中肿瘤无法被T细胞识别，进而导致对免疫治疗无反应的最根本原因是缺乏肿瘤抗原。另外，癌细胞可能存在肿瘤抗原，但由于抗原提呈机制的改变，阻止抗原提呈在MHC表面及MHC本身，导致耐药的发生。获得性耐药是指最初对免疫治疗有疗效，但在一段时间后肿瘤复发并进展，可能是治疗开始前异质群体和耐药细胞克隆选择的结果。如在肿瘤发生过程中，部分肿瘤细胞发生MHC1的主要结构分子 β_2 球蛋白缺失，导致MHC提呈的突变新抗原下降，进而形成获得性耐药。

三、抗PD1/PD-L1通路药物在甲状腺癌治疗中应用

目前，关于抗PD通路药物的临床试验仅在头颈部鳞状细胞癌（head and

neck squamous cell carcinma，HNSCC）中有报道，在甲状腺癌中的应用报道甚少。复旦大学附属肿瘤医院对260例甲状腺乳头状癌（PTC）的PD-L1表达情况进行研究后发现，PD-L1在PTC中表达的阳性率为52.3%（136/260），PD-L1的表达同PTC的多灶性和腺外侵犯相关；进一步的生存分析显示，PD-L1同PTC的复发密切相关，PD-L1高表达组更容易复发。Brauner等联合使用Braf抑制剂及PD-1抗体比单药BRAF抑制剂可以显著提高小鼠甲状腺未分化癌（ATC）的退缩率并延长患者的生存期。上述研究表明，在甲状腺癌中存在PD-1/PD-L1的表达，且PD-L1的表达与甲状腺癌预后不良相关，抗PD通路药物显示出了对ATC的治疗作用。

综上所述，抗PD通路药物对多种肿瘤有效。抗PD通路药物在取得显著疗效的同时仍有一些问题有待解决，包括如何降低或控制免疫治疗相关不良反应，能否找到精准预测疗效的生物标志物，如何克服抗PD通路药物的耐药性等。另外，目前抗PD通路药物仍未应用到甲状腺癌的治疗中，随着研究的进一步深入以及新的临床试验的不断开展，抗PD通路药物有望在难治性甲状腺癌及ATC治疗方面发挥重要作用。

------------------------------ **参 考 文 献** ------------------------------

［1］ Atkins M B, Sznol M, McDermott D F, et al. Phase 2, multicenter, safety and efficacy study of pidilizumab in patients with metastatic melanoma［J］. J Clin Oncol (Meeting Abstracts), 2014, 32: 9001.

［2］ Bardhan K, Anagnostou T, Boussiotis V A. The PD1: PD-L1/2 pathway from discovery to clinical implementation［J］. Front Immunol, 2016, 7: 550.

［3］ Baues C, Semrau R, Gaipl U S, et al. Checkpoint inhibitors and radiation treatment in Hodgkin's lymphoma: new study concepts of the German Hodgkin Study Group［J］. Strahlenther Onkol, 2017, 193(2): 95−99.

［4］ Blumenthal D T, Yalon M, Vainer G W, et al. Pembrolizumab: first experience with recurrent primary central nervous system (CNS) tumors［J］. J Neurooncol, 2016, 129(3): 453−460.

［5］ Brahmer J R, Drake C G, Wollner I, et al. Phase I study of single-agent anti-programmed death-1 (MDX-1106) in refractory solid tumors: safety, clinical activity, pharmacodynamics, and immunologic correlates［J］. J Clin Oncol, 2010, 28(19): 3167−3175.

［6］ Brahmer J R, Lutzky J, Khleif S, et al. Clinical activity and biomarkers of MEDI4736, an anti-PD-L1 antibody, in patients with NSCLC [abstract]［J］. J Clin Oncol (Meeting Abstracts), 2014, 32: 8021.

［7］ Brahmer J R, Tykodi S S, Chow L Q, et al. Safety and activity of anti-PD-L1 antibody in patients with advanced cancer[J]. N Engl Med, 2012, 366(26): 2455-2465.

[8] Brauner E, Gunda V, Vanden B P, et al. Combining BRAF inhibitor and anti PD-L1 antibody dramatically improves tumor regression and anti tumor immunity in an immunocompetent murine model of anaplastic thyroid cancer[J]. Oncotarget, 2016, 7(13): 17194-17211.

[9] Chen L, Han X. Anti-PD-1/PD-L1 therapy of human cancer: past, present, and future[J]. J Clin Invest, 2015, 125(9): 3384-3391.

[10] Dong Y, Sun Q, Zhang X. PD-1 and its ligands are important immune checkpoints in cancer [J]. Oncotarget, 2017, 8(2): 2171-2186.

[11] Faghfuri E, Faramarzi M A, Nikfar S, et al. Nivolumab and pembrolizumab as immune-modulating monoclonal antibodies targeting the PD-1 receptor to treat melanoma[J]. Expert Rev Anticancer Ther, 2015, 15(9): 981-993.

[12] Gandini S, Massi D, Mandala M. PD-L1 expression in cancer patients receiving anti PD-1/PD-L1 antibodies: a systematic review and meta-analysis[J]. Crit Rev Oncol Hematol, 2016, 100: 88-98.

[13] Haanen J B, Robert C. Immune checkpoint inhibitors[J]. Prog Tumor Res, 2015, 42: 55-66.

[14] Hamid O, Robert C, Daud A, et al. Safety and tumor responses with lambrolizumab (anti-PD-1) in melanoma[J]. N Engl Med, 2013, 369(2): 134-144.

[15] Herbst R S, Soria J C, Kowanetz M, et al. Predictive correlates of response to the anti-PD-L1 antibody MPDL3280A in cancer patients[J]. Nature, 2014, 515(7528): 563-567.

[16] Hong A M, Vilain R E, Romanes S, et al. PD-L1 expression in tonsillar cancer is associated with human papillomavirus positivity and improved survival: implications for anti-PD1 clinical trials[J]. Oncotarget, 2016, 7(47): 77010-77020.

[17] Ji Q, Shi R, Qu N, et al. Programmed death-ligand 1 expression in papillary thyroid cancer and its correlation with clinicopathological factors and recurrence[J]. Thyroid, 2017, 27(4): 537-545.

[18] Kaufman H L, Russell J, Hamid O, et al. Avelumab in patients with chemotherapy-refractory metastatic Merkel cell carcinoma: a multicentre, single-group, open-label, phase 2 trial[J]. Lancet Oncol, 2016, 17(10): 1374-1385.

[19] Leng C, Li Y, Qin J, et al. Relationship between expression of PD-L1 and PD-L2 on esophageal squamous cell carcinoma and the antitumor effects of CD8(+) T cells[J]. Oncol Rep, 2016, 35(2): 699-708.

[20] Li Z, Li N, Li F, et al. Immune checkpoint proteins PD-1 and TIM-3 are both highly expressed in liver tissues and correlate with their gene polymorphisms in patients with HBV-related hepatocellular carcinoma[J]. Medicine (Baltimore), 2016, 95(52): 5749.

[21] Liu C, Lu J, Tian H, et al. Increased expression of PD-L1 by the human papillomavirus 16 E7 oncoprotein inhibits anticancer immunity[J]. Mol Med Rep, 2017, 15(3): 1063-1070.

[22] Long G V, Atkinson V, Ascierto P A, et al. Effect of nivolumab on health-related quality of life in patients with treatment-naive advanced melanoma: results from the phase Ⅲ CheckMate 066 study[J]. Ann Oncol, 2016, 27(10): 1940-1946.

［23］ Nagasaka M, Zaki M, Kim H, et al. PD1/PD-L1 inhibition as a potential radiosensitizer in head and neck squamous cell carcinoma: a case report［J］. J Immunother Cancer, 2016, 4: 83.

［24］ O'Donnell J S, Long G V, Scolyer R A, et al. Resistance to PD1/PDL1 checkpoint inhibition［J］. Cancer Treat Rev, 2017, 52: 71−81.

［25］ Powles T, Eder J P, Fine G D, et al. MPDL3280A (anti-PD-L1) treatment leads to clinical activity in metastatic bladder cancer［J］. Nature, 2014, 515(7528): 558−562.

［26］ Restifo N P, Smyth M J, Snyder A. Acquired resistance to immunotherapy and future challenges［J］. Nat Rev Cancer, 2016, 16(2): 121−126.

［27］ Robert C, Ribas A, Wolchok J D, et al. Anti-programmed-death-receptor-1 treatment with pembrolizumab in ipilimumab-refractory advanced melanoma: a randomised dose-comparison cohort of a phase 1 trial［J］. Lancet, 2014, 384(9948): 1109−1117.

［28］ Sabatier R, Finetti P, Mamessier E, et al. Prognostic and predictive value of PDL1 expression in breast cancer［J］. Oncotarget, 2015, 6(7): 5449−5464.

［29］ Satgunaseelan L, Gupta R, Madore J, et al. Programmed cell death-ligand 1 expression in oral squamous cell carcinoma is associated with an inflammatory phenotype［J］. Pathology, 2016, 48(6): 574−580.

［30］ Sharma P, Allison J P. The future of immune checkpoint therapy［J］. Science, 2015, 348(6230): 56−61.

［31］ Specenier P. Nivolumab in melanoma［J］. Expert Rev Anticancer Ther, 2016, 16(12): 1247−1261.

［32］ Steiniche T, Vestergaard D A, Wang Z, et al. PD-L1 expression and survival among melanoma patients treated with standard immunotherapy or chemotherapy［J］. J Eur Acad Dermatol Venereol, 2017, 31(7): 319−321.

［33］ Taube J M, Anders R A, Young G D, et al. Colocalization of inflammatory response with B7-h1 expression in human melanocytic lesions supports an adaptive resistance mechanism of immune escape［J］. Sci Transl Med, 2012, 4(127): 127.

［34］ Viricel C, Ahmed M, Barakat K. Human PD-1 binds differently to its human ligands: a comprehensive modeling study［J］. J Mol Graph Model, 2015, 57: 131−142.

［35］ Wang B J, Bao J J, Wang J Z, et al. Immunostaining of PD-1/PD-Ls in liver tissues of patients with hepatitis and hepatocellular carcinoma［J］. World J Gastroenterol, 2011, 17(28): 3322−3329.

［36］ Weber J S, D'Angelo S P, Minor D, et al. Nivolumab versus chemotherapy in patients with advanced melanoma who progressed after anti-CTLA-4 treatment (CheckMate 037): a randomised, controlled, open-label, phase 3 trial［J］. Lancet Oncol, 2015, 16(4): 375−384.

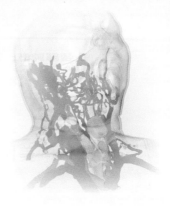

第二十章

甲状腺癌的靶向药物

只璟泰　郑向前

　　尽管多数甲状腺癌患者可通过传统的规范化治疗方案治愈,目前对晚期或者分化程度较差的甲状腺癌仍缺少有效的治疗方法。随着甲状腺癌分子生物学研究的发展,许多有效的药物分子作用靶标相继被发现;基于一个或多个靶点研发出的小分子抑制剂在体内、体外实验中已被证实可调控多条重要的信号通路,并影响肿瘤细胞的生物学行为,其中多种分子靶向药物已经完成或正在进行甲状腺癌治疗的临床试验,并展现出良好的发展和应用前景。甲状腺癌分子靶向治疗能显著改善晚期甲状腺癌患者的预后,延长生存期,使广大患者从中受益。研究较为广泛的甲状腺癌相关分子靶向药物包括酪氨酸激酶抑制剂(TKI)、细胞生长因子及其受体抑制剂、抗血管内皮生长因子药物、表皮生长因子抑制剂、DNA甲基化抑制剂、哺乳动物雷帕霉素靶蛋白(mTOR)抑制剂等。

[通信作者]　郑向前,Email: xiangqian_zheng@163.com

第一节　美国FDA批准的甲状腺癌靶向药物

一、索拉非尼（sorafenib）

索拉非尼是世界上第一个被批准用于临床的多靶点靶向药物，药物半衰期为25～48 h。索拉非尼最初的研究目的是用于治疗对标准疗法效果不佳或不能耐受的胃肠道基质肿瘤和转移性肾细胞癌，对晚期肝癌也有较好的治疗效果。索拉非尼是多激酶抑制剂，对BRAF酪氨酸激酶具有一定的抑制性。索拉非尼可以阻断多种信号通路，如RAS/BRAF/MEK/ERK、VEGFR、RET/PET和PDGFR，这些通路都与甲状腺癌的致病有关。作为一种多激酶抑制剂，索拉非尼可以抑制肿瘤的生长、发展、转移和血管生成，并抑制肿瘤细胞的抗凋亡机制。临床前实验证明，索拉非尼对野生型和*BRAF V*600*E*突变型甲状腺癌均有抑制作用，在*BRAF V*600*E*突变患者中无进展生存期明显延长。在一项关于治疗局部晚期/转移性放射碘难治性分化型甲状腺癌（RAIR-DTC）患者的Ⅲ期临床试验中，索拉非尼延缓了疾病的进展，延长了患者的无进展生存期。基于上述数据，索拉非尼被批准可用于治疗RAIR-DTC。但也有学者通过进一步研究认为，虽然索拉非尼很大程度上延长了转移性RAIR-DTC患者的无进展生存期，但是对于总的生存情况并未被证实有益，还需要继续随访。在一项多中心、随机、双盲、安慰剂对照的Ⅲ期临床试验中，417例RAIR-DTC患者口服索拉非尼，结果显示与安慰剂组对比，索拉非尼组中位生存期延长了5个月（10.8个月 *vs* 5.8个月），中位无进展生存期明显延长。疾病进展或死亡风险下降41%（*HR* 0.59；95%*CI* 0.45～0.76；*P* < 0.000 1）。索拉非尼组客观缓解率为12.2%，而对照组客观缓解率则为0.5%（*P* < 0.000 1）。以安慰剂组为基准，甲状腺球蛋白（Tg）水平中位值与索拉非尼治疗显著相关。在该试验中，索拉非尼组207例患者中有204例患者发生不良反应（98.6%），对照组210例患者中有183例患者发生不良反应（87.6%）；索拉非尼组64%的患者因出现各种不良反应而减少用药剂量。较常出现的不良反应为手足综合征和腹泻，其他严重不良反应包括高血压、体重减轻、疲劳以及低血钙症；33%患者出现TSH水平升高；18.8%的患者因出现严重的不良反应而停药。继发恶性肿瘤（皮肤鳞状细胞癌最为常见）为4.3%，而对照组继发肿瘤发生率为1.9%。

二、凡德尼布（vandetanib）

凡德尼布可有效治疗晚期MTC，药物半衰期为19 d。它对侵袭性MTC最主要的作用是延长患者的无进展生存期和提高疾病的稳定率。在一项随机Ⅲ期临床试验中，60例晚期MTC患者口服凡德尼布治疗（其中6例为遗传性MTC），56例患者（93%）在纵隔（82%）、骨骼（65%）、肝脏（53%）或者肺脏（53%）中存在转移。中位随访期为20个月，中位治疗期为9.7个月，中位无进展生存期是16.1个月，25位患者由于疾病进展终止了治疗；1例患者完全缓解，12例（20%）部分缓解，33例（55%）病情稳定，7例（12%）疾病发生进展；主要的不良反应有皮肤毒性、腹泻和衰弱。凡德尼布是治疗晚期MTC的有效药物，但是应该严密观察不良反应，必要时须减少用药剂量。

三、乐伐替尼（lenvatinib）

乐伐替尼是一种多靶点TKI，其药物半衰期为28 h，用于抑制 *VEFGR*1-3、*FGFR*1-4、*PDGFR*、*RET*和*KIT*原癌基因。乐伐替尼对存在 *RAS*或*BRAF*突变的甲状腺癌患者以及晚期MTC患者具有显著疗效。Ⅰ期临床试验证实乐伐替尼最大用药剂量为25 mg/d，在空腹患者中被很快吸收达最大效应并可维持3 h。在RAIR-DTC中，乐伐替尼被证实有良好的临床应用价值，且疗效优于索拉非尼。一项Ⅲ期临床试验报道，乐伐替尼组RAIR-DTC患者的中位无进展生存期是18.3个月，对比安慰剂组患者的3.6个月延长了近15个月。乐伐替尼组与治疗相关的不良反应的发生率＞40%，包括高血压（67.8%）、腹泻（59.4%）、疲劳或衰弱（59.0%）、食欲下降（50.2%）、体重降低（46.4%）和恶心（41.0%）。在乐伐替尼组中有37例（14.2%）由于出现严重的不良反应而终止用药，在对照组中则为3例（2.3%）。在另一项Ⅱ期临床试验中，58例无法手术切除的进展期MTC患者服用乐伐替尼（24 mg，1次/d）治疗，客观有效率为36%，疾病控制率为80%，44%的患者疾病稳定；中位反应期3.5个月，中位无进展生存期9个月。因此，乐伐替尼对于治疗进展期MTC具有较高的客观有效率和疾病控制率，并且中位反应期较短，同样具有较好的治疗效果。基于上述数据，2015年，美国FDA批准乐伐替尼用于治疗RAIR-DTC。尽管乐伐替尼缺乏特异性且具有一定的毒性，但仍是目前公认的治疗甲状腺癌的药物。

四、卡博替尼(cabozantinib)

卡博替尼对上皮细胞和间叶细胞起源的肿瘤(前列腺癌、非小细胞肺癌、MTC、DTC、肾细胞癌等)显示出良好的抗癌作用,其药物半衰期为55 h。在一项临床试验中,卡博替尼组与安慰剂组对比,MTC患者的无进展生存期显著延长(11.2个月 *vs* 4.0个月)。虽然卡博替尼组与安慰剂组的总生存期并无差异,但其在有*RET M918T*突变的亚群中总生存期有显著差异(44.3个月 *vs* 18.9个月)。因此认为卡博替尼可以作为有*RET M918T*突变的MTC亚群的有效治疗方法,并可延长患者的无进展生存期。近期开展的一项Ⅲ期临床试验进一步研究了卡博替尼针对*RAS*突变以及*RET M918T*突变的MTC亚群的疗效。该实验纳入了330例患者,其中51.2%患者携带*RET*基因突变(38.2%为*RET M918T*突变),34.8%的患者*RET*突变情况未知,13.9%的患者未携带*RET*突变。16例患者携带*RAS*基因突变。卡博替尼可延长*RET*突变组、*RET*突变未知组以及*RAS*突变组的无进展生存期。而*RET M918T*组无进展生存期改善最为明显。*RET*突变组、*RET*未突变组以及*RAS*突变组治疗的客观有效率分别为32%、22%和31%。但是该研究认为对于*RAS*以及*RET*基因均为野生型的患者无进展生存期无明显改善。因此认为卡博替尼针对携带*RET*和*RAS*基因突变的患者疗效显著;而对上述2种基因为野生型的患者,疗效还有待观察。卡博替尼的不良反应与其他血管生成抑制剂相似,而手足综合征是一种重要的剂量限制性皮肤不良反应。在一项Ⅲ期临床试验中,831例服用卡博替尼的患者,手足综合征的发生率是9.5%,与对照组比较相对危险度(RR)提高了28.1%。可见服用卡博替尼后手足综合征的发生率相对较高,在治疗中应该注意这种不良反应。

第二节　美国FDA尚未批准的甲状腺癌靶向药物

一、阿西替尼(axitinib)

近年来,阿西替尼已被用于多种恶性肿瘤的治疗。在2014年完成的一项Ⅱ期临床试验中,研究者纳入60例RAIR甲状腺癌患者,予以阿西替尼(5 mg,2次/d)治疗。结果显示,中位随访期长达34个月,患者的中位生存期为35个月,中位无进展生存期15个月,中位反应期21个月。阿西替尼常见的不良反应包括高血压（13%）、蛋白尿（8%）、腹泻（7%）、体重下降（7%）及疲乏（5%）等，不良反应的发生率整体较其他靶向药物低，可能成为治疗晚期甲状腺癌的新选择。

二、安罗替尼（anlotinib）

安罗替尼是一种抗血管生成的多激酶抑制剂，靶点是*VEGFR*、*PDGFR*和*FGFR*。Ⅰ期临床试验发现，安罗替尼对非小细胞肺癌和MTC具有抗肿瘤作用。在我国开展的Ⅱ期临床试验则对安罗替尼治疗MTC的疗效进行了进一步评估。该试验的主要研究终点是无进展生存期，次要研究终点包括完全缓解率以及安全性。9例患者口服安罗替尼，每用药1周停用2周，用药剂量为12 mg/次 × 1次/d。该试验证实，服用安罗替尼后有57%的患者部分缓解，85%的患者无进展生存期达到48周。与患者的基线水平相比，有78%的患者接受治疗后CEA和降钙素水平下降50%，而最常见的不良反应是手足综合征、高血糖、高胆固醇血症、疲劳和蛋白尿。虽然尚不清楚是否所有患者在招募前都有疾病进展，然而在涉及我国人群的临床试验中，安罗替尼是唯一通过测试的药物。由于卡博替尼和凡德尼布尚未在中国开展临床试验，因此安罗替尼是我国第一个被批准用于治疗MTC的药物。

三、普雷西替尼（pralsetinib, BLU-667）

普雷西替尼是一种高选择性靶向RET抑制剂，同时靶向*RET*基因融合以及*RET*基因突变。普雷西替尼的Ⅰ期临床试验结果已在2018年美国癌症研究协会会议上公布。试验纳入25例携带*RET*突变的MTC患者以及1例携带RET融合的PTC患者，终点包括最大耐受剂量、安全性、药代动力学和初步抗肿瘤活性。25例MTC患者的完全缓解率是40%（1例完全缓解，9例部分缓解）。受试PTC患者的肿瘤直径缩小70%以上。药物不良反应较小，包括便秘、谷丙转氨酶和谷草转氨酶水平升高、高血压、白细胞计数减少、头痛、失眠和疲劳。

四、司美替尼（selumetinib）

司美替尼是一种小分子MEK抑制剂（分裂原活化抑制剂），被证明可以用于控制低级别浆液性卵巢癌或腹膜癌的进展，最常见的不良反应有皮疹、疲劳、腹泻和外周水肿。近期研究表明，它在甲状腺癌中也发挥着治疗作用。一项司美替尼治疗RAIR晚期甲状腺癌的Ⅱ期临床试验纳入了39例患者，其中1例部分缓解，21例病情稳定，11例肿瘤进展。疾病稳定时间持续16周的占49%，持续24周的占36%，中位无进展生存期32周。*BRAF V600E*基因突变的患者与患有*BRAF*野生型肿瘤的患者相比，具有更长的中位无进展生存（33周 *vs* 11周）。但是，该研究同样指出，司美替尼没有提高疾病的客观缓解率。近期另有一项研究显示，司美替尼可以提高RAIR甲状腺癌，尤其是有*BRAF*基因突变者的放射性碘摄取率。因此，司美替尼在甲状腺癌治疗中的作用和价值还有待进一步研究和探讨。

五、舒尼替尼（sunitinib）

舒尼替尼是一种抗血管生成的TKI，靶向VEGF1-3、PDGF、KIT以及RET受体。舒尼替尼已被批准用于治疗肾细胞癌和胰腺神经内分泌癌的治疗，至今已完成至少3项Ⅱ期临床试验。其中一项试验包括29例DTC患者以及6例MTC患者，每天接受37.5 mg舒尼替尼治疗。结果发现，8例DTC患者和3例MTC患者对治疗敏感；在DTC患者中，有1例完全缓解。另一项临床试验包括41例DTC患者、4例ATC患者以及26例MTC患者，每天接受50 mg舒尼替尼治疗，每治疗4周后停药2周。患者均未接受过激酶抑制剂治疗。结果显示，9例DTC患者对治疗敏感，其中1例完全缓解；10例MTC患者部分缓解，但无ATC患者对治疗敏感；最为常见的不良反应是疲劳、腹泻、手足综合征、中性粒细胞减少和高血压。

六、帕唑帕尼（pazopanib）

近期研究表明，帕唑帕尼对MTC以及RAIR-DTC有一定的治疗作用，不良反应主要有高血压、疲乏、腹泻和肝功能异常等。一项Ⅱ期临床试验纳入35例晚期MTC患者给予帕唑帕尼（800 mg，1次/d）治疗，评估其治疗效果和安全性。随访所有患者至治疗终止或最少治疗4个周期后，平均治疗8个周期。结果显示，5例患者病情稳定；中位无进展生存期和总生存期分别为9.4个月和19.9个月。因此认为帕唑帕尼可能成为转移性MTC治疗的新方法。另一项Ⅱ期临床试验纳入39例RAIR-DTC患者给予帕唑帕尼治疗。在接受完整治疗的37例患者中，18例部分缓解，其中12例缓解期超过1年，而在第一疗程患者血浆中帕唑帕尼的浓度与患者对放射性碘治疗的反应显著相关。

七、莫替沙尼（motesanib）

莫替沙尼有可能成为治疗晚期MTC的新药物。一项Ⅱ期临床试验纳入了91例MTC患者，给予莫替沙尼（125 mg/d）口服治疗，直至治疗时间达到48周或出现不可控制的不良反应或疾病发生进展为止。结果显示，2例患者（2%）出现目标反应，81%的患者病情得到稳定，8%的患者疾病进展，9%的患者没有评估，中位无进展生存期48周；主要不良反应有腹泻、疲劳、甲状腺功能减退、高血压和厌食等。虽然此研究的目标反应率较低，但是81%的患者在服用莫替沙尼后病情得到稳定。

八、维罗非尼（vemurafenib）

*BRAF V*600*E*突变在包括PTC在内的许多肿瘤中发挥着重要的致癌作用，而维罗非尼是*BRAF V*600*E*突变的选择性抑制剂。一项临床试验纳入了17例发生*BRAF V*600*E*突变的晚期PTC患者，并给予维罗非尼治疗。最终结果显示，部分缓解率47%，疾病稳定率53%，持久应答率67%；试验过程中需要停药、药物中断和减少剂量的患者分别为5例（29%）、13例（76%）和10例（59%）；最常见的不良反应为疲劳（71%）、体重下降（71%）、厌食（65%）、关节痛（59%）、脱发（59%）、皮疹（59%）和手足综合征（53%）等。对于*BRAF V*600*E*突变的晚期PTC患者，维罗非尼很有可能成为一种有效的并且具有很好耐受性的治疗方法。

第三节　达拉非尼联合曲美替尼
治疗甲状腺癌的策略

曲美替尼是一种靶向MEK的小分子抑制剂。美国FDA批准以达拉非尼联合曲美替尼联用策略治疗携带*BRAF V*600*E*突变的恶性黑色瘤、非小细胞肺癌以及甲状腺未分化癌（ATC）。Subbiah等开展的Ⅱ期临床试验证明了联合策略对ATC的抗肿瘤效果。该试验入选标准十分严格，仅允许能够吞咽口服药物的患者以及一般状况良好的患者。所有患者最初服用达拉非尼剂量为150 mg，2次/d；而服用曲美替尼剂量为2 mg，1次/d。该试验从47个中心招募16名患者进行试验，治疗时间长达2.5年，受试患者的总反应率为63%。而在另一项试验中，受试患者的中位无进展生存期为60周，中位总生存期为86周。在ATC患者中最常出现的不良反应为疲劳、发热、恶心、高血糖和寒战；最常见的3～4级不良反应是贫血，其次是疲劳、高血糖和腹泻。

此外，还有尼达尼布、吉非替尼以及伊马替尼等靶向药物也被证实对甲状腺癌具有一定疗效，在此不一一赘述。随着甲状腺癌靶向药物的不断涌现，以及对美国FDA批准的靶向药物和已通过Ⅱ期临床试验的药物研发不断深入，晚期甲状腺癌以及进展期髓样癌（MTC）的治疗有了全新的选择。这些靶向药物具有特异性强、不良反应较小、疗效好等优点，在甲状腺癌的治疗中具有广阔的前景。

---------------------------- **参 考 文 献** ----------------------------

［1］ Belum V R, Serna-Tamayo C, Wu S, et al. Incidence and risk of hand-foot skin reaction with cabozantinib, a novel multikinase inhibitor: a meta-analysis［J］. Clin Exp Dermatol, 2016, 41(1): 8−15.

［2］ Bible K C, Suman V J, Molina J R, et al. A multicenter phase 2 trial of pazopanib in metastatic and progressive medullary thyroid carcinoma: MC057H［J］. J Clin Endocrinol Metab, 2014, 99(5): 1687−1693.

［3］ Bible K C, Suman V J, Molina J R, et al. Efficacy of pazopanib in progressive, radioiodine-refractory, metastatic differentiated thyroid cancers: results of a phase 2 consortium study ［J］. Lancet Oncol, 2010, 11(10): 962−972.

［4］ Brose M S, Nutting C M, Jarzab B, et al. Sorafenib in radioactive iodine-refractory, locally advanced or metastatic differentiated thyroid cancer: a randomised, double-blind, phase 3 trial［J］. Lancet, 2014, 384(9940): 319−328.

［5］ Cabanillas M E, Ryder M, Jimenez C. Targeted therapy for advanced thyroid cancer: kinase inhibitors and beyond［J］. Endocr Rev, 2019, 40(6): 1573−1604.

［6］ Carr L L, Mankoff D A, Goulart B H, et al. Phase II study of daily sunitinib in FDG-PET-positive, iodine-refractory differentiated thyroid cancer and metastatic medullary carcinoma of the thyroid with functional imaging correlation［J］. Clin Cancer Res, 2010, 16(21): 5260−5268.

［7］ Chougnet C N, Borget I, Leboulleux S, et al. Vandetanib for the treatment of advanced medullary thyroid cancer outside a clinical trial: results from a French cohort［J］. Thyroid, 2015, 25(4): 386−391.

［8］ Cohen E E, Tortorici M, Kim S, et al. A Phase II trial of axitinib in patients with various histologic subtypes of advanced thyroid cancer: long-term outcomes and pharmacokinetic/pharmacodynamic analyses［J］. Cancer Chemother Pharmacol, 2014, 74(6): 1261−1270.

［9］ Dadu R, Shah K, Busaidy N L, et al. Efficacy and tolerability of vemurafenib in patients with BRAF(V600E)-positive papillary thyroid cancer: M. D. Anderson Cancer Center off label experience［J］. J Clin Endocrinol Metab, 2015, 100(1): 77−81.

［10］ Fallahi P, Bari F D, Ferrari S M, et al. Selective use of vandetanib in the treatment of thyroid cancer［J］. Drug Des Devel Ther, 2015, 9: 3459－3470.

［11］ Ferrari S M, Politti U, Spisni R, et al. Sorafenib in the treatment of thyroid cancer［J］. Expert Rev Anticancer Ther, 2015, 15(8): 863－874.

［12］ Hayes D N, Lucas A S, Tanvetyanon T, et al. Phase II efficacy and pharmacogenomic study of Selumetinib (AZD6244; ARRY-142886) in iodine-131 refractory papillary thyroid carcinoma with or without follicular elements［J］. Clin Cancer Res, 2012, 18(7): 2056－2065.

［13］ Ho A L, Grewal R K, Leboeuf R, et al. Selumetinib-enhanced radioiodine uptake in advanced thyroid cancer［J］. N Engl J Med, 2013, 368(7): 623－632.

［14］ Krajewska J, Olczyk T, Jarzab B, Cabozantinib for the treatment of progressive metastatic medullary thyroid cancer［J］. Expert Rev Clin Pharmacol, 2016, 9(1): 69－79.

［15］ Lorusso L, Newbold K. Lenvatinib: a new option for the treatment of advanced iodine refractory differentiated thyroid cancer［J］. Future Oncol, 2015, 11(12): 1719－1727.

［16］ Ravaud A C, Fouchardière D A, Caron P, et al. A multicenter phase II study of sunitinib in patients with locally advanced or metastatic differentiated, anaplastic or medullary thyroid carcinomas: mature data from the THYSU study［J］. Eur J Cancer, 2017, 76: 110－117.

［17］ Schlumberger M, Jarzab B, Cabanillas M E, et al. A phase II trial of the multitargeted tyrosine kinase inhibitor lenvatinib (E7080) in advanced medullary thyroid cancer［J］. Clin Cancer Res, 2016, 22(1): 44－53.

［18］ Sherman S I, Clary D O, Elisei R, et al. Correlative analyses of RET and RAS mutations in a phase 3 trial of cabozantinib in patients with progressive, metastatic medullary thyroid cancer［J］. Cancer, 2016, 122(24): 3856－3864.

［19］ Subbiah V R, Kreitman J, Wainberg Z A, et al. Dabrafenib and trametinib treatment in patients with locally advanced or metastatic BRAF V600-mutant anaplastic thyroid cancer ［J］. J Clin Oncol, 2018, 36(1): 7－13.

［20］ Sun Y, Du F, Gao M, et al. Anlotinib for the treatment of patients with locally advanced or metastatic medullary thyroid cancer［J］. Thyroid, 2018, 28(11): 1455－1461.

［21］ White P T, Cohen M S. The discovery and development of sorafenib for the treatment of thyroid cancer［J］. Expert Opin Drug Discov, 2015, 10(4): 427－439.

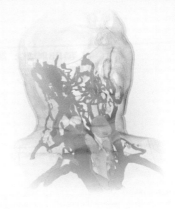

第二十一章

甲状腺癌的靶向治疗

靳雨晨　陈立波　史　潇　魏文俊

据SEER数据库统计,2016年美国甲状腺癌新发病例达64 300例,死亡病例达1 980例。在过去的近20年里,中国甲状腺癌的发病率也出现了持续快速的增长。组织病理学上,分化型甲状腺癌(DTC)约占95%,甲状腺髓样癌(MTC)占2%～5%,另外1%～3%为甲状腺未分化癌(ATC)。大多数DTC癌患者可经手术、促甲状腺激素(TSH)抑制治疗及放射性碘(RAI)治疗而获得治愈。MTC和ATC则因为不具备摄碘功能而无法进行RAI治疗,主要依赖于手术治疗。

[通信作者]　陈立波,Email: lbchen@sjtu.edu.cn
　　　　　　魏文俊,Email: kakarwen@163.com

第一节　甲状腺癌靶向治疗概述

在预后方面，虽然大多DTC患者预后良好，5年总生存率可达97.8%，但仍有5%～15%的DTC由于失去摄碘功能而成为放射性难治性DTC（RR-DTC）。此类患者的5年生存率为66%，10年生存率为10%，其中伴有远处转移的RR-DTC患者的存活时间仅2.5～3.5年。不难理解，晚期RR-DTC构成了甲状腺癌相关死亡病例的主要部分。当前较为公认的RR-DTC情形包括：全部或部分病灶不摄^{131}I（诊断剂量或治疗剂量，首次或随后）；病灶具备摄碘能力，但^{131}I治疗后1年内病情呈现进展；^{131}I累积用量超过600 mCi（≥22.2 GBq），但疾病无缓解；局部晚期，无法承受手术。RR-DTC患者的临床处置可能涉及TSH抑制下密切随访、局部治疗及系统治疗等多种模式（**见图21-1-1**）。未分化或间变性甲状腺癌恶性程度最高，患者的5年总生存率＜5%。MTC的预后与DTC相似，缺乏有效且持久的系统治疗是晚期MTC和DTC生存率低的主要原因。1974年，美国批准阿霉素用于治疗晚期甲状腺癌，该药物随即成为此类患者标准系统治疗模式，但临床疗效十分有限，且不良反应显著限制了其在临床上的广泛应用。

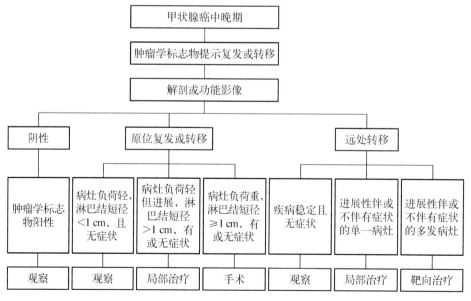

图21-1-1　晚期甲状腺癌的诊治流程

随着甲状腺癌分子病理机制研究的不断进展,以激酶抑制剂为代表的靶向化疗逐步在晚期甲状腺癌治疗中得到越来越广泛的应用。该技术的出现标志着甲状腺癌治疗跨入了新的时代。目前业界一致认为,进展性局部晚期或转移性碘难治性分化型甲状腺癌(RAIR-DTC)患者应考虑接受分子靶向药物治疗。但不可回避的是,新的治疗方式在取得疗效的同时,也带来了诸如适应证、治疗时机、对总生存的影响、靶向治疗策略的优化等关乎其未来应用和研究的诸多问题。本章节主要介绍RAIR-DTC、甲状腺髓样癌(MTC)、甲状腺未分化癌(ATC)的靶向治疗。

在作用机制面,靶向化疗主要通过抑制肿瘤血管生成或抑制肿瘤细胞增殖及存活而发挥其治疗作用。众所周知,肿瘤生长依赖于通过血管形成向肿瘤组织提供营养物质。血管内皮生长因子(VEGF)驱动肿瘤血管形成,并与肿瘤大小和预后不良相关。此外,血小板衍生生长因子(PDGF)在血管形成中起辅助作用。多靶点化疗药大多可抑制VEGF或PDGF,从而抑制血管生成并截断肿瘤血供。靶向化疗也可以干扰MAPK/ERK和PI3K/AKT途径调节肿瘤细胞信号通路并控制其增殖和存活。

就文献检索结果来看,用于治疗进展性晚期RR-DTC、MTC、ATC临床研究的靶向化疗药物主要包括凡德他尼、卡博替尼、索拉非尼、乐伐替尼、阿昔替尼、帕唑帕尼、舒尼替尼、司美替尼、伊马替尼、莫特塞尼、达拉非尼、维罗非尼等(见表21-1-1)。其中,凡德他尼、卡博替尼、索拉非尼和乐伐替尼治疗晚期甲状腺癌的适应证已通过了美国食品药品监督管理局(FDA)等机构的批准,而其他靶向化疗药物仍然处于研究中。现就不同组织病理类型甲状腺癌的靶向化疗效果和不良反应等进行阐述。

表21-1-1　甲状腺癌靶向化疗药物

药　　物	病理类型	实验设计	病例数	ORR	中位PFS（个月）
凡德他尼	MTC	Ⅲ期临床试验 vs 安慰剂	231 vs 100	45% vs 13%	30.5 vs 19.3
	RR-DTC	Ⅲ期临床试验 vs 安慰剂	72 vs 73	8% vs 5%	11.1 vs 5.9
卡博替尼	MTC	Ⅲ期临床试验 vs 安慰剂	220 vs 110	28% vs 0	11.2 vs 4.0
	RR-DTC	Ⅰ期临床试验	15	53%	无法评估

（续表）

药　物	病理类型	实验设计	病例数	ORR	中位PFS（个月）
索拉非尼	RR-DTC	Ⅲ期临床试验 vs 安慰剂	207 vs 210	12.2% vs 0.5%	10.8 vs 5.8
	MTC	Ⅱ期临床试验	16	6%	17.9
	MTC	Ⅱ期临床试验	15	25%	NE
	ATC	Ⅱ期临床试验	20	10%	1.9
乐伐替尼	RR-DTC	Ⅲ期临床试验 vs 安慰剂	261 vs 131	64.8% vs 1.5%	18.3 vs 3.6
	MTC	Ⅱ期临床试验	59	36%	9.0
阿昔替尼	RR-DTC/MTC	Ⅱ期临床试验	45 vs 11	30%	16.1
	RR-DTC/MTC	Ⅱ期临床试验	45 vs 6	35%	15
帕唑帕尼	RR-DTC	Ⅱ期临床试验	37	49%	11.7
	MTC	Ⅱ期临床试验	35	14%	9.4
	ATC	Ⅱ期临床试验	15	未报道	2.0
舒尼替尼	RR-DTC	Ⅱ期临床试验	23	26%	8
	RR-DTC/MTC	Ⅱ期临床试验	27 vs 7	31%	未报道

　　总之，随着Ⅲ期临床试验对分子靶向化疗药物疗效和不良反应结果的陆续公布，FDA等机构快速批准了凡德他尼和卡博替尼治疗MTC，索拉非尼和乐伐替尼治疗RR-DTC，晚期甲状腺癌的治疗已跨入新的时代。当前，靶向化疗药物在甲状腺癌领域的推荐适应证仍应是进展性或晚期RR-DTC和MTC患者。但在相对较长的治疗过程中，药物相关毒性不容忽视。其他靶向化疗药物由于缺乏大样本随机对照临床试验予以验证，可作为解救性治疗策略。此外，为了评价不同药物的疗效优劣，进而向临床推荐一线药物，头对头的随机对照研究值得期待。

　　虽然上述靶向药物在治疗局部复发或转移性的晚期甲状腺癌中显示出一定的疗效和安全性，有望在未来得到更为广泛的临床应用。但是，与其他类型的肿瘤相比,甲状腺癌的分子靶向化疗研究和应用才刚刚起步,积累的数据还十分有限,还有许多问题尚待解决。例如:靶向化疗对患者总生存的影响究竟如何? 如何选择靶向治疗的最佳时机? 应该单独使用还是联合用药? 如何提升靶向药物介导^{131}I治疗的有效性? 能否根据甲状腺癌的基因突变类型或其他分子标志物优化靶向化疗药物的选择? 回答这些实际问题迫切需要开展更多的基础和临床研究。

第二节　碘难治性分化型甲状腺癌的靶向治疗

RAIR-DTC是目前甲状腺癌治疗领域的主要难题之一,RAIR-DTC患者常因伴有广泛转移灶而无法采用局部治疗手段。当患者出现咯血、呼吸困难、疼痛等症状或病情快速进展(通常定义为14个月内)时应建议进行靶向治疗。

一、索拉非尼

索拉非尼是一种多激酶抑制剂,可抑制的靶点包括VEGFR、PDGFR、RET、RAF。它是第一个获得美国FDA批准用于治疗RAIR-DTC的靶向药物(2013年),标志着DTC治疗进入了新的时代。总体而言,该药物治疗RAIR-DTC的疗效显著且不良反应较轻。在一项纳入417例患者的全球多中心Ⅲ期临床随机对照试验(DECISION研究)中,索拉非尼治疗(400 mg,2次/d)组的中位PFS达到10.8个月,而安慰剂组的中位PFS仅为5.8个月,疾病进展或死亡风险降低约41%(HR=0.59;95%CI:0.45~0.76;P<0.000 1)。索拉非尼组的客观反应率(ORR)为12.2%,而安慰剂组的ORR仅为0.5%(P<0.000 1)。64%的患者因不良反应的影响而减量,最常见的原因为手足皮肤反应和腹泻。其他严重不良反应包括高血压(9.7%)、体重减轻(5.8%)、疲劳(5.8%)和低钙血症(9.2%)。此外,33%的患者在治疗过程中出现血清促甲状腺激素(TSH)升高,18.8%的患者出现药物戒断性不良反应。4.3%的治疗组患者出现继发性恶性肿瘤(最常见的是皮肤鳞状细胞癌),而安慰剂组出现继发性恶性肿瘤的比例仅为1.9%。

此外,一项旨在评价索拉非尼诱导RAIR-DTC再分化作用的Ⅱ期临床研究提示，经26周的索拉非尼治疗后，所纳入的32例患者中有19例患者（59%）取得临床获益，而对其中的21例患者进行诊断性碘扫描后发现所有远处转移灶均无放射性碘的再摄取表现。该研究表明，索拉非尼无法通过直接诱导RAIR-DTC的再分化恢复肿瘤对放射性碘的摄取。

二、乐伐替尼

乐伐替尼的靶点包括VEGFR、FGFR、PDGFR、RET和KIT。2015年，乐伐替尼获得美国FDA批准用于治疗RAIR-DTC。乐伐替尼治疗RAIR-DTC的Ⅲ期临床随机对照研究共纳入392例进展期患者。研究结果显示，乐伐替尼治疗（24 mg/d）组的中位PFS达18.3个月，安慰剂组的中位PFS仅为3.6个月（$HR=0.21$；$95\%CI$：$0.14\sim0.31$；$P<0.001$）；两组患者的ORR分别为62.1%和3.7%。严重不良反应主要包括高血压（43%）、蛋白尿（10%）和血栓栓塞（6.5%），其他不良反应包括心电图QTc延长（8%）、肾衰竭（4.2%）和胃肠瘘（1.5%）。虽然67.8%的患者在接受乐伐替尼治疗中因严重不良反应而减量，但令人安慰的是，大多数不良反应在对症处理或减量后可以得到缓解。

三、帕唑帕尼

帕唑帕尼可靶向VEGFR、PDGF、c-KIT等激酶。在一项纳入39例进展迅速的转移性RAIR-DTC患者的Ⅱ期临床试验中，18名患者（49%）在接受帕唑帕尼（800 mg/d）治疗后获得了部分缓解（PR）。另一项纳入35例患者的Ⅱ期临床研究中，5例（14.3%）获得PR，中位PFS为9.4个月，中位OS为19.9个月。

四、舒尼替尼

舒尼替尼可靶向PDGFR、VEGFR、FGFR。一项纳入23例RAIR-DTC患者的Ⅱ期临床试验结果表明，舒尼替尼（37.5 mg/d）治疗可使26%的患者获得客观缓解，但没有发现完全缓解（CR）病例，中位PFS为8.0个月。另一项纳入了35例甲状腺癌（RAIR-DTC 27例，MTC 7例）患者的Ⅱ期临床试验提示舒尼替尼治疗后总体ORR达31%。其中，RAIR-DTC患者的ORR为28%，MTC患者的ORR为50%。在另一项纳入57例RAIR-DTC患者的回顾性分析中，舒尼替尼治疗后35%的患者获得PR。其中，25例将舒尼替尼作为二线药物的患者ORR为20%，而作为首选治疗时ORR则高达47%。

五、司美替尼

司美替尼是一种MEK1/2特异性抑制剂。与上述其他药物不同,虽然司美替尼的直接抗肿瘤作用不佳,但它却可以诱导甲状腺癌对放射性碘的摄取。一项纳入24例晚期RAIR-DTC患者的研究发现,60%的患者在司美替尼(75 mg,2次/d)治疗后出现放射性碘摄取增加。更引人关注的是,在随后的放射性碘治疗中PR率高达62%。研究还发现,携带NRAS突变的肿瘤摄取放射性碘增加更为明显。此外,Ⅱ期临床试验还发现司美替可以提高中危至高危DTC患者的甲状腺残留消融成功率。在甲状腺癌再分化研究举步维艰之际,该研究具有重要意义,或将开辟甲状腺癌再分化治疗的新道路——分子靶向化疗诱导甲状腺癌再分化。

六、其他药物

在达拉非尼诱导再分化的小样本临床研究中,10例接受达拉非尼(150 mg,2次/d)治疗的BRAF V600E突变型PTC患者中有6例患者可发现新的放射性碘摄取灶,其中2例在接受放射性碘治疗后获得PR,ORR达20%。值得注意的是,包括上述司美替尼在内,分子靶向药物诱导甲状腺癌再分化研究纳入的患者数量均较小,尚需更大样本量的研究予以证实。另一种BRAF抑制剂维罗非尼治疗BRAF V600E突变阳性的进展性转移性或不可切除RAIR-DTC的Ⅱ期临床试验发现,未使用过VEGFR抑制剂的26例患者中有10例(38.5%)可获得PR。

凡德他尼和卡博替尼治疗RAIR-DTC尚处于临床试验阶段。一项纳入145例甲状腺癌患者的Ⅱ期随机对照研究提示,凡德他尼(300 mg/d)治疗组的中位PFS为11.1个月,安慰剂组的中位PFS为5.9个月(HR=0.63;60%CI:0.54~0.74)。亚组分析中,凡德他尼治疗组PTC患者的中位PFS为16.2个月,安慰剂组为5.9个月;凡德他尼治疗组FTC或ATC癌患者的中位PFS为7.7个月,安慰剂组的中位PFS为5.6个月。应特别指出,凡德他尼治疗组FTC患者甲状腺球蛋白(Tg)水平并无明显降低,因此有学者提出凡德他尼更适合PTC患者,而不适合FTC和ATC。卡博替尼(140 mg/d)治疗RAIR-DTC的Ⅰ期临床试验中,15例患者中有53%(95%CI:27%~79%)达到了PR。

第三节　甲状腺髓样癌的靶向治疗

相比于分化型甲状腺癌（DTC），甲状腺髓样癌（MTC）的生物学行为往往更具侵袭性，较容易发生广泛的淋巴结转移、局部侵犯以及远处转移。尽管MTC的发病率仅占整体甲状腺癌的4%～5%，然而其病死率占比接近13%。既往研究显示，4%～17%的MTC患者在初诊时即已发生远处转移，另有18%～38%的术后患者在随访过程中可能出现远处转移。MTC发生远处转移后，患者的5年和10年生存率仅为26%和10%，预后不良。

由于MTC并非起源于甲状腺滤泡上皮细胞，TSH抑制治疗和放射性^{131}I治疗均无效。传统的外照射放疗和细胞毒药物化疗也获益甚微，仅作为姑息性治疗手段使用。过去，晚期MTC曾长期面临着"无药可医"的窘境，而随着10余年来以酪氨酸激酶抑制剂（TKI）为代表的分子靶向治疗不断发展，晚期MTC已正式进入了"精准治疗"时代，部分药物已经获批上市正式应用，有的药物也在临床试验中展示出其良好的临床应用前景，本节将对MTC靶向治疗的现状进行简要总结。

一、TKI

MTC的发病机制与第10号染色体上的 *RET* 原癌基因密切相关。*RET* 基因编码一种细胞生长分化信号转导过程中重要的受体酪氨酸激酶。当 *RET* 突变导致功能区异常激活时，受体酪氨酸激酶活化，介导胞内磷酸化级联反应，引发下游RAS/RAF/MEK/ERK、PI3K/AKT以及JAK/STAT等信号通路异常激活，导致细胞恶性增殖。一般认为，几乎所有遗传性MTC和约50%的散发性MTC中都存在 *RET* 突变，而 *RET* 突变阴性的患者可能存在RAS家族（如 *HRAS*、*KRAS*）基因突变。另外，血管内皮生长因子受体（VEGFR）在部分MTC中也呈高表达，并与肿瘤转移密切相关。因此，上述分子均可以作为MTC靶向药物的治疗靶点。

目前，已有较多涵盖MTC治疗靶点的TKI进行了临床试验，在2011年和2012年，美国FDA分别批准凡德尼布和卡博替尼用于治疗局部晚期或转移性MTC。此外，尚有多种TKI药物正在进行Ⅱ期或Ⅲ期临床试验。然而目前，包括凡德尼布和卡博替尼在内，尚未有TKI在中国内地获得治疗晚期MTC的适应证。

1. 凡德尼布

凡德尼布（vandetanib）是一个口服小分子多靶点TKI，主要作用靶点为RET、VEGFR-2/3和表皮生长因子受体（EGFR）。在一项Ⅱ期临床研究中，Wells等纳入了30例晚期遗传性MTC患者给予凡德尼布300 mg治疗。结果显示，研究队列的肿瘤缓解率达到20%，53%的患者治疗后肿瘤稳定超过半年，80%的患者血清降钙素水平下降超过50%，且持续至少4周，预期中位无进展生存期为27.9个月，且不良反应总体可控。

而在后续的一项全球多中心Ⅲ期临床试验（ZETA）中，331例局部晚期或转移性MTC患者按2∶1的比例给予凡德尼布300 mg或安慰剂治疗。结果显示，凡德尼布组的预期中位无进展生存期为30.5个月，显著优于安慰剂组的19.3个月（$HR=0.46$，$P<0.001$），肿瘤进展风险降低54%。此外，凡德尼布组获得了明显高于安慰剂组的肿瘤缓解率（45% vs 13%，$P<0.001$），该组血清降钙素和癌胚抗原水平下降超过50%的比例分别为69%和52%，较安慰剂组显著提高（$P<0.001$）。值得注意的是，2组患者在总生存期并没有显著差别，这可能是因为安慰剂组患者在肿瘤进展后被允许使用凡德尼布继续治疗。在亚组分析中，各亚组使用凡德尼布治疗均有获益，伴有RET^{M918T}突变的MTC患者获益最为显著。患者对凡德尼布的耐受性整体较好，不良反应基本可控，主要包括1～2级的腹泻、皮疹、恶心、疲劳、高血压和心电图QTc间期延长等，而3/4级不良反应中仅有腹泻的发生率超过10%（11%），仅有12%的患者因无法耐受不良反应而停药。

根据这项Ⅲ期临床研究的结果，美国FDA和欧洲药品管理局（European Medicines Agency, EMA）分别于2011年4月和11月批准凡德尼布用于晚期MTC的治疗，凡德尼布因此成为历史上第一个获得MTC适应证的TKI。

2. 卡博替尼

卡博替尼是第二个被批准用于治疗晚期MTC的口服小分子TKI，通过靶向抑制RET、c-MET和VEGFR-2相关信号通路抑制肿瘤细胞的增殖、迁移、转移和血管生成，进而发挥抗肿瘤作用。Kurzrock等在2011年发布了卡博替尼治疗晚期MTC的Ⅰ期临床试验结果。该临床试验确定卡博替尼的最大耐受剂量为175 mg/d，其中29%的患者肿瘤达到部分缓解。

基于该临床试验结果，一项全球多中心Ⅲ期临床试验（EXAM）随即开展，330例影像学进展的转移性MTC患者按2∶1的比例给予卡博替尼140 mg或安慰剂治疗。结果显示，相较于安慰剂组的4.0个月，卡博替尼组的中位无进展生存期（11.2个月）显著延长（$HR=0.28$，$P<0.001$），肿瘤进展风险降低72%。与ZETA临床试验相似，亚组分析显示，各亚组患者接受卡博替尼治疗均有显著无

进展生存期获益。该临床试验中，卡博替尼的不良反应虽然较为明显，但总体可控，常见的3/4级不良反应包括腹泻、手足综合征、疲劳、高血压等。

根据不同的基因突变情况，EXAM的研究者在2016年发表了临床试验数据的进一步分析结果。结果显示，RET突变（$HR=0.23$，$P<0.0001$）、RET突变未知（$HR=0.30$，$P=0.0001$）和RAS突变（$HR=0.15$，$P=0.0317$）的MTC患者在卡博替尼治疗中得到显著PFS获益，其中伴有RET^{M918T}突变（$HR=0.15$，$P<0.0001$）的患者获益最为显著，而在RET和RAS突变均为阴性的MTC患者中，卡博替尼不能带来无进展生存期获益（$HR=0.88$，$P=0.833$）。

根据这项Ⅲ期临床试验的结果，美国FDA和欧洲EMA分别于2012年和2013年批准卡博替尼用于治疗晚期MTC。

3. 乐伐替尼

Schlumberger等开展的Ⅱ期临床试验发现，乐伐替尼在治疗晚期MTC中的ORR和疾病控制率均较高，中位反应时间（time to response, TTR）短。该研究共纳入59名患者，乐伐替尼服用剂量为24 mg/d，其ORR为36%（95%CI: 24%～49%），PR率达80%（95%CI: 67%～89%），44%的患者达到SD，TTR为3.5个月（95%CI: 1.9～3.7个月），中位PFS为9.0个月（95%CI: 7.0个月至无法评估）。主要的3/4级不良反应包括腹泻（14%）、高血压（7%）、食欲下降（7%）、乏力（5%）、吞咽困难（5%）以及谷丙转氨酶水平升高（5%）。研究还发现，RET原癌基因与预后无相关性。

二、VEGFR抑制剂

1. 阿昔替尼

阿昔替尼是第二代VEGFR抑制剂，可靶向VEGFR 1-3。一项共纳入60例患者的Ⅱ期临床试验提示阿昔替尼（5 mg，2次/d）治疗MTC的ORR达30%（95%CI: 19%～43%），中位PFS为21个月（95%CI: 13%～46%）。另一项纳入52例晚期MTC和进展性RAIR-DTC病例的Ⅱ期试验发现，阿昔替尼治疗可获得高达35%的PR，35%的患者可获得持续16周以上的SD，中位PFS为16.1个月，中位OS为27.2个月。

2. 帕唑帕尼

帕唑帕尼可抑制VEGFR1-3、PDGFRα/β及c-KIT。该药物（800 mg/d）治疗转移性MTC的疗效较好，且总体不良反应可控。一项共纳入35例患者的多中心Ⅱ期临床试验发现，有5例（14.3%）患者达到了PR（90%CI: 5.8%～27.7%），中位PFS和中位OS分别为9.4个月和19.9个月，主要不良反应包括高血压

（33%）、乏力（14%）、腹泻（9%）及肝功能异常（6%）。3例（8.6%）患者因不良反应停药，1位患者因停药而发生死亡。

3.莫特塞尼和索拉非尼

莫特塞尼治疗MTC的ORR仅为2%～14%，总体疗效不佳。索拉非尼治疗MTC的Ⅱ期临床试验提示，所有被纳入的15例患者在接受索拉非尼治疗（400 mg，2次/d）后，ORR可达25%。鉴于卡博替尼和凡德他尼等尚未在中国上市，开展索拉非尼治疗晚期MTC的临床研究或指征外用药似乎更加可行。

三、高选择性RET抑制剂

与上述多靶点TKI不同，高选择性RET抑制剂成为近年来MTC靶向药物开发的热点与重点，两款在研药物普雷西替尼（BLU-667）和塞尔帕替尼（LOXO-292）在其中脱颖而出。高选择性RET抑制剂对RET的亲和力明显提高，靶点具有高度特异性，因而抗肿瘤活性较为持久，且不良反应相对轻微。

1.普雷西替尼

普雷西替尼是一种口服小分子RET靶向抑制剂，在2019年美国临床肿瘤学会年会上，研究者公布了一项普雷西替尼治疗*RET*变异肿瘤Ⅱ期临床试验（ARROW）的MTC子项目研究结果。入组的晚期*RET*突变阳性MTC患者接受了初始剂量为400 mg/d的普雷西替尼口服治疗，结果显示32例可评估的患者中，肿瘤客观缓解率为56%，16例既往接受过卡博替尼或凡德尼布治疗的*RET*突变MTC患者中，客观缓解率为63%，疾病控制率为94%，尚未有患者因药物毒性而停药。基于这项Ⅱ期临床试验的惊艳结果，美国FDA已授予普雷西替尼突破性疗法认定，用于治疗晚期*RET*突变阳性的MTC。

2.塞尔帕替尼

除了普雷西替尼之外，另一种口服RET靶向抑制剂塞尔帕替尼也在临床试验中展现出良好的临床应用前景。在2019年欧洲肿瘤内科学会年会上，研究者公布了一项塞尔帕替尼治疗*RET*变异肿瘤的Ⅰ/Ⅱ期临床试验（LIBRETTO-001）的MTC子项目研究结果。该研究共纳入55例既往接受过凡德尼布或卡博替尼治疗的晚期*RET*突变阳性MTC患者，结果显示塞尔帕替尼治疗组的肿瘤客观缓解率达56%；在生化指标方面，塞尔帕替尼同样表现突出，血清降钙素缓解率达91%，癌胚抗原缓解率也可达64%。同时，研究还纳入了76例既往未接受过凡德尼布和卡博替尼的晚期*RET*突变阳性MTC患者，该组客观缓解率为59%。安全性分析显示，塞尔帕替尼不良反应轻微，整体可控。基于塞尔帕替尼在临床试验中的强势表现，该药同样被美国FDA授予了突破性疗法认定。

第四节 甲状腺未分化癌的靶向治疗

ATC是恶性程度最高的罕见甲状腺肿瘤，此类患者的中位OS约6个月。长期以来。ATC患者的临床管理以手术、化疗、放疗和临终关怀为主。目前，以单独使用或联合靶向化疗药物进行的临床研究包括以下几种：索拉非尼、舒尼替尼、伊马替尼和帕唑帕尼，总体治疗获益不明显。

一、帕唑帕尼

Bible等进行了临床前研究，并对15例ATC患者进行了多中心单臂 II 期临床试验，结果提示15例接受帕唑帕尼治疗（800 mg/d）的患者的中位TTP为62 d，中位OS为111 d。有4例患者需要降低服药剂量，12例患者因疾病进展而停止治疗，1例因肿瘤出血死亡。最终，患者全部死亡，其中2例患者在治疗后分别存活9.9个月和35.0个月。严重不良反应包括高血压（13%）和咽喉痛（13%）。

二、伊马替尼

伊马替尼是一种多靶点酪氨酸激酶抑制剂（TKI），可选择性抑制v-Abl、c-KIT和PDGFR。Ha等对11例ATC患者进行了伊马替尼（400 mg, 2次/d）治疗。治疗后8周无患者达到CR，2例达PR，4例达SD。患者PFS为6个月的占36%（95%*CI*: 9%～65%），患者OS为6个月占45%（95%*CI*: 16%～70%）。最常见的不良反应是水肿（25%），其他3级不良反应包括疲劳和低钠血症（12.5%），无4级不良反应或治疗相关死亡报道，总体耐受性良好。

三、索拉非尼

Savvides等进行了一项多中心 II 期临床试验。该试验共纳入20例ATC患者，结果发现20例患者中有10%达到PR，25%达到SD；中位OS为1.9个月，1年存活率达20%；主要不良反应包括高血压和皮疹。

---------------------------- 参 考 文 献 ----------------------------

［ 1 ］ Ahmed M, Barbachano Y, Riddell A, et al. Analysis of the efficacy and toxicity of sorafenib in thyroid cancer: a phase Ⅱ study in a UK based population［J］. Eur J Endocrinol, 2011, 165(2): 315－322.

［ 2 ］ Ali S M, He J, Carson W, et al. Extended antitumor response of a BRAF V600E papillary thyroid carcinoma to vemurafenib［J］. Case Rep Oncol, 2014, 7(2): 343－348.

［ 3 ］ Atallah V, Hocquelet A, Do C C, et al. Activity and safety of sunitinib in patients with advanced radioiodine refractory thyroid carcinoma: A retrospective analysis of 57 patients ［J］. Thyroid, 2016, 26(8): 1085－1092.

［ 4 ］ Bible K C, Ryder M. Evolving lecularly targeted therapies for advanced-stage thyroid cancers［J］. Nat Rev Clin Oncol, 2016, 13(7): 403－416.

［ 5 ］ Bible K C, Suman V J, Lina J R, et al. Efficacy of pazopanib in progressive, radioiodine-refractory, metastatic differentiated thyroid cancers: results of a phase 2 consortium study ［J］. Lancet Oncol, 2010, 11(10): 962－972.

［ 6 ］ Bikas A, Kundra P, Desale S, et al. Phase 2 clinical trial of sunitinib as adjunctive treatment in patients with advanced differentiated thyroid cancer［J］. Eur J Endocrinol, 2016, 174(3): 373－380.

［ 7 ］ Brose M S, Cabannilas M E, Cohen E E, et al. Vemurafenib in patients with BRAF(V600E)-positive metastatic or unresectable papillary thyroid cancer refractory to radioactive iodine: a non-randomised, multicentre, open-label, phase 2 trial［J］. Lancet Oncol, 2016, 17(9): 1272－1282.

［ 8 ］ Brose M S, Nutting C M, Jarzab B, et al. Sorafenib in radioactive iodine-refractory, locally advanced or metastatic differentiated thyroid cancer: a randomised, double-blind, phase 3 trial［J］. Lancet, 2014, 384(9940): 319－328.

［ 9 ］ Cabanillas M E, Brose M S, Holland J, et al. A phase Ⅰ study of cabozantinib (XL184) in patients with differentiated thyroid cancer［J］. Thyroid, 2014, 24(10): 1508－1514.

［10］ Capp C, Wajner S M, Siqueira D R, et al. Increased expression of vascular endothelial growth factor and its receptors, VEGFR-1 and VEGFR-2, in medullary thyroid carcinoma ［J］. Thyroid, 2010, 20(8): 863－871.

［11］ Carr L L, Mankoff D A, Goulart B H, et al. Phase Ⅱ study of daily sunitinib in FDG-PET-positive, iodine-refractory differentiated thyroid cancer and metastatic medullary carcinoma of the thyroid with functional imaging correlation［J］. Clin Cancer Res, 2010, 16(21): 5260－5268.

［12］ Chen J, Ji Q, Bai C, et al. Surufatinib in Chinese patients with locally advanced or metastatic differentiated thyroid cancer and medullary thyroid cancer: a multicenter, open-label, phase Ⅱ trial［J］. Thyroid, 2020, 30(9): 1245－1253.

［13］ Chen L, Shen Y, Luo Q, et al. Response to sorafenib at a low dose in patients with radioiodine-refractory pulmonary metastases from papillary thyroid carcinoma［J］. Thyroid, 2011, 21(2): 119－124.

［14］ Chen W, Zheng R, Baade P D, et al. Cancer statistics in China, 2015［J］. CA Cancer J Clin, 2016, 66(2): 115-132.

［15］ Cohen W, Tortorici M, Kim S, et al. A phase Ⅱ trial of axitinib in patients with various histologic subtypes of advanced thyroid cancer: Long-term outcomes and pharmacokinetic/pharmacodynamic analyses［J］. Cancer Chemother Pharmacol, 2014, 74(6): 1261-1270.

［16］ Elisi R, Shlumberger M J, Muller S P, et al. Cabozantinib in progressive medullary thyroid cancer［J］. J Clin Oncol, 2013, 31(29): 3639-3646.

［17］ Ha H T, Lee J S, Urba S, et al. A phase Ⅱ study of imatinib in patients with advanced anaplastic thyroid cancer［J］. Thyroid, 2010, 20(9): 975-980.

［18］ Haddad R I, Lydiatt W M, Ball D W, et al. Anaplastic thyroid carcinoma, version 2. 2015 ［J］. J Natl Compr Canc Netw, 2015, 13(9): 1140-1150.

［19］ Hadoux J, Pacini F, Tuttle R M, et al. Management of advanced medullary thyroid cancer ［J］. Lancet Diabetes Endocrinol, 2016, 4(1): 64-71.

［20］ Haugen B R, Alexander E K, Bible K C, et al. 2015 American Thyroid Association management guidelines for adult patients with thyroid nodules and differentiated thyroid cancer: The American Thyroid Association guidelines task force on thyroid nodules and differentiated thyroid cancer［J］. Thyroid, 2016, 26(1): 1-133.

［21］ Hayes D N, Lucas A S, Tanvetvanon T, et al. Phase Ⅱ efficacy and pharmacogenomic study of selumetinib (AZD6244; ARRY-142886) in iodine-131 refractory papillary thyroid carcinoma with or without follicular elements［J］. Clinical Cancer Res, 2012, 18(7): 2056-2065.

［22］ Hesselink E N, Steenvoorden D, Kapteijn E, et al. Therapy of endocrine disease: response and toxicity of small-molecule tyrosine kinase inhibitors in patients with thyroid carcinoma: a systematic review and meta-analysis［J］. Eur J Endocrinol, 2015, 172(5): 215-225.

［23］ Ho A L, Grewal R K, Leboeuf R, et al. Selumetinib-enhanced radioiodine uptake in advanced thyroid cance［J］. N Engl Med, 2013, 368(7): 623-632.

［24］ Huillard O, Tenenbaum F, Clerc J, et al. Redifferentiation of iodine-refractory BRAF V600E-mutant metastatic papillary thyroid cancer with dabrafenib—letter［J］. Clinical Cancer Res, 2015, 21(24): 5639.

［25］ Ito Y, Onoda N, Ito K I, et al. Sorafenib in Japanese patients with locally advanced or metastatic medullary thyroid carcinoma and anaplastic thyroid carcinoma［J］. Thyroid, 2017, 27(9): 1142-1148.

［26］ Keutgen X M, Sadowski S M, Kebebew E. Management of anaplastic thyroid cancer［J］. Gland Surg, 2015, 4(1): 44-51.

［27］ Kurzrock R, Sherman S I, Ball D W, et al. Activity of XL184 (cabozantinib), an oral tyrosine kinase inhibitor, in patients with medullary thyroid cancer［J］. J Clin Oncol, 2011, 29(19): 2660-2666.

［28］ Lam E T, Ringei M D, Kloos R T, et al. Phase Ⅱ clinical trial of sorafenib in metastatic medullary thyroid cancer［J］. J Clin Oncol, 2010, 28(14): 2323-2330.

［29］ Leboulleux S, Bastholt L, Krause T, et al. Vandetanib in locally advanced or metastatic differentiated thyroid cancer: a randomised, double-blind, phase 2 trial［J］. Lancet Oncol,

2012, 13(9): 897−905.

[30] Locati L D, Licitra L, Agate L, et al. Treatment of advanced thyroid cancer with axitinib: Phase 2 study with pharmacokinetic/pharmacodynamic and quality-of-life assessments[J]. Cancer, 2014, 120(17): 2694−2703.

[31] Narayanan S, Colevas A D. Current standards in treatment of radioiodine refractory thyroid cancer[J]. Curr Treat Options Oncol, 2016, 17(6): 30.

[32] Randle R W, Balentine C J, Leverson G E, et al. Trends in the presentation, treatment, and survival of patients with medullary thyroid cancer over the past 30 years[J]. Surgery, 2017, 161(1): 137−146.

[33] Ravaud A, Fouchardiere C, Caron P, et al. A multicenter phase Ⅱ study of sunitinib in patients with locally advanced or metastatic differentiated, anaplastic or medullary thyroid carcinomas: mature data from the THYSU study[J]. Eur J Cancer, 2017, 76(1): 10−17.

[34] Riesco E G, Galofr J C, Grande E, et al. Spanish consensus for the management of patients with advanced radioactive iodine refractory differentiated thyroid cancer[J]. Endocrinol Nutr, 2016, 63(4): e17−e24.

[35] Robinson B G, Paz-ares S L, Krebs A, et al. Vandetanib (100 mg) in patients with locally advanced or metastatic hereditary medullary thyroid cancer[J]. J Clin Endocrinol Metab, 2010, 95(6): 2664−2671.

[36] Savvides P, Nagaiah G, Lavertu P, et al. Phase Ⅱ trial of sorafenib in patients with advanced anaplastic carcinoma of the thyroid[J]. Thyroid, 2013, 23(5): 600−604.

[37] Schlumberger M, Jarzab B, Cabannilas M E, et al. A phase Ⅱ trial of the multitargeted tyrosine kinase inhibitor lenvatinib (E7080) in advanced medullary thyroid cancer[J]. Clin Cancer Res, 2016, 22(1): 44−53.

[38] Schlumberger M, Tahara M, Wirth L J, et al. Lenvatinib versus placebo in radioiodine-refractory thyroid cancer[J]. N Engl Med, 2015, 372(7): 621−630.

[39] Scottl J. Lenvatinib: first global approval[J]. Drugs, 2015, 75(5): 553−560.

[40] Sherman S I. Cytotoxic chemotherapy for differentiated thyroid carcinoma[J]. Clin Oncol (R Coll Radiol), 2010, 22(6): 464−468.

[41] Sherman S I, Clary D O, Elisei R, et al. Correlative analyses of RET and RAS mutations in a phase 3 trial of cabozantinib in patients with progressive, metastatic medullary thyroid cancer[J]. Cancer, 2016, 122(24): 3856−3864.

[42] Shi X, Liu R, Basolo F, et al. Differential clinicopathological risk and prognosis of major papillary thyroid cancer variants[J]. J Clin Endocrinol Metab, 2016, 101(1): 264−274.

[43] Su D H, Chang S H, Chang T C. The impact of locoregional recurrences and distant metastases on the survival of patients with papillary thyroid carcinoma[J]. Clin Endocrinol, 2015, 82(2): 286−294.

[44] Subbiah V, Yang D, Velcheti V, et al. State-of-the-art strategies for targeting RET-dependent cancers[J]. J Clin Oncol, 2020, 38(11): 1209−1221.

[45] Sun Y, Du F, Gao M, et al. Anlotinib for the treatment of patients with locally advanced or metastatic medullary thyroid cancer[J]. Thyroid, 2018, 28(11): 1455−1461.

[46] Wells S A, Asa S L, Dralle H, et al. Revised American Thyroid Association guidelines for

the management of medullary thyroid carcinoma[J]. Thyroid, 2015, 25(6): 567-610.

[47] Wells S A, Gosnell J E, Gagel R F, et al. Vandetanib for the treatment of patients with locally advanced or metastatic hereditary medullary thyroid cancer[J]. J Clin Oncol, 2010, 28(5): 767-772.

[48] Wells S A, Robinson B G, Gagel R F, et al. Vandetanib in patients with locally advanced or metastatic medullary thyroid cancer: A randomized, double-blind phase Ⅲ trial[J]. J Clin Oncol, 2012, 30(2): 134-141.

[49] Worden F. Treatment strategies for radioactive iodine-refractory differentiated thyroid cancer[J]. Ther Adv Med Oncol, 2014, 6(6): 267-279.

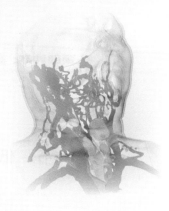

第二十二章

罕见甲状腺癌的诊治策略

王蕴珺　吴　毅　向　俊　孙团起

低分化型甲状腺癌（PDTC）、甲状腺胸腺样分化癌（CASTLE）和原发性甲状腺淋巴瘤（PTL）都是比较罕见的甲状腺恶性肿瘤。PDTC和CASTLE于2004年被世界卫生组织（WHO）列为独立类型的肿瘤。PDTC是非未分化型甲状腺滤泡源性肿瘤的主要死因，其治疗方法以根治性手术最为有效，预后相对优于甲状腺未分化癌（ATC），但较分化型甲状腺癌（DTC）差。CASTLE极为罕见，全球报道不足百例，目前的治疗策略尚不统一，一般参考其他甲状腺肿瘤的治疗方法，根治性手术仍是首选治疗策略。PTL是原发于甲状腺淋巴组织内的淋巴瘤，超声检查是早期筛选的首选手段，PTL对放疗、化疗及靶向治疗均较敏感，根治性手术切除的获益有限。

[通信作者]　孙团起，Email: tuanqisun@163.com

第一节　低分化型甲状腺癌的诊治策略

一、流行病学特征

自1983年Sakamoto等第一次提出低分化型甲状腺癌（PDTC）这一概念以来已逾30年。长期以来，对该类型甲状腺癌的诊断标准存在争议，直至2004年WHO内分泌肿瘤分类正式将PDTC列为一种独立类型的肿瘤，随后在2006年意大利都灵召开的PDTC大会上由各国病理学家共同制订了具体的诊断方法及分类标准。PDTC是指临床病理表现介于分化型癌（DTC）及未分化癌（ATC）之间的甲状腺滤泡源性肿瘤，好发于45岁以上中老年人，女性可能更多见。其预后相对优于ATC，但较DTC差。尽管PDTC较为罕见，仅占所有类型甲状腺肿瘤的1%～15%，但却是非未分化甲状腺滤泡源性肿瘤的主要死因。由于其发病率较低，且既往诊断标准不统一，尚无确切的文献报道证实该类肿瘤是否具有地区分布差异。

二、病理学特征

日本学者Sakamoto等于1983年将具有实性、梁状或硬化结构的甲状腺滤泡状癌（FTC）或乳头状癌（PTC）定义为PDTC。1984年，意大利学者Carcangiu等又提出"岛状癌"这一名称，并定义其为PDTC。这类肿瘤呈岛状结构生长伴坏死及较多的核分裂象，常易侵犯包膜及血管。在此后的20年间，各方学者就PDTC的病理学特点、分子标志物、临床特征等众说纷纭，对该类肿瘤的诊断标准始终未能达成一致。2004年，WHO正式将PDTC列为一种独立类型的肿瘤，并明确了诊断标准，即需要基于相应的结构特点（大部分区域存在梁状、实性或岛状结构）和高级别细胞特点（侵袭性生长、较多的核分裂象和坏死）。然而，根据甲状腺恶性肿瘤的发展模型（即分化良好的癌进展为PDTC最终演变为ATC），梁状、实性或岛状结构也可见于分化良好的癌（如PTC实性亚型及伴有实性或小梁状生长方式的高分化甲状腺滤泡状癌），而PDTC中也可含有少量高分化PTC/FTC成分/灶性的未分化区域。为解决实际鉴别诊断中的困难，来自美国、日本、意大利等国的12位病理学家于2006年意大利都灵召开的关于

PDTC的大会上进一步细化并确立了PDTC的病理学诊断标准（简称"都灵共识"）：① 具有甲状腺滤泡源性恶性肿瘤的一般特点，且同时具有梁状、实性或岛状的生长方式；② 缺乏典型乳头状癌核的特点；③ 至少符合以下3种特征之一：核扭曲、核分裂≥3个/10HPF或坏死。目前，PDTC诊断主要基于HE染色所出现的形态学特征，尚无特异的免疫组织化学指标，现有的一些指标如Tg和TTF-1阳性表达多用于确定其为甲状腺滤泡源性肿瘤。PDTC的病理学诊断流程**如图22-1-1**所示。

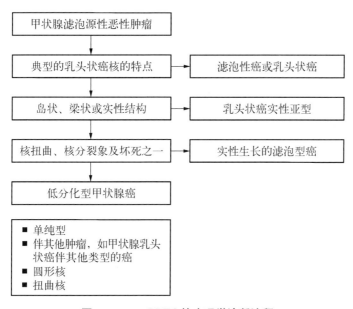

图22-1-1　PDTC的病理学诊断流程

目前，PDTC术前病理学诊断方法主要为细针抽刺活检（FNAB）和粗针抽刺活检。但由于抽刺获得的组织量较少，对于鉴别PDTC、ATC或CASTLE的准确率较差。近年来，有学者提出在穿刺细胞标本中检测免疫组织化学指标及基因突变，从而提高诊断准确率，但迄今为止尚未筛选出特异度和敏感度均较好的指标。

三、临床表现

PDTC好发于45岁以上中老年人，以60岁以上的老年女性占多数。多因颈部无痛性肿块就诊，肿块可在短期内迅速增大，质地偏硬，边界不清，活动度差。

因肿瘤进展迅速，多数患者就诊时肿瘤分期较晚，52%的患者就诊时肿瘤最大径超过4 cm，病理分期为T3期者达70%（包膜及腺外侵犯），故可合并有邻近器官受累症状，如侵犯喉返神经出现声音嘶哑，压迫气管或食管导致胸闷、气急或吞咽梗阻的表现。另外，PDTC早期即可发生淋巴结转移及远处转移，据报道其颈部淋巴结转移率高达57%～80%，远处转移率为37%～43%。除了肺和骨是PDTC较多见的远处转移器官外，皮肤、肝、卵巢、腹膜后及眼内也可发生肿瘤转移。总体而言，PDTC的恶性程度和病程进展均介于甲状腺癌分化型和未分化型之间。

颈部超声及增强CT是最有价值的影像学检查手段。超声在判断甲状腺肿瘤良恶性的准确率高达80%。另外，对于颈部可疑淋巴结转移的检出率也较高。增强CT扫描主要用于评估甲状腺肿瘤与周围组织、器官（颈总动脉、颈内静脉、气管、食管、上纵隔等）的关系，以及颈部可疑淋巴结的分布区域，从而帮助外科医师确定可行的手术范围及合适的治疗方案（**见图22-1-2**）。

四、治疗

由于PDTC发病率较低以及诊断标准长期不统一，因此处理该肿瘤尚无标准化指南。与分化良好的甲状腺腺癌类似，目前认为手术仍是PDTC的首选治疗方法。根据美国纪念斯隆-凯特琳（Memorial Sloan-Kettering）癌症中心的资料显示，PDTC患者接受根治性手术切除联合/不联合辅助治疗（外照射治疗和化疗）后，5年总生存率和疾病特异性生存率分别为62%和66%，而5年肿瘤局部/远处控制率分别为81%和59%；对分期为pT4的PTDC患者采取积极的手术切除联合/不联合辅助治疗后，局部无复发生存为70%，5年总生存率为47%。可见根治性手术最为有效，手术范围应包括全甲状腺切除+周围受累组织器官+选择性颈部淋巴结清扫。需要注意的是，PDTC患者就诊时通常分期较晚，颈部淋巴结转移率较高，肿瘤常累及重要器官如气管、食管、神经及动静脉等，通常手术范围和难度均较大，而患者多以老年人为主。因此，术前应结合患者的一般情况及影像学检查，仔细评估实施根治性手术的可行性。

放射性碘治疗是DTC最主要的辅助治疗手段。其原理是基于DTC的肿瘤细胞具有正常甲状腺滤泡上皮细胞摄取和利用碘离子的能力，所以理论上同样起源于甲状腺滤泡上皮的PDTC肿瘤细胞也具有摄碘能力。目前，尚无研究证明放射性碘治疗能提高PDTC患者的疗效及延长生存率。有资料显示，80%以上的PDTC患者原发灶及远处转移灶均能摄碘，仅15%的PDTC患者摄碘能力

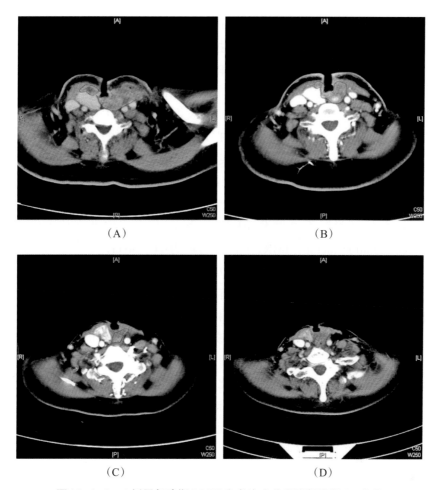

图 22-1-2　1例局部晚期 PDTC 患者治疗前后颈部增强 CT 表现

注：（A）治疗前，患者因肿瘤压迫气管行气管切开术；（B）新辅助化疗及同期放化疗后，疗效评价稳定；（C）治疗结束21个月时，疗效评价部分缓解；（D）治疗结束34个月时，疗效评价完全缓解。

下降。然而，也有研究发现相较于分化良好的甲状腺癌，PDTC 肿瘤细胞摄碘能力明显下降，这一差异可能与地域差异、肿瘤分期和（或）碘治疗的时机和剂量有关。值得注意的是，在碘难治性转移性甲状腺癌中发现了一组发病率较高的 PDTC 组织学类型。该类型 PDTC 患者的疾病特异性生存率与肿瘤外侵、细胞坏死密切相关。因此，放射性碘治疗 PDTC 的指征仍在探索中。另外，目前有学者尝试利用全反式视磺酸、罗格列酮、癌细胞中植入 TSH 受体基因等方法提高肿瘤细胞对放射性碘的摄取能力从而增强疗效。但上述方法尚未广泛应用于临床，疗效有待进一步验证。

在DTC中，体外放疗（external beam radiotherapy, EBRT）可显著提高局部晚期不可手术或肉眼残留病例的局部控制率并延长生存期。因此，美国头颈外科协会内分泌外科委员会推荐将EBRT应用于该类患者的治疗。而在PDTC患者中，肿瘤分期较晚者更为多见，尽管为患者进行了积极的手术治疗（如全喉切除、气管切除及吻合、全喉全食管切除及重建及血管重建等），仍时有切缘阳性、肉眼残留的情况发生。所以，根据EBRT在DTC中的治疗经验可尝试将EBRT治疗局部晚期不可手术或肉眼残留的PDTC，然而目前尚缺乏有力证据证明EBRT可显著提高PDTC的局部控制率、延长患者的生存率，所以其在治疗PDTC中的地位尚不明确。值得注意的是，根据复旦大学附属肿瘤医院的资料，对5例局部晚期不可手术（pT4b）的PDTC患者采取调强放疗（intensity modulated radiation therapy, IMRT）（照射剂量为64～66 Gy/32～33 Fx）联合以铂类为基础的新辅助/辅助化疗，共随访8～59个月，其中随访至48个月时2例病灶完全缓解，1例病灶部分缓解，另有1例在随访至8个月时疾病稳定但随后死于远处转移；其余2例分别在治疗结束后的30个月和59个月后分别死于局部肿瘤进展和远处转移。不难看出，尽管该研究中病例数较少，仍可证实放疗的确对局部晚期PDTC的局部控制效果较理想，局部控制率可达80%（4/5）；但由于PTDC患者的主要死因是远处转移，因此，EBRT未能改善该类患者的总生存率。

化疗对PDTC的疗效不甚确切，理论上在不可手术的患者中采用新辅助化疗可提高可切除率或减缓肿瘤进展从而有利于局部控制效果。既往研究显示，阿霉素、顺铂、环磷酰胺、依托泊苷和卡铂均对PDTC疗效甚微。近年来，紫杉醇和吉西他滨等新药在ATC的治疗中取得了显著效果。因此，在复旦大学附属肿瘤医院的资料中，对pT4b期的PDTC患者采取了以顺铂联合紫杉醇/吉西他滨的化疗方案，联合放疗后取得了较为理想的局部控制率。由此可见，放疗联合以铂类为基础的同步或序贯化疗可作为复发或转移性PDTC的备选治疗方案。分子靶向治疗在PDTC的治疗中也逐渐崭露头角，其中多靶点抑制剂如索拉非尼、乐伐替尼和凡德他尼在治疗碘难治性分化型甲状腺癌（RAIR-DTC）或PDTC的临床Ⅱ、Ⅲ期研究中不同程度地延长了患者的无进展生存期，但对于总生存率无明显改善，因此尚需要开展更多的科学研究。

五、预后

PDTC的预后介于DTC与ATC之间。长期以来，由于PDTC的诊断标准不

统一,因此不同研究所报道的生存率存在一定差异。多数研究报道PTDC的5年
生存率为47%～55%,10年生存率为42%～50%;而Volante等则报道了5年和
10年生存率分别为85%和67%,这可能是因为入选的部分病例中岛状成分少于
50%。远处转移是最常见的死亡原因。复旦大学附属肿瘤医院治疗的5例pT4b
患者经多学科治疗后,平均生存期为41.6个月,2例达到部分缓解并存活(随访
时间分别为54个月和57个月),2例因肺转移死亡,1例因局部进展死亡。另外,
年龄≥45岁、TNM分期较晚、腺外侵犯、切缘阳性及远处转移可能是PDTC预后
不良的危险因素。

第二节　甲状腺胸腺样分化癌的诊治策略

一、流行病学特征

甲状腺胸腺样分化癌(carcinoma showing thymus-like differentiation, CASTLE)/
甲状腺内上皮样胸腺瘤(intrathyroidal epithelial thymoma, ITET)是一种罕见
的甲状腺恶性肿瘤,占甲状腺恶性肿瘤的0.08%～0.15%。2004年,WHO将
CASTLE划分为一种独立的甲状腺肿瘤类型。自发现以来,全球报道不足百例。
CASTLE通常起病于中年,发病年龄平均为(48.8±12.8)岁(14～79岁),女性发
病率可能稍高于男性,但由于样本量较少,性别差异并不明显。

二、病理学特征

目前认为,CASTLE可能来源于异位胸腺和鳃囊残余组织。在胚胎发育过
程中,双侧第3对鳃囊经过颈部逐渐下降到达前纵隔至腹侧中线融合,最终发育
成胸腺。因此,在沿线的任何部位均可以遗留有以为胸腺的组织,而残留在甲状
腺内的胸腺组织则可导致CASTLE的发生,故临床上观察到的大多数CASTLE
位于甲状腺下极,少数可以发生于左喉旁间隙、颈动脉和颈后间隙以及头颈部皮
下组织。

从大体标本上看,CASTLE为结节状或分叶状的实性肿瘤,切面灰白,无完
整包膜,常侵犯周围组织器官。气管、带状肌及食管分别为最易受侵的部位。显
微镜下可见,肿瘤细胞排列成大小不等的巢状或梁带状结构,内部被致密纤维组

织分隔成分叶状结构,间质内见淋巴细胞浸润,排列特征与胸腺瘤或胸腺癌类似;肿瘤细胞呈多边形、纺锤形,有鳞状细胞分化的现象,呈轻中度异型,核仁明显,胞质呈嗜酸性。

值得注意的是,免疫组织化学标志物在CASTLE的病理学诊断中十分重要,尤其是在术前细胞学检查中的应用显著提高了诊断的准确率。文献发现,与胸腺肿瘤相关的免疫组织化学标志物CD5、CD117在CASTLE中反应呈强阳性,阳性率接近100%。其中CD5被认为是目前诊断该病最常用的免疫标志物。这是由于除胸腺癌外,在上皮性细胞中CD5一般为阴性,同时胸腺瘤、侵袭性胸腺瘤以及正常甲状腺滤泡上皮、PTC、MTC、鳞状细胞癌、PDTC及ATC等上皮成分均为阴性。2007年9月至2015年9月,复旦大学附属肿瘤医院头颈外科共收治CASTLE患者16例,男性8例,女性8例;年龄33～63岁,中位年龄45岁。在这16例CASTLE患者中,瘤组织中CD5、CD117均表达阳性(见图22-2-1和图22-2-2),而Tg、TTF-1、降钙素基本不表达,提示肿瘤具有胸腺分化特征而非甲状腺分化,从而将其与其他甲状腺肿瘤予以鉴别,这一结果与既往报道相近。CASLTE中CEA的阳性率也可达10%～80%。研究还发现CASTLE肿瘤细胞对某些神经内分泌标志物呈阳性反应,这一现象提示CASTLE可能具有一定的神经内分泌分化潜能。另外,不同研究间Ki-67指数差异较大,范围为5%～85%。Veits等在研究中发现,Ki-67

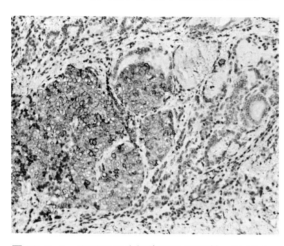

图22-2-1 CASTLE瘤细胞CD117阳性 EnVision法 ×200

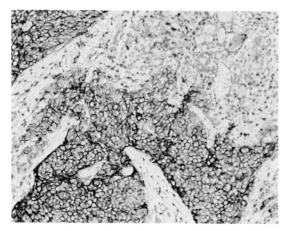

图22-2-2 CASTLE瘤细胞与间质内淋巴细胞CD117阳性 EnVision法 ×200

指数高的患者肿瘤无复发或转移,该指数低的患者出现淋巴结转移或肿瘤分期较晚;而复旦大学附属肿瘤医院头颈外科的研究中唯一1例临床高度怀疑肺转移患者的Ki-67阳性指数仅为5%。这一结果提示Ki-67阳性指数与CASTLE的恶性程度可能不相关。其他指标如AE1/AE3、Bcl-2、CK5/6表达率也可高达100%,这些可能和CASTLE与胸腺肿瘤免疫表型重叠相关;而Bcl-2过表达提示其在肿瘤发生、发展中发挥某些重要作用,有待进一步探索。

三、临床表现及诊断

1. 临床表现

CASTLE多见于成年人,无明显性别差异。临床常见主诉为颈部无痛性肿块,肿块发展缓慢,可无明显临床表现,或因肿瘤累及喉返神经、气管、食管等出现声嘶、吞咽困难,肿块多数位于甲状腺下极,因其生长部位较隐匿,临床体检不易发现且生长缓慢,因此病程一般较长。一项收集了全球范围内82例CASTLE病例的荟萃分析显示,该病临床表现多样,48.78%的患者因颈部肿块就诊,因声音嘶哑及呼吸困难就诊者分别为15.85%和9.76%,其他临床表现包括咳嗽(3.66%)、颈部疼痛(3.66%)和吞咽困难(1.22%)等。肿瘤多位于一侧甲状腺腺叶,且绝大多数位于甲状腺下极,仅3例位于甲状腺上极。

2. 诊断方法

术前检查手段主要包括影像学检查(颈部超声、增强CT)和细胞学检查等。然而其鉴别诊断,尤其与甲状腺鳞状细胞癌、PDTC的鉴别较为困难,主要原因有以下几点:① 均表现为甲状腺区占位性病变,质地偏硬,活动度较差;② 影像学表现缺乏特异性;③ 细胞形态与胸腺淋巴上皮癌、甲状腺鳞状细胞癌类似。CASTLE的超声图像通常表现为边界不清、低回声、实质占位,内部回声均匀/不均匀,多数不伴有囊性或钙化成分。CT检查方面,CASTLE表现为甲状腺内/下极软组织密度影,与周围组织边界不清,肿块下极可延伸至上纵隔内,增强后轻度强化。复旦大学附属肿瘤医院头颈外科的16例资料中发现1例患者术前超声及CT检查发现有粗大钙化,且病理学检查证实未见其他肿瘤组织;另有1例患者术前超声诊断为甲状腺良性病变,可见超声检查对于CASTLE的诊断能力有限,而该组患者的CT表现与上述表现相仿。另外,该组资料中2例患者行PET/CT检查示甲状腺区恶性肿瘤可能,标准化摄取值(SUV)最大值5.8~6.4,但与其他甲状腺恶性肿瘤的表现无明显差异,且目前尚无文献报道PET/CT在CASTLE诊治中的应用价值。因此,该检查方法的意义有待进一步探索。

术前穿刺细胞学检查容易将CASTLE误诊为PDTC或ATC，而CASTLE的发病率较低，容易造成遗漏。Hirokawa等总结了CASTLE的细胞学检查特征：① 细胞成分丰富；② 细胞团中无乳头状或滤泡状细胞形态；③ 细胞呈圆形或纺锤形，边界不清，核仁消失；④ 少量角化灶和胞质内腔（intracytoplasmic lumina, ICL）形成；⑤ 涂片背景内见淋巴细胞。由于上述细胞形态也可见于某些高度恶性肿瘤，如甲状腺鳞状细胞癌、未分化型癌、胸腺鳞状细胞癌或淋巴上皮瘤样癌亚型等。在复旦大学附属肿瘤医院头颈外科的资料中，13例患者术前行原发灶或颈部淋巴结转移灶FNAB，其中11例涂片倾向低分化或分化差的癌，2例涂片疑为PTC，仅4例提示需与胸腺来源恶性肿瘤及CASTLE鉴别。因此，仅依靠镜检容易将CASTLE误诊为这些高度恶性的肿瘤，影响疾病诊治。近年来，应用流式细胞学和免疫组织化学技术极大地提高了术前甲状腺肿瘤细胞学检查的准确性，而在FNAB标本中进行CD5染色能有效对CASTLE进行鉴别诊断。

四、治疗

由于CASTLE发病率较低，目前的治疗策略尚不统一，参考其他甲状腺肿瘤的治疗方法，根治性手术仍是首选治疗策略。CASTLE患者肿瘤外侵的发生率较高，据文献报道50%～60%的患者可有颈部淋巴结转移及周围组织器官侵犯。因此，手术范围应包括至少患侧甲状腺腺叶+周围受累组织器官+选择性颈部淋巴结清扫。

放疗的意义尚不明确。有学者认为CASTLE局部复发率较高，且对放疗较为敏感，同时接受手术及术后放疗的患者局部复发率极低。然而，Ge等系统分析了82例CASTLE病例后认为淋巴结转移与复发无关，而术后放疗并不能减少复发。鉴于CASTLE的手术方式尚不统一（术前诊断不明确导致手术范围不足）、肿瘤局部外侵及淋巴结转移发生率较高、具有一定的放射敏感性，故笔者认为术后放疗在提高局部控制率方面仍有其必要性。

化疗在CASTLE治疗中的疗效差异较大。Hanamura等报道了1例肺转移患者接受一线化疗（顺铂、阿霉素、长春新碱和环磷酰胺）和二线化疗（卡铂和紫杉醇）后病灶明显退缩的病例；而在复旦大学附属肿瘤医院头颈外科的资料中1例临床怀疑肺转移患者行8周期DCF方案［多西他赛120 mg（1 d）+顺铂30 mg（1～3 d）+氟尿嘧啶（5-FU）0.5 g（1～3 d）］化疗后病灶无明显退缩。其他研究中也发现CASTLE对环磷酰胺、表柔比星、顺铂、紫杉醇化疗反应差或无反应。因此,也需要更多的临床研究探索合适的化疗药物或者分子靶向药物,从而有效治疗无法接受手术或有远处转移的患者。

五、预后

CASTLE的恶性程度较低、进展缓慢,患者的5年生存率可达90%。50%～60%的病例可有甲状腺外组织侵犯和颈部淋巴结转移,其中外侵以喉返神经最常见,其次为气管和食管。远处转移最多见于肺部,肝、骨、纵隔也有相关报道。在复旦大学附属肿瘤医院头颈外科收治的16例患者中,淋巴结转移及外侵发生率分别为43.8%(7/16)和56.3%(9/16);除1例术后41个月时发生肺转移、4例失访外,其余11例均无复发或转移(随访时间11～97个月)。

第三节　原发性甲状腺淋巴瘤的诊治策略

原发性甲状腺淋巴瘤(primary thyroid lymphoma, PTL)是指一种罕见的原发于甲状腺淋巴组织内的淋巴瘤,约占甲状腺恶性肿瘤的5%,结外淋巴瘤的2%～3%。PTL的年发病率为$1/10^6$～$2/10^6$。PTL常见于中老年女性,60～70岁为发病高峰,男女比例约为1∶3,男性较女性发病时间提前5～10年。

一、发病机制

PTL的病因与发病机制尚不明确。目前认为自身免疫病、慢性抗原刺激可能与其发病相关,其中桥本甲状腺炎(HT)是PTL的主要危险因素。研究发现,HT患者发生PTL的风险较普通人增高40～80倍,一般发生于初次诊断为HT的20～30年后;而在甲状腺炎区域有单克隆免疫球蛋白重链重排且与淋巴瘤区域有96%的同源性。尽管近80%的PTL患者合并HT,但是仅0.6%的HT患者最终发展为PTL。另外,50%以上的PTL患者现患有或既往诊断为慢性淋巴细胞性甲状腺炎。上述结果均提示长期慢性炎症刺激在PTL的发病机制中扮演了重要角色。其发病机制可能是慢性抗原或炎症刺激激活B细胞分泌自身抗体,致黏膜相关性淋巴组织(mucosa-associated lymphoid tissue, MALT)反应增生,继而发展为非霍奇金淋巴瘤。Takakuwa等发现，异常体细胞高度突变可致基因遗传不稳定及染色体易位，引起免疫球蛋白重链可变区基因片段突变，因而在淋巴瘤的发展中也起一定作用。

二、病理分型与分期

PTL的病理分型与其治疗和预后密切相关。其病理分型与淋巴瘤相同，几乎所有的PTL都是B细胞来源的非霍奇金淋巴瘤，其中弥漫大B细胞淋巴瘤（diffuse large B cell lymphoma, DLBCL）和MALT淋巴瘤是PTL最常见的两种病理类型，分别占PTL的50%～70%和10%～30%。其他病理类型较罕见，如滤泡性淋巴瘤占3%～5%，霍奇金淋巴瘤占2%，而Burkitt淋巴瘤、T细胞淋巴瘤、套细胞淋巴瘤及淋巴母细胞淋巴瘤各占不到1%。

目前，PTL分期采用的是Ann Arbor分期系统，根据肿瘤累及范围分为4期。ⅠE：局限于甲状腺内，伴或不伴周围软组织侵犯；ⅡE：累及甲状腺及纵隔同侧一个区域以上的淋巴结；ⅢE：累及甲状腺及纵隔两侧淋巴结，伴或不伴脾脏受累；ⅣE播散至其他结外部位。约56%的PTL患者初诊时为ⅠE，32%的患者为ⅡE，ⅢE和ⅣE患者较少（约占2%和11%）。

三、临床表现和诊断

1. 临床表现

多数患者表现为短期内迅速增大的无痛性颈部肿块，病程可为数天至36个月不等，触诊肿块质地坚硬、表面光滑，单侧或双侧甲状腺可同时累及。25%～30%的患者因肿块压迫或浸润颈部结构而出现相应症状，如吞咽困难、喘鸣、声嘶及吞咽困难等；少数患者出现特异的淋巴瘤相关症状，如发热、盗汗及体重减轻等；10%～30%的患者合并甲状腺功能减退。

2. 诊断

甲状腺球蛋白抗体（TgAb）和微粒核抗体可在95%的患者外周血中检测到。因较多PTL患者可同时患有HT或淋巴细胞性甲状腺炎，故逾80%的患者外周血中可检测到甲状腺过氧化物酶抗体（TPOAb）。但需注意的是，上述检查对于PTL的诊断缺乏特异性。1/3的PTL患者血清乳酸脱氢酶（lactate dehydrogenase, LDH）升高，并且与疾病轻重相关；微球蛋白升高多见于非霍奇金淋巴瘤患者，并用于监测有无复发。目前，尚无其他特异性的实验室检查手段。

超声检查是早前筛选的首选手段。根据病灶内部回声、边界及后方回声将PTL分为3种类型：结节型、弥漫型和混合型。相对典型的超声特征有以下几点：① 病灶内部钙化少见，无液化成分；② 病灶后方回声增强，而其他甲状腺癌为低回声结节，后方回声不增强或衰减；③ 结节型PTL常位于一侧腺叶，与周围非淋巴组织腺体分界清晰，肿瘤内部呈均质、低回声和假性囊肿；④ 弥漫型PTL多为双侧、低回声病灶，可与周围非淋巴组织腺体分界不清；⑤ 混合型PTL超声图像多变，病灶内部呈低回声；⑥ PTL具有一个中心血流图；⑦ PTL受累的淋巴结与病灶表现类似。

颈部增强CT检查较超声检查能更有效地评估肿瘤与周围组织的关系以及颈部受累淋巴结，其他部位（头部、胸部、腹部、盆腔）CT检查则对PTL临床分期和评估预后具有重要意义。PTL的CT表现具有以下特点：① 病灶质地均匀，平扫密度低于或接近肌肉组织，增强后稍强化，内部钙化、坏死少见；② 病灶周围可见强化明显的条索状区域（本质为受挤压的正常或炎症甲状腺组织）；③ 受累淋巴结表现与原发灶相似，气管-食管沟淋巴结短径 ≥ 5 mm，其他区域淋巴结短径 ≥ 8 mm，即为可疑的转移淋巴结。

近年来，PET/CT已成为PTL分期以及疗效评估的重要检查手段。与MRI和CT相比，PET/CT诊断PTL具有更高的精准性，其图像表现为单侧/双侧甲状腺增大，病灶密度减低，伴氟代脱氧葡萄糖（FDG）代谢增高和高代谢的淋巴结。其他影像学检查手段包括MRI、ECT等缺乏特异性表现，临床上极少采用。

病理学检查是诊断PTL的"金标准"。一旦临床上怀疑PTL则需进一步进行病理学检查，常用的方法有细针抽吸活检（FNAB）、粗针穿刺活检或手术切除。过去开放性手术活检被认为是鉴别PTL、甲状腺炎和ATC的必要手段，然而随着免疫组织化学、流式细胞学、PCR等技术的发展，FNAB的准确率大幅提高至80%～100%。因此，FNAB已成为确诊PTL的常规方法。需要注意的是，由于FNAB获得的组织量较少，应注意多方位穿刺以减少漏诊。细胞学标本镜下表现为：弥漫不典型的淋巴细胞，尤其是以细胞形态不典型的大淋巴细胞或者同源性的大量小细胞为主。由于MALT淋巴瘤细胞成分复杂，常为小淋巴细胞增生，可见反应性淋巴滤泡及成熟浆细胞，易与HT混淆，故可考虑采用κ、λ原位杂交配合免疫反应性生长激素（IGH）、免疫球蛋白κ（IGK）等分子基因检测，分析淋巴细胞的单克隆性，从而辅助诊断。

与FNAB相比，粗针穿刺活检能获得更大的组织量，并且能反映出肿瘤的组织结构，从而更好地与HT、ATC等鉴别，其诊断精准性可高达95%。但受技术安全性、患者耐受性、操作成本等因素的影响，该操作并不作为甲状腺结节的常规诊断方法。PTL病灶通常较大,有足够的取样安全范围,并且在超声引导下实施粗针穿刺可显著减少周围组织创伤,同时避免取到肿瘤坏死组织。因此,对于FNAB无法明确的患者可采取上述方法。另外,对于无法手术或不宜手术但需等待组织学检查结果的患者也可采取粗针穿刺。

随着FNAB和粗针穿刺活检诊断的准确率不断提高,采用诊断性手术切除的比例大幅下降。目前,手术切除活检主要用于穿刺无法确诊或需要进一步确定PTL病理亚型的患者。

四、治疗

1. 手术

手术在PTL治疗中的地位逐渐减弱。随着淋巴瘤诊治水平的不断提高,PTL对放疗、化疗及靶向治疗均较敏感,根治性手术切除的获益有限。根据复旦大学附属肿瘤医院头颈外科孙团起等研究发现,与接受手术活检后联合放化疗的患者相比,根治性手术切除并未显著延长患者的生存期,反而可能增加手术并发症,如喉返神经损伤及甲状旁腺功能减退等。这一结果与其他报道相仿。目前认为,对于局限于甲状腺内(ⅠE期)的MALT淋巴瘤可考虑行单纯根治性手术治疗。Derringer等和Graff-Bake等均报道了小样本例数的ⅠE期甲状腺MALT淋巴瘤患者接受单纯手术治疗后获得完全缓解,5年生存率均达100%。对于ⅠE期患者,如肿瘤局限于一侧腺叶,且未浸润甲状腺包膜者应考虑切除至少患侧腺叶;如肿瘤已浸润包膜者则应考虑行全甲状腺切除术。

如肿瘤发展迅速引起呼吸困难、声音嘶哑等明显的压迫症状时,可考虑行姑息性手术切除以解除气道阻塞,但是实施该类手术时的死亡风险往往也较大。越来越多的学者认为,大剂量糖皮质激素联合化疗可迅速解除压迫症状,但尚无研究表明在紧急情况下类固醇可取代急症手术。目前认为,采用气管支架及放、化疗可同样达到快速解除气道阻塞的目的,从而避免创伤较大的手术干预。

2. 放疗和化疗

PTL对放疗及化疗均较敏感。单纯放疗的效果取决于患者的病理类型和分期。与手术治疗类似,单纯局部放疗适用于局限于甲状腺内(ⅠE期)的惰性/低度恶性淋巴瘤。文献报道,ⅠE期MALT淋巴瘤患者经单纯放疗后5年生存率可达88%,完全局部控制率可达70%～100%。比较单纯放疗与根治性手术联合放疗的疗效后发现,两者的缓解率和无复发生存率无明显差异。目前,对于外照射剂量和范围意见尚不统一。总体而言,PTL的照射剂量低于头颈部鳞状细胞癌（HNSCC），一般采用30～50 Gy的中等剂量，根据具体分期及肿瘤大小可适当调整剂量。对于照射范围，目前主要存在两种意见：① 受累野照射，包括甲状腺区、颈部淋巴结引流区；② 扩大野照射，即在上述范围基础上增加纵隔和（或）腋窝淋巴结。英国马斯登皇家医院分析了上述两种照射方案后发现，受累野照射的复发率高于扩大野照射（52%和27%）。可见早期惰性淋巴瘤患者可采取单纯放疗，而对于侵袭性病理类型，如DLBCL或混合型病理亚型、分期高于ⅠE期以及局部肿瘤负荷较大者推荐采取综合治疗。

对于侵袭性的PTL无论分期均采用化疗为主的综合治疗。目前的方案主要参考淋巴瘤及一些回顾性病例的治疗方案，尚无针对PTL的标准化治疗方案。CHOP方案（环磷酰胺+阿霉素+长春新碱+泼尼松）是目前治疗侵袭性非霍奇金淋巴瘤的主流化疗方案。Ⅰ期及局限性的Ⅱ期多采用CHOP方案化疗3～6个周期，是否需要联合放疗仍存有分歧。ⅢE、ⅣE期及复发患者多采用CHOP或ProMACE-MOPP和（或）放疗，或单克隆抗体治疗。

对于Ⅱ～Ⅳ期低度恶性/惰性非霍奇金淋巴瘤患者，尤其是未经治疗者，可使用磷酸氟达拉滨作为一线用药单独使用。基于磷酸氟达拉滨的联合治疗包括磷酸氟达拉滨/环磷酰胺、磷酸氟达拉滨/米托蒽醌和（或）地塞米松，已被用于惰性非霍奇金淋巴瘤的一线和二线治疗。

PTL的靶向治疗同样参考淋巴瘤。利妥昔单抗（rituximab，商品名美罗华）是在B细胞表面发现的一种针对CD20的嵌合单克隆抗体，可用于惰性淋巴瘤、侵袭性淋巴瘤及其他病理类型淋巴瘤的治疗。利妥昔单抗与化疗联合具有明显的协同效应，可明显提高疗效，而无不良反应叠加效应。研究还发现，在BCL2过表达的患者中应用利妥昔单抗治疗可逆转肿瘤的耐药性。另外，有研究表明，利妥昔单抗对女性患者疗效更佳，可降低PTL患者的促甲状腺激素（TSH）及TgAb、TPOAb水平。利妥昔单抗对于复发的非霍奇金淋巴瘤同样有效，但较初治效果稍差。

五、预后

PTL患者的总体预后良好。一项基于1 408例PTL患者长达32年的随访调查显示，平均生存期为9.3年，5年生存率为66%；疾病特异性生存率为79%，其中Ⅰ、Ⅱ、Ⅲ/Ⅳ期分别为86%、81%和64%，DLBCL患者为75%，MALT淋巴瘤患者则为96%，其他病理类型也均在80%以上。复旦大学附属肿瘤头颈外科孙团起等收集分析了1991—2007年40例PTL患者的资料，中位随访期95个月，

5年生存率达82%，无复发生存率达74%。总体上看，MALT淋巴瘤的预后优于其他病理类型，分期越早则疗效越好。PTL的预后可参考非霍奇金淋巴瘤的淋巴瘤的国际预后指数（international prognostic index, IPI）（见表22-3-1），IPI评分越高则预后越差。孙团起等的研究认为IPI是影响PTL预后的唯一独立危险因素。

表22-3-1　非霍奇金淋巴瘤的国际预后指数

评分	0分	1分
年龄	≤60岁	＞60岁
行为状态	0/1	2/3/4
Ann Arbor分期	Ⅰ/Ⅱ	Ⅲ/Ⅳ
LDH	正常	高于正常
结外病变受侵部位数	≤2个部位	＞2个部位

注：5项指标总和为IPI评分，0～1分为低危，2分为中低危，3分为中高危，4～5分为高危。

------------------------------ 参 考 文 献 ------------------------------

[1] Allaoui M, Benchafai I, Mahtat E M, et al. Primary Burkitt lymphoma of the thyroid gland: case report of an exceptional type of thyroid neoplasm and review of the literature[J]. BMC Clin Pathol, 2016, 16(1): 1-6.

[2] Cherkaoui G S, Guensi A, Taleb S, et al. Poorly differentiated thyroid carcinoma: a retrospective clinicopathological study[J]. Pan Afr Med J, 2015(21): 137.

[3] Ge W, Yao Y, Chen G, et al. Clinical analysis of 82 cases of carcinoma showing thymus-like differentiation of the thyroid[J]. Oncol Lett, 2016, 11(2): 1321.

[4] Hanamura T, Ito K, Uehara T, et al. Chemosensitivity in carcinoma showing thymus-like differentiation: A case report and review of the literature[J]. Thyroid, 2015, 25(8): 969-972.

[5] Hirokawa M, Kuma S, Miyauchi A. Cytological findings of intrathyroidal epithelial thymoma/carcinoma showing thymus-like differentiation: a study of eight cases[J]. Diagn Cytopathol, 2012, 40(Suppl 1): E16-E20.

[6] Hirokawa M, Miyauchi A, Minato H, et al. Intrathyroidal epithelial thymoma/carcinoma showing thymus-like differentiation; comparison with thymic lymphoepithelioma-like carcinoma and a possibility of development from a multipotential stem cell[J]. APMIS, 2013, 121(6): 523.

[7] Huang C, Wang L, Wang Y, et al. Carcinoma showing thymus-like differentiation of the thyroid (CASTLE)[J]. Pathol Res Pract, 2013, 209(10): 662-665.

［8］ Ibrahimpasic T, Ghossein R, Carlson D L, et al. Poorly differentiated thyroid carcinoma presenting with gross extrathyroidal extension: 1986—2009 Memorial Sloan-Kettering Cancer Center experience［J］. Thyroid, 2013, 23(8): 997—1002.

［9］ Kahara T, Iwaki N, Kaya H, et al. Transition of thyroid autoantibodies by rituximab treatment for thyroid MALT lymphoma［J］. Endocrine, 2011, 58(1): 7—12.

［10］ Liu Z, Teng X Y, Sun D X, et al. Clinical analysis of thyroid carcinoma showing thymus-like differentiation: report of 8 cases［J］. Int Surg, 2013, 98(2): 95—100.

［11］ Lzouebi M, Goepel J R, Hanck B W. Primary thyroid lymphoma: the 40 year experience of a UK lymphoma treatment centre［J］. Int J Oncol, 2012, 40(6): 2075—2080.

［12］ Stein SA, Wartofsky L. Primary thyroid lymphoma: a clinical review［J］. Clin Endocrinol Metab. 2013, 98(8): 3131—3138.

［13］ Sun T, Wang Z, Wang J, et al. Outcome of radical resection and postoperative radiotherapy for thyroid carcinoma showing thymus-like differentiation［J］. World J Surg, 2011, 35(8): 1840—1846.

［14］ Sun T Q, Zhu X L, Wang Z Y, et al. Characteristics and prognosis of primary thyroid non-hodgkin's lymphoma in Chinese patients［J］. J Surg Oncol, 2010, 101(7): 545—550.

［15］ Veits L, Schupfner R, Hufnagel P, et al. KRAS, EGFR, PDGFR-alpha, KIT and COX-2 status in carcinoma showing thymus-like elements (CASTLE)［J］. Diagn Pathol, 2014, 9: 116.

［16］ Volante M, Papotti M. Poorly differentiated thyroid carcinoma: 5 years after the 2004 WHO classification of endocrinetumours［J］. Endocr Pathol, 2010, 21(1): 1—6.

［17］ Walsh S, Lowery A J, Evoy D, et al. Thyroid lymphoma: Recent advances in diagnosis and optimal management strategies［J］. Oncologist, 2013, 18(9): 994—1003.

［18］ Xue F, Li D, Hu C, et al. Application of intensity-modulated radiotherapy in unresectable poorly differentiated thyroid carcinoma［J］. Oncotarget, 2017, 8(9): 15934—15942.

［19］ Yamamoto Y, Yamada K, Motoi N, et al. Sonographic findings in three cases of carcinoma showing thymus-like differentiation［J］. J Clin Ultrasound, 2013, 41(9): 574—578.

［20］ 蔡建册, 孙强, 殷保兵, 等. 原发性甲状腺淋巴瘤的诊断和治疗进展［J］. 上海医药, 2016, 37(6): 3—6.

［21］ 陈红, 周正荣. 原发性甲状腺淋巴瘤的临床和CT表现［J］. 中国癌症杂志, 2016, 26(9): 790—794.

［22］ 达小萍, 申健, 葛丽艳. 甲状腺显示胸腺样分化癌临床病理观察［J］. 诊断病理学杂志, 2015(5): 294—296.

［23］ 方铣华, 郭振英, 邓敏. 25例甲状腺低分化癌的临床病理分析［J］. 肿瘤学杂志, 2015, (11): 895—899.

［24］ 郭晔. 晚期分化型甲状腺癌的分子靶向治疗［J］. 中国癌症杂志, 2016, 26(1): 31—34.

［25］ 江帆, 陈国芳, 刘超. 原发性甲状腺淋巴瘤的诊治进展［J］. 实用医学杂志, 2016, (22): 3634—3636.

［26］ 姜琳, 王可敬, 韩春. 甲状腺低分化癌的诊治进展［J］. 中国肿瘤, 2015, 24(6): 461—465.

［27］ 李昌幼, 罗佐杰. 原发性甲状腺淋巴瘤的发病机制及诊治现状［J］. 实用医学杂志, 2013, 29(3): 341—342.

［28］ 梁锦辉,黄河浪,李莉,等.甲状腺呈胸腺样分化癌的临床分析［J］.临床耳鼻咽喉头颈外科杂志,2015,29（19）：1736-1738.

［29］ 刘洋,刘景华,刘彦琴,等.性别影响利妥昔单抗治疗弥漫大B细胞淋巴瘤［J］.实用医学杂志,2014,30（24）：3946-3948.

［30］ 孙健,杨堤,崔全才,等.低分化甲状腺癌临床病理学进展［J］.中华病理学杂志,2011,40（12）：850-853.

［31］ 王艳芬,刘标,时姗姗,等.甲状腺显示胸腺样分化的癌9例免疫组化与超微病理研究［J］.诊断病理学杂志,2016,23（1）：10-14.

［32］ 王蕴珺,孙团起,向俊,等.胸腺样分化甲状腺癌16例临床诊治分析［J］.中国实用外科杂志,2017（1）：84-87.

［33］ 吴江华,张艳辉,程润芬,等.原发性甲状腺淋巴瘤29例临床病理分析［J］.诊断病理学杂志,2016,23（7）：481-484.

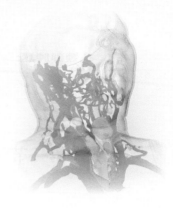

第二十三章

甲状腺腔镜外科基础研究与临床转化

李　超　周雨秋

　　甲状腺癌的主要治疗方式为手术切除,分为传统开放甲状腺手术与腔镜甲状腺切除术。开放甲状腺手术是通过在颈前正中行手术切口显露腺体切除肿瘤。随着科学技术的发展以及人们对外貌要求的提高,同时结合我国部分女性为瘢痕增生体质,传统手术方式遗留在颈部的瘢痕这一缺点被放大,遗留的颈部瘢痕对患者产生负面影响。1996—1997年,Gagner和Hüscher教授完成首例内镜辅助下甲状腺旁腺切除手术和腔镜辅助下甲状腺腺叶切除术,拉开了腔镜技术应用到甲状腺外科的序幕。伴随着高清镜、腔镜器械等医疗设备的改进,手术技巧的提升及专科医师人才的发展,目前甲状腺外科医师已经可以在腔镜辅助下完成甲状腺肿瘤的手术切除。发展较为成熟的腔镜入路选择方式包含:经腋甲状腺腔镜手术、经口腔甲状腺腔镜手术、经乳晕甲状腺腔镜手术及经颈部甲状腺腔镜手术等。

[**通信作者**]　李超,Email: sclichao@qq.com

第一节 甲状腺腔镜外科解剖学

一、经腋甲状腺腔镜手术解剖

经腋甲状腺腔镜手术大致可以划分为：充气与非充气两种类型。鉴于充气腋窝入路腔镜下甲状腺切除术需要充入二氧化碳来维持手术操作的空间，额外带来例如皮下及纵隔气肿、气胸和酸中毒等并发症，而直接采取特殊机械拉钩辅助下的腋窝腔镜手术能规避上述风险，故此处介绍无充气腋窝腔镜下甲状腺切除术的解剖。患者取仰卧位，头部偏向健侧，前臂上臂外展，显露腋窝，颈部垫高，使得颈部与胸壁尽量处于同一水平面。沿腋窝皱褶皮肤侧做一个长度4.0～6.0 cm手术切口，依次切开皮肤及皮下组织，显露胸大肌筋膜，采用手术器械分离暴露胸大肌深筋膜浅层，沿胸大肌深筋膜浅层及颈阔肌间隙之间分离，越过胸锁乳突肌胸骨头及锁骨头，在颈部中央分离稍微超过颈中线，下达胸骨上窝，上达甲状腺上极，保留肩胛舌骨肌，打开颈前浅层肌群，显露腺体，利用悬吊拉钩构建术腔，进而切除病变腺体。近年来，在原本解剖技术路线上进一步做出创新调整，将原来手术通道入路调整为整个胸锁乳突肌下颈鞘浅层入路，使其更加有利于中央区结构的显露和淋巴结清扫，减少手术并发症的发生。手术入路**如图23-1-1～图23-1-3**所示。

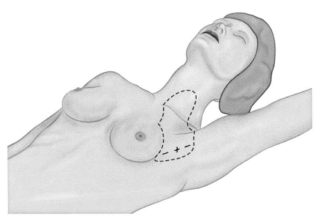

图23-1-1 经腋入路体表投影示意图

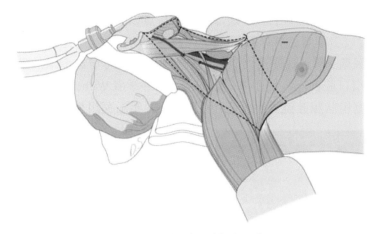

图23-1-2 经腋入路解剖示意图

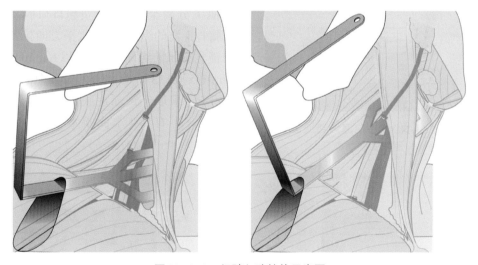

图23-1-3 经腋入路拉钩示意图

二、经口腔甲状腺腔镜手术解剖

近年来,推广经过人体的自然孔道内镜外科手术,因此,诞生了经口腔入路腔镜甲状腺切除的手术方式。该手术方式主要分为两类:口底入路法和口腔前庭入路法。口底入路法对口腔重要结构的损伤风险高。例如,增加对口底两大重要腺体和神经及血管的损伤风险,同时在临床实践过程中发现选择口底入路法可能会出现因为手术切口过小,导致标本难以取出从而转为传统开放手术的风险。结合亚洲人群下颌骨颏部扁平的特点以及人体口腔黏膜修复能力较强的特征，较多学者选择了口腔前庭入路手术方式，能避免损失人体重要解剖结构的风险，利于观察及切除双侧病变腺体，同时增加手术的安全性。在此主要介绍口腔前庭入路手术。2011年，国外学者Wilhelm和Metzig正式将经口腔前庭甲状腺腔镜切除术应用于临床，同年王存川教授顺利开展了我国

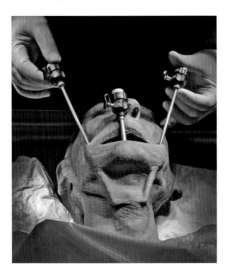

图23-1-4 经口腔前庭入路腔镜甲状腺病变切除术

首例口腔前庭入路腔镜甲状腺病变切除术。其解剖大致过程为：在患者唇后牙前黏膜处取一个1.0～1.2 cm的平行切口作为观察窗，在对称解剖位置的第2前磨牙前黏膜处做一个约0.5 cm的手术切口作为操作窗，利用手术器械钝性分离下颌及颏下皮肤，经舌骨前方在颈阔肌下分离至颈前，建立起自口腔前庭至胸骨上窝的纵向空间，水平方向扩张到胸锁乳突肌前缘即可，同时以6 mmHg（1 mmHg＝0.133 kPa）的恒压持续灌注二氧化碳，采取经颈前皮肤丝线悬吊颈前浅肌群，更有利于显露手术操作空间（见图23-1-4～图23-1-6）。

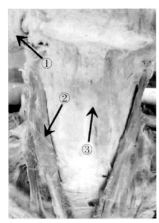

颈阔肌深面

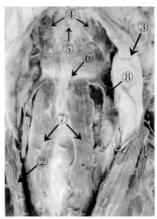

颈前肌群浅面

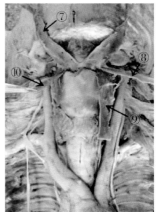

肌前肌群深面

图23-1-5 经口腔甲状腺切除前庭沟、经深筋膜浅层及口底下颌舌骨缝合通道解剖学研究
注：① 颈阔肌；② 胸锁乳突肌；③ 封套筋膜；④ 二腹肌前腹；⑤ 下颌舌骨肌；⑥ 舌骨；⑦ 胸骨舌骨肌；⑧ 肩胛舌骨肌；⑨ 胸骨甲状肌；⑩ 甲状舌骨肌。

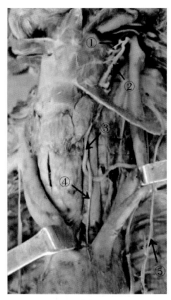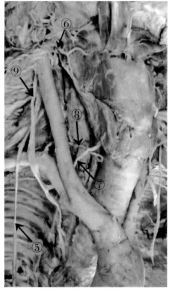

<table>
<tr><td>左前外侧面观</td><td>右前外侧面观</td></tr>
</table>

图23-1-6　经口腔气管通道甲状腺切除解剖学研究

注：① 喉上动脉；② 甲状腺上动脉腺支；③ 左甲状腺下动脉；④ 左喉返神经；⑤ 膈神经；⑥ 甲状腺上动脉干支；⑦ 右喉返神经；⑧ 右甲状腺下动脉；⑨ 迷走神经；⑩ 胸锁乳突肌支。

三、经乳晕甲状腺腔镜手术解剖

经乳晕甲状腺腔镜手术可以划分为两类：第一类主要为2000年Ohgami教授发明的经胸乳晕入路腔镜甲状腺手术，由于该术式会遗留长度约1.0 cm的手术观察窗，仍会导致体表遗留瘢痕。第二类为完全乳晕入路腔镜甲状腺切除手术，是我国学者王存川教授对上述方式进行的创新，避免了在乳沟处可见遗留瘢痕，利于术后乳晕自然色泽对瘢痕的掩盖，被广泛应用于临床。手术解剖大致为：肩部垫高，颈部过伸位，使得甲状软骨、胸骨柄、乳晕处于同一水平线。乳晕内侧行手术切口长度约1.0 cm，采用分离棒钝性分离达到手术操作区域，置入10 mm的Trocar，充入约6 mmHg压力的二氧化碳气体；于两侧乳晕各做一个长度约5 mm的手术切口，置入5 mm Trocar作为主、副操作窗。使用手术器械在颈阔肌深面分离手术间隙，上达甲状软骨切迹，左右大约到达胸锁乳突肌前缘位置，建立手术操作空间。沿颈正中切开颈白线，分离颈前带状肌肉，显露腺体，显露腺体时可以在腺体上缝"8"字形牵引线，起到暴露及牵引作用；可以采取悬吊的方式，悬吊带状肌肉有利于手术操作空间的扩大，然后再行病变侧腺体的切除（见图23-1-7）。

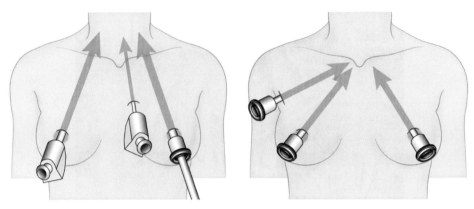

图23-1-7　经乳晕入路示意图

四、经颈部甲状腺腔镜手术解剖

颈部入路的代表是腔镜辅助下小切口甲状腺手术，又称Micooli术式。该术于1997年首先由Micooli教授提出，后经过数年的发展，在2015年提出改良版本的Micooli术式。其手术过程为：在颈部做一个1～2 cm的小切口，不分离颈部皮瓣的情况下切开颈白线，在拉钩的牵拉下建立手术腔隙，结合腔镜与肉眼直视下完成甲状腺切除和淋巴结清扫。缩小颈部手术切口，以缩短瘢痕长度是其主要优势。

第二节　甲状腺腔镜手术器械的研发

甲状腺腔镜手术原先采用的是较为传统的二维腔镜2D手术，为术者提供放大的二维图像，最初因其具有多个角度观察、手术创伤小等优势得以广泛推广并应用于临床。随着临床实践的经验积累，发现其显像缺乏景深感，造成主刀医师对于解剖结构及位置不能精准判断层次，产生视觉误差，增加手术不必要伤害的可能性，对患者的生命安全产生不利影响。随着医疗设备的研发，推出具有分辨率高、安全性高和学习曲线短的3D腹腔镜。术者只需要佩戴特定的眼镜即可得到解剖的三维立体图像，能有效弥补2D空间立体感觉不足的缺点；同时查阅国内外相关文献证实，3D腔镜相比2D腔镜的操作时间更短，手术视野更清晰、手术时间缩短；其应用于甲状腺癌的手术更安全、可靠，在需要精细解剖的部位更具有优势。在伴随着3D等基础医疗完善,达芬奇机器人应运而生。达芬奇机器人主要分为医师控制台、机械臂和高精度3D成像视频影像平台。它在手术操作方面更精细、微创和安全,在医疗行业刮起了一场新的革命;同时达芬奇机器人技术也已经成功应用于甲状腺手术(见图23-2-1和图23-2-2)。

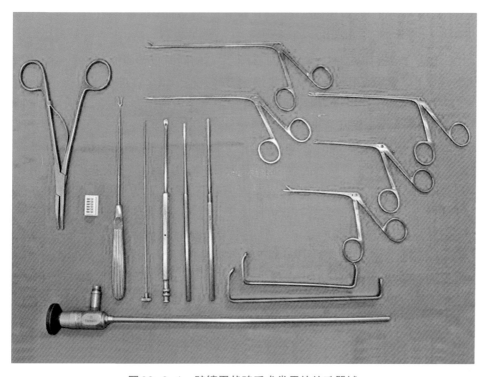

图23-2-1　腔镜甲状腺手术常用的特殊器械

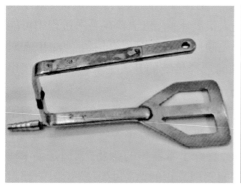
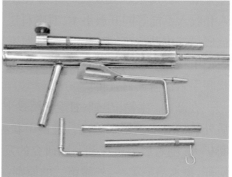

图23-2-2　经腋窝切口使用的特殊拉钩

第三节　甲状腺腔镜外科的临床
优势与劣势

　　年轻女性患者占据甲状腺癌患者总体的较大部分，甲状腺癌患者总体预后较好，术后存活时间长，但患者在回归日常生活的同时也希望拥有一个美丽的颈部外貌。因此，腔镜甲状腺技术的发展具有非凡的意义。在腔镜下进行手术，由于腔镜的放大作用，术野清晰，操作较传统手术更为精细，具有更好地辨认喉返神经、喉上神经、旁腺及血管等优势，手术的并发症更少。经乳晕入路腔镜切除术的适应证广泛，可以同时处理双侧病变，针对难度较大的巨大结节性甲状腺肿、甲状腺功能亢进、甲状腺癌等也能顺利行手术切除，颈部能真正无瘢痕，乳晕手术切口小，部位隐藏性好。腋窝入路方法比经乳晕入路方法更令人满意，手术切口位于腋窝，腋窝因其自然皱褶可掩盖手术瘢痕，同时此方法不会引起乳房瘢痕，更加符合女性对美貌的要求。近年来，医疗机械及技术的发展，腔镜甲状腺手术的适应证从良性疾病扩展到甲状腺恶性肿瘤，同时区域淋巴结转移再也不是腔镜手术的禁忌证。已有大量的临床研究证实，腔镜辅助下甲状腺切除术能够完成颈部的区域淋巴结清扫，术后病理检查结果证实淋巴结清扫的个数、阳性率和并发症等于传统开放甲状腺手术，并无统计学差异。甲状腺腔镜外科已经证实可以安全、有效地应用于临床，但在达到肿瘤根治的同时如何进一步减少并发症的发生，以及使患者恢复更快、花费更少等系列问题仍有待改善。尽管经历数年的发展，但是腔镜甲状腺手术尚未达到如同腹部外科手术那样广泛地在临床开展。目前限制其发展的原因大致为：一定程度上延长了手术时间、医疗投入和收入不能等同开放手术，对专科医务人员要求高，初学者在手术过程中可能造成局部皮肤瘀斑、坏死，甚至掌握不好无瘤原则，造成肿瘤的播散等；患者对腔镜甲状腺手术的认识不是很清楚，仍倾向选择传统的开放手术，因此，腔镜甲状腺手术仍需大力宣传。

　　在新的"生物-生理-社会"模式下，患者除了对肿瘤根治的基本要求，对术后外貌的要求也越来越高。腔镜甲状腺手术拥有的优势不容置疑，适应证也不断扩大，随着腔镜机械和基础研究的发展，特殊手术器械的普及，掌握好手术适应证，秉承治病第一，外貌第二的原则，就能实现真正的"癌过无痕"。

参 考 文 献

［ 1 ］ Alaraimi B, El B W, Sarker S, et al. A randomized prospective study comparing acquisition of laparoscopic skills in three-dimensional (3D) vs. two-dimensional (2D) laparoscopy［J］. World J Surg, 2014, 38(11): 2746-2752.

［ 2 ］ Anuwong A. Transoral endoscopic thyroidectomy vestibular approach: a series of the first 60 human cases［J］. World J Surg, 2016, 40(3): 491-497.

［ 3 ］ Choi J Y, Lee K E, Chung K W, et al. Endoscopic thyroidectomy via bilateral axillo-breast approach (BABA): review of 512 cases in a single institute［J］. Surg Endosc, 2012, 26(4): 948-955.

［ 4 ］ Ferlay J, Colombet M, Soerjomataram I, et al. Estimating the global cancer incidence and mortality in 2018: GLOBOCAN sources and methods［J］. Int J Cancer, 2019, 144(8): 1941-1953.

［ 5 ］ Gryaznov S E, Shulutko A M, Melkonyan G G, et al. Transoral endoscopic thyroid surgery ［J］. Khirurgiia (Mosk), 2019(12): 18-27.

［ 6 ］ Ji Y B, Song C M, Bang H S, et al. Long-term cosmetic outcomes after robotic/ endoscopic thyroidectomy by a gasless unilateral axillo-breast or axillary approach［J］. J Laparoendosc Adv Surg Tech A, 2014, 24(4): 248-253.

［ 7 ］ Kim E B, Cho J W, Lee Y M, et al. Postsurgical outcomes and surgical completeness of robotic thyroid surgery: a single surgeon's experience on 700 cases［J］. J Laparoendosc Adv Surg Tech A, 2018, 28(5): 540-545.

［ 8 ］ Udelsman R, Anuwong A, Oprea A D, et al. Trans-oral vestibular endocrine surgery: a new technique in the United States［J］. Ann Surg, 2016, 264(6): e13-e16.

［ 9 ］ Vidal O, Delgado-Oliver E, Pino V, et al. Transaxillary endoscopic thyroidectomy: Another approach to offer our patients［J］. Cir Esp, 2018, 96(9): 586.

［10］ Wilhelm T, Metzig A. Endoscopic minimally invasive thyroidectomy (eMIT): a prospective proof-of-concept study in humans［J］. World J Surg, 2011, 35(3): 543-551.

［11］ Yu H, Ge X, Pan W, et al. Modified Miccoli's thyroid surgery for thyroid diseases［J］. Mol Clin Oncol, 2015, 3(5): 1014-1018.

［12］ Zhang D, Xie L, He G, et al. A comparative study of the surgical outcomes between video-assisted and open lateral neck dissection for papillary thyroid carcinoma with lateral neck lymph node metastases［J］. Am J Otolaryngol, 2017, 38(2): 115-120.

［13］ 嵇武. 三维立体（3D）腹腔镜的研究与应用进展［J］. 中国微创外科杂志, 2016, 16（6）: 481-484.

［14］ 李超, 汪旭, 周雨秋, 等. 腔镜辅助下甲状腺切除术: 从颈部小切口到体表无痕［J］. 肿瘤预防与治疗, 2019, 32（7）: 563-571.

［15］ 王存川, 翟贺宁, 刘卫军, 等. 经口腔前庭腔镜甲状腺切除术6例经验［J］. 中国内镜杂志, 2013, 19（4）: 363-366.

［16］ 王勇, 赵群仔, 燕海潮, 等. 三维腔镜胸前入路甲状腺癌手术32例临床分析［J］. 中华外科杂志, 2015, 53（3）: 176-178.

［17］ 郑民华. NOTES与单孔腹腔镜技术的发展现状与展望［J］. 中国微创外科杂志, 2010, 10（1）: 18-20.

第二十四章

头颈部恶性肿瘤的流行病学和病因学

郑 莹 沈 洁

人乳头瘤病毒（human papilloma virus, HPV）阳性头颈部鳞状细胞癌（HNSCC）的发病率呈逐年上升趋势，且在HNSCC中所占的比重越来越大。HPV阳性HNSCC患者具有独特的致癌机制、临床表现、治疗方法及预后。深入探究HPV致癌因子在HNSCC中的致病机制有重要的价值。目前，研究最多的是E6、E7蛋白及其作用的 $p53$ 和 pRb，以及其引发的一系列细胞的基因、表观遗传和生物学行为的改变。同时，研究者在肿瘤的能量代谢、肿瘤细胞微环境及肿瘤休眠等方面逐渐发现HPV具有一定的调控作用。因此，探究HPV在肿瘤细胞的发生、发展过程中如何调控细胞元件及肿瘤微环境具有重要意义，未来可能作为临床治疗的关键靶点。

［通信作者］ 郑莹，Email: zhengying@fudan.edu.cn

第一节　全球头颈部恶性肿瘤的流行状况

肿瘤学界对头颈部肿瘤应包含部位的界定并不统一。世界卫生组织（WHO）下属的国际癌症研究机构（International Agency for Research on Cancer, IARC）的《世界癌症报告2020》（*World Cancer Report 2020*）中，将头颈部肿瘤定义为口腔、咽、喉部、鼻腔和鼻翼鼻窦以及唾液腺5大部分，包含14个ICD-10编码子类的恶性肿瘤，而IARC出版的另一本专著《头颈部肿瘤的病理与遗传学》（*Pathology and Genetics of Head and Neck Tumors*）还将中耳、气管等呼吸器官和牙源性肿瘤包括在内。

本文依据《中国癌症统计年鉴》，将头颈部肿瘤定义为：① 唇、口腔和咽喉部恶性肿瘤（ICD-10: C00-10; C12-14）包括除鼻咽癌外，发生于唇、舌、牙龈、口底、下颚、腮腺、唾液腺、扁桃体、口咽、梨状窝、下咽以及唇口腔和咽中其他不明确部位的恶性肿瘤；② 鼻咽癌（ICD-10: C11）。

一、唇、口腔和咽喉部恶性肿瘤

唇、口腔和咽喉部恶性肿瘤的发病在全球的分布差异十分显著。根据《2018年全球癌症统计报告》（简称《GLOBOCAN 2018报告》）的数据，2018年全球共新发唇、口腔和咽喉部恶性肿瘤581 159例，发病率为7.6/10万，年龄别标化发病率为6.6/10万，其中高收入国家发病率为13.6/10万，远高于低收入国家的2.0/10万。

欧洲和大洋洲是全世界唇、口腔和咽喉部恶性肿瘤发病率最高的地区（见表24-1-1），分别达到了15.6/10万和15.2/10万，其中西欧、澳大利亚和新西兰、北欧是发病最高的地区，发病率分别为19.3/10万、15.2/10万和15.2/10万，是世界平均水平的2倍以上。非洲是世界上唇、口腔和咽喉部恶性肿瘤发病率最低的地区，发病率仅为1.8/10万。

2018年，全球唇、口腔和咽喉部恶性肿瘤死亡患者285 549例，死亡率为3.7/10万。其中中低收入国家死亡率最高，为5.2/10万；高收入国家死亡率为4.5/10万；而低收入国家的死亡率仅为1.5/10万。唇、口腔和咽喉部恶性肿瘤的死亡率同样存在明显的地区差异，其中欧洲的死亡率为世界最高，达到了6.8/10

万；其中尤以中东欧的死亡率最高，达到8.5/10万，是世界平均水平的2倍。非洲是世界上唇、口腔和咽喉部恶性肿瘤死亡率最低的地区，仅为1.2/10万，远低于世界平均水平（见表24-1-1）。

表24-1-1　世界及不同地区唇、口腔和咽喉部恶性肿瘤发病和死亡情况（《GLOBOCAN 2018报告》数据）

地　区	发　病			死　亡		
	人数	粗率（1/10万）	标化率（1/10万）	人数	粗率（1/10万）	标化率（1/10万）
全世界	581 159	7.6	6.6	285 549	3.7	3.2
高收入国家	165 885	13.6	4.0	54 566	4.5	2.2
中高收入国家	123 301	4.7	3.5	58 415	2.2	1.6
中低收入国家	266 347	8.8	9.9	157 448	5.2	5.9
低收入国家	15 392	2.0	3.4	11 176	1.5	2.7
非洲	22 961	1.8	2.9	15 319	1.2	2.0
拉丁美洲	36 914	5.7	5.0	15 210	2.3	2.0
北美洲	49 072	13.5	8.0	10 998	3.0	1.6
亚洲	349 602	7.7	6.6	191 765	4.2	3.6
东亚	82 132	5.0	3.1	35 543	2.1	1.3
中南亚	231 033	11.8	12.7	138 197	7.0	7.7
东南亚	30 385	4.6	4.5	15 447	2.4	2.3
西亚	6 052	2.2	2.5	2 578	1.0	1.1
欧洲	116 323	15.6	8.5	50 591	6.8	3.5
中东欧	43 289	14.8	8.8	24 827	8.5	5.0
北欧	15 894	15.2	8.6	5 021	4.8	2.3
南欧	19 761	12.9	6.1	7 730	5.1	2.2
西欧	37 379	19.3	10.1	13 013	6.7	3.2
大洋洲	6 286	15.2	11.0	1 666	4.0	2.6

二、鼻咽癌

鼻咽癌的发病在全球的分布差异同样十分显著。根据《GLOBOCAN 2018报告》数据估计,2018年全球共新发鼻咽癌129 079例,发病率为1.7/10万,其中低收入国家发病率仅为0.53/10万,远低于中高收入国家的2.7/10万。亚洲是全世界鼻咽癌发病率最高的地区(**见表24-1-2**),达到了2.4/10万;其中东南亚和东亚是发病率最高的地区,分别为5.3/10万和3.9/10万,是世界平均水平的3.1倍和2.3倍。拉丁美洲、大洋洲是世界上鼻咽癌发病率最低的地区,发病率分别为0.41/10万、0.59/10万。

表24-1-2 世界及不同地区鼻咽癌发病和死亡情况(《GLOBOCAN 2018报告》数据)

地 区	发 病			死 亡		
	人数	粗率 (1/10万)	标化率 (1/10万)	人数	粗率 (1/10万)	标化率 (1/10万)
全世界	129 079	1.7	1.5	72 987	0.96	0.84
高收入国家	8 827	0.73	0.48	4 240	0.35	0.2
中高收入国家	71 922	2.7	2.1	37 394	1.4	1.1
中低收入国家	42 285	1.4	1.5	27 355	0.91	1
低收入国家	3 997	0.53	0.81	3 092	0.41	0.67
非洲	9 502	0.74	1.0	5 619	0.44	0.68
拉丁美洲	2 682	0.41	0.37	1 240	0.19	0.17
北美洲	2 410	0.66	0.45	1 120	0.31	0.18
亚洲	109 221	2.4	2.1	62 303	1.4	1.2
东亚	64 304	3.9	2.7	33 084	2.0	1.3
东南亚	34 681	5.3	5.0	22 231	3.4	3.3
中南亚	7 968	0.41	0.43	5 568	0.28	0.3
西亚	2 268	0.84	0.88	1 420	0.52	0.57
欧洲	5 019	0.67	0.44	2 568	0.35	0.19
大洋洲	245	0.59	0.47	137	0.33	0.24

在鼻咽癌患者的死亡率方面，2018年全球鼻咽癌死亡人数共72 987例，死亡率为0.96/10万。其中高收入国家死亡率仅为0.35/10万，低收入国家死亡率为0.41/10万，而中高收入国家的死亡率为1.4/10万。鼻咽癌患者的死亡率同样存在明显的地区差异。亚洲的死亡率为世界最高，达到了1.4/10万；其中尤以东南亚和东亚的死亡率最高，分别为3.4/10万和2.0/10万，是世界平均水平的3.3倍和1.3倍。拉丁美洲、中南亚和北美洲是世界上鼻咽癌死亡率最低的地区，死亡率分别为0.19/10万、0.28/10万和0.31/10万，都远低于世界平均水平（见表24-1-2）。

第二节　我国头颈部恶性肿瘤的流行状况

唇、口腔和咽喉部恶性肿瘤以及鼻咽癌在我国属于发病率较低的肿瘤，根据《GLOBOCAN 2018报告》的数据，鼻咽癌以及唇、口腔和咽喉部恶性肿瘤的新发病例数在我国所有肿瘤中的占比都小于1%，发病率排名分别为第18和20位，在男性肿瘤中排名分别为第13和17位，在女性肿瘤中排名分别为18和19位。

一、头颈部肿瘤的总体发病率和死亡率

我国缺乏总体的发病率历史资料。通过对北京市、上海市、湖北武汉、浙江嘉善、河北启东、江苏磁县和福建长乐7个历史资料比较完整的登记点1988—2007年20年间头颈部恶性肿瘤发病率数据的描述，可以反映我国不同地区头颈部恶性肿瘤发病率的变化趋势。

20年间，唇、口腔和咽恶性肿瘤发病变化最大的是河北磁县，标化发病率男性增加了663%，女性增加了214%，远高于其他地区，可能与基数较低有关（见表24-2-1）。北京的唇、口腔和咽喉部恶性肿瘤的发病率总体也呈上升趋势，男性发病率增加了23%，女性增加了47%。长乐地区的发病率呈下降趋势，男性和女性发病率分别下降了32%和61%。其他地区的发病率变化不大，总体变化率没有超过20%。在死亡率方面，除长乐地区和北京外，其他地区的唇、口腔和咽喉部恶性肿瘤患者的死亡率均呈明显下降趋势，其中启东地区下降幅度最高，男性和女性的死亡率分别下降了46%和57%。

从北京、上海、武汉、嘉善、启东、磁县和长乐7个登记地区的鼻咽癌发病率水平20年来的变化来看，总体呈下降趋势，只有北京和启东地区的男性发病率和磁

县的女性发病率有所增加。上海、武汉和长乐地区的男性和女性鼻咽癌发病率均有明显下降。在鼻咽癌患者的死亡率方面，武汉、嘉善和磁县呈上升趋势，其中嘉善地区男性鼻咽癌死亡率增加了75%。而北京、上海和长乐地区的鼻咽癌患者的死亡率都出现了不同程度下降，其中北京地区女性鼻咽癌患者的死亡率下降了57%（见表24-2-2）。

二、口腔和咽喉部恶性肿瘤

1. 发病率

根据《2018中国肿瘤登记年报》，2015年全国肿瘤登记地区口腔和咽喉部恶性肿瘤的发病率为3.71/10万，中国人口标化发病率为2.46/10万，世界人口标化发病率为2.40/10万。其中男性口腔和咽喉部恶性肿瘤的标化发病率为3.26/10万，女性标化发病率为1.67/10万，男性标化发病率约是女性的1.95倍。

城市地区口腔和咽喉部恶性肿瘤发病率大约是农村地区的1.38倍，其中城市的标化发病率为2.85/10万，农村为2.07/10万（见表24-2-3）。

2. 死亡率

根据《2018中国肿瘤登记年报》，2015年全国肿瘤登记地区口腔和咽喉部恶性肿瘤患者的死亡率为1.74/10万，中国人口标化死亡率为1.05/10万，世界人口标化死亡率为1.04/10万。其中男性死亡率为2.46/10万，中国男性人口标化死亡率为1.56/10万，世界男性人口标化死亡率为1.56/10万；女性死亡率为1.00/10万，中国女性人口标化死亡率为0.55/10万，世界女性人口标化死亡率为0.54/10万；中国男性人口标化死亡率约为女性的2.84倍。

城市地区口腔和咽喉部恶性肿瘤患者死亡率为2.06/10万，中国城市人口标化死亡率为1.18/10万，世界城市人口标化死亡率为1.17/10万；农村地区口腔和咽喉部恶性肿瘤患者死亡率为1.45/10万，中国农村人口标化死亡率为0.92/10万，世界农村人口标化死亡率为0.91/10万；中国城市人口标化死亡率约为中国农村人口标化死亡率的1.28倍（见表24-2-3）。

三、鼻咽癌

1. 发病率

根据《2018中国肿瘤登记年报》，2015年全国肿瘤登记地区鼻咽癌的发病率为3.65/10万，中国人口标化发病率为2.67/10万，世界人口标化发病率为2.50/10万。

表24-2-1 部分肿瘤登记地区1988—2007年唇、口腔和咽喉部恶性肿瘤发病和死亡变化趋势

| 登记点 | 年份 | 男性 | | | | | | 女性 | | | | | |
| | | 发病 | | | 死亡 | | | 发病 | | | 死亡 | | |
		粗率(1/10万)	标化率(1/10万)	变化率(%)	粗率(1/10万)	标化率(1/10万)	变化率(%)	粗率(1/10万)	标化率(1/10万)	变化率(%)	粗率(1/10万)	标化率(1/10万)	变化率(%)
北京	1988—1992	2.4	1.6		1.4	0.7		1.8	1.0		0.9	0.5	
	1993—1997	2.6	1.6		0.9	0.3		1.4	0.7		0.7	0.4	
	1998—2002	4.8	2.5		2.0	0.8		3.0	1.5		1.4	0.6	
	2003—2007	4.19	1.97	23	2.06	0.88	26	3.14	1.47	47	1.02	0.41	−18
上海	1988—1992	3.3	2.1		1.5	0.9		2.8	1.4		1.1	0.6	
	1993—1997	3.4	1.8		1.3	0.7		2.9	1.4		1.0	0.3	
	1998—2002	9.5	5.4		5.5	2.9		5.5	2.6		2.5	0.9	
	2003—2007	4.63	1.98	−6	2.06	0.74	−18	3.31	1.40	0	1.38	0.38	−37
武汉	1988—1992	2.9	2.3		1.9	1.4		1.6	1.2		0.9	0.6	
	1993—1997	1.5	1.2		0.9	0.7		1.2	0.8		0.8	0.3	
	1998—2002	5.8	2.9		3.7	2.4		2.9	1.8		1.7	0.9	
	2003—2007	3.21	2.08	−10	1.99	1.23	−12	2.25	1.33	11	0.98	0.51	−15
嘉善	1988—1992	1.8	1.6		1.7	1.4		1.1	1.0		0.7	0.6	
	1993—1997	2.3	1.9		2.0	1.5		0.7	0.6		0.4	0.3	
	1998—2002	8.7	4.9		6.0	3.2		3.6	2.1		2.5	1.2	
	2003—2007	3.69	1.72	8	2.43	1.05	−25	1.99	0.89	−11	1.05	0.38	−37

（续表）

登记点	年份	男性 发病 粗率 (1/10万)	男性 发病 标化率 (1/10万)	男性 发病 变化率 (%)	男性 死亡 粗率 (1/10万)	男性 死亡 标化率 (1/10万)	男性 死亡 变化率 (%)	女性 发病 粗率 (1/10万)	女性 发病 标化率 (1/10万)	女性 发病 变化率 (%)	女性 死亡 粗率 (1/10万)	女性 死亡 标化率 (1/10万)	女性 死亡 变化率 (%)
启东	1988—1992	1.0	0.8		1.0	0.8		0.9	0.5		0.6	0.6	
	1993—1997	1.1	0.8		0.7	0.4		0.5	0.3		0.4	0.2	
	1998—2002	3.8	2.0		3.1	1.6		1.5	0.8		1.1	0.4	
	2003—2007	1.68	0.96	20	0.75	0.43	−46	0.91	0.42	−16	0.59	0.26	−57
磁县	1988—1992	0.2	0.4		0.6	0.8		0.5	0.5		0.5	0.5	
	1993—1997	1.3	1.3		0.9	0.9		0.9	0.8		0.5	0.4	
	1998—2002	1.4	1.3		1.9	1.8		1.6	1.4		1.3	1.1	
	2003—2007	3.08	3.05	663	1.60	1.64	105	1.94	1.57	214	1.00	0.81	62
长乐	1988—1992	1.8	2.1		1.0	1.3		0.9	0.8		0.5	0.5	
	1993—1997	1.4	1.3		0.7	0.7		0.6	0.6		0.2	0.1	
	1998—2002	8.3	7.4		6.3	5.8		3.4	3.0		2.1	1.8	
	2003—2007	1.89	1.43	−32	1.26	0.93	−28	0.58	0.31	−61	0.38	0.27	−46

注：变化率是指2003—2007年比1988—1992年发病（死亡）标化率上升（下降）的百分比。

表24-2-2 部分肿瘤登记地区1988—2007年鼻咽癌发病和死亡变化趋势

| 登记点 | 年份 | 男性 | | | | | | 女性 | | | | | |
| | | 发病 | | | 死亡 | | | 发病 | | | 死亡 | | |
		粗率(1/10万)	标化率(1/10万)	变化率(%)	粗率(1/10万)	标化率(1/10万)	变化率(%)	粗率(1/10万)	标化率(1/10万)	变化率(%)	粗率(1/10万)	标化率(1/10万)	变化率(%)
北京	1988—1992	1.3	0.9		0.9	0.7		0.6	0.4		0.6	0.4	
	1993—1997	1.2	0.8		0.9	0.5		0.8	0.5		0.6	0.3	
	1998—2002	1.7	0.9		0.8	0.4		0.9	0.5		0.6	0.3	
	2003—2007	1.78	1.01	12	1.14	0.58	−17	0.65	0.34	−15	0.42	0.19	−53
上海	1988—1992	5.5	3.7		3.3	2.0		2.2	1.5		1.3	0.8	
	1993—1997	5.8	3.4		3.5	1.9		2.3	1.3		1.3	0.7	
	1998—2002	5.8	3.4		3.8	2.1		2.3	1.2		1.2	0.5	
	2003—2007	5.96	2.93	−21	3.72	1.71	−15	2.26	1.06	−29	1.44	0.49	−39
武汉	1988—1992	4.7	3.7		1.9	1.4		2.3	1.7		0.9	0.6	
	1993—1997	4.3	3.2		2.9	2.2		2.1	1.5		1.3	0.9	
	1998—2002	3.9	2.7		2.7	1.9		1.8	1.2		1.1	0.7	
	2003—2007	4.48	2.95	−20	2.69	1.75	25	1.85	1.14	−33	1.06	0.62	3
嘉善	1988—1992	4.4	3.1		1.7	1.4		1.9	1.3		0.7	0.6	
	1993—1997	4.1	2.6		2.9	1.8		2.0	1.1		1.5	0.9	
	1998—2002	5.5	3.1		3.5	2.0		1.9	1.2		1.2	0.6	
	2003—2007	6.64	3.10	0	5.06	2.45	75	2.31	1.20	−8	1.47	0.56	7

（续表）

登记点	年份	男性 发病 粗率(1/10万)	标化率(1/10万)	变化率(%)	死亡 粗率(1/10万)	标化率(1/10万)	变化率(%)	女性 发病 粗率(1/10万)	标化率(1/10万)	变化率(%)	死亡 粗率(1/10万)	标化率(1/10万)	变化率(%)
启东	1988—1992	2.0	1.5		1.0	0.8		1.4	0.8		0.6	0.6	
	1993—1997	1.8	1.4		1.6	1.2		0.9	0.6		0.9	0.5	
	1998—2002	2.9	1.6		2.2	1.2		0.7	0.4		0.5	0.3	
	2003—2007	2.72	1.68	12	2.22	1.11	39	1.33	0.67	−16	0.87	0.43	−28
磁县	1988—1992	1.4	1.8		1.4	1.6		0.3	0.3		0.3	0.3	
	1993—1997	0.5	0.6		0.5	0.5		0.5	0.4		0.3	0.2	
	1998—2002	0.6	0.5		1.3	1.2		0.7	0.6		0.5	0.4	
	2003—2007	0.90	0.82	−54	0.90	0.82	49	0.47	0.39	30	0.47	0.39	30
长乐	1988—1992	5.4	5.9		2.7	3.1		2.6	2.6		1.5	1.5	
	1993—1997	7.1	7.0		4.8	4.7		3.0	2.7		1.5	1.4	
	1998—2002	6.9	6.2		5.3	4.9		1.9	1.6		1.5	1.2	
	2003—2007	6.36	4.76	−19	3.90	2.92	−6	2.37	1.74	−33	1.28	0.91	−39

表24-2-3 全国肿瘤登记地区口腔和咽喉部恶性肿瘤发病与死亡情况

地 区	性 别	病例数	粗率 （1/10万）	构成比 （%）	中国人口 标化率 （1/10万）	世界人口 标化率 （1/10万）	0～74岁 累积率 （%）
发病情况							
全国	合计	11 879	3.71	1.29	2.46	2.40	0.28
	男性	7 959	4.89	1.56	3.26	3.24	0.38
	女性	3 938	2.49	0.95	1.67	1.58	0.17
城市	合计	6 850	4.44	1.43	2.85	2.77	0.31
	男性	4 528	5.85	1.76	3.72	3.70	0.44
	女性	2 322	3.03	1.05	1.99	1.85	0.20
农村	合计	5 047	3.03	1.14	2.07	2.04	0.24
	男性	3 431	4.02	1.36	2.79	2.79	0.33
	女性	1 616	1.98	0.84	1.35	1.30	0.15
死亡情况							
全国	合计	5 582	1.74	399.00	1.05	104.00	0.12
	男性	4 004	2.46	1.12	1.56	1.56	0.18
	女性	1 578	1.00	0.76	0.55	0.54	0.06
城市	合计	3 168	2.06	1.13	1.18	1.17	0.13
	男性	2 272	2.93	1.30	1.76	1.76	0.21
	女性	896	1.17	0.86	0.61	0.60	0.06
农村	合计	2 414	1.45	0.85	0.92	0.91	0.11
	男性	1 732	2.03	0.95	1.36	1.35	0.16
	女性	682	0.84	0.67	0.50	0.49	0.05

鼻咽癌的发病率存在一定的性别差异，男性发病率为5.06/10万，女性发病率为2.19/10万；中国男性人口标化发病率约为女性的2.34倍。城市鼻咽癌发病率为3.98/10万，农村发病率为3.34/10万，中国城市标化发病率约是农村标化发病率的1.13倍（见表24-2-4）。

2. 死亡率

根据《2018中国肿瘤登记年报》，2015年全国肿瘤登记地区鼻咽癌患者的死亡率为1.96/10万，中国人口标化死亡率为1.31/10万，世界人口标化死亡率为1.27/10万。中国男性和女性的鼻咽癌死亡率存在很大差异，其中男性死亡率为2.86/10万，女性死亡率为1.04/10万；中国男性标化死亡率约为女性的2.93倍。城市的鼻咽癌死亡率为2.19/10万，农村为1.76/10万；中国城市地区标化死亡率约为农村地区的1.18倍（见表24-2-4）。

表24-2-4　2015年全国肿瘤登记地区鼻咽癌的发病与死亡情况

地　区	性　别	病例数	粗率（1/10万）	构成比（%）	中国人口标化率（1/10万）	世界人口标化率（1/10万）	0～74岁累积率（%）
发病情况							
	合计	11 701	3.65	1.27	2.67	2.50	0.27
全国	男性	8 232	5.06	1.61	3.74	3.51	0.39
	女性	3 469	2.19	0.84	1.60	1.48	0.16
	合计	6 137	3.98	1.28	2.84	2.65	0.29
城市	男性	4 369	5.64	1.70	4.05	3.79	0.42
	女性	1 768	2.31	0.80	1.65	1.52	0.16
	合计	5 564	3.34	1.25	2.51	2.35	0.25
农村	男性	3 863	4.53	1.53	3.44	3.24	0.35
	女性	1 701	2.09	0.89	1.56	1.44	0.15
死亡情况							
	合计	6 298	1.96	1.12	1.31	1.27	0.15
全国	男性	4 657	2.86	1.30	1.96	1.91	0.23
	女性	1 641	1.04	0.79	0.67	0.64	0.07
	合计	3 370	2.19	1.20	1.41	1.37	0.16
城市	男性	2 518	3.25	1.44	2.15	2.09	0.25
	女性	852	1.11	0.81	0.69	0.66	0.08
	合计	2 928	1.76	1.03	1.20	1.18	0.14
农村	男性	2 139	2.51	1.17	1.77	1.73	0.21
	女性	789	0.97	0.77	0.64	0.62	0.07

在中国,鼻咽癌的分布呈明显的地区差异。在中国的北方省份,鼻咽癌发病率为1/10万左右,属罕见恶性肿瘤。而在中国的东南部省份,如福建、江西、湖南、广东、广西和海南,鼻咽癌发病率均较高。特别是广东省和香港地区,鼻咽癌的年发病率都在10/10万以上。根据20世纪70年代死亡回顾调查的资料,鼻咽癌患者死亡率最高的是广东省,男性为12.46/10万,女性为5.00/10万;最低的是甘肃省,男性为0.56/10万,女性为0.50/10万。两省鼻咽癌患者死亡率相差近20倍。在广东省,鼻咽癌发病也有明显的地区聚集性,主要分布在珠江三角洲(包括香港)和西江流域,包括广州市、深圳市、中山市、东莞市、佛山市、肇庆市和江门市等,形成一个鼻咽癌高发带。如位于西江流域肇庆市的四会市,男性鼻咽癌世界人口标化发病率为31.16/10万,女性为10.12/10万,分别排在常见恶性肿瘤的第2位和第1位;位于珠江三角洲的中山市,男性鼻咽癌世界人口标化发病率为28.69/10万,女性为10.29/10万。以上地区均为世界鼻咽癌最高发的地区,故鼻咽癌又有"广东瘤"之称。

第三节　头颈部恶性肿瘤发病的危险因素

一、唇、口腔和咽喉部恶性肿瘤发病的危险因素

1. 吸烟

几乎所有的唇、口腔和咽喉部恶性肿瘤的发生都与吸烟有关。各种吸烟方式(纸烟、烟斗、雪茄、嚼烟、鼻烟以及其他有烟和无烟的烟草产品)都会增加唇、口腔和咽喉部恶性肿瘤的风险。不断有流行病学研究证实,相比于终身不吸烟的人群,吸烟患者死于唇、口腔和咽喉部恶性肿瘤的风险更大,而且这种关系存在因果关系。一项大型队列研究发现,男性吸烟人群的唇、口腔和咽喉部恶性肿瘤的发病风险大约是不吸烟人群的10倍,而女性吸烟人群患病风险大约是不吸烟人群的5倍。Gutka嚼烟在南亚和东南亚的许多国家(包括中国和印度等)非常流行,也是唇、口腔和咽喉部恶性肿瘤的危险因素。

2. 饮酒

饮酒是唇、口腔和咽喉部恶性肿瘤的一个重要的独立危险因素。大多数流行病学研究证实:每天饮酒越多,患唇、口腔和咽喉部恶性肿瘤的风险越高。每天饮酒≥5杯的人群患唇、口腔和咽喉部恶性肿瘤的风险是不饮酒者的5倍以

上。在控制了吸烟这个混杂因素后，饮酒仍然与唇、口腔和咽喉部恶性肿瘤的风险存在相关性。有研究表明，啤酒和烈性白酒相比于葡萄酒，致癌风险更大。

3. 吸烟和饮酒交互作用

唇、口腔和咽喉部恶性肿瘤的风险在同时吸烟和饮酒的人群中最大。两个风险因素同时存在时，会产生交互作用，是两者风险相加的2～3倍。在一项病例-对照研究中，每天吸烟≥2包且同时饮酒≥4杯者，患唇、口腔和咽喉部恶性肿瘤的风险是既不吸烟也不饮酒人群的35倍以上。

4. 咀嚼槟榔

槟榔由槟榔叶、槟榔果和酸橙组成，Gutka嚼烟是槟榔加上烟草。槟榔和Gutka嚼烟都会增加患唇、口腔和咽喉部恶性肿瘤的风险。槟榔的致癌成分源自槟榔果，而Gutka嚼烟的致癌风险大于槟榔。印度进行的一项荟萃分析表明，Gutka嚼烟可以增加口腔癌的风险达到8倍，咀嚼槟榔可以达到2倍。在中国大陆和台湾地区进行的研究表明，咀嚼槟榔可以使口腔癌的患病风险增加10倍。在印度次大陆进行的一项荟萃分析表明，Gutka嚼烟可以增加口咽癌的风险达到4倍，咀嚼槟榔可以达到2倍。有研究表明，头颈部肿瘤的风险与咀嚼槟榔的频率和时间长短呈正相关。

5. 牙创伤与口腔感染

口腔卫生不良、尖锐牙尖和不良修复体被认为是口腔癌的致病因素之一。一般认为，慢性机械创伤—创伤修复—再创伤—再修复，这一过程反复进行，最终可诱发癌。有研究证明，口腔卫生不良可使口腔癌的相对风险增加3倍；吸烟、饮酒伴口腔卫生不良，口腔癌发病的相对风险增加7.7倍。但也有人认为，在癌的发生过程中，物理创伤产生的作用极少甚至无作用，口腔中易受损伤的部位如舌尖、牙龈及硬腭癌的发病率极低。因此，物理创伤产生溃疡，进而诱发癌这一假说有待进一步验证。

二、鼻咽癌发病的危险因素

1. EB病毒

最早从1960年代的研究开始，EB病毒（Epstein-Barr virus，EBV）就不断地与鼻咽癌的易感性联系在一起。在鼻咽癌患者中，EBV抗体的滴度已经被证实高于非鼻咽癌患者。完整的*EBV*基因几乎在所有鼻咽癌恶性肿瘤细胞的细胞核中被找到。基于*EBV*基因和鼻咽癌的密切关系，目前已经有研究致力于利用EBV来进行鼻咽癌的早期诊断。但是EBV感染引起鼻咽癌的机制目前尚不完全清楚。

EBV感染在人群中是比较普遍的,但是鼻咽癌的发生率在不同地区和种族之间存在极大的异质性。因此,单独的EBV感染很可能不足以引起鼻咽癌的发生。一种可能的病因学解释就是某些EBV可能逃脱人体的免疫检测导致鼻咽癌的发生,而遗传的易感性和某些环境因素在逃脱过程中起重要作用。

2. 腌制食品

腌制食品的消耗量长期以来也一直与鼻咽癌的风险相关。流行病学研究表明,食用咸鱼可以导致鼻咽癌的发病风险增加2～3倍;而且食用腌制食品的年龄越早,风险越高。虽然研究结论并不完全一致,但是其他食物保存的方法也存在着增加鼻咽癌风险的情况。大多数鼻咽癌高发地区特别是中国南方和东南亚地区,人们广泛地使用此类食物保存方法。而且在这些地区,使用腌制食品作为幼儿的辅食也是非常常见的行为,导致人群暴露年龄偏低。高盐的腌制技术导致鼻咽癌风险增加这一结论也已经被动物实验所佐证。腌制食物致癌的机制可能是因为腌制过程并不是完全有效的,导致部分食物腐败,而部分腐败的食物会产生亚硝胺、N-亚硝基吡咯烷和N-亚硝基哌啶等高致癌物质。

3. 吸烟和饮酒

目前已经有足够的证据表明吸烟是鼻咽癌的危险因素。大多数研究表明吸烟会增加2～6倍鼻咽癌的发病风险。对于饮酒是否会增加鼻咽癌的发病风险,目前证据还不是十分清楚。有部分研究报道饮酒会增加鼻咽癌的发病风险,但是大多数研究没有发现饮酒与鼻咽癌发病风险的关系。

4. 职业暴露

虽然鼻咽癌的致癌机制还不完全清楚,但是目前有很多研究表明,暴露于化学品和溶剂、烟雾或木尘的职业会增加鼻咽癌的发病风险。有病例-对照研究结果显示,木尘暴露会增加鼻咽癌的发病风险1.7倍,暴露10年以上者鼻咽癌发病风险增加到2.4倍。还有研究表明,有棉尘暴露的工人鼻咽癌发病风险达到3.6倍。

5. 家族史

鼻咽癌发病具有明显的家族聚集性,世界各地均报道了鼻咽癌患者有较高比例的家族肿瘤病史。在我国香港地区进行的一项研究表明,男性鼻咽癌患者亲属的鼻咽癌每年检出率为433/10万,女性亲属为每年499/10万,远高于我国香港地区一般居民的鼻咽癌发病率(男24.1/10万,女9.6/10万)。以我国香港地区居民鼻咽癌年龄发病率为标准估计鼻咽癌患者一级亲属的鼻咽癌标准化发病比(standardized incidence rate, SIR)为37.55,95% CI 为31.00～45.07,41%为

Ⅰ期病例。丹麦的队列研究显示鼻咽癌患者的776名亲属中，鼻咽癌发病率是非鼻咽癌亲属的8.0倍，95%*CI*为4.1～14.0，性别和年龄构成的差异不能解释此关联。这些结果既提示鼻咽癌患者的亲属有较高的鼻咽癌发病风险，也说明鼻咽癌可能与遗传有关。

----------------------------- **参 考 文 献** -----------------------------

［ 1 ］ Bray F. Global cancer statistics 2018: GLOBOCAN estimates of incidence and mortality worldwide for 36 cancers in 185 countries［J］. CA Cancer J Clin, 2018, 68 (6): 394－424.

［ 2 ］ Goldstein B Y, Chang S C, Hashibe M, et al. Alcohol consumption and cancers of the oral cavity and pharynx from 1988 to 2009: an update［J］. Eur J Cancer Prev, 2010, 19 (6): 431－465.

［ 3 ］ Guha N, Warnakulasuriya S, Vlaanderen J, et al. Betel quid chewing and the risk of oral and oropharyngeal cancers: a meta-analysis with implications for cancer control［J］. Int J Cancer, 2014, 135 (6): 1433－1443.

［ 4 ］ Huber M A, Tantiwongkosi B. Oral and oropharyngeal cancer［J］. Med Clin North Am, 2014, 98 (6): 1299－1321.

［ 5 ］ Siegel R L, Miller K D, Jemal A. Cancer statistics, 2019［J］. CA Cancer J Clin, 2019, 69(1): 7－34.

［ 6 ］ Siegel R L, Miller K D, Jemal A. Cancer statistics, 2020［J］. CA Cancer J Clin, 2020, 70(1): 1－24

［ 7 ］ Wild C, Weiderpass E, Stewart B. World Cancer Report 2020［M］. Lyon: WHO Press, 2020. 310－322.

［ 8 ］ 傅锦业,高静,郑家伟,等.口腔癌相关危险因素的流行病学调查分析［J］.中国口腔颌面外科杂志,2011,9(4): 316－322.

［ 9 ］ 韩晟,陈衍,谢诚,等.576例口腔癌患者的流行病危险因素研究［J］.实用口腔医学杂志,2012,28(1): 74－78.

［10］ 赫捷.2018中国肿瘤登记年报［M］.北京：人民卫生出版社,2019.

［11］ 宋晗,王微,丁美勇,等.咀嚼烟草与口腔癌的风险：系统评价与Meta分析［J］.实用口腔医学杂志,2012,28(1): 47－50.

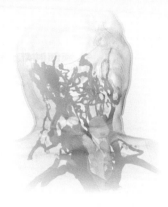

第二十五章

口咽癌人乳头瘤病毒感染型别及其预后意义

张永侠　张　彬

　　美国疾病控制中心报告人乳头瘤病毒（HPV）是最为常见的性传播病毒，每年新发HPV感染病例达1 400万。众所周知，HPV感染与宫颈癌发病密切相关。近年来，一些基础和临床研究发现HPV感染状态与口咽部恶性肿瘤发病也相关。口咽通常指腭扁桃体、咽壁、软腭及舌根等4个亚解剖部位。口咽癌（oropharyngeal carcinoma）中90%是鳞状细胞癌，但也有其他少见类型，如淋巴瘤、腺癌、小唾液腺癌、肉瘤及黑色素瘤等，本章中的口咽癌特指口咽鳞状细胞癌。最近研究显示，全球每年新发口咽恶性肿瘤53 260例。近30年来，尽管口咽癌治疗方法不断改变，但是患者的5年生存率并没有显著提高。治疗失败的主要原因是肿瘤局部复发和缺乏早期诊断。

［通信作者］　张彬，Email: docbinzhang@hotmail.com

第一节　口咽癌人乳头瘤病毒感染的流行病学和临床特征

一、HPV概述

人乳头瘤病毒（HPV）是双链环状DNA病毒。HPV有超过150种亚型或株，其中11种亚型归类为具有高风险诱发恶性肿瘤的潜能；16、18、31、和33亚型是最常见的4种高危型。HPV阳性口咽癌90%以上为HPV 16亚型的感染导致。口咽癌的发病是由于多个基因与环境相互作用导致口腔黏膜上皮逐步获得恶性表型的复杂过程。HPV感染正常的口咽黏膜上皮后，病毒DNA整合到宿主细胞DNA中，使病毒癌基因扩增。HPV-16/18编码的E6和E7致癌蛋白是主要的致癌蛋白，分别通过p14^{ARF}-mdm2-p53和p16^{INK4a}-CDK4、CDK6-pRb信号转导通路作用于肿瘤抑制因子p53和pRb，抑制了它们的细胞凋亡作用，引起细胞周期的异常调节和使正常组织细胞转化为恶性细胞。

*E*6基因是HPV感染宿主细胞后最先转录的致癌基因，其开放读码框编码E6致癌蛋白。E6致癌蛋白是由151个氨基酸残基组成的小分子蛋白，含有2个锌指结构，每个锌指结构含有2个C-x-x-C模序。该区域对细胞无限增殖化和对细胞转化起重要作用。E6的C端是由5个氨基酸残基组成高度保守的序列，介导与PDZ蛋白的直接结合。E6致癌蛋白可与细胞配体E6相关蛋白（E6-AP）形成复合物，继而与p53结合形成三聚体，E6致癌蛋白行使其作为泛素连接酶的功能，经由泛素激活酶、泛素偶联酶催化的链式反应，使p53发生泛素化，最终导致p53降解和失活。*p*53基因在细胞内的核心作用是介导DNA损伤后细胞的应激反应，维持遗传稳定性。*p*53基因的失活、下调或突变会导致细胞周期调节异常，不能使DNA损伤的细胞阻滞于G$_1$期以修复损伤的DNA或进入细胞程序性死亡，最终导致DNA损伤累积，基因组不稳定。

E7致癌蛋白是由96个氨基酸残基组成的低分子量蛋白，包含3个保守区域（conserved region, CR），其中NH2-末端为CR1和CR2区域，COOH-末端为CR3区域。CR1区域主要作用为细胞转化及对pRb蛋白降解，CR2区域包含高度保守pRb蛋白结合区域-LxCxE序列和酪蛋白激酶Ⅱ（CKⅡ）磷酸化结合位点。CR3区域包含一个锌指结构域。E7致癌蛋白通过其CR2区的LxCxE结合区(第15～38氨基酸)与Rb蛋白发生高亲和力结合,减弱Rb蛋白与E2F转录因子的结合,造成E2F从pRb-E2F复合物中释放,释放后E2F转录因子激活有关细胞周期蛋白及激酶系统,上调细胞周期基因,导致DNA复制,介导细胞增殖,促进细胞进入DNA合成期。

二、口咽癌HPV感染的流行病学特征

全球每年新发口咽癌病例约35万例,并呈上升趋势。2011年,美国口咽癌新发病13 580例;而到了2015年,新发口咽癌达到15 520例。仅4年时间,口咽癌的年发病例增加了14%。而这些新发病例主要集中在年轻人中,且多与HPV感染相关。据我国国家癌症中心统计,2015年我国唇、口腔、咽部(不包括鼻咽)新发恶性肿瘤4.8万例,死亡2.2万例。早在1992年就有人发现HPV感染与口咽癌的发病相关,直到2007年该观点才被广泛接受。口咽癌根据发病因素不同可以分为两大类:一类是由于长期吸烟及酗酒导致,另一类是由于HPV长期感染导致。据统计,2013年全世界约有36%的头颈部肿瘤与HPV感染相关,甚至有相关文献报告口咽癌几乎高达90%。

不同时期,口咽癌患者HPV感染情况具有明显差别。一项统计了全球269项研究共计5 396例口咽癌患者HPV感染率的荟萃分析显示:口咽癌患者HPV总感染率为47.7%;2000年以前,美洲和欧洲口咽癌患者HPV感染率分别约为50.7%和35.3%;而在2005—2009年间,美洲和欧洲口咽癌患者HPV感染率分别上升至69.7%和73.1%。

不同地区,口咽癌患者HPV感染率也有明显差别。北美洲口咽癌患者HPV感染率相对较高。2010年,Ang等报道美国口咽癌患者HPV感染率为63.8%(206/323);2011年,Chernock等报道美国174例口咽鳞状细胞癌,其HPV阳性率约为55.7%;Nichols等数据显示美国口咽癌患者HPV感染甚至高达78%(53/68)。而中美洲、南美洲、大洋洲的澳大利亚和非洲的感染率居中。例如,2010年,Hong等报道澳大利亚口咽癌患者HPV感染率约为37.2%(99/266)。欧洲地区感染率相对较低。例如,2001年,Lindel报道瑞士口咽癌患者HPV感染率仅为15.0%(6/40);2007年,Reimers报道德国口咽癌患者HPV感染率为28.3%(30/106);意大利口咽癌患者HPV感染率为18.9%(17/90)。但近些年,欧洲口咽癌患者HPV感染率呈明显上升趋势。2011年,Rotnáglová报道捷克口咽癌患者HPV感染率高达65.1%;法国近些年口咽癌患者HPV感染也高达65.4%(87/133)。亚洲地区口咽癌患者HPV感染率明显低于欧美国家。2004年,日本

的 Braakhuis 等报道143例头颈部鳞状细胞癌（HNSCC），HPV 感染率仅为16.7%。Li 等报道中国香港地区49例口咽癌患者 HPV 感染率为29%，而中国大陆地区16例口咽癌患者中未检出 HPV 感染。2011年，我国一项研究对66例 HPV 感染情况进行了回顾性研究，其结果显示中国地区口咽癌患者 HPV 总感染率为16.7%；2015年，张永侠等报道扁桃体鳞状细胞癌患者 HPV 感染率为29.5%（18/61）。

三、口咽癌 HPV 感染的危险因素

口咽癌 HPV 感染为性传播方式，主要危险因素为性行为方式和性传播疾病史，而与吸烟、饮酒及口腔卫生状况无关。

口咽癌 HPV 感染风险与第一次性交年龄、第一次口交年龄、阴交伙伴数量、口交伙伴数量、随意性交史及性传播疾病史呈正相关，而阴交时避孕套的使用次数及口交时防护物使用次数与 HPV 感染呈负相关。近期一项荟萃分析也显示，性伙伴的数量、口交史以及女方宫颈癌病史均会显著增加 HPV 相关口咽癌的发病风险。同样地，口腔卫生不良及吸烟会显著增加患者非 HPV 相关口咽癌的发病风险。

吸食大麻也与 HPV 相关口咽癌的发生明显相关。随着吸食次数（$P=0.007$）及持续时间（$P=0.011$）的增加，危险度也增加；但随着戒除大麻时间（$P=0.011$）增加而危险度下降的观点仍有争议。近期一项联合分析也表明，吸食大麻会增加口咽癌的发病风险，但对于是否会增加 HPV 相关口咽癌的发病风险仍需进一步研究。

四、HPV 相关口咽癌的临床特征

HPV 相关口咽癌的男女发病率比约为3∶1；与非 HPV 相关口咽癌相比，HPV 相关口咽癌女性患者比例更高，年轻患者（≤55岁）较年老患者（＞55岁）更易感染高危 HPV。HPV 相关口咽癌更易发生于非吸烟及非饮酒患者。2014年，Cook 等研究发现既往有不洁性行为史的年轻女性，口腔感染 HPV 风险显著升高。长期 HPV 感染直接导致 HPV 相关扁桃体癌发病风险升高。在中国，男性的吸烟及酗酒比例要显著高于女性。长期的烟酒刺激直接导致男性患者烟酒相关扁桃体鳞状细胞癌发病风险显著升高。

不同人种间口咽癌患者 HPV 感染也有显著差异，白种人的口咽癌患者 HPV

感染率（34%，66/130）明显高于黑种人（4%，1/28）。

在肿瘤临床分期方面，多数研究认为HPV相关口咽癌患者的T分期要明显早于HPV阴性的患者，但仍有争议。HPV相关口咽癌更易发现区域淋巴结和远处转移，临床分期多为晚期（Ⅲ～Ⅳ期），肿瘤的病理学分化多为低分化。

在肿瘤免疫组织化学检测方面，HPV相关口咽癌与其他部位HNSCC有明显差别。前者大多为高表达$p16$、低表达野生型$p53$和表皮生长因子受体（EGFR），总体预后较好；而后者多为低表达$p16$，高表达突变型$p53$和$EGFR$，总体预后较差。

第二节　人乳头瘤病毒相关口咽癌的预后和检测

一、HPV相关口咽癌的预后因素

相同情况下，HPV相关的口咽癌患者预后要明显好于HPV阴性的患者。Weinberge报告，口咽癌高危HPV阳性组和HPV阴性组患者的5年总生存率、5年无病生存率和5年局部复发率分别为79%和18%（$P < 0.0095$）、75%和13%（$P < 0.0025$）、14%和74%（$P < 0.027$）。近期多项多中心、前瞻性、随机分组对照试验均证实上述结论，如Posner等报道264例口咽癌患者（TAX 324）HPV阳性组和HPV阴性5年总生存率分别为82%和35%，5年局部复发率为13%和42%。Ang等研究发现，影响口咽癌患者预后的因素包括HPV感染状态、吸烟情况、发病年龄、人种、原发灶肿瘤分期、淋巴结分期以及p16蛋白表达情况。对于HPV阳性口咽癌患者，吸烟量及临床N分期（N0～N2a比N2b～N3）是影响预后的主要因素，治疗失败的主要原因为远处转移；而对于HPV阴性口咽癌患者，吸烟量及临床T分期（T1～T3期比T4期）是影响预后的主要因素，治疗失败的主要原因为局部复发。Ang等进一步依据HPV状态、吸烟量及临床分期将口咽癌患者分为不同预后风险组，低危组3年总生存率为93%，中风险组为70.8%，而高危组仅为46.2%。但Nichols等报道与口咽癌患者预后的相关因素仅包括：HPV感染状态（$HR = 0.13$，$P < 0.001$）和$Bcl2$表达状态（$HR = 7.6$，$P < 0.004$）；而与年龄、性别、T分期、N分期、临床分期、吸烟、饮酒和同步化疗方案均无明显相关性。

二、口咽癌HPV感染检测的替代物——p16蛋白

依靠肿瘤的发病部位和吸烟饮酒史不能很好地区分HPV相关和非HPV相关口咽癌。HPV相关口咽癌患者中有相当一部分存在吸烟及饮酒史，非吸烟非饮酒患者中也存在相当比例的非HPV相关口咽癌（表现为典型烟草相关肿瘤）患者。一个好的诊断性试验应该具有简便、低廉和可重复性等特点。应用原位杂交（*in situ* hybridization, ISH）的方法可直接对组织样品进行HPV型别的检测，但检测价格昂贵，且有些医疗机构不具备该检测技术能力。在许多医疗机构中，HPV-ISH需要"送出"外检，这增加了周转时间，使得ISH不适用于广泛推广。现有的许多基础和临床研究表明，在HPV相关口咽癌中，肿瘤抑制蛋白p16（细胞周期依赖性蛋白激酶2A）过度表达是明确且强有力的标志物，它是HPV相关口咽癌独立的阳性预测指标。应用免疫组织化学染色的方法即可检测p16表达情况，该检测方法具有经济性，普遍性，且结果易于判读。根据p16蛋白的表达情况，第8版美国联合癌症委员会（American Joint Committee on Cancer, AJCC）关于口咽癌有两套不同的标准进行肿瘤分期。只有当p16呈大量弥漫性（≥75%）肿瘤表达，至少中度（2+/3+）染色强度时，才能应用HPV相关口咽癌标准进行分期。p16蛋白的过度表达通常定位于肿瘤细胞核和细胞质，仅局限于细胞质被认为是非特异性的。因此，不能诊断为过表达（阴性表达）。

第三节　第8版AJCC关于人乳头瘤病毒相关口咽癌的独立分期系统

不同于第7版AJCC肿瘤分期中将咽部肿瘤分为鼻咽癌、口咽癌和下咽癌，第8版AJCC肿瘤分期将咽部肿瘤分为鼻咽癌、HPV相关口咽癌（p16蛋白阳性）和下咽癌与非HPV相关口咽癌（p16蛋白阴性）3个独立章节进行阐述，以期更好地反应不同肿瘤在生物学行为和病因的明显差别。

对于HPV相关（p16蛋白阳性）和非HPV相关口咽癌（p16蛋白阴性）病理T分期从预后角度观察总体是相同的（**见表25-3-1和表25-3-2**），但仍有两点不同。第一，由于HPV相关口咽癌具有非侵袭性特点和韦氏环鳞状上皮缺乏明显的基底膜，HPV相关口咽癌T分期删除了原位癌（Tis）。第二，HPV相关口咽癌T4a和T4b分期的生存曲线无明显差别，因此HPV相关口咽癌T4期不再分a和b亚组。

表25-3-1　HPV相关口咽癌（p16阳性）的临床和病理T分级

T分级	T分级标准
T0	无原发肿瘤证据
T1	肿瘤最大径≤2 cm
T2	肿瘤最大径>2 cm但≤4 cm
T3	肿瘤最大径>4 cm或侵犯至会厌舌面
T4	肿瘤局部侵犯周围组织：侵及喉[1]、舌外肌、翼内肌、硬腭、下颌骨或更广泛

注：[1] 口咽癌累及喉不包括原发于舌根和会厌谷部位口咽癌累及会厌舌面黏膜。

表25-3-2　HPV相关的口咽癌（p16阴性）临床和病理T分级

T分级	T分级标准
Tx	原发肿瘤无法评价
Tis	原位癌
T1	肿瘤最大径≤2 cm
T2	肿瘤最大径>2 cm但≤4 cm
T3	肿瘤最大径>4 cm或侵犯至会厌舌面
T4	肿瘤局部或广泛侵犯周围组织
T4a	肿瘤局部侵犯周围组织：侵及喉[1]、舌外肌、翼内肌、硬腭及下颌骨
T4b	肿瘤广泛侵犯局部组织：侵及翼外肌、翼突内侧板、鼻咽侧壁、颅底或包绕颈动脉

注：[1] 口咽癌累及喉不包括原发于舌根和会厌谷部位口咽癌累及会厌舌面黏膜。

　　HPV相关口咽癌（p16蛋白阳性）颈部转移淋巴结对于放疗非常敏感，以至于颈部转移淋巴结的大小、包膜外侵情况及对侧淋巴结转移情况对于预后均影响不大。影响患者预后的因素主要是颈部淋巴结转移数目。颈部淋巴结转移的精准数目只有在行外科手术切除后才能精准评估，在肿瘤治疗前（无论预期的治疗形式如何）只能依据体格检查和影像学资料进行肿瘤临床分期（cTNM）。HPV相关口咽癌基于上述特点具有2个完全不同的N分期标准（cN分期和pN分期）。HPV相关口咽癌淋巴结（N分期）的临床分期同既往一样主要参考淋巴结的大小、1个或多个及对侧颈部转移情况（**见表25-3-3**）；而病理分期只考虑淋巴结转移的数目，与大小、包膜外侵及对侧颈部情况均无关（**见表25-3-4**）。非HPV相关口咽癌淋巴结（N分期）的临床分期及病理分期标准均相同（**见表25-3-5**）。

表25-3-3 HPV相关的口咽癌（p16阳性）临床N分级

N分级	N分级标准
Nx	颈部区域淋巴结无法评价
N0	无区域淋巴结转移
N1	1个或多个同侧淋巴结转移，最大径≤6 cm
N2	对侧或双侧淋巴结转移，最大径≤6 cm
N3	淋巴结直径＞6 cm

表25-3-4 HPV相关的口咽癌（p16阳性）病理N分级

N分级	N分级标准
Nx	颈部区域淋巴结无法评估
pN0	无区域淋巴结转移
pN1	转移淋巴结数目≤4个
pN2	转移淋巴结数目＞4个

表25-3-5 非HPV相关的口咽癌（p16阴性）临床N分级

N分级	N分级标准
Nx	颈部区域淋巴结无法评估
N0	无区域淋巴结转移
N1	同侧单个淋巴结转移，最大径≤3 cm且无包膜外侵犯
N2a	同侧单个淋巴结转移，最大径＞3 cm但≤6 cm且无包膜外侵犯
N2b	同侧多个淋巴结转移，最大径≤6 cm无包膜外侵犯
N2c	对侧或双侧淋巴结转移，最大径≤6 cm无包膜外侵犯
N3a	转移淋巴结最大径＞6 cm且无包膜外侵犯
N3b	任何转移淋巴结临床上有明显的包膜外侵犯

HPV相关的口咽癌（p16阳性）M分期和非HPV相关是相同的，都是表示是否有远处转移，这里不再赘述。结合肿瘤的T分级和N分级，HPV相关口咽癌有两套不同的TNM分期（cTNM和pTNM，见表**25-3-6**和表**25-3-7**），而非HPV相关口咽癌的临床和病理分期标准相同（见表**25-3-8**）。

表25-3-6　HPV相关（p16阳性）口咽癌的临床TNM分期[①]

T分级	cN分级			
	N0	N1	N2	N3
T0	NA	I	II	III
T1	I	I	II	III
T2	I	I	II	III
T3	II	II	II	III
T4	III	III	III	III

注：① 任何M1归为IV期。

表25-3-7　HPV相关（p16阳性）口咽癌的病理TNM分期[①]

T分级	pN分级		
	N0	N1	N2
T0	NA	I	II
T1	I	I	II
T2	I	I	II
T3	II	II	III
T4	II	II	III

注：① 任何M1归为IV期。

表25-3-8　非HPV相关（p16阴性）口咽癌的临床和病理TNM分期[①]

T分级	N分级			
	N0	N1	N2a-c	N3a,b
T1	I	III	VIA	VIB
T2	II	III	VIA	VIB
T3	III	III	VIA	VIB
T4a	VIA	VIA	VIA	VIB
T4b	VIB	VIB	VIB	VIB

注：① 任何M1均为VIC期。

第四节　人乳头瘤病毒相关口咽癌的治疗原则和临床试验

一、口咽癌治疗的总体原则

对于早期口咽癌（T1～T2N0）单纯手术或单纯放疗的局部控制率和总体生存率总体效果相当。早期淋巴结转移癌（T1～T2N1）采用原发灶切除联合颈部淋巴结清扫加术后辅助放疗是十分有效的。对于外科手术切除术，目前正在进行的RTOG 0920（NCT00956007）临床试验正是验证对于手术切除后局部晚期头颈部肿瘤西妥昔单抗联合放疗是否较单独放疗更加有效。传统外科手术进路治疗口咽部肿瘤创伤大、暴露困难，同步放化疗与传统的外科手术进路相比具有一定的优势。但是近几年经口机器人手术治疗早期（T1-2N0-1）口咽癌显示出创伤小、暴露良好、肿瘤控制良好等优势，应将经口机器人手术作为标准治疗方案。Weinstein等报道30例口咽癌患者行经口机器人手术，术后未行放化疗，术后病理仅1例切缘阳性，经再次手术后切缘阴性，中位随访2.7年仅1例患者出现局部复发。

依据目前的临床试验结果，对于晚期口咽癌患者（Ⅲ、Ⅳa和Ⅳb期）大剂量顺铂联合放疗被认为是最佳治疗方案。一篇统计了87项随机对照试验16 192例HNSCC的荟萃分析结果显示，同步放化疗使HNSCC患者获益，但仅口咽癌显示出化疗的时机显著影响治疗疗效。大剂量顺铂联合70 Gy放疗虽是标准治疗方案，但也会引起长期的相关不良反应。例如，吞咽困难、咽干、皮肤色素沉着和甲状腺功能减退等。

二、HPV相关口咽癌的降级治疗

1. 减轻同步放化疗不良反应

顺铂联合放疗可以延长头颈部肿瘤患者的生存期，但是带来了明显的不良反应（如耳毒性、神经毒性、骨髓抑制等）。西妥昔单抗不良反应较顺铂明显减轻。目前正在进行Ⅲ期临床试验RTOG 1016，该临床试验比较顺铂和西妥昔单抗分别联合70 Gy/6周治疗HPV相关口咽癌的临床效果及不良反应。该临床试验于2013年达到最初目标,目前正扩大样本量,截至2017年5月18日,已入组987例患者,相关数据尚未发表。

2. 诱导化疗筛选后降级放疗剂量

目前已经终止的E1308 Ⅲ期临床试验对于3个周期诱导化疗肿瘤达到完全缓解的HPV相关口咽癌患者给予54 Gy放疗联合西妥昔单抗治疗,而未达到完全缓解的给予69.3 Gy放疗联合西妥昔单抗治疗,比较两者间无进展生存率和总生存率,以及放化疗的不良反应等。该临床试验进行到23个月,由于2年无瘤进展生存率低于预设值(85%)而试验终结。E1308相关试验结果发表于2017年2月《临床肿瘤学杂志》(*Journal Of Clinical Oncology*)。E1308共纳入符合要求的80例患者,51例HPV相关口咽癌患者经3周期诱导化疗达到完全缓解并接受54 Gy的降级放射治疗,2年无瘤进展生存率和总生存率分别为80%和94%。但是对于肿瘤分期< T4、< N2c和吸烟量小于10包/年的HPV相关口咽癌患者,接受降级放疗后,其2年无瘤进展生存率和总生存率分别为96%和96%。HPV相关口咽癌的降低放疗仍需进一步探索。

3. 低风险HPV相关口咽癌的降级单独放疗

E1308临床试验发现,低风险HPV相关口咽癌降级放疗的临床效果明显。目前正在进行中的NRG HN002临床试验正是将吸烟量对预后的影响考虑其中。该试验对于非吸烟、肿瘤分期< T4、< N2c(但非T1～T2N0)的HPV相关口咽癌患者分别给予降级单独放疗60 Gy(2 Gy/fx, 每周6次,总共5周)或顺铂同步60 Gy放疗(2 Gy/fx, 每周5次,总共6周),进行比较观察。

4. 经口手术联合术后辅助降级放化疗

目前,正在进行中ECOG E3311前瞻性临床试验。该试验对于HPV阳性口咽癌患者临床(cT1～cT3且N1～N2b)手术后依据术后病理情况分为高中低风险患者。低风险:切缘阴性,淋巴结pN0～pN1患者;中风险:切缘阴性,但转移淋巴结有包膜外侵(≤1 mm)或淋巴结转移数量2～3个;高风险:切缘阳性或淋巴结包膜外侵>1 mm或淋巴结转移数量≥4个。低风险患者术后无其他辅助治疗,临床观察随访;中风险患者随机分为术后辅助行降级放疗(50 Gy/25 Fx)及常规放疗组(60 Gy/30 Fx);而对于高风险组术后行铂类药为基础同步放化疗(66 Gy/33 Fx)。该研究主要目的依据手术后精准的病理学结果调整风险可行性;评估经口咽入路切除后中风险患者行不同剂量辅助放疗后2年无进展生存率及生存质量。

总之,HPV阳性口咽癌具有特殊的生物学和临床特点,发病率逐年升高,患者的预后明显好于非HPV相关口咽癌。目前,正在开展多项HPV相关口咽癌前瞻性临床试验,总的研究方向是在不降低生存率的前提下,减少治疗相关不良反应,提高患者的生存质量。

-------------------------------- 参 考 文 献 --------------------------------

[1] Adelstein D J, Ridge J A, Brizel D M, et al. Transoral resection of pharyngeal cancer: summary of a national cancer institute head and neck cancer steering committee clinical trials planning meeting, November 6−7, 2011, Arlington, Virginia［J］. Head Neck, 2012, 34(12): 1681−1703.

[2] Al-Swiahb J N, Huang C C, Fang F M, et al. Prognostic impact of p16, p53, epidermal growth factor receptor, and human papillomavirus in oropharyngeal cancer in a betel nut-chewing area［J］. Arch Otolaryngol Head Neck Surg, 2010, 136(5): 502−508.

[3] Ang K K, Harris J, Wheeler R, et al. Human papillomavirus and survival of patients with oropharyngeal cancer［J］. N Engl J Med, 2010, 363(1): 24−35.

[4] Blanchard P, Baujat B, Holostenco V, et al. Meta-analysis of chemotherapy in head and neck cancer (MACH-NC): a comprehensive analysis by tumour site［J］. Radiother Oncol, 2011, 100(1): 33−40.

[5] Chancellor J A, Ioannides S J, Elwood J M. Oral and oropharyngeal cancer and the role of sexual behaviour: a systematic review［J］. Community Dent Oral Epidemiol, 2017, 45(1): 20−34.

[6] Chaturvedi A K, Engels E A, Pfeiffer R M, et al. Human papillomavirus and rising oropharyngeal cancer incidence in the United States［J］. J Clin Oncol, 2011, 29(32): 4294−4301.

[7] Chen W, Zheng R, Baade P D, et al. Cancer statistics in China, 2015［J］. CA Cancer J Clin, 2016, 66(2): 115−132.

[8] Chernock R D, Zhang Q, El-Mofty S K, et al. Human papillomavirus-related squamous cell carcinoma of the oropharynx: a comparative study in whites and African Americans［J］. Arch Otolaryngol Head Neck Surg, 2011, 137(2): 163−169.

[9] Chung C H, Bagheri A, D'Souza G. Epidemiology of oral human papillomavirus infection ［J］. Oral Oncol, 2014, 50(5): 364−369.

[10] Cook R L, Thompson E L, Kelso N E, et al. Sexual behaviors and other risk factors for oral human papillomavirus infections in young women［J］. Sex Transm Dis, 2014, 41(8): 486−492.

[11] El-Naggar A K, Westra W H. p16 expression as a surrogate marker for HPV-related oropharyngeal carcinoma: a guide for interpretative relevance and consistency［J］. Head Neck, 2012, 34(4): 459−461.

[12] Farshadpour F, Konings S, Speel E J, et al. Human papillomavirus and oropharyngeal squamous cell carcinoma: a case-control study regarding tobacco and alcohol consumption ［J］. Patholog Res Int, 2011, 2011: 806345.

［13］ Hong A, Dobbins T, Lee C S, et al. Relationships between epidermal growth factor receptor expression and human papillomavirus status as markers of prognosis in oropharyngeal cancer［J］. Eur J Cancer, 2010, 46(11): 2088-2096.

［14］ Jordan R C, Lingen M W, Perez-Ordonez B, et al. Validation of methods for oropharyngeal cancer HPV status determination in US cooperative group trials［J］. Am J Surg Pathol, 2012, 36(7): 945-954.

［15］ Liu H, Li J, Diao M, et al. Statistical analysis of human papillomavirus in a subset of upper aerodigestive tract tumors［J］. J Med Virol, 2013, 85(10): 1775-1785.

［16］ Lydiatt W M, Patel S G, O'Sullivan B, et al. Head and neck cancers-major changes in the American Joint Committee on cancer eighth edition cancer staging manual［J］. CA Cancer J Clin, 2017, 67(2): 122-137.

［17］ Marks M A, Chaturvedi A K, Kelsey K, et al. Association of marijuana smoking with oropharyngeal and oral tongue cancers: pooled analysis from the INHANCE consortium ［J］. Cancer Epidemiol Biomarkers Prev, 2014, 23(1): 160-171.

［18］ Mazul A L, Taylor J M, Divaris K, et al. Oral health and human papillomavirus-associated head and neck squamous cell carcinoma［J］. Cancer, 2017, 123(1): 71-80.

［19］ Mehanna H, Beech T, Nicholson T, et al. Prevalence of human papillomavirus in oropharyngeal and nonoropharyngeal head and neck cancer—systematic review and meta-analysis of trends by time and region［J］. Head Neck, 2013, 35(5): 747-755.

［20］ Melkane A E, Auperin A, Saulnier P, et al. Human papillomavirus prevalence and prognostic implication in oropharyngeal squamous cell carcinomas［J］. Head Neck, 2014, 36(2): 257-265.

［21］ Nichols A C, Finkelstein D M, Faquin W C, et al. Bcl2 and human papilloma virus 16 as predictors of outcome following concurrent chemoradiation for advanced oropharyngeal cancer［J］. Clin Cancer Res, 2010, 16(7): 2138-2146.

［22］ O'Sullivan B, Huang S H, Siu L L, et al. Deintensification candidate subgroups in human papillomavirus-related oropharyngeal cancer according to minimal risk of distant metastasis ［J］. J Clin Oncol, 2013, 31(5): 543-550.

［23］ Posner M R, Lorch J H, Goloubeva O, et al. Survival and human papillomavirus in oropharynx cancer in TAX 324: a subset analysis from an international phase Ⅲ trial［J］. Ann Oncol, 2011, 22(5): 1071-1077.

［24］ Rischin D, Young R J, Fisher R, et al. Prognostic significance of p16INK4A and human papillomavirus in patients with oropharyngeal cancer treated on TROG 02. 02 phase Ⅲ trial ［J］. J Clin Oncol, 2010, 28(27): 4142-4148.

［25］ Rotnáglová E, Tachezy R, Saláková M, et al. HPV involvement in tonsillar cancer: prognostic significance and clinically relevant markers［J］. Int J Cancer, 2011, 129(1): 101-110.

［26］ Siegel R, Ward E, Brawley O, et al. Cancer statistics, 2011: the impact of eliminating socioeconomic and racial disparities on premature cancer deaths［J］. CA Cancer J Clin, 2011, 61(4): 212-236.

［27］ Weinstein G S, Quon H, Newman H J, et al. Transoral robotic surgery alone for oropharyngeal cancer: an analysis of local control［J］. Arch Otolaryngol Head Neck Surg, 2012, 138(7): 628-634.

［28］黄辉,张彬,陈汶,等.口咽部鳞状细胞癌人乳头状瘤病毒感染预后初步分析［J］.中华耳鼻咽喉头颈外科杂志,2012,47(3): 207-211.

［29］张永侠,张彬,周慧芳,等.人乳头状瘤病毒相关扁桃体癌患者临床特征及p16和p53蛋白表达情况［J］.中华耳鼻咽喉头颈外科杂志,2015,50(2): 131-137.

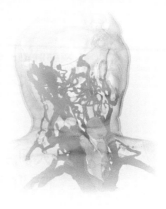

第二十六章

人乳头瘤病毒相关头颈部鳞状细胞癌发生和发展的分子机制

梁新华　高晓磊

人乳头瘤病毒（HPV）目前已成为头颈部鳞状细胞癌（HNSCC）的主要致病因素之一，并且HPV相关性HNSCC的发病率逐年增加。目前，HPV是唯一具有良好可靠性的预测口咽癌患者治疗效果及生存率的独立指标。与传统因素（烟酒等）导致的HNSCC（HPV阴性HNSCC）相比，HPV阳性患者具有预后良好、生存率较高、复发风险较低的特点，但同时淋巴结转移率及远处转移率升高。在致病机制方面，两者也具有显著不同，提示HPV相关性HNSCC存在不同的分子致病机制，影响其肿瘤的生物学行为。

[通信作者]　梁新华，Email: lxh88866@scu.edu.cn

第一节 人乳头瘤病毒阳性头颈部鳞状细胞癌中 E6和E7蛋白的致癌机制

HPV阳性头颈部鳞状细胞癌（HNSCC）中，*PIK3CA*、*RAD51B*、*NR4A2*、*TRAF3*、*TP63*、*FGFR3*、*NOTCH1*是最常见发生突变的基因，其中*PIK3CA*突变率可高达56%（见表26-1-1）。HPV整合到宿主基因后干扰了E2蛋白的表达，导致E6、E7蛋白表达上调，同时阻止其余病毒内遗传因子的转录活动而最终使得E6、E7蛋白稳定表达于宿主细胞中。因此，HPV阳性HNSCC患者的致病机制、临床表

表26-1-1 HPV相关HNSCC患者常见的体细胞基因突变

| 基　　因 | | 突变率（%） |
简　称	英文全称	
PIK3CA	phosphatidylinosital-4,5-bisphosphate3-kinase,catalytic subunit alpha	22～56
TRAF3	TNF receptor-associated factor 3	22
TP63	tumor protein p63	28
FGFR3	fibroblast growth factor receptor 3	11～14
MLL3	lysine(K)-specific methyltransferase 2C	10
MLL2	lysine(K)-specific methyltransferase 2B	10
FLG	filaggrin	12
NOTCH1	notch 1	8～17
DDX3X	DEAD(Asp-Glu-Ala-Asp)box helicase 3,X-linked	8
KRAS	kirsten rat sarcoma viral oncogene homolog	6
CYLD	cylindromatosis(turban tumor syndrome)	6
EGFR	epidermal growth factor receptor	6
PTEN	phosphatase and tensin homolog	6
DDR2	discoidin domain receptor 2	2～6

现、治疗效果及预后明显区别于HPV阴性HNSCC患者。HPV阳性HNSCC临床上表现为体积小、淋巴转移率高、放化疗敏感、预后良好等特点。本节将针对HPV阳性HNSCC的特异性致癌机制进行阐述。

一、E6蛋白

1. E6蛋白的经典致癌机制

HPV致癌蛋白E6扩增在HPV阳性头颈部鳞状细胞癌（HNSCC）中最为常见。E6蛋白经典致癌机制包括以下三部分。第一部分：E6蛋白可通过与宿主细胞的E3泛素连接酶（ubiquitin ligase）结合形成E6AP复合体后，再与p53结合形成复杂三聚体，从而导致p53泛素化及降解，并抑制p21的活性。但HPV阳性HNSCC中野生型 $p53$ 明显多于HPV阴性HNSCC，并且极少发现变异的 $p53$。第二部分：E6通过与SP1、Myc、NFX123（X-box-binding protein-123）、核转录因子及E6AP复合体间的相互作用激活端粒酶及端粒酶反转录酶（TERT），引发细胞无限增殖形成肿瘤灶。第三部分：E6蛋白可与宿主细胞中原癌基因 RAS 及功能失调的pRb信号通路共同作用，导致细胞持续进行转录、增殖等活动。

2. E6蛋白相关性非经典致癌途径

近些年研究发现了E6蛋白相关性非经典致癌途径，主要包括以下几点：① E6通过非E6AP依赖性途径，如蛋白酶体调控的 $p53$ 降解。另外，也有文献报道E6还可以通过改变 $p53$ 修饰的酶活性，避开 $p53$ 调控的细胞周期停滞而间接地改变细胞的生物学行为。如E6可延迟促 $p53$ 磷酸化因子ATR的活性从而改变 $p53$ 基因损伤后修复。E6还可在多个位点与p53乙酰化因子p300、hADA3结合，阻止 $p53$ 表达上调。② E6与多种染色质重塑酶（包括组蛋白甲基化酶及乙酰化酶CARM1、SET7、PRMT1、p300、hADA3、Tip600）互相作用诱导细胞表观遗传改变，导致染色质结构的广泛改变。同时E6可通过下调 $NFX1$-91、$CYLD$，上调mTOR刺激NF-κB活性来改变细胞周围的微环境，有利于HPV的复制扩增。③ E6直接调控 miR-218、miR-23b、miR-24、miR-205、miR-34a、miR-203 等多种miRNA改变宿主细胞的增殖、转移等生物学行为，导致癌变发生。④ E6通过与其他因子相互作用影响细胞基因组学的稳定性、扰乱G蛋白信号通路及凋亡信号通路，同时破坏细胞免疫防御，导致宿主细胞增殖、黏附及分化异常（见表26-1-2）。

表26-1-2　HPV E6蛋白与细胞内靶分子相互作用的生物学效应

E6相互作用元件	生物学效应
具有PDZ结构域的蛋白	降解具有PDZ结构域的蛋白,导致细胞结构和极性丧失
E6AP	降解 *p53* 激活 *hTERT* 转录,诱导细胞无限增殖化
Bak、FADD、胱天蛋白酶原-8(procaspase-8)	诱导经典蛋白质降解,抑制细胞凋亡
BRCA1	激活雌激素受体信号通路
Tyk2	抑制Tyk2活性,从而抑制IFN诱导的信号通路
CBP/p300	通过CBP下调 *p53* 活性
NFX1-91	下调NFX1-91,激活 *hTERT*
c-Myc	提高 *hTERT* 基因表达
Dvl2	稳定β-联蛋白表达和Wnt信号通路的活性

二、E7蛋白

　　HPV致癌蛋白E7扩增是另外一种HPV阳性HNSCC中常见的现象。一方面,E7诱导pRb降解,引起E2F转录因子的释放和活化。随后E2F驱动细胞内S期基因的表达,诱导细胞过度增殖。同时pRb的降解减弱了E2F对细胞内转录因子的抑制作用,其中 *CDKN2A* 可以大量编码p16蛋白,导致p16过表达。随后p16阻止CDK4/6与细胞周期蛋白D间的作用,导致细胞周期蛋白D减少,诱导宿主细胞进行非 *BRCA2*、*RAD51* 依赖方式的DNA修复机制,反而增加了肿瘤细胞对放化疗的敏感性,因此可以解释HPV阳性HNSCC患者为何预后良好。p16在HPV阳性HNSCC中显著表达,因此目前已经作为HPV阳性口咽癌的标志物之一;并且p16在衰老的细胞中也存在表达上调。另一方面,E7还可通过下调周期蛋白依赖激酶(cyclin-dependent kinase, CDK)抑制剂p21和p27表达,激活CDK2,促进细胞增殖。同时,E7通过与其他细胞因子间的"对话"(见**表26-1-3**),及与E6共同诱导细胞基因突变和蛋白表达异常,进而导致一系列生物学行为改变。

表26-1-3 HPV E7蛋白与细胞内靶分子相互作用的生物学效应

E7相互作用元件	生 物 学 效 应
pRb家族蛋白	破坏pRb-E2F复合体,启动E2F介导的转录机制
AP1	转录活化AP1家族
细胞周期蛋白A/CDK2	调控细胞周期
细胞周期蛋白E/CDK2	通过与p107结果调控细胞周期
p21	灭活p21,调控CDK、PCNA抑制剂功能
MPP2	提高MPP2特异性转录活性
p600	有利于肿瘤细胞非贴壁依赖性生长及转变
Mi2	与HDAC形成复合体,促进E2F介导的转录机制
IRF1	消除IRF1转录活性
p48	下调IFNα介导的信号转导
p27	阻碍p27抑制细胞周期功能,促进细胞侵袭性
PP2A	抑制PP2A催化活性

第二节 人乳头瘤病毒相关头颈部鳞状细胞癌侵袭和转移的分子机制

一、HPV与肿瘤相关lncRNA

近年来研究报道,长链非编码RNA(lncRNA)参与调控细胞增殖、分化、凋亡、细胞周期及发育等生物学行为,并且大量证据证实HNSCC中一些特定miRNA异常表达,与肿瘤的形成与进展密切相关。HPV E6/E7蛋白可能影响这些miRNA的表达,进而导致不同于HPV阴性HNSCC的致癌调控机制(见表26-2-1)。在口咽癌中,p16相关miRNA(位于14q32.3)可能是HPV优先选择的整合位点。HPV通过诱导参与调控宿主免疫反应的一些miRNA,如*miR-9*、*miR-9**、*miR-146a*、*miR-34a*、*miR-155*等,促进机体的免疫应答,影响口咽癌患者的预后。*miRNA-34a*可明显抑制HPV阳性HNSCC中肿瘤干细胞的增殖、侵袭能力及上皮间质转化过程,提示HPV阳性HNSCC较HPV阴性HNSCC侵

表26-2-1　文献报道口腔/口咽癌中HPV E6/E7蛋白调控的miRNA变化情况

HPV致癌蛋白		miRNA
E6蛋白	上调	*miR-33、miR-34a、miR-363、miR-497*
	下调	*miR-125a、miR-126、miR-127-3p、miR-142-5p、miR-145、miR-155、miR-181a/b、miR-20b、miR-218、miR-221、miR-222、miR-24a、miR-29a、miR-379*
E7蛋白	上调	*miR-15a、miR-20b、miR-224*
	下调	*miR-145、miR-21、miR-127-3p*

袭能力及转移能力明显减弱。Nohata研究了HNSCC中HPV对lncRNA表达的作用，通过分析来源于426例HNSCC和42例毗邻正常组织的TCGA RNA-sequencing的数据发现，HNSCC中728个lncRNA呈差异性表达，其中55个lncRNA与预后（总体生存率和/或无瘤生存率）差异明显相关。在HPV阳性HNSCC与HPV阴性HNSCC中有140个lncRNA存在差异性表达。进一步在HPV阳性HNSCC细胞中发现27个lncRNA表达上调（大于1.5倍），其中明显上调的*LINC*01305、*LINC*01089和*PTOV*1-*AS*1，在HPV阳性肿瘤组织的TCGA数据中同样表达上调，但HPV影响*lncRNA*表达的具体分子机制目前仍不清楚。因此，miRNA和lncRNA等有望成为HPV阳性HNSCC诊断、治疗、预后新的标志物。

二、HPV与肿瘤能量代谢

HPV阳性HNSCC与HPV阴性HNSCC细胞存在不同的能量代谢方式。研究发现HPV阴性HNSCC细胞中葡萄糖代谢明显升高，而HPV阳性HNSCC细胞中线粒体呼吸活动明显增强，耗氧量明显增加；HPV阴性HNSCC中HIF1α及其下游调控葡萄糖代谢因子如己糖激酶Ⅱ（hexokinase Ⅱ，HKⅡ）、碳酸酐酶Ⅸ（carbonic anhydrase Ⅸ，CAⅨ）呈高表达。此外，丙酮酸脱氢酶激酶（pyruvate dehydrogenase kinase，PDK）的表达也明显高于HPV阳性HNSCC。研究显示，PDK抑制丙酮酸脱氢酶活性，进而阻止丙酮酸进入三羧酸循环，其抑制剂可明显提高HPV阴性HNSCC的放疗敏感性。与HPV阴性HNSCC相比，HPV阳性HNSCC中细胞色素C氧化酶（cytochrome C oxidase，COX）反而呈升高表达，并且明显提高了HNSCC患者的总体生存率。因此，HPV不同感染状态的HNSCC细胞存在不同的能量代谢方式，进而导致放疗敏感的差异性。

三、HPV 与肿瘤微环境

肿瘤细胞的增殖和侵袭能力与细胞外基质密切相关,其中基质金属蛋白酶(MMP)在细胞外基质重塑过程中发挥重要作用。有学者采用伊马替尼分别处理 HPV 阳性 HNSCC 细胞株 CERV196 及 HPV 阴性 HNSCC 细胞株 HNSCC14C、HNSCC11A,发现 2 种细胞株中 MMP-2、MMP-14 均呈下调表达,然而 CERV196 中 MMP-2 下调更为显著,并且表现更为持久的化疗敏感性。

头颈癌等实体肿瘤中常发生缺氧现象,这种现象与肿瘤患者预后差、肿瘤转移率高、肿瘤负荷较大密切相关。氧张力较低的条件下,肿瘤细胞通过缺氧相关转录活动获得表型改变,而更具有侵袭性,并且易播散到远处器官。缺氧是肿瘤细胞重要的微环境。HPV 阳性肿瘤细胞和 HPV 阴性肿瘤细胞对缺氧反应有所不同。Hanns 等研究证实,HPV 阳性细胞周围较少存在缺氧环境,缺氧反应相关因子 HIF-1α、PHD-3、GLUT-1 及 VEGF-A 表达水平同样较少,但肿瘤细胞周围新生成血管密度明显增加。提示 HPV 阳性肿瘤细胞具有的特异性缺氧反应。

Tezal 等对 HNSCC 伴有慢性牙周炎的患者进行统计分析,结果显示口腔慢性炎症病史可能与 HPV 感染有关,并且口咽癌患者的慢性炎症与 HPV 感染状态较口腔癌或喉癌关系更为显著。然而其具体的分子机制仍需要不断探索和发现。髓源性抑制细胞(myeloid-derived suppressor cell, MDSC)参与调控肿瘤介导的免疫逃逸过程。研究显示循环 MDSC 在早期和晚期肿瘤中数量明显增加,可促进肿瘤细胞血管生成、肿瘤进展和转移。MDSC 提示肿瘤患者预后差、放化疗耐受、整体生存率下降。针对 HPV16 靶点治疗发现 CD8 阳性 T 细胞数量明显增加,随后特异性调控肿瘤生长、明显减少 MDSC 数量,减弱 MDSC 对肿瘤治疗耐受的影响。此外,Sunthamala 等的研究结果提示 HPV-16 E2 可增强自然杀伤(NK)细胞调控的肿瘤清除免疫反应,同时抑制 MDSC 及其相关的免疫调控因子活性,在 HPV 感染肿瘤微环境中免疫调控机制中发挥一定作用。HPV 阳性 HNSCC 中,肿瘤周边富集 T 淋巴细胞,而 HPV 阴性肿瘤中则较少见肿瘤浸润淋巴细胞(TIL),并且 HPV 阳性 HNSCC 中发现 CD8/CD4 比例明显升高。以上结果提示 HPV 阳性 HNSCC 有良好的免疫应答活性,在一定程度上影响肿瘤的发生和发展。

四、HPV 与肿瘤上皮间质转化

上皮间质转化与肿瘤细胞的侵袭与转移密切相关。有研究证实 HPV E6/E7 可通过诱导上皮间质转化激活转录因子 Slug、Twist、ZEB1/2 以及上皮-间充质转化的标志物促进上皮间质转化发生、肿瘤的侵袭和转移。另外，在HPV阴性HNSCC中，*SMAD*4的下调与上皮间质转化的发生密切相关，导致肿瘤的化疗耐受。而HPV阳性HNSCC中发现*SMAD*4呈上调表达，提示HPV阳性患者具有更好的化疗敏感性。

五、HPV与肿瘤干细胞

有研究报道，HPV阳性HNSCC中肿瘤干细胞（cancer stem cell）比例明显大于HPV阴性HNSCC。其中，HPV E6可通过降解*p*53，增加肿瘤干细胞数量及致癌能力；同时E7与pRb形成复合体，释放大量E2F，增加干细胞基因的表达，可能促进肿瘤干细胞的形成。并且HPV感染后的肿瘤细胞具有更强的增殖及自我更新能力，侵袭及转移能力也随之增加。但也有文献报道HPV阳性HNSCC中肿瘤干细胞比例少于HPV阴性HNSCC。虽然对HPV阳性的HNSCC肿瘤干细胞数量存在争议，但HPV阳性HNSCC预后均明显好于HPV阴性HNSCC。因此，HPV如何调控HNSCC中肿瘤干细胞，进而影响侵袭、转移和预后的分子机制尚需进一步探讨。

六、HPV与肿瘤血管生成、淋巴管生成

血管内皮生长因子（VEGF）和血管生成素1（angiopoietin-1, Ang-1）在HPV阳性HNSCC中表达较低，并且大部分VEGF表达于肿瘤间质细胞。而HPV阴性HNSCC中Ang-1和VEGF均呈高表达，肿瘤细胞及肿瘤间质细胞中均表达VEGF。提示HPV可能通过p16调控肿瘤细胞的血管生成，导致这两种HNSCC具有不同的生物学行为。另外，VEGF-C和VEGFR-3在HPV阳性HNSCC中表达上调，导致形成瘤内及瘤旁淋巴脉管的生成，促进肿瘤细胞播散到局部淋巴结（见表26-2-2）。

七、HPV与肿瘤细胞休眠

癌症患者在术后数年甚至数十年后可发生局部复发及远处转移，这一现象被定义为肿瘤休眠。进入生长停滞期的肿瘤细胞被认为是微小残留病的主要来源，这类细胞可短暂甚至永久地维持休眠期，但在适当条件下又可逃离休眠状态进入增殖期，形成肿瘤。研究证实HPV E7可通过释放E2F，上调*CDKN2A*，导致

表26-2-2 文献报道HNSCC中淋巴管生成、淋巴结转移相关的生长因子

生长因子	家族成员或受体	与HNSCC及淋巴结转移相关性
VEGF	VEGF-A	与口腔癌、咽癌、喉癌T分期正相关
		与口腔癌、咽癌淋巴结转移正相关
	VEGF-C	与口腔癌淋巴结转移正相关
		HNSCC细胞侵袭能力提高
	VEGF-D	与口腔癌淋巴结转移正相关
Ang	Ang-1	诱导VEGFR-3高表达；提高VEGF-C、VEGF-D诱导淋巴管生成能力
		与口腔癌淋巴结转移正相关
	Ang-2	与口腔癌预后差有关
IGF	IGF-1R	原发口咽癌及鼻咽癌未分化癌中高表达
		转移淋巴结中高表达
FGF	FGF-2	诱导体外淋巴脉管生成
		促进VEGF-C分泌

p16大量表达。研究证实p16可通过p38通路，与p27协同调控肿瘤细胞周期阻滞，还可通过NR2F1-SOX9信号通路诱导肿瘤细胞进入G0～G1阻滞期，促进肿瘤休眠。因此，我们推测HPV E7可能通过p16信号通路参与调控肿瘤细胞的休眠，这也可能为解释HPV阳性HNSCC远处转移率高提供新的思路。

第三节 人乳头瘤病毒阳性和阴性头颈部鳞状细胞癌的预后机制

大量的临床证据显示，HPV阳性HNSCC预后好于HPV阴性HNSCC。Ang等在一项回顾性研究中，对HPV感染状态及患者3年的总体生存（OS）进行分析得出HPV阳性口咽癌患者3年OS明显高于HPV阴性患者（82.4% *vs* 57.1%，$P < 0.001$）；另一项临床试验研究中，Rischin等检测了头颈肿瘤患者HPV和p16。结果提示p16阳性患者T分期较p16阴性低，但N分期较高，并且2年总生

存率显著高于对照阴性组（91% *vs* 74%，*HR* 0.36，95%*CI* 0.17～0.74）。目前解释HPV阳性和阴性HNSCC不同预后的假说有以下两种。一种是免疫清除假说。Heusinkveld等在HNSCC患者肿瘤及淋巴结内均检测到HPV特异性T细胞群，提示HPV阳性HNSCC可能存在特异性免疫机制。HPV阳性HNSCC中效应T细胞及记忆T细胞数量明显高于阴性组。另一种是放疗敏感性学说。除上文提到的E7可诱导宿主细胞进行非*BRCA*2、*RAD*51依赖方式的DNA修复机制，增加肿瘤细胞对放化疗的敏感性外，也有学者检测到HPV阳性HNSCC患者中骨桥蛋白（血浆缺氧指标之一）含量明显低于HPV阴性患者。并且在研究缺氧修饰剂对HNSCC患者的放射敏感性的前瞻性试验中发现，缺氧修饰剂组中HPV阴性HNSCC患者的局部或区域控制率有改善的趋势，而HPV阳性患者未见明显改善。该结果提示HPV阳性HNSCC缺氧导致的放疗耐受性不显著。还有学者猜测HPV阳性HNSCC患者的放疗敏感性可能与放疗诱导HNSCC中肿瘤细胞周期停滞导致，同时放疗激活野生型*p*53，*p*53反过来诱导肿瘤细胞凋亡，最终提高了患者的治疗效果。近年来，肿瘤干细胞与放化疗敏感性越来越受到关注。研究发现HPV阳性HNSCC中肿瘤干细胞数量少于HPV阴性HNSCC，为HPV阳性HNSCC对放疗敏感提供了新的解释。然而也有文献报道，与HPV阴性HNSCC相比，HPV阳性HNSCC中肿瘤干细胞数量更多。因此肿瘤干细胞与HPV感染状态及放化疗敏感性的关系尚需进一步探索和研究。

HPV阴性HNSCC中，*TP*53、*CDKN*2A、*CCND*1、*PIK*3CA和*NOTCH*1是最常见发生突变的基因。其致癌机制大致包括肿瘤抑制因子p53蛋白和RB蛋白信号通路的下调导致机体不能正常监测细胞的分裂和凋亡；蛋白激酶抑制剂p27的过低表达可能诱导细胞周期由G_1到S转变率的升高，从而使机体失去了对细胞周期的控制权；细胞周期蛋白-1（cyclin D1）表达上调及表皮生长因子受体（EGFR）过表达可促进肿瘤的形成。随后肿瘤细胞可通过分泌碱性成纤维细胞生长因子（basic fibroblast growth factor, b-FGF）、血管内皮生长因子（VEGF）及转移生长因子β（transforming growth factor-β）刺激内皮细胞的增殖与迁移，改变细胞表面受体表达。内皮细胞结合其他细胞因子反过来影响肿瘤细胞中整合素的表达（如α6β4），提高肿瘤细胞与靶器官表面的结合，促进肿瘤细胞的血管内渗及外渗行为，进而诱导肿瘤的局部侵袭与转移；端粒酶在调控正常宿主细胞衰老过程中发挥关键作用，正常体细胞中几乎不表达端粒酶，然而大部分癌细胞具有端粒酶活性。研究表明，端粒酶与肿瘤细胞无限增殖化、肿瘤细胞的放化疗耐受密切相关。HNSCC中*TERT*启动子突变导致端粒酶过表达，从而调控肿瘤的形成与发展。

　　HPV阳性HNSCC中，*PIK3CA*、*RAD51B*、*NR4A2*、*TRAF*3、*TP63*、*FGFR3*、*NOTCH*1是最常见发生突变的基因，其中*PIK3CA*突变率可高达56%（见表26-1-1）。HPV整合到宿主基因后干扰了E2蛋白的表达，导致E6、E7蛋白表达的上调，同时阻止其余病毒内遗传因子的转录活动而最终使得E6、E7蛋白稳定地表达于宿主细胞中（见表26-1-2和表26-1-3）。因此，HPV阳性HNSCC患者的致病机制、临床表现、治疗效果及预后明显区别于HPV阴性HNSCC。临床表现为HPV阳性HNSCC肿瘤体积小、淋巴转移率高、放化疗治疗敏感、预后良好等。因此，本文将针对HPV阳性HNSCC特异性致癌机制研究进展进行综述。

　　HPV阳性HNSCC患者发病率逐年上升，且在HNSCC中比重越来越重。HPV阳性HNSCC患者具有独特的致癌机制、临床表现、治疗方法及预后。因此，深入探究HPV致癌因子在HNSCC中的致病机制有重要价值。目前研究最多的是E6、E7蛋白及其作用的p53和pRb，及引发的一系列细胞的基因、表观遗传和生物学行为的改变。并且逐渐在肿瘤的能量代谢、肿瘤细胞多种微环境及肿瘤休眠中发现HPV具有一定的调控作用。因此，探究HPV在肿瘤细胞的发生发展过程中调控细胞元件及肿瘤微环境具有重要意义，未来可能作为临床治疗的关键靶点。

------------------------------ 参 考 文 献 ------------------------------

［1］　Ang K K, Harris J, Wheeler R, et al. Human papillomavirus and survival of patients with oropharyngeal cancer［J］. N Engl J Med, 2010, 363(1): 24-35.

［2］　Baruah P, Lee M, Wilson P O, et al. Impact of p16 status on pro-and anti-angiogenesis factors in head and neck cancers［J］. Br J Cancer, 2015, 113(4): 653-659.

［3］　Bello J O, Nieva L O, Paredes A C, et al. Regulation of the Wnt/β-catenin signaling pathway by human papillomavirus E6 and E7 oncoproteins［J］. Viruses, 2015, 7(8): 4734-4755.

［4］　Cheng H, Fertig E J, Ozawa H, et al. Decreased SMAD4 expression is associated with induction of epithelial-to-mesenchymal transition and cetuximab resistance in head and neck squamous cell carcinoma［J］. Cancer Biol Ther, 2015, 16(8): 1252-1258.

［5］　Diniz M O, Sales N S, Silva J R, et al. Protection against HPV-16-associated tumors requires the activation of CD8+effector memory T cells and the control of myeloid-derived suppressor cells［J］. Mol Cancer Ther, 2016, 15(8): 1920-1930.

［6］　Ghittoni R, Accardi R, Hasan U, et al. The biological properties of E6 and E7 oncoproteins from human papillomaviruses［J］. Virus Genes, 2010, 40(1): 1-13.

［7］　Hanns E, Job S, Coliat P, et al. Human papillomavirus-related tumors of the oropharynx display a lower tumor hypoxia signature［J］. Oral Oncol, 2015, 51(9): 848-856.

［8］ Heusinkveld M, Goedemans R, Briet R J, et al. Systemic and local human papillomavirus 16-specific T-cell immunity in patients with head and neck cancer［J］. Int J Cancer, 2012, 131(2): 74−85.

［9］ Hui A B, Lin A, Xu W, et al. Potentially prognostic miRNAs in HPV-associated oropharyngeal carcinoma［J］. Clin Cancer Res, 2013, 19(8): 2154−2162.

［10］ Jung Y S, Kato I, Kim H R. A novel function of HPV16-E6/E7 in epithelial-mesenchymal transition［J］. Biochem Biophys Res Commun, 2013, 435(3): 339−344.

［11］ Jung Y S, Najy A J, Huang W, et al. HPV-associated differential regulation of tumor metabolism in oropharyngeal head and neck cancer［J］. Oncotarget, 2017, 8(31): 51530−51541.

［12］ Karatzanis A D, Koudounarakis E, Papadakis I, et al. Molecular pathways of lymphangiogenesis and lymph node metastasis in head and neck cancer［J］. Eur Arch Otorhinolaryngol, 2012, 269(3): 731−737.

［13］ Karatzanis A D, Koudounarakis E, Papadakis I, et al. Molecular pathways of lymphangiogenesis and lymph node metastasis in head and neck cancer［J］. Eur Arch Otorhinolaryngol, 2012, 269(3): 731−737.

［14］ Killela P J, Reitman Z J, Jiao Y, et al. TERT promoter mutations occur frequently in gliomas and a subset of tumors derived from cells with low rates of self-renewal［J］. Proc Natl Acad Sci U S A, 2013, 110(15): 6021−6026.

［15］ Kimple R J, Smith M A, Blitzer G C, et al. Enhanced radiation sensitivity in HPV-positive head and neck cancer［J］. Cancer Res, 2013, 73(15): 4791−4800.

［16］ Krupar R, Robold K, Gaag D, et al. Immunologic and metabolic characteristics of HPV-negative and HPV-positive head and neck squamous cell carcinomas are strikingly different［J］. Virchows Arch, 2014, 465(3): 299−312.

［17］ Lassen P, Eriksen J G, Hamilton-Dutoit S, et al. HPV-associated p16-expression and response to hypoxic modification of radiotherapy in head and neck cancer［J］. Radiother Oncol, 2010, 94(1): 30−35.

［18］ Liu X, Dakic A, Zhang Y, et al. HPV E6 protein interacts physically and functionally with the cellular telomerase complex［J］. Proc Natl Acad Sci U S A, 2009, 106(44): 18780−18785.

［19］ Nohata N, Abba M C, Gutkind J S. Unraveling the oral cancer lncRNAome: identification of novel lncRNAs associated with malignant progression and HPV infection［J］. Oral Oncol, 2016, 59: 58−66.

［20］ Poropatich K, Hernandez D, Fontanarosa J, et al. Peritumoral cuffing by T cell tumor infiltrating lymphocytes distinguishes HPV-related oropharyngeal squamous cell carcinoma from oral cavity squamous cell carcinoma［J］. J Oral Pathol Med, 2017, 46(10): 972−978.

［21］ Qu Y, Dang S, Wu K, et al. TERT promoter mutations predict worse survival in laryngeal cancer patients［J］. Int J Cancer, 2014, 135(4): 1008−1010.

［22］ Rischin D, Young R J, Fisher R, et al. Prognostic significance of p16INK4A and human papillomavirus in patients with oropharyngeal cancer treated on TROG 02. 02 phase Ⅲ trial ［J］. J Clin Oncol, 2010, 28(27): 4142−4148.

[23] Rusan M, Li Y Y, Hammerman P S. Genomic landscape of human papillomavirus-associated cancers [J]. Clin Cancer Res, 2015, 21(9): 2009-2019.

[24] Salazar C, Calvopina D, Punyadeera C. miRNAs in human papilloma virus associated oral and orophryngeal squamous cell carcinomas [J]. Expert Rev Mol Diagn, 2014, 14(8): 1033-1040.

[25] Salazar C, Calvopina D, Punyadeera C. miRNAs in human papilloma virus associated oral and orophryngeal squamous cell carcinomas [J]. Expert Rev Mol Diagn, 2014, 14(8): 1033-1040.

[26] Sano D, Oridate N. The molecular mechanism of human papillomavirus-induced carcinogenesis in head and neck squamous cell carcinoma [J]. Int J Clin Oncol, 2016, 21(5): 819-826.

[27] Sosa M S, Parikh F, Maia A G, et al. NR2F1 controls tumour cell dormancy via SOX9-and RARβ-driven quiescence programmes [J]. Nat Commun, 2015, 6: 6170.

[28] Sun Z, Hu W, Xu J, et al. microRNA-34a regulates epithelial-mesenchymal transition and cancer stem cell phenotype of head and neck squamous cell carcinoma in vitro [J]. Int J Oncol, 2015, 47(4): 1339-1350.

[29] Swanson M S, Kokot N, Sinha U K. The role of HPV in head and neck cancer stem cell formation and tumorigenesis [J]. Cancers (Basel), 2016, 8(2): 24.

[30] Tezal M, Scannapieco F A, Wactawski-Wende J, et al. Local inflammation and human papillomavirus status of head and neck cancers [J]. Arch Otolaryngol Head Neck Surg, 2012, 138(7): 669-675.

[31] Turksma A W, Bontkes H J, van den Heuvel H, et al. Effector memory T-cell frequencies in relation to tumour stage, location and HPV status in HNSCC patients [J]. Oral Di, 2013, 19(6): 577-584.

[32] Umbreit C, Aderhold C, Faber A, et al. Imatinib-associated matrix metalloproteinase suppression in p16-positive squamous cell carcinoma compared to HPV-negative HNSCC cells in vitro [J]. Oncol Rep, 2014, 32(2): 668-676.

[33] Vinothkumar V, Arunkumar G, Revathidevi S, et al. TERT promoter hot spot mutations are frequent in Indian cervical and oral squamous cell carcinomas [J]. Tumour Biol, 2015, 37(6): 7907-7913.

[34] Vlashi E, Chen A M, Boyrie S, et al. Radiation-induced dedifferentiation of head and neck cancer cells into cancer stem cells depends on human papillomavirus status [J]. Int J Radiat Oncol Biol Phys, 2016, 94(5): 1198-1206.

[35] Wallace N A, Galloway D A. Novel functions of the Human papillomavirus E6 oncoproteins [J]. Annu Rev Virol, 2015, 2(1): 403-423.

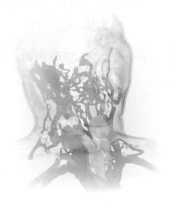

第二十七章

头颈部鳞状细胞癌人乳头瘤病毒检测

冯守昊　徐　伟

　　某些高危亚型的人乳头瘤病毒（HPV）感染，已经被越来越多的研究证实与头颈部鳞状细胞癌（HNSCC，特别是口咽癌）的发病风险存在相关性。其中最常见的高危亚型是HPV16，大约占所有HPV阳性的HNSCC的90%，另外一些常见的亚型包括HPV18、HPV31、HPV33等。鉴于HPV在HNSCC中的重要意义，在未来的临床研究中，对患者进行HPV感染检测是十分必要的。目前，HPV的检测方法主要有DNA PCR、DNA原位杂交、mRNA RT-PCR、p16蛋白免疫组织化学、血清病毒蛋白ELISA以及杂交捕获二代技术。检测方法的选择，以及研究人群、研究年代、肿瘤起源的解剖位置差异，都是导致HNSCC HPV检测率相差很大的原因。因此，采用何种检测方法能更加有效、简捷、经济地评估HNSCC的HPV感染状态仍需进一步研究。

[通信作者]　徐伟，Email: xuwhns@126.com

第一节　头颈部鳞状细胞癌的人乳头瘤病毒检测方法

一、临床研究中HPV检测的意义

越来越多的研究证实,HPV阳性的HNSCC患者相比HPV阴性的患者,对放化疗的反应更敏感,其生存率也更高。因此有人认为,对于HPV阳性的HNSCC患者的治疗应该有别于HPV阴性的患者,例如HPV疫苗的使用及低强度的放疗。尽管目前美国国立综合癌症网络(NCCN)的官方指南并未推荐医师检测HNSCC患者的HPV感染状态来指导临床治疗策略,但北美洲一项面向耳鼻喉头颈外科医师、肿瘤放疗医师及病理科医师的调查研究发现,有58.3%的美国和加拿大医师已经开始通过检测HPV感染状态来指导口咽癌的临床治疗。

二、HPV检测方法

肿瘤抑制因子p16位于染色体9p21,是细胞周期抑制因子INK4家族的一员。在Rb信号通路中,p16结合细胞周期蛋白依赖激酶CDK4和CDK6,维持*Rb*基因与转录因子E2F结合的低磷酸化状态,阻止细胞周期的进展。在非HPV相关的HNSCC中,各种遗传和非遗传因素的改变往往导致*p16*基因的失活,从而使p16处于低表达状态。而对于高危亚型HPV整合入宿主基因组的HNSCC,其p16往往是高表达的。HPV DNA的整合导致病毒E2启动子删除,进而启动了病毒E6和E7蛋白的转录。E6蛋白结合野生型p53,使之失活而不再具备"分子警察"的作用,导致DNA突变的积累,并最终增加了细胞的遗传不稳定性。E7蛋白结合*Rb*基因,使*Rb*基因释放E2F;或者E7结合CDK抑制因子,增加磷酸化Rb的水平,促使细胞周期进展。p16作为CDK的抑制因子,在HPV阳性的HNSCC细胞中反馈性地过表达。所以,在HNSCC中(特别是口咽癌),p16过表达可以间接地反应在肿瘤中HPV感染阳性且呈转录激活的状态。但是需要注意的是,p16也可以通过其他机制增强表达,而不是仅仅只依靠Rb信号通路。这可以解释一些HNSCC患者p16过表达而HPV阴性的情况。

基于此,可以通过检测以下项目来验证HPV的感染情况:① HPV的DNA; ② HPV整合入宿主基因组后转录的mRNA E6、E7;E6、E7原癌蛋白;③ 宿主中表达改变的细胞蛋白,例如p16;④ 血清中存在的针对HPV原癌蛋白的特异性抗体。

评价一种HPV检测方法的价值取决于该方法识别HPV感染与否和HPV是否在肿瘤发生和发展过程中起作用的能力。使用PCR技术检测HPV的DNA,是评价样本是否存在HPV感染的"金标准"。但该方法仅能评价样本的感染情况,而不能区分HPV是否存在转录活性,也就是说不能评价HPV是否在肿瘤的发生和发展中起作用。例如,HPV污染样本,或者HPV仅仅是一种"过客病毒(passenger virus)",并不在肿瘤的发生过程中起作用。如果样本中能检测出E6和E7蛋白,表明该样本中的HPV是有转录活性的,这被公认为HPV是在肿瘤发生和发展过程中起作用的"金标准"。然而由于缺乏可靠的E6和E7蛋白的免疫组织化学探针,所以在实际检测中,检测E6/E7的mRNA是特异性和敏感性都很高的实验方法。但使用反转录PCR检测mRNA,对样本的要求很高,往往需要新鲜冰冻组织提取的RNA。尽管目前已有技术可以从甲醛固定石蜡包埋的组织(formaldehyde-fixed and paraffin-embedded, FFPE)提取RNA并进行检测,但仍需大样本量的研究进一步证实。有研究以反转录PCR检测冰冻组织中的E6/E7 mRNA为"金标准",检验了p16免疫组织化学技术的特异性和敏感性,认为p16免疫组织化学法可以作为检测HPV感染状况的替代技术。而且p16免疫组织化学法具有花费少、检测样本要求低(以FFPE为研究对象)等优点。但之前已经提到,p16可能通过其他机制表达增强,因此部分肿瘤存在p16过表达而实际的HPV感染却为阴性,导致该项技术检测HPV有一定的假阳性,而且这种情况更多地发生在非口咽癌的HNSCC中。采用原位杂交方法检测HPV的DNA,特异度很高,但敏感度较低,且不能判断HPV是否处于转录激活状态。

杂交捕获二代技术是以细胞学样本为研究材料,检测样本中HPV的13种高危的感染情况亚型(包括16、18、31、33、35、39、45、51、52、56、58、59和68)。作为一种已经商业化的检测技术,杂交捕获二代技术已经被美国FDA批准应用于宫颈癌中HPV的检测。目前有少量研究采用该方法检测HNSCC中的HPV感染情况。与传统的检测方法相比,该方法具有以下优点:① 检测样本为细胞学组织,可以更加容易地收集而不需要经过肿瘤组织解剖、甲醛水溶液固定或者其他样本处理步骤;② 收集到的样本保存于液态介质里,保存和运输更加方便,并且有效地减少了样本中遗传物质的降解;③ 检测的操作步骤自动化程度高,使检测方法具有很高的可重复性；④ 检测过程耗时短，可在检测当日得到结果，有助于临床医师根据HPV感染结果决定治疗策略和临床研究分组；⑤ 经济费用低。但该检测方法能否作为在HNSCC中检测HPV的有效、可行的手段，仍需进一步的研究来证实。

在临床研究中，最理想的检测HPV的方法不仅要保证较高的敏感度和特异度，还需要具备有效、经济、简单、可重复性高等条件。而目前来看，还没有哪一种特定的技术手段能完全符合上述条件，都是有各自的优缺点（见表27-1-1），因此往往需要几种技术手段联合起来应用。Smeets等提出了一种经济、准确的技术手段组合，即先使用免疫组织化学法检测FFPE样本中p16的感染情况；如果p16为阳性，再使用PCR方法检测样本中HPV DNA（见图27-1-1）。两种检测方法均为阳性，即认为HPV在该样本的癌灶发生和发展中起初始作用。但需要注意的是，Smeets等是以口咽癌和口腔癌组织为样本得出了如图27-1-1所示的检测策略。该策略能否用于喉癌和下咽癌标本中HPV的检测，仍需要进一步研究证实。

表27-1-1　HPV检测方法的优劣性比较

检测方法	优　点	缺　点
DNA PCR	高敏感性和高特异性	不能评价HPV是否有转录活性；组织需要特殊处理（DNA提取）
DNA原位杂交	高特异性；可应用于经过固定的组织；可区分病毒的分布	低敏感性
mRNA RT-PCR	高敏感性和特异性；可评估病毒的转录活性	对实验材料要求高（新鲜冰冻组织）；组织需要特殊处理（RNA提取）
p16免疫组织化学法	高敏感性；能较好地反映病毒的转录活性；可应用于经过固定的组织；可区分病毒的分布	特异性有争议
病毒蛋白酶联免疫吸附试验（ELISA）	对实验材料要求低（血清或其他细胞学组织）	低敏感性和特异性；不能评价病毒是否在肿瘤发生发展中起作用
杂交捕获二代	对实验材料要求低（细胞学组织）	特异性和敏感性需进一步研究验证

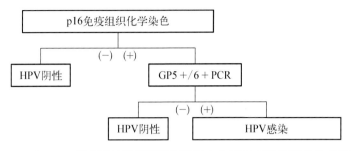

图27-1-1　Smeets等提出的检测石蜡包埋样本中HPV感染情况的技术手段组合

第二节　头颈部鳞状细胞癌的人乳头瘤病毒感染率

一、HNSCC HPV感染率不同的原因

不同的文献对 HNSCC 的 HPV 感染率的报道差异很大，可为0～100%。导致研究结果差异巨大的原因主要有以下几点：① 不同的人群，其人文风俗、生活习惯（特别是性观念和性交方式）存在的差异导致不同地区的 HNSCC 患者中HPV 感染率不同。② 由于时代的发展，吸烟、饮酒人群比例降低，而性观念逐渐开放，导致不同病因致癌的比例随年代变化而有所不同。③ HPV 检测过程的各种差异，包括检测方法和试剂的不同、检测样本的多样性、检测谱的限制和诊断标准的差异。④ 部分研究者对于肿瘤原发解剖位置的错误分类，也可以部分解释不同文献对于 HNSCC HPV 感染率报道的差异。⑤ 非常重要的一点，是不同解剖位置来源的 HNSCC，其 HPV 感染率不同，口咽癌（特别是原发于腭扁桃体和舌根的癌灶）的感染率远高于其他部位的肿瘤。

二、喉和下咽鳞状细胞癌的HPV DNA感染率

1. 纳入研究概述

一篇包含了1990年7月至2012年2月发表的共纳入148篇文献的荟萃分析提出，HPV DNA 在口咽癌、喉癌（文献将下咽癌归入喉癌组中分析）、口腔癌的阳性率分别为45.8%（95%*CI* 38.9～52.9）、22.1%（95%*CI* 16.4～28.3）、24.2%（95%*CI* 18.7～30.2）。其中纳入喉癌样本量2 493例，下咽癌样本量246例。由

于下咽癌样本量过少，该荟萃分析将发生于喉和下咽的肿瘤样本合并。但相比于喉癌，下咽癌更容易发生局部侵犯和远处转移，预后也更差，将两者合并分析，笔者认为是不合适的。目前还没有关于下咽鳞状细胞癌中HPV感染率的荟萃分析。因此，我们在该篇文献的基础上，再次进行了荟萃分析，扩大了检索的年限，目的是提供更新的关于喉癌和下咽癌HPV感染率的相关信息。

2. 检索策略

于NIH PubMed数据库中检索关于喉和下咽鳞状细胞癌中使用PCR方法检测HPV DNA的文献，检索策略为MeSH主题词"papillomaviridae"合并MeSH主题词"head and neck neoplasms"合并关键词"polymerase chain reaction"或"PCR"，检索年限为发表于2012年1月1日至2016年8月31日的文献。同时将Ndiaye等的荟萃分析中包括的喉和下咽癌HPV感染率的文献纳入（包括发表于1990年7月15日至2012年2月29日的文献）。

纳入标准：① 原创英文文献（不包括综述或个例报道）；② 文献中详细描述了以DNA PCR为基础的检测方法；③ 病理证实为鳞状细胞癌（疣状癌归类为高分化鳞状细胞癌，而原位癌被排除）；④ 肿瘤原发解剖部位的信息可以从文献中提取，包括喉和下咽；⑤ 每个研究中喉和下咽癌的总样本量 ≥ 20例；⑥ 原发肿瘤（排除复发病例）；⑦ 样本没有经过有目的的筛选（例如，只包括Ⅲ/Ⅳ期肿瘤样本的研究被排除）。

对于每一篇纳入的文献，提取以下信息：第一作者，文献发表年份，发表期刊名称，研究的时间、国家，研究对象的平均年龄和性别分布，研究的样本量，各HPV亚型特异感染的例数，样本保存的方法，是否在实验过程中使用人基因标志物，是否在实验过程中采用一项或几项污染控制的措施，DNA PCR使用的引物等。喉癌按解剖位置分为声门上型、声门型、声门下型和跨声门型；下咽癌按解剖位置分为梨状窝区、环后区、下咽后壁区及杓会厌皱襞的下咽区。同一研究如发表了多篇论文，采用样本量最大的一篇。

3. 数据分析

喉和下咽鳞状细胞癌的HPV DNA感染率分别计算。HPV DNA感染率是HPV DNA阳性的例数除以经过检测的样本总例数。亚型特异性感染率是某个特定亚型的HPV DNA阳性的例数（包括单一感染和多重感染）除以经过该HPV亚型DNA检测的样本总例数。使用STATA 11.0（IPH, Brussels）软件的metaprop模块计算感染率。异质性评估使用Cochran's Q检验和I^2检验。由于异质性较高（$I^2 > 75\%$），采用随机效应模型计算感染率；采用Freeman-Tukey双正弦转换使变量符合正态化分布。分层分析的差异采用卡方检验评估。

4.研究结果

在NIH PubMed数据库中共选定344篇文献,还从Ndiaye等发表在2014年《柳叶刀·肿瘤》(*Lancet Oncology*)杂志的荟萃分析中提取了54篇关于喉癌和下咽癌HPV感染率的文献。经过阅读摘要、全文阅读后的筛选,64篇文献纳入了最终的荟萃分析。具体文献检索流程及检索结果**见图27-2-1**。这些研究的基本数据**见表27-2-1**。本次荟萃分析共纳入来自26个国家的3 401例喉癌和559例下咽癌患者。

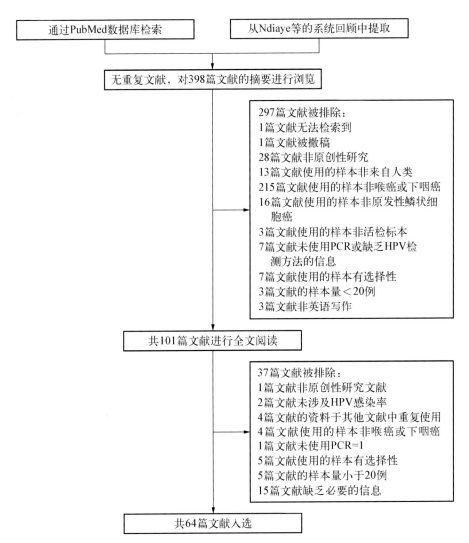

图27-2-1　综述文献报道检索流程

表 27-2-1　喉癌相关文献的基本信息及数据

第一作者	期刊	发表年份	国家	研究时间	平均年龄	男性比例	基因标志物	污染控制	样本	PCR引物	样本量	HPV DNA感染率（%）
亚洲												
Ogura	*Jpn J Cancer Res*	1991	日本	1981—1990	NA	89%	否	否	NA	TS-PCR	28	10.7 (3.7~27.2)
Anwar	*Int J Cancer*	1993	日本	NA	66.0	87%	否	是	PE	TS-PCR	30	36.7 (21.9~54.5)
Shidara	*Laryngoscope*	1994	日本	1986—1991	63.2	89%	否	否	PE	L1C1/L1C2	45	24.4 (14.2~38.7)
Ma	*J Med virol*	1998	中国	1995—1996	60.6	72%	否	否	PE	TS-PCR	102	58.8 (49.1~67.9)
Mineta	*Anticancer Res*	1998	日本	NA	NA	NA	否	否	FF	TS-PCR	26	38.5 (22.4~57.5)
Jacob	*J Surg Oncol*	2002	印度	NA	NA	NA	是	否	PE	TS-PCR	44	34.1 (21.9~48.9)
Gungor	*J Laryngol otol*	2007	土耳其	1990—2005	NA	NA	是	否	PE	SP-10296	95	7.4 (3.6~14.4)
Bozdayi	*J Otolaryngol Head Neck Surg*	2009	土耳其	1997—2005	NA	NA	是	否	PE	MY09/MY11 GP5+/GP6+	60	45.0 (33.1~57.5)
Liu	*Neoplasma*	2010	中国	2000—2008	64.0	73%	是	是	PE	TS-PCR GP5+/GP6+	84	36.9 (27.4~47.6)
Deng	*Head Neck*	2012	日本	2006—2010	NA	NA	是	否	FF	GP5+/GP6+ MY09/MY11	26	15.4 (6.1~33.5)

（续表）

第一作者	期刊	发表年份	国家	研究时间	平均年龄	男性比例	基因标志物	污染控制	样本	PCR引物	样本量	HPV DNA感染率（%）
Roshan	*Pathol Res Pract*	2014	伊朗	NA	61.3	NA	是	是	PE	GP5+/GP6+ TS-PCR	60	0.0 (0.0~6.0)
Xu	*PLoS One*	2014	中国	2006—2013	64.1	97%	否	是	PE	L1 consensus primer	674	4.9 (3.5~6.8)
Chor	*J Med Virol*	2016	中国	2012—2014	64.8	100%	是	否	FF 和 PE	MY09/MY11 GP5+/GP6+	31	16.1 (7.1~32.6)
欧洲												
Perez-ayala	*Int J Cancer*	1990	西班牙	NA	NA	NA	否	否	FF	TS-PCR	51	56.9 (43.3~69.5)
Salam	*Eur J Surg Oncol*	1995	英国	1988—1993	69.3	67%	是	否	PE	MY09/MY11	36	22.2 (11.7~38.1)
Lie	*Acta Otolaryngol*	1996	挪威	1990—1993	64.0	97%	是	是	FF	MY09/MY11 GP5+/GP6+CP	39	7.7 (2.7~20.3)
Snijders	*Int J Cancer*	1996	英国	NA	NA	NA	是	否	FF 和 PE	GP5+/GP6+ TS-PCR	15	26.7 (10.9~52.0)
Alvarez	*Am J Otolaryngol*	1997	西班牙	1991—1993	NA	NA	否	否	FF	TS-PCR	16	18.8 (6.6~43.0)
Poljak	*Acta Otolaryngol*	1997	斯洛文尼亚	NA	NA	NA	是	是	PE	MY09/MY11 GP5+/GP6+ WD72/76/66/67/154	30	3.3 (0.6~16.7)

（续表）

第一作者	期　刊	发表年份	国家	研究时间	平均年龄	男性比例	基因标志物	污染控制	样本	PCR引物	样本量	HPV DNA感染率（%）
Cattani	Clin Cancer Res	1998	意大利	1989—1995	NA	93%	是	是	FF	MY09/MY11 TS-PCR	75	29.3 (20.2~40.4)
Hoffmann	Acta Otolaryngol	1998	德国	NA	NA	NA	是	是	FF	TS-PCR MY09/MY11	29	20.7 (9.8~38.4)
Gorgoulis	Hum Pathol	1999	希腊	NA	NA	NA	是	是	PE	MY09/MY11 GP5+/GP6+ TS-PCR	91	20.9 (13.8~30.3)
Lindeberg	Cancer Lett	1999	丹麦	NA	64.0	77%	是	否	PE	MY09/MY11 GP5+/GP6+ CPI/II	30	3.3 (0.6~16.7)
Badaracco	Anticancer Res	2000	意大利	NA	NA	NA	是	NA	FF	MY09/MY11	22	50.0 (30.7~69.3)
Kleist	J Oral Pathol Med	2000	德国	1992—1997	NA	NA	是	否	PE	MY09/MY11 TS-PCR	30	10.0 (3.5~25.6)
Klussmann	Cancer	2001	德国	NA	NA	NA	是	否	FF	A10/A5-A6/A8 CP62/70-CP65/69a TS-PCR	14	7.1 (1.3~31.5)
Mork	N Engl J Med	2001	挪威芬兰瑞典	NA	NA	NA	是	是	PE	GP5+/GP6+ CPI/CPII TS-PCR	32	3.1 (0.6~15.7)
Koskinen	Int J Cancer	2003	芬兰	1993—2002	NA	NA	否	否	FF	SPF10	18	50.0 (29.0~71.0)

（续表）

第一作者	期刊	发表年份	国家	研究时间	平均年龄	男性比例	基因标志物	污染控制	样本	PCR引物	样本量	HPV DNA感染率（%）
Fischer	*Acta Otolaryngol*	2003	德国	1995—2001	NA	NA	否	否	FF	CP65F/CP70F CP66F/CP69F	34	38.2 (23.9~55.0)
Azzimonti	*Histopathology*	2004	意大利	NA	64.2	92%	是	是	PE	GP5+/GP6+	25	56.0 (37.1~73.3)
Major	*J Clin Pathol*	2005	匈牙利	NA	NA	NA	是	否	FF	MY09/MY11 GP5+/GP6+	16	50.0 (28.0~72.0)
Vlachtsis	*Eur Arch Otorhinolaryngol*	2005	希腊	1999—2002	NA	NA	是	否	FF	TS-PCR	90	40.0 (30.5~50.3)
Hoffmann	*Anticancer Res*	2006	德国	NA	58.2	89%	是	否	FF 和 PE	TS-PCR MY09/MY11	18	27.8 (12.5~50.9)
Badaracco	*Oncol Rep*	2007	意大利	NA	NA	NA	是	否	FF 和 PE	MY09/MY11 GP5+/GP6+	30	13.3 (5.3~29.7)
Anderson	*J Clin Pathol*	2007	英国	NA	NA	NA	是	否	PE	GP5+/GP6+	64	0.0 (0.0~5.7)
Koskinen	*J Cancer Res Clin Oncol*	2007	芬兰 挪威 瑞典	2000—2003	65.0	90%	是	否	FF	MY09/11 GP5+/6+ SPF10	69	4.3 (1.5~12.0)
Morshed	*Eur Arch Otorhinolaryngol*	2008	波兰	1999—2002	57.7	84%	是	是	PE	SPF10	93	35.5 (26.5~45.6)

（续表）

第一作者	期刊	发表年份	国家	研究时间	平均年龄	男性比例	基因标志物	污染控制	样本	PCR引物	样本量	HPV DNA感染率（%）
Boscolo-Rizzo	*J Cancer Res Clin Oncol*	2009	意大利	2003—2006	NA	NA	是	否	FF	MY09/MY11 TS-PCR	38	2.6 (0.5~13.5)
Gudleviciene	*Oncology*	2009	立陶宛	2006—2006	NA	NA	是	否	FF	concensus primers	18	33.3 (16.3~56.3)
Hoffmann	*Onco Rep*	2009	德国	NA	59.5	77%	是	否	FF	TS-PCR consensus primers	13	30.8 (12.7~57.6)
Gallo	*Otolaryngol Head Neck Surg*	2009	意大利	2006—2007	NA	90%	是	否	FF	consensus primers MY09/MY11	40	0.0 (0.0~8.8)
Duray	*Int J Cancer*	2011	比利时	2001—2007	57.0	97%	是	否	PE	GP5+/GP6+ real-time qPCR	59	74.6 (62.2~83.9)
Ritta	*New Microbiol*	2013	意大利	2005—2010	NA	NA	是	否	FF	MY09/MY11 GP5+/GP6+	27	0.0 (0.0~12.5)
北美洲												
Brandwein	*Ann Otol Rhinol Laryngol*	1993	美国	1988—1991	57.0	80%	否	否	PE	L1 consensus primers	40	7.5 (2.6~19.9)
Fliss	*Laryngoscope*	1994	加拿大	1967—1989	59.0	97%	否	否	PE	TS-PCR	29	44.8 (28.4~62.5)
Shen	*Mod Pathol*	1996	美国	1988—1994	NA	NA	是	否	PE	MY09/MY11 TS-PCR	32	9.4 (3.2~24.2)

（续表）

第一作者	期 刊	发表年份	国家	研究时间	平均年龄	男性比例	基因标志物	污染控制	样本	PCR引物	样本量	HPV DNA感染率（%）
Paz	Cancer	1997	美国	1982—1994	NA	NA	是	是	FF	MY09/MY11 IU/IWDO	49	8.2（3.2～19.2）
Zhao	Int J Cancer	2005	美国	1984—2002	NA	NA	是	否	FF	real-time qPCR	16	23.1（8.2～50.3）
Furniss	Int J Cancer	2007	美国	1999—2003	NA	NA	是	否	PE	SPF	45	31.1（19.5～45.7）
Schlecht	Mod Pathol	2011	美国	NA	NA	NA	是	否	FF和PE	MY09/MY11	32	25.0（13.3～42.1）
Stephen	Otolaryngol Head Neck Surg	2012	美国	NA	NA	75%	是	否	PE	real-time qPCR	77	27.3（18.6～38.1）
Liang	Cancer Res	2012	美国	1999—2003	NA	NA	是	否	PE	TS-PCR GP5+/GP6+	28	53.6（35.8～70.5）
Tezal	Arch Otolaryngol Head Neck Surg	2012	美国	1999—2007	NA	NA	是	否	PE	TS-PCR	44	20.5（11.2～34.5）
Saraiya	J Natl Cancer Inst	2015	美国	1993—2005	NA	82%	否	否	PE	Linear Array HPV 基因分型法，INno-LiPA HPV 基因分型法	148	20.9（15.2～28.2）

（续表）

第一作者	期刊	发表年份	国家	研究时间	平均年龄	男性比例	基因标志物	污染控制	样本	PCR引物	样本量	HPV DNA感染率（%）
南美												
Garcia-Milian	*Acta Otolaryngol*	1998	古巴	NA	NA	NA	是	是	FF	MY09/MY11 TS-PCR	33	48.5 (32.5~64.8)
Baez	*Head Neck*	2004	波多黎各	NA	NA	NA	是	是	FF	TS-PCR	52	46.2 (33.3~59.5)
Torrente	*Acta Otolaryngol*	2005	智利	NA	63.0	81%	是	否	PE	MY09/MY11	31	32.3 (18.6~49.9)
Hassumi-Fukasawa	*Eur Arch Otorhinolaryngol*	2012	巴西	1995—2004	NA	NA	是	否	PE	GP5+/GP6+	44	13.6 (6.4~26.7)
Quintero	*Braz J Otorhinolaryngol*	2013	哥伦比亚	1999—2008	NA	79%	是	是	PE	GP5+/GP6+ TS-PCR	63	17.5 (10.0~28.6)
Gheit	*J Med virol*	2014	智利	2007—2011	65.0	94%	是	是	PE	多重PCR	32	12.5 (5.0~28.1)
Lopez	*Cancer Causes Control*	2014	巴西	1998—2008	NA	NA	是	否	FF和PE	MY09/MY11	142	12.7 (8.2~19.1)

注：NA表示该项信息未知；FF表示冰冻新鲜样本；PE表示经4%多聚甲醛固定、石蜡包埋的样本。

经过荟萃分析,HPV DNA在喉癌和下咽癌中的感染率分别为22%(95%*CI*: 17%～27%)和16%(95%*CI*: 10%～23%)。卡方检验显示,喉癌和下咽癌中的HPV DNA感染率存在统计学差异(*P* < 0.001)。

在以地理位置分组的亚组分析中,无论是喉癌还是下咽癌,HPV DNA的感染率在不同的地区无统计学差异:在喉癌患者中,HPV DNA感染率分别为亚洲22%(95%*CI*: 11%～37%)、北美洲23%(95%*CI*: 16%～31%)、中美洲和南美洲25%(95%*CI*: 14%～37%)和欧洲21%(95%*CI*: 13%～30%)(**见图27-2-2**);而在亚洲、北美洲、中美洲和南美洲、欧洲的下咽癌患者中,HPV DNA感染率分别为11%(95%*CI*: 3%～22%)、18%(95%*CI*: 1%～44%)、12%(95%*CI*: 4%～22%)和19%(95%*CI*: 10%～30%)(**见图27-2-3**)。

在喉癌患者中,共有14种HPV的亚型通过PCR方法检测出来,包括12种高危亚型(16、18、31、33、35、39、45、51、52、58、59和66)和2种低危亚型(6和11);下咽癌患者中检测出10种HPV亚型(7种高危亚型:16、18、33、45、51、56、73;3种低危亚型:6、11、53)(**见表27-2-2**)。在所有样本中均未能检出高危亚型68、82和83。HPV 16是最常见的亚型,在喉癌和下咽癌中的特异感染率分别为14.8%(95%*CI*: 13.7%～16.1%)和14.0%(95%*CI*: 10.8%～17.9%)。第二常见的高危亚型为HPV18:喉癌和下咽癌的特异感染率分别为3.2%(95%*CI*: 2.6%～3.9%)和1.0%(95%*CI*: 0.3%～2.8%)。低危亚型HPV6在1.9%(95%*CI*: 1.5%～2.5%)的喉癌和2.4%(95%*CI*: 1.2%～4.9%)的下咽癌中可以检测到,而在0.6%(95%*CI*: 0.4%～1.0%)的喉癌和0.4%(95%*CI*: 0.1%～2.2%)的下咽癌中可以检测出低危亚型HPV11。

我们评估了样本量的大小和文献发表年份对喉癌和下咽癌HPV DNA感染率的影响(**见图27-2-4和图27-2-5**),存在这样一种趋势,即样本量越大则文献发表时间越晚,其HPV DNA感染率也越低。

根据Begg秩相关分析和Egger加权回归分析,无证据表明存在发表偏移(喉癌:Begg检验*P*=0.505,Egger检验*P*=0.112;下咽癌:Begg检验*P*=0.089,Egger检验*P*=0.769)。

5. 结果讨论及分析

在Ndiaye等的系统回顾中,纳入了发表于1990年7月15日至2012年2月29日的文献中共2 493例喉鳞状细胞癌和246例下咽鳞状细胞癌。我们将纳入的文献更新至2016年8月31日,共纳入3 401例喉镰状细胞癌和559例下咽鳞状细胞癌,下咽癌的样本量有了比较明显的提高。与Ndiaye等报道的21.9%(95%*CI*: 5.3%～29.1%)的喉癌和下咽癌HPV DNA感染率相比,我们得出的数

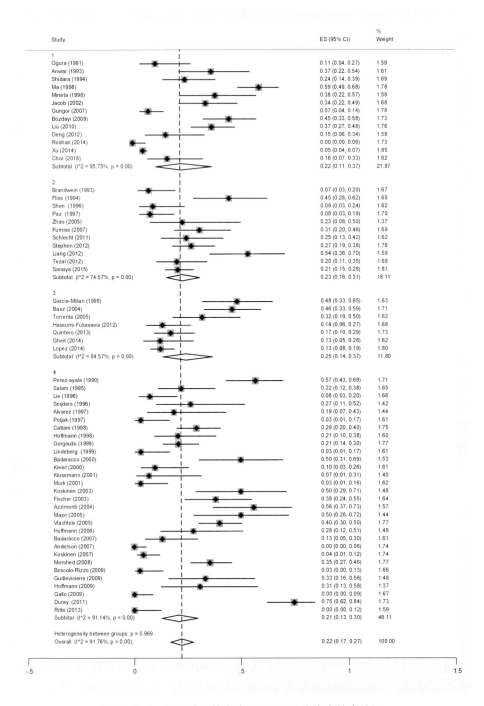

图27-2-2 不同地区的喉癌HPV DNA感染率的森林图

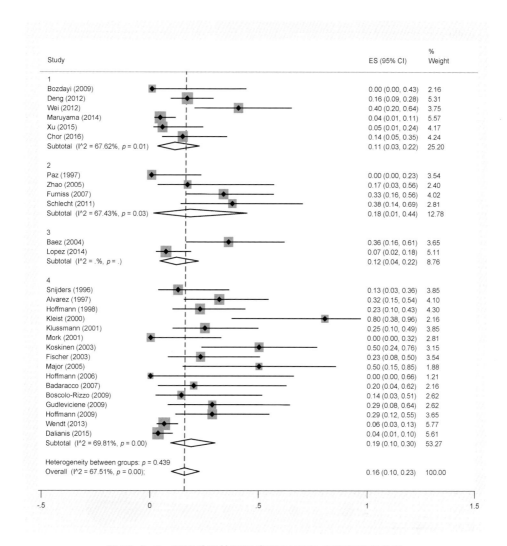

图27-2-3　不同地区的下咽癌HPV DNA感染率的森林图

据是喉癌HPV DNA感染率为22%（95%CI：17%～27%），两者结果相似；下咽癌为16%（95%CI：10%～23%），与Ndiaye等报道的结果相比降低。而且经过卡方检验显示，发生在这2个解剖位置的鳞状细胞，其HPV DNA感染率的差异有统计学意义。

在不同的地区，喉癌和下咽癌的HPV DNA感染率无明显差异。另外，最常见的高危亚型为HPV16，其次为HPV18，其他亚型相对少见。以上结论与Ndiaye等的结论相符。

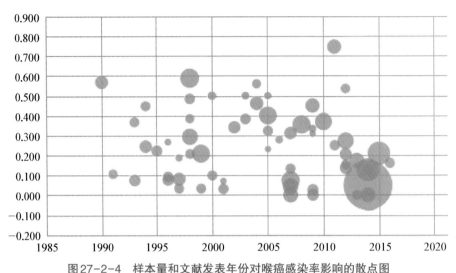

图 27-2-4　样本量和文献发表年份对喉癌感染率影响的散点图

注：横坐标代表文献发表年份，纵坐标代表 HPV DNA 感染率，散点的面积代表样本量。

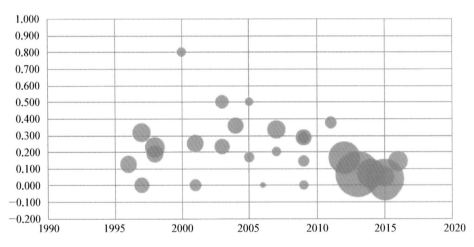

图 27-2-5　样本量和文献发表年份对下咽癌感染率影响的散点图

注：横坐标代表文献发表年份，纵坐标代表 HPV DNA 感染率，散点的面积代表样本量。

HPV 感染率与样本量的大小和文献发表年份似乎呈相反趋势。这可能与早先高 HPV 感染率的研究结果更易发表有关，也可能是因为某些研究中的样本存在选择性偏移。需要注意的是，由于一些文献中不能提取出样本采集时间的信息，我们使用了文献发表年份来反映某特定时间段内患者的信息，这样会存在一定的误差。

表27-2-2　关于下咽癌文献的基本信息及数据

第一作者	期刊	发表年份	国家	研究时间（年）	年龄（岁）	男性比例	基因标志物	污染控制	样本	PCR引物	样本量（n）	HPV DNA感染率（%）
亚洲												
Mineta	Anticancer Res	1998	日本	NA	NA	NA	否	否	FF	TS-PCR	16	18.8 (6.6~43.0)
Bozdayi	J Otolaryngol Head Neck Surg	2009	土耳其	1997—2005	NA	NA	是	否	PE	MY09/MY11, GP5+/GP6+	5	0.0 (0.0~43.4)
Deng	Head Neck	2012	日本	2006—2010	NA	NA	是	否	FF	GP5+/GP6+ MY09/MY11 real-time qPCR	55	16.4 (8.9~28.3)
Xu	J Med Virol	2015	中国	2004—2013	NA	NA	否	否	PE	L1 consensus primers	20	5.0 (0.9~23.6)
Chor	J Med Virol	2016	中国	2012—2014	63.0	81%	是	否	FF, PE	MY09/MY11 GP5+/GP6+	21	14.3 (5.0~34.6)
欧洲												
Snijders	Int J Cancer	1996	英国	NA	NA	NA	是	否	FF, PE	GP5+/GP6+ TS-PCR	16	12.5 (3.5~36.0)
Alvarez	Am J Otolaryngol	1997	西班牙	1991—1993	NA	NA	否	否	FF	TS-PCR	19	31.6 (15.4~54.0)
Hoffmann	Acta Otolaryngol	1998	德国	NA	NA	NA	是	是	FF	TS-PCR MY09/MY11	22	22.7 (10.1~43.4)
Kleist	J Oral Pathol Med	2000	德国	1992—1997	NA	NA	是	否	PE	MY09/MY11 TS-PCR	5	80.0 (37.6~96.4)

（续表）

第一作者	期 刊	发表年份	国家	研究时间（年）	年龄（岁）	男性比例	基因标志物	污染控制	样本	PCR引物	样本量（n）	HPV DNA感染率（%）
Klussmann	*Cancer*	2001	德国	NA	NA	NA	是	否	FF	A10/A5-A6/A8 CP62/70-CP65/69a TS-PCR	16	25.0 (10.2~49.5)
Mork	*N Engl J Med*	2001	挪威 芬兰 瑞典	NA	NA	NA	是	是	PE	GP5+/GP6+ CPI/CPII,TS-PCR	8	0.0 (0.0~32.4)
Koskinen	*Int J Cancer*	2003	芬兰	1993—2002	NA	NA	否	否	FF	SPF10	10	50.0 (23.7~76.3)
Fischer	*Acta Otolaryngol*	2003	德国	1995—2001	NA	NA	否	否	FF	CP65F/CP70F CP66F/CP69F	13	23.1 (8.2~50.3)
Major	*J Clin Pathol*	2005	匈牙利	NA	NA	NA	是	否	FF	MY09/MY11 GP5+/GP6+	4	50.0 (15.0~85.0)
Hoffmann	*Anticancer Res*	2006	德国	NA	61.0	50%	是	否	FF, PE	TS-PCR MY09/MY11	2	0.0 (0.0~65.8)
Badaracco	*Oncol Rep*	2007	意大利	NA	NA	NA	是	否	FF & PE	MY09/MY11 GP5+/GP6+	5	20.0 (3.6~62.4)
Boscolo-Rizzo	*J Cancer Res Clin Oncol*	2009	意大利	2003—2006	NA	NA	是	否	FF	MY09/MY11 TS-PCR	7	14.3 (2.6~51.3)
Gudleviciene	*Oncology*	2009	立陶宛	2006—2006	NA	NA	是	否	FF	共同引物	7	28.6 (8.2~64.1)

（续表）

第一作者	期刊	发表年份	国家	研究时间（年）	年龄（岁）	男性比例	基因标志物	污染控制	样本	PCR引物	样本量（n）	HPV DNA感染率（%）
Hoffmann	Onco Rep	2009	德国	NA	57.6	79%	是	否	FF	TS-PCR 共同引场	14	28.6 (11.7~54.6)
Wendt	Head Neck	2013	瑞典	2000—2007	68.0	79%	是	否	NA	Luminex beadbased assay	109	6.4 (3.1~12.7)
Dalianis	Oral Oncol	2015	瑞典	2008—2013	67.0	72%	是	否	PE	multiplex bead-based assay	82	3.7 (1.3~10.2)
北美洲												
Paz	Cancer	1997	美国	1982—1994	NA	NA	是	是	FF	MY09/MY11 IU/IWDO	13	0.0 (0.0~22.8)
Zhao	Int J Cancer	2005	美国	1984—2002	NA	NA	是	否	FF	real time-qPCR	6	16.7 (3.0~56.4)
Furniss	Int J Cancer	2007	美国	1999—2003	NA	NA	是	否	PE	SPF	18	33.3 (16.3~56.3)
Schlecht	Mod Pathol	2011	美国	NA	NA	NA	是	否	FF, PE	MY09/MY11	8	37.5 (13.7~69.4)
中南美												
Baez	Head Neck	2004	波多黎各	NA	NA	NA	是	是	FF	TS-PCR	14	35.7 (16.3~61.2)
Lopez	Cancer Causes Control	2014	巴西	1998—2008	NA	NA	是	否	FF, PE	MY09/MY11	44	6.8 (2.3~18.2)

注：NA表示该项信息未知；FF表示冰冻新鲜样本；PE表示4%多聚甲醛固定,石蜡包埋的样本。

表27-2-3　喉癌和下咽癌中HPV各亚型的特异感染率

亚　型	喉　癌		下　咽　癌	
	阳性例数/ 检测总例数	感染率 [M (95%CI),%]	阳性例数/ 检测总例数	感染率/ [M (95%CI),%]
HPV6	51/2 667	1.9 (1.5～2.5)	7/289	2.4 (1.2～4.9)
HPV11	17/2 653	0.6 (0.4～1.0)	1/257	0.4 (0.1～2.2)
HPV16	496/3 341	14.8 (13.7～16.1)	50/358	14.0 (10.8～17.9)
HPV18	96/3 010	3.2 (2.6～3.9)	3/315	1.0 (0.3～2.8)
HPV31	7/2 460	0.3 (0.1～0.6)	0/229	0.0 (0.0～0.6)
HPV33	28/2 576	1.1 (0.8～1.6)	2/239	0.8 (0.2～3.0)
HPV35	3/2 055	0.1 (0.0～0.4)	0/191	0.0 (0.0～2.0)
HPV39	3/1 925	0.2 (0.1～0.5)	0/191	0.0 (0.0～2.0)
HPV42	0/759	0.0 (0.0～0.5)	0/191	0.0 (0.0～2.0)
HPV43	0/714	0.0 (0.0～0.5)	0/191	0.0 (0.0～2.0)
HPV44	0/714	0.0 (0.0～0.5)	0/191	0.0 (0.0～2.0)
HPV45	2/1 954	0.1 (0.0～0.4)	1/213	0.5 (0.1～2.6)
HPV51	10/1 925	0.5 (0.3～1.0)	1/191	0.5 (0.1～2.9)
HPV52	1/2 167	0.0 (0.0～0.3)	0/191	0.0 (0.0～2.0)
HPV53	0/805	0.0 (0.0～0.5)	2/191	1.0 (0.3～3.7)
HPV56	0/1 885	0.0 (0.0～0.2)	1/191	0.5 (0.1～2.9)
HPV58	2/2 167	0.1 (0.0～0.3)	0/191	0.0 (0.0～2.0)
HPV59	2/1 925	0.1 (0.0～0.4)	0/191	0.0 (0.0～2.0)
HPV66	4/1 737	0.2 (0.1～0.6)	0/191	0.0 (0.0～2.0)
HPV68	0/1 885	0.0 (0.0～0.2)	0/191	0.0 (0.0～2.0)
HPV70	0/1 004	0.0 (0.0～0.4)	0/191	0.0 (0.0～2.0)
HPV73	0/1 004	0.0 (0.0～0.4)	1/204	0.5 (0.1～2.7)
HPV82	0/1 004	0.0 (0.0～0.4)	0/191	0.0 (0.0～2.0)
HPV83	0/1 004	0.0 (0.0～0.4)	0/191	0.0 (0.0～2.0)

注：黑体的亚型为高危亚型。

　　我们的荟萃分析还存在其他一些局限性。第一，研究之间的异质性无法消除。由于HPV感染的评估精准度很大程度上由检测方法和检测谱决定，而纳入的研究采用了多种检测方法和PCR引物。另外，有些研究的样本量非常小，可能会导致偏移，而输入数据的局限性是无法通过统计学方法消除的。第二，纳入的研究缺乏来自非洲和大洋洲的数据。实际上，我们检索到一些大洋洲的关于喉/下咽鳞状细胞癌的HPV感染情况的文献，但由于不符合纳入标准而被剔除。第三，我们需要在喉癌或下咽癌中检测HPV的感染情况，最终的目的是评估HPV是否在该患者的肿瘤发生和发展过程中起驱动作用。E6/E7 mRNA检测被认为是评价HPV是否为致癌因素的"金标准"，免疫组织化学法检测p16蛋白能比较精准地间接反映HPV是否有转染活性。而很少有研究能无选择性地在所有喉癌或下咽癌样本中进行E6/E7 mRNA或p16蛋白的检测。因此，我们无法计算喉癌和下咽癌中HPV致癌所占的比例。第四，虽然与之前Ndiaye等的系统回顾相比下咽癌的样本量有了提高，但仍需更多的研究来评估下咽鳞状细胞癌中HPV的感染率。

---------------- 参 考 文 献 ----------------

［ 1 ］ Ang K K, Harris J, Wheeler R, et al. Human papillomavirus and survival of patients with oropharyngeal cancer［J］. N Engl J Med, 2010, 363(1): 24-35.

［ 2 ］ Bishop J A, Maleki Z, Valsmakis A, et al. Application of the hybrid capture 2 assay to squamous cell carcinomas of the head and neck: a convenient liquid-phase approach for the reliable determination of human papillomavirus status［J］. Cancer Cytopathol, 2012, 120(1): 18-25.

［ 3 ］ Dalianis T, Grun N, Koch J, et al. Human papillomavirus DNA and p16(INK4a) expression in hypopharyngeal cancer and in relation to clinical outcome, in Stockholm, Sweden［J］. Oral Onco, 2015, 51 (9): 857-861.

［ 4 ］ Guibert M, et al. Quality of life in patients treated for advanced hypopharyngeal or laryngeal cancer［J］. Eur Ann Otorhinolaryngol Head Neck Dis, 2011, 128(5): 218-223.

［ 5 ］ Leemans C R, Braakhuis B J, Brakenhoff R H. The molecular biology of head and neck cancer［J］. Nat Rev Cancer, 2011, 11(1): 9-22.

［ 6 ］ Maniakas A, Moubayed S P, Ayad T, et al. North-American survey on HPV-DNA and p16 testing for head and neck squamous cell carcinoma［J］. Oral Oncol, 2014, 50(10): 942-946.

［ 7 ］ Ndiaye C, Mena M, Alemany L, et al. HPV DNA, E6/E7 mRNA, and p16INK4a detection in head and neck cancers: a systematic review and meta-analysis［J］. Lancet Oncol, 2014, 15 (12): 1319-1331.

[8] Nyaga V N, Arbyn M, Aerts M. Metaprop: a Stata command to perform meta-analysis of binomial data[J]. Arch Public Health, 2014, 72(1): 39.

[9] Richards L. Human papillomavirus-a powerful predictor of survival in patients with oropharyngeal cancer[J]. Nat Rev Clin Oncol, 2010, 7(9): 481.

[10] Robert L F. Immunology and immunotherapy of head and neck cancer[J]. J Clin Oncol, 2015, 33(29): 3293−3304.

[11] Schlecht N F, Gensler M B, Nuovo G J, et al. A comparison of clinically utilized human papillomavirus detection methods in head and neck cancer[J]. Mod Pathol, 2011, 24(10): 1295−1305.

[12] Smith D F, Maleki Z, Coughlan D, et al. Human papillomavirus status of head and neck cancer as determined in cytologic specimens using the hybrid-capture 2 assay[J]. Oral Oncol, 2014, 50(6): 600−604.

[13] Takes R P, Strojan P, Silver C E, et al. Current trends in initial management of hypopharyngeal cancer: the declining use of open surgery[J]. Head Neck, 2012, 34(2): 270−281.

[14] Takeuchi S, Takahashi A, Motoi N, et al. Intrinsic cooperation between p16INK4a and p21Waf1/Cip1 in the onset of cellular senescence and tumor suppression in vivo[J]. Cancer Res, 2010, 70(22): 9381−9390.

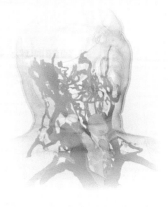

第二十八章

深度测序在头颈部鳞状细胞癌基因组学研究中的应用

文　铎　孙国华

　　基因组学是研究基因组的结构、功能及表达产物的学科。由于基因组的产物包括蛋白质和许多复杂功能的RNA。因此,其研究领域也包括3个不同的亚领域,即结构基因组学、功能基因组学和比较基因组学。基因组学能为一些疾病提供新的诊断和治疗方法。

　　肿瘤是一种遗传物质发生变异的疾病。一些病因如病毒感染、致癌化合物等损害了正常细胞基因组或者修饰状态(如DNA甲基化),形成不可逆改变,引起癌基因活化或抑癌基因失活,导致细胞增殖、凋亡和分化失常而形成肿瘤。头颈部鳞状细胞癌(HNSCC)也不例外,在研究过程中发现HNSCC细胞也存在着明显的基因组和遗传学调控异常,可能对HNSCC的发生和发展起重要的作用。

[通信作者]　孙国华,Email: sunghayang@163.com

第一节 头颈部鳞状细胞癌基因组学和高通量测序技术

一、头颈部鳞状细胞癌的基因组学

在头颈部鳞状细胞癌（HNSCC）发生过程中，肿瘤基因组不稳定性和基因突变等会影响基因的转录表达。基因组不稳定性表现为染色体不稳定性，即非整倍体及结构变异，包括基因突变、重排、拷贝数变异等。除了依据种系遗传多态性来研究易感基因外，体细胞的结构改变也是 HNSCC 基因组研究的重要内容。已发现肿瘤细胞普遍存在着基因突变、基因组结构重排和拷贝数变异。目前，已有研究者对 HNSCC 肿瘤类型（口腔、口咽和喉咽部肿瘤）进行 1～20 000 个基因突变筛查，发现每个肿瘤样本都有数十个基因突变，每种肿瘤可能累及数百个基因突变。这些突变有些属于关键基因，起到"驱动基因（driver gene）"的作用；而更多基因可能是"乘客基因（passenger gene）"，属于继发性改变。突变基因的发现对深入研究和理解肿瘤发生、发展的分子机制将起到重要作用。

HNSCC 基因组学是一门在基因组水平上研究鳞状细胞癌发生、发展过程中各种结构和功能改变规律的学科。目前，基因组学在 HNSCC 基础研究和临床治疗方面的应用主要有以下内容：① HNSCC 早期诊断或预后分子标记的筛选和鉴定；② 基因表达谱与临床表型的相关性；③ 癌易感基因的筛选和鉴定；④ 通过基因组研究发现新的 HNSCC 治疗靶点。

二、高通量测序技术概况

20 世纪 70 年代，由 Fredrick Sanger 和 Walter Gilbert 领导的这两个课题组都发表了当时处于起步阶段的第一代测序技术的文章。Gilbert 的方案是先对 DNA 链进行化学修饰，然后对放射性标记的 DNA 末端进行切割，再进行凝胶电泳，最后通过放射自显影的方法来读取 DNA 序列，即所谓的化学降解法。Sanger 的策略则完全不同，他利用的双脱氧核糖核酸能够使延伸中的 DNA 链终止延伸，从而得到 DNA 序列信息，即所谓的链终止法。相较 Gilbert 的方法，

Sanger测序法不需要使用放射性引物,利用毛细管电泳取代了凝胶电泳。因此,Sanger测序法成了当时科学研究和临床实验室里首选的测序技术。由于Sanger测序的通量太低又具有成本高、费时的缺点,传统的Sanger测序技术的局限性日益突出,于是被称为高通量测序的技术应运而生。

高通量测序技术又被称为深度测序(deep sequencing)或下一代测序技术(NGS)。相较Sanger法测序,该技术能够对一个物种的转录组和基因组进行细致而全面的分析。目前所说的高通量测序技术主要是454 Life Science公司、ABI公司和Illumia公司推出NGS技术以及Helious Heliscope™和Pacific Biosciences推出的单分子测序技术。这些新一代测序技术和Sanger测序技术最大的区别在于能够进行大规模的平行测序,所以测序的时间和费用都有了极大的降低,并且能够在短时间内获得数十亿条序列信息。这些新产品让新一代测序仪走进了临床,成为在临床诊断实验室里常见的设备,为遗传信息的揭示和基因表达调控等基础生物学研究提供重要数据,而且在基因诊断和基因治疗等应用研究中也发挥着重要的作用。

第二节　深度测序在头颈部鳞状细胞癌基因组学研究中的应用

有研究人员在HNSCC中对51种肿瘤抑制基因、癌基因和潜在的突变基因进行了第二代外显子测序,发现11种新的遗传改变。在这11个突变基因中发现有38%存在点突变,并且大多数突变发现于PI3K/AKT和Wnt/CDH信号通路。在参与该研究的37例HNSCC患者中,24例(65%)有吸烟史。该研究的吸烟人群大多数携带所有检测到的突变(73%),每个样品0.79个突变,比非吸烟组(22%,37例HNSCC中的8例)的突变数高3.2倍。非吸烟组8例患者中有2例发现存在2个突变,这2个突变靶向FGFR3,但在吸烟患者中未发现存在该突变;其他6例非吸烟患者没有任何检测到任何基因突变。有趣的是,在吸烟组中TP53的突变高达37.5%,而在非吸烟组中没有新发现CEBPA和FES基因突变。总体上30%的HNSCC样品具有TP53突变,该比率低于COSMIC报道的42%的TP53突变率。在研究的37个样本中,有9例HNSCC患者有口咽部HPV感染,但其中只有1例具有TP53突变。与这些以前的报道一致,我们检测到HPV阴性患者中存在较高的TP53突变率,HPV阴性和HPV阳性分别为43%和

11%。

大多数肿瘤表现出拷贝数变化（copy number alteration, CNA），包括3p和8p的损失，以及类似肺鳞状细胞癌的3q、5p和8q染色体区域的增加。来自微阵列数据显示的141个CNA（扩增或缺失）和通过"高覆盖"全基因组测序（$n=29$）显示的62个结构性畸变（染色体融合），说明HNSCC基因组的高度不稳定性。HPV感染阳性和阴性的肿瘤均包含涉及鳞状谱系转录因子TP63、SOX2和癌基因*PIK3CA*的3q26/28染色体区域局部扩增。HPV感染阳性的肿瘤特征性表现为新型复发性缺失和截短突变导致的肿瘤坏死因子受体相关因子3（TNF receptor-associated factor 3, TRAF3）基因缺失。*TRAF*3在固有和获得性抗EB病毒、HPV和HIV免疫反应中发挥作用，其失活可促进异常的NF-κB表达。虽然*TRAF*3失活在恶性血液病和鼻咽癌中均有报道，但此研究首次将*TRAF*3与HPV相关肿瘤相联系。HPV感染阳性的肿瘤同时也特征性地表现为*E2F*1基因的局部扩增，而HPV感染阴性的头颈部肿瘤中特征性表现为9p21.3区域的*CDKN*2A基因缺失。HPV感染阴性的肿瘤特征性表现为11q13（*CCND*1、*FADD*和*CTTN*）和11q22（*BIRC*2、*YAP*1）的共扩增，其还含有涉及细胞死亡/NF-κB和Hippo途径的基因。某些HPV感染阴性的肿瘤还特征性地表现为在核集区（the Nuclear Set Domain）基因*NSD*1和肿瘤抑制基因*FAT*1、*NOTCH*1、*SMAD*4和*CDKN*2A缺失。受体酪氨酸激酶家族基因（例如EGFR、ERBB2和FGFR1）扩增也在HPV感染阴性的肿瘤中占主导。在HRAS中通常具有失活的*CASP*8突变和野生型TP53。以往研究报道，在具有少CNA的肿瘤中临床预后较好。野生型*TP*53与突变型*HRAS*和*CASP*8构成的三基因构象涉及RAS/Cell death/NF-κB的改变，为HNSCC的发生和发展提供了另外一种潜在的可能途径。

在全基因组和RNA-Seq数据分析中，研究人员发现在HNSCC中未观察到在其他实体瘤中报告的已知融合癌基因，包括*ALK*、*ROS*和*RET*基因。先前报道的FGFR3-TACC3融合体存在于2个HPV感染阳性的肿瘤中。279例HNSCC患者中只有1例存在*EGFR*的Ⅷ亚型的证据。染色体结构改变（纯合缺失，染色体内和染色体间融合）在肿瘤抑制基因中的功能丧失中比蛋白质编码融合事件发生频率更高，最显著的是*CDKN*2A，其次为*TP*53、*RB*1、*NOTCH*1和*FAT*1等抑癌基因。通过DNA分析，大多数HPV感染阳性的肿瘤表现出宿主基因组整合的明确证据，通常在每个样品的单个基因组位置几乎总是与宿主基因组的扩增相关。对RNA转录物的分析证实跨病毒－人整合基因座的转录。然而，没有发现与HPV整合相关的单一驱动机制相关的基因。同时，也并没有发现在HPV感染阳性的细胞系中报道的基因整合位点,如 *Myc* 基因。

在 HNSCC 中使用外显子测序,研究人员验证并确认了先前公布的突变数据,并于 51 个候选分析基因中发现有 11 个基因中鉴定了 26 个点突变。尽管大多数突变的基因已经在其他实体瘤中报道过,但是其中 2 个突变先前并未在 HNSCC 中有报道。值得注意的是,11 个基因中有 10 个在 TCGA 团体的研究中也发现存在突变。共有 4 个研究团队报道 *TP53*、*NOTCH*1 和 *PIK3CA* 基因在 HNSCC 中发生突变。然而,在这 3 个研究中,只有 11 个报告的基因中的 10 个基因突变被发现。Agrawal 的研究小组报告了 11 个基因中有 3 个发生了突变,分别为 *TP53*、*NOTCH*1 和 *PIK3CA*。Stransky 除发现上述 3 个以外,还发现了 *CDKN2A*、*CDH*1 和 *PIK3R*1 基因突变。值得注意的是,利用 MiSeq 超深度验证和 FFPE DNA 测序,研究人员确定了一种未在以往的 HNSCC 测序研究中报道过的新的基因突变——*CEBPA* 突变。总而言之,HNSCC 中基因突变频率低,可以反映肿瘤异质性的程度。突变基因在 HNSCC 中的突变率和功能有待进一步研究。

在 279 个 HNSCC 样品中,共检测到 12 159 个同义体细胞变体、37 061 个非同义体细胞变体和 2 579 个种系单碱基置换。与以前的报告相反,突变率与 HPV 状态无关。有 11 个基因的突变具有统计学意义。在失活突变(通过无义、移码或剪接位点突变)中,4 个基因完全或主要发生在 HPV 感染阴性的肿瘤中。*CDKN2A* 和 *TP53* 与细胞周期和存活相关,*FAT*1 和 *AJUBA* 与 Wnt/β-联蛋白信号转导相关。*TP53* 突变的比率高于先前研究的报道,而 36 个 HPV 感染阳性的 HNSCC 中只有 1 例具有非同义 *TP53* 突变。先前未报告的 *AJUBA* 的体细胞突变和缺失主要是在功能性 LIM 结构域中的 5′ 失活和聚簇错义突变。33 个 HNSCC 中鉴定了突变的新基因,核受体结合结构域蛋白 1(NSD1)。NSD1 是组蛋白 H3K36 甲基转移酶,类似于 SETD2,其经常在肾细胞癌的透明细胞变体中突变,并与 DNA 低甲基化相关。NSD1 中灭活突变与颅面异常(索托斯综合征)相关,在血液恶性肿瘤中其与 NUP98 t(5;11)(q35;p15.5)融合,作为致癌基因激活 *HOXA* 基因。相反,*NSD*1 损失与散发的非黑素瘤皮肤癌相关。在与鳞状分化相关的基因中发现了显著的失活突变,包括 *NOTCH*1(19%)和其他非显著家族成员(*NOTCH*2 和 *NOTCH*3),以及 *TP63* 的靶基因 *ZNF750*。同时,有研究还确定了其他基因突变,包括 *TRAF3*、*RB*1、*NFE2L2*。大约 1/4 的 HNSCC 病例显示 *PIK3CA* 扩增,73% 的 *PIK3CA* 突变定位于促进活化的 E542K、E545K 和 H1047R/L 位点。

第三节　头颈部鳞状细胞癌基因组学与 肿瘤干细胞及其相关基因

早在19世纪，科学家就在高等动物的组织中找到了一些细胞，它们可以进行自我更新、自我分化，产生成熟、已分化的子代细胞，而且可以处在不同的分化状态以构造组织和器官，这样的细胞称为干细胞。在干细胞的理论基础上提出了肿瘤干细胞的概念。在肿瘤中存在着极少一部分细胞和干细胞类似，具有很强的自我更新和形成新的肿瘤细胞的能力，是肿瘤的起源，也是肿瘤复发、转移或化疗、放疗耐受的关键原因。和其他类型的肿瘤干细胞相似，HNSCC肿瘤干细胞的典型生物学特性包括：① 失控的自我更新能力；② 异常的分化潜能；③ 多药耐药性；④ 抗凋亡特性；⑤ 高致瘤性。Okamoto等则发现在HNSCC中CD44$^+$肿瘤干细胞内有多种耐药相关基因，如 *ABCB*1、*ABCG*2、*CYP*2C8、*TERT* 表达升高。ALDH1和CD44被视为HNSCC中肿瘤干细胞的标志物，多表达于肿瘤侵袭前沿，ALDH1阳性细胞对常规放疗耐受且有很强的成瘤性。以上研究证实肿瘤干细胞在HNSCC中是确实存在的。

有人应用舌鳞状细胞癌基因组对照方法证明舌鳞状细胞癌存在多功能性肿瘤干细胞。对差异表达基因进行信号通路分析，约有12条信号通路发生显著性改变，其中Notch、TGF-β等信号通路在干细胞自我更新和多能性等方面起重要作用。筛选出的9条干细胞相关基因分别参与细胞周期、细胞分化、凋亡及内环境稳态的调控；KEGG信号通路分析显示，这些基因多参与Wnt、Notch、TGF-β等与干细胞密切相关的信号通路。这些发现表明，靶向HNSCC相关肿瘤干细胞基因可能成为HNSCC治疗的有效药物。

第四节　基因组学与头颈部鳞状 细胞癌的治疗

新一代测序技术使得大规模平行测序成为可能，保证高度精准地读取可以提供快速和相对廉价的全外显子和基因组测序，从而能够筛选多个标本中所有已知的人类基因，并最终使癌症基因组测序成为现实。2011年，一个研究小组和匹兹堡大学、布朗研究所的研究人员同时公布了HNSCC的全外显子组测序结果，确认先前报道为HNSCC中的关键参与基因（例如TP53、CDKN2A和PIK3CA）中确认有突变。另有2个独立的研究组首次报道了HNSCC中NOTCH1的突变。事实上，NOTCH1突变是HNSCC中第2个常见的突变。到目前为止，癌症中基因突变的研究使研究人员发现并鉴定驱动事件在肿瘤形成中的关键途径成为可能，并最终应用于临床生物靶向治疗中。鉴于肿瘤突变谱中遗传改变的多样性和抑癌基因失活的频繁发生，针对HNSCC设计靶向治疗仍然具有挑战性。与白血病和淋巴瘤中最常见的异常是致癌基因激活的单基因易位不同，HNSCC通常存在超过3个基因突变。因此，需要评估多个基因和途径，从而进行诊断，预后和治疗性研究。在HNSCC中，绝大多数肿瘤具有灭活肿瘤抑制基因的突变，而产生致癌基因的激活突变是罕见的。恢复肿瘤抑癌基因丧失的功能已被证明比较困难，目前还没有针对此目的的治疗方案。由于新的治疗方法目前尚未广泛应用，早期检测和随访是目前降低HNSCC发病率和死亡率的最佳方法。HNSCC预防重点应放在旨在减少危险因素的公共卫生战略上，如烟草、酒精和HPV疫苗接种。在未来，体细胞突变检测可能在早期诊断和肿瘤监测中得到越来越广泛的应用。例如，检测血浆或唾液等体液就可以帮助早期检测肿瘤发生，而手术边缘和淋巴结中突变的检测可以帮助识别残留肿瘤组织。同时，细胞生存关键途径的破坏也可以通过非基因机制形成，如翻译后修饰或表观遗传学改变。不同的机制可以靶向相同的关键途径。EGFR是HNSCC中不含致敏突变的基因的实例，可以成为这种肿瘤类型中有效的治疗靶点。结肠和肺部研究中的EGFR突变导致EGFR途径的改变在癌症的发病机制中至关重要。在HNSCC中，EGFR过度表达和扩增使得肿瘤对EGFR治疗敏感。当然，NOTCH1在特定细胞类型中作为肿瘤抑制基因或癌基因的作用仍有待阐明，并且可能不仅取决于突变的特征，而且还取决于调节途径的其他机制。

如上所述，深度测序方法的应用揭示了前所未有的关于HNSCC基因组的体细胞突变和遗传突变的知识。对HNSCC基因组改变的深入认识有助于阐明异常信号通路驱动肿瘤进展，并为HNSCC的干预预防与治疗提供潜在的靶点。通过大规模测序显示，HNSCC中的遗传改变主要在少数分子途径或生物过程，包括TP53途径（TP53）、促有丝分裂途径（RAS/PI3K/mTOR、PIK3CA、HRAS）、细胞周期（CDKN2A）、NOTCH途径（NOTCH1、NOTCH2、NOTCH3）和细胞通讯和死亡（FAT1和CASP8）。

　　p53是一种肿瘤抑制蛋白，当细胞暴露于各种形式的应激（包括DNA损伤）时，p53的转录激活可以导致下游靶基因（例如，CDKN1A、PCNA、GADD45、BAX、NOXA、MDM2和*miR-34a*）的活化，继而诱导衰老，导致细胞周期停滞或细胞凋亡，因而被称为"基因组的保护者"。*TP53*是最常见的突变基因，在HNSCC和许多其他肿瘤中经常检测到其功能丧失。有研究报道一半以上的HNSCC存在*TP53*突变，并且表现出p53信号通路缺陷。有证据表明p53功能的恢复或再活化对HNSCC治疗有明显益处。Roh等的研究显示p53反应小分子RITA可以诱导TP53野生型HNSCC细胞系中p53的显著积累和再激活，并上调凋亡相关分子p21、BAX的表达。他们还发现，在联合顺铂治疗中，RITA在体外和体内增强顺铂诱导的HNSCC细胞的生长抑制和凋亡。在最近的一项Ⅱ期临床试验中，围手术期联合应用放化疗和INGN 201（Ad5CMV-p53）基因治疗进展期的可切除的口腔、口咽、下咽和喉的鳞状细胞癌，证明了递送基因载体治疗的可行性。Fishman的研究团队在ALT-801的Ⅰ期试验中显示，靶向p53的晚期恶性肿瘤患者的IL-2/T细胞受体融合蛋白与潜在的抗肿瘤相关性的免疫学变化相关。

　　最近的癌基因组学研究发现了新的HNSCC突变位点，其中*PI3KCA*是HNSCC和其他类型癌症中最常见的突变基因之一。Lui报道PI3K途径突变的HNSCC中基因突变的速率增加；具有多个PI3K途径基因同时突变的肿瘤其分期也较高（Ⅳ期）。Fury等的研究团队在PIK3CA和mTOR抑制剂的Ⅰ期临床试验中对局部和（或）区域晚期HNSCC患者口服依维莫司（mTOR抑制剂）联合应用顺铂和多西紫杉醇诱导化疗。Bauman等报道，在对复发性和（或）转移性顺铂难治性HNSCC患者的替西罗莫司（mTOR抑制剂）和厄洛替尼（EGFR抑制剂）的Ⅱ期研究中，厄洛替尼和替西罗莫司的组合耐受性差，PTEN表达的低发生率和8%的*PIK3CA*的突变率表明该途径在复发性和/或转移性HNSCC中的生物学相关性。

　　NOTCH信号通路与多种生物学功能相关，包括自我更新能力、细胞周期和细胞生存。在10%～15%的HNSCC患者中有*NOTCH*1突变，使*NOTCH*1成为在HNSCC中最常见的突变基因之一。MK-0752在具有晚期实体瘤的成年患者的Ⅰ期临床研究中证实了良好的耐受性和NOTCH信号途径的抑制。对难治性、转移性或局部晚期实体瘤患者开展的RO4929097（RG-4733）Ⅰ期研究中，通过间歇和连续给药方案使用RO4929097对多种肿瘤（包括乳腺癌、肉瘤、黑素瘤、胰腺癌、非小细胞肺癌、前列腺癌和急性淋巴细胞白血病/淋巴瘤）均有不同程度的疗效。然而，目前还没有针对HNSCC NOTCH信号通路的临床试验，但这些研究结果提示,调节NOTCH通路的作用可能对*NOTCH*突变的HNSCC治疗具有重要意义。

第五节 基因组学与头颈部鳞状细胞癌的早期诊断

在HNSCC尚未扩散至其他器官时发现并有效干预是HNSCC患者治疗的最佳方案。基因组学技术的发展帮助发现和鉴定有效的HNSCC分子标志物,并为应用于HNSCC的早期诊断提供了有利条件。近年来,利用基因组学的方法,大量潜在的HNSCC标志物被发现。

在含有*PI3K*途径突变的HNSCC中,21.7%有多于1个的PI3K信号通路成员发生基因突变,表明遗传改变可以在PI3K信号通路的多个基因中发生。相比之下,HNSCC很少发生MAPK信号通路或JAK/STAT信号通路的突变。Liu的研究团队发现,发生PI3K信号通路突变的HNSCC均为进展期(Ⅳ期)。这些发现表明,PI3K信号通路突变在HNSCC的发生和发展中起重要作用,并可能作为HNSCC早期诊断的一个重要靶点。

10年来高通量测序慢慢从实验室进入了临床检验,展现了蓬勃的生机及想象空间,未来肯定还有很多新的检测项目有待开发。高通量测序的单碱基成本已经降低了数百倍,也许在不久的将来每一个新生儿都会有自己的基因组序列。海量数据的产生,也会反过来帮助近几年遭遇瓶颈的药物研发机构研发更多的个体化药物。高通量测序本身还有很多局限性,如一次测序需要多个样本混合,成本相对昂贵,数据分析具有挑战性,操作环节多。企业界和科学界都在解决测序仪的稳定性、样本处理的便捷性、一体化数据分析等问题。就像二代测序技术无法取代一代测序一样,高通量测序技术也无法取代PCR、荧光原位杂交等其他类型的分子诊断技术。高通量测序技术会成为未来分子诊断领域的重要组成部分,大大推动技术前进。

-------------------------------- **参 考 文 献** --------------------------------

[1] Agrawal N, Frederick M J, Pickering C R, et al. Exome sequencing of head and neck squamous cell carcinoma reveals inactivating mutations in NOTCH1[J]. Science, 2011,

333(6046): 1154-1157.

[2] Clay M R, Tabor M, Owen J H, et al. Single-marker identification of head and neck squamous cell carcinoma cancer stem cells with aldehyde dehydrogenase[J]. Head Neck, 2010, 32(9): 1195-1201.

[3] Gaykalova D A, Mambo E, Choudhary A, et al. Novel insight into mutational landscape of head and neck squamous cell carcinoma[J]. PLoS One, 2014, 9(3): e93102.

[4] Gu F, Ma Y J, Zhang Z P, et al. Expression of Stat3 and Notch1 is associated with cisplatin resistance in head and neck squamous cell carcinoma[J]. Oncol Rep, 2010, 23(3): 671.

[5] Herzog A, Bian Y S, Broek R V, et al. PI3K/mTOR inhibitor PF-04691502 antitumor activity is enhanced with induction of wild-type TP53 in human xenograft and murine knockout models of head and neck cancer[J]. Clin Cancer Res, 2013, 19(14): 3808-3819.

[6] Karim R, Tummers B, Meyers C, et al. Human papillomavirus (HPV) upregulates the cellular deubiquitinase UCHL1 to suppress the keratinocyte's innate immune response[J]. PLoS Pathog, 2013, 9(5): e1003384.

[7] Kokko L L, Hurme S, Maula S M, et al. Significance of site-specific prognosis of cancer stem cell marker CD44 in head and neck squamous-cell carcinoma[J]. Oral oncology, 2011, 47(6): 510-516.

[8] Ana K, Griffiths-Jones S. miRBase: integrating microRNA annotation and deep-sequencing data[J]. Nucleic Acids Res, 2011, 39(Database issue): D152-D157.

[9] Martin D, Abba M C, Molinolo A A, et al. The head and neck cancer cell oncogenome: a platform for the development of precision molecular therapies[J]. Oncotarget, 2014, 5(19): 8906-8923.

[10] Martinez B V, Dhahbi J M, Lopez Y O N, et al. Circulating small non-coding RNA signature in head and neck squamous cell carcinoma[J]. Oncotarget, 2015, 6(22): 19246-19263.

[11] Nemunaitis J, Nemunaitis J. Head and neck cancer: Response to p53-based therapeutics [J]. Head Neck, 2011, 33(1): 131-134.

[12] Pickering C R, Zhang J X, Yoo S Y, et al. Integrative genomic characterization of oral squamous cell carcinoma identifiies frequent somatic drivers[J]. Cancer Discov, 2013, 3(7): 770-781.

[13] Pirog E C, Quint K D, Yantiss Y K. p16/CDKN2A and Ki-67 enhance the detection of anal intraepithelial neoplasia and condyloma and correlate with human papillomavirus detection by polymerase chain reaction[J]. Am J Surg Pathol, 2010, 34(10): 1449-1455.

[14] Rothenberg S M, Ellisen L W. The molecular pathogenesis of head and neck squamous cell carcinoma[J]. J Clin Invest, 2012, 122(6): 1951-1957.

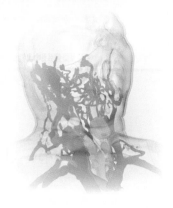

第二十九章

喉癌细胞上皮间质转化的分子机制研究及其应用

刘 鸣 赵治纲

上皮间质转化是指上皮细胞失去极性,获得在细胞基质中自由活动的能力,转变为间质细胞的过程。上皮间质转化与恶性肿瘤细胞的侵袭和转移高度相关。其分子机制包括细胞表面的间质细胞标志物表达上调和上皮细胞标志物表达下调或缺失。肿瘤细胞黏附分子上皮钙黏着蛋白是上皮间质转化重要的标志物,其表达减少或缺失引起细胞和细胞之间失去正常的连接,导致恶性肿瘤表现出明显的侵袭性,进而影响患者的预后。上皮间质转化能够促进肿瘤的侵袭转移和级联反应,包括肿瘤细胞突破原发肿瘤部位、邻近间质的浸润、血管内浸润、通过血液或淋巴循环扩散到远处实质器官,以及形成继发生长部位(转移灶),这些现象说明上皮间质转化是一个动态的过程。

[通信作者] 刘鸣,Email: liumingori@qq.com

第一节　上皮间质转化在喉癌中的作用

一、上皮间质转化相关蛋白在喉癌的侵袭及转移中的作用

喉癌（laryngocarcinoma）是头颈部最常见的恶性肿瘤之一，其中96%～98%为鳞状细胞癌，以手术为主的综合治疗措施在一定程度上提高了喉癌患者的5年生存率，但喉鳞状细胞癌的局部浸润和颈部淋巴结转移仍是喉癌患者复发和预后的主要危险因素。研究证实，上皮间质转化与喉癌相关。上皮间质转化相关蛋白在喉癌和非肿瘤性黏膜上皮中有差异表达，其中上皮钙黏着蛋白/β-联蛋白的共表达减少可能与喉癌的T分期有关，β-联蛋白和Zeb2阳性共表达可能是喉癌预后的独立预测因素。研究人员通过比较正常上皮细胞与喉癌细胞发现，在上皮细胞的恶性转化过程中，其细胞角蛋白的表达模式取决于肿瘤细胞的分化程度，其中间充质细胞的细胞骨架蛋白波形蛋白（vimentin）的表达与喉癌细胞的分化等级增加有关，但与淋巴结转移无关。

二、上皮间质转化转录激活因子在喉癌中的作用

上皮向间质转化是由所谓的上皮间质转化诱导转录因子（epithelial-mesenchymal transiton-inducing transcription factor, EMT-TF）完成的，主要是Snail、Twist、Zeb家族。EMT-TF能调控上皮间质转化相关分子标志物基因的表达，激活间质表型标志物，抑制上皮表型标志物。同时，在来自细胞内外信号通路的调控下，它们参与上皮间质转化过程，促进肿瘤的侵袭和转移。

1. Snail转录因子

作为调节上皮间质转化的主蛋白是一种锌指蛋白，它参与癌症的发展和胚胎的发生，胚胎中缺乏Snail导致上皮间质转化过程失败。研究证明，Snail是肿瘤进展相关标志物之一，在口腔鳞状细胞癌、结肠癌、乳腺癌、肝癌及胃癌中发现Snail高表达，并与肿瘤的淋巴结转移和组织学分级密切相关。同时，Snail的高表达与头颈部癌症的进展有关。Snail转录因子是神经嵴发育所必需的，在癌症中相当于上皮钙黏着蛋白的抑制因子和上皮间质转化的启动因子。细胞黏附、侵袭能力和移动性丧失是上皮间质转化过程中的主要细胞特征。所有这些

特征都是Snail和其他转录因子协同作用的结果，这些转录因子与破坏细胞可塑性、细胞抗死性以及增加传播和转移能力有关。Snail的过度表达与包括头颈部鳞状细胞癌（HNSCC）在内的癌症患者的不良预后和较短生存期有关。关于喉癌的研究证明，*miR-153*通过靶向Snail基因调控喉癌细胞的迁移。干扰核转录因子Snail可上调上皮钙黏着蛋白的表达，降低耐药细胞Hep-2/CDDP耐药蛋白MDR1的表达，增强喉癌耐药细胞的顺铂敏感性。在体外实验中，通过维生素D受体信号转导途径敲除Snail可抑制人喉鳞状细胞癌Hep-2细胞的上皮间质转化。上皮钙黏着蛋白、β-联蛋白和Snail表达差异取决于肿瘤的分化程度和分期，这些标志物有助于鉴别侵袭性喉鳞状细胞癌。流体剪应力（fluid shear stress，FSS）诱导上皮间质转化，并根据整联蛋白-ILK/PI3K-AKT-Snail（integrin-ILK/PI3K-AKT-Snail）信号转导途径增强了喉癌细胞迁移。

2. Twist

Twist是碱性螺旋-环-螺旋（basic Helix-LoopHelix，bHLH）转录因子家族成员，包括Twist1和Twist2。Twist在肿瘤的侵袭和转移中具有关键作用，也是参与上皮间质转化过程的重要调控因子。在头颈部肿瘤中，Twist1通过Bmi1抑制Let-7i可引发RAC1的活化，使头颈部肿瘤产生间质型运动模式。Twist1还可直接调控Bmi1，从转录水平共同抑制P16INK4a和上皮钙黏着蛋白基因的表达，从而促进肿瘤的侵袭和转移。研究发现，Twist表达下调可诱导喉癌Hep-2细胞形态学改变，进而反转上皮间质转化过程，通过上调上皮钙黏着蛋白以及下调神经-钙黏着蛋白，降低喉癌Hep-2细胞运动、迁移和侵袭的能力。Twist可调节声门上癌中的淋巴管生成，并与淋巴结转移相关。Twist在Hep-2细胞中对紫杉醇的响应中表达明显降低，可能在紫杉醇诱导的Hep-2细胞凋亡中起关键作用。一项荟萃分析表明：喉癌组织中Twist的阳性表达率高于正常组织。Twist表达可能与低分化、晚期临床阶段、淋巴结转移和远处转移有关，但与年龄和性别无关。

3. Zeb家族

属于锌指蛋白转录因子，包括Zeb1和Zeb2两个成员，它们上调间充质细胞蛋白，抑制上皮细胞标志蛋白的表达，进而诱导肿瘤上皮间质转化的发生。Zeb蛋白的表达异常与肿瘤的发生和转移密切相关。研究表明，Zeb在膀胱癌、卵巢癌、肺癌、乳腺癌、前列腺癌及结肠癌等肿瘤中过表达。Zeb1/2可在肿瘤进展中抑制上皮钙黏着蛋白的表达并诱导上皮间质转化。Zeb1的表达可激活Snail。同时，Snail可以与Twist协同作用诱导Zeb1表达。Zeb通过增加间质表型标志物纤连蛋白（fibronectin）、神经-钙黏着蛋白和波形蛋白，降低上皮–钙黏着蛋白, 促进基质金属蛋白酶 (MMP) 的表达, 诱导肿瘤细胞发生上皮间质转化, 促进肿瘤的转移。在头颈部肿瘤中的研究表明, Zeb1 和 Zeb2 的启动子高甲基化可能在上皮间质转化过程中发挥重要作用, 并可能掩盖 *miR-200* 家族在上皮间质转化癌变过程中的调控作用。对 33 例喉鳞状细胞癌患者分析得出结论: ZEB2 表达 ≥ 5% 的患者的无病生存期较短 ($P=0.006$)。 *miR-10b* 的过表达诱导 Hep-2 细胞的上皮间质转化, 促进 Hep-2 细胞的迁移和侵袭。在此过程中, mRNA 和转录因子的蛋白质水平 (例如, Snail、Slug、Twist 和 Zeb) 没有改变。

第二节　上皮间质转化在喉癌中的两个重要的问题

一、部分上皮间质转化在喉癌进展和转移中的作用

上皮间质转化是胚胎发育和癌症进展过程中细胞可塑性的典型例子。在胚胎发育的上皮间质转化过程中, 上皮细胞会失去其上皮起源的所有痕迹, 并获得完全的间充质表型, 称为完全上皮间质转化, 通常以所谓的钙–黏着蛋白转化为特征。相反, 在癌症发展中的上皮间质转化过程中, 源自上皮细胞的癌细胞同时表现出间充质和上皮特征, 这就是所谓的部分上皮间质转化过程中的杂化 E/M 表型。癌细胞中的部分上皮间质转化被认为可以增强它们的侵袭特性, 产生循环肿瘤细胞和肿瘤干细胞, 并增强对抗癌药物的耐药性。这些表型变化受细胞外基质成分、外泌体和可溶性因子的调控, 这些调控因子被称为上皮间质转化转录因子。一项对头颈癌 (主要是针对口腔癌) 原发性和转移性肿瘤生态系统的单细胞转录组学分析的结果做出了对 HNSCC 生态系统的深入理解, 并定义了基质相互作用以及与转移相关的 p-EMT 程序。另一个研究表明, 长链非编码 MYOSLID (long noncoding RNA MYOSLID) 表达与 HNSCC 中的部分上皮间质转化程序密切相关, 通过部分上皮间质转化程序促进 HNSCC 的侵袭和转移, 它可能是侵袭性 HNSCC 新的预测生物标志物。近年来的研究证明, 相比较完全上皮间质转化而言, 经历部分上皮间质转化的癌细胞具有更高的转移风险。此外, 部分上皮间质转化状态可能与肿瘤干细胞/祖细胞功能相关, 从而通过自我更新或不对称分裂产生各种细胞表型。然而, 调节部分上皮间质转化分子机

制仍不清楚。目前罕有关于部分上皮间质转化对喉癌侵袭和转移影响的研究。因此，决定部分上皮间质转化的尚未被识别的分子是诊断和治疗喉癌值得研究的靶标。

二、上皮间质转化与喉癌靶向化疗抵抗的关系

肿瘤获得性耐药产生与上皮间质转化的关系密切。研究表明，上皮间质转化参与了化疗耐药的形成，比如，Snail、Slug 介导的间质化改变被发现存在于卵巢癌顺铂耐药细胞中；对 Wnt 信号通路拮抗剂分泌性卷曲相关蛋白 5（SFRP5）进行功能研究发现，沉默 SFRP5 可以通过 Twist 介导的上皮间质转化和 AKT2 信号通路，进而激活 Wnt 信号通路，促进卵巢癌的进展和化疗耐药性的形成；上皮钙黏着蛋白在耐顺铂的胰腺癌细胞中表达降低，细胞迁移侵袭潜能增加，转录因子 Zeb-1 对其进行靶向干扰可上调上皮钙黏着蛋白表达并增加对顺铂的敏感性；在 HNSCC 细胞系中发现上皮间质转化与 EGFR 靶向药物的耐药性有关，相关机制为代偿激活 AKT/GSK-3β/Snail 信号通路，下调 EGFR，使吉非替尼耐药细胞呈现上皮间质转化的表型特征，获得更强的迁移能力。TGF-β 刺激喉癌 Hep-2 细胞可引起其形态学改变和侵袭性增强，下调上皮钙黏着蛋白、上调波形蛋白的表达，并与表皮生长因子（EGF）有协同作用，此过程与 P13K-AKT/PKB 信号途径的激活有关。另一方面，化疗耐药的细胞同样也会呈现出增强的上皮间质转化表型，如胰腺癌耐顺铂的细胞中上皮钙黏着蛋白表达降低，细胞迁移侵袭潜能增加，靶向干扰其下游转录因子 Zeb-1 可上调上皮钙黏着蛋白的表达，促进其向上皮表型转变。顺铂耐药的喉癌细胞具有更高的侵袭和迁移生物学行为，顺铂诱导的侵袭和迁移能力增强机制与上皮间质转化有关，对上皮间质转化相关的信号通路深入研究可克服顺铂耐药性并减少喉癌细胞的侵袭和迁移行为。CD44 细胞表面的高表达和 EGFR 细胞表面低表达的组合可用于鉴定 HNSCC 细胞系中具有上皮间质转化表型的抗药性亚群。抑制 CK2α 可增强顺铂诱导的喉癌细胞凋亡，可能是通过抑制通透性糖蛋白（P-糖蛋白）和多药耐药蛋白（MRP1）来实现的。口咽和喉鳞状细胞癌患者原发性肿瘤中 KLK6 蛋白低表达与不良的无进展生存（$P=0.001$）和总体生存率（$P<0.0005$）显著相关，并且是不良临床预后的独立危险因素。在原发性肿瘤中被检测到的低表达的 KLK6 是对具有治疗失败高风险的 HNSCC 患者进行分层的有效工具。这些患者可能会受益于 KLK6 表达的恢复或涉及上皮间质转化信号通路的药理靶标。

第三节　上皮间质转化在喉癌研究中的方向

一、EMT-TF和不典型上皮间质转化相关特征

喉癌干细胞可以使癌细胞进行自我更新或不对称分裂，从而产生各种细胞表型。目前，已有研究表明上皮间质转化同肿瘤干细胞相互作用，进而影响患者的预后。研究上皮间质转化在喉癌干细胞中的作用机制，对喉癌的诊断、治疗和预后的预测有着重大意义。

近几年，科学家对上皮间质转化在喉癌干细胞中的调节功能进行了大量研究。一个关键的课题是研究上皮间质转化的细胞内和细胞外网络。例如，EMT-TF与miRNA或其他途径的关系。EMT-TF可能仅仅是瞬间或部分激活，这让EMT-TF在喉癌干细胞中作用的研究更加具有挑战性。关于这些可溶性介质在喉癌干细胞中作用的相关研究近年来层出不穷。如，*miR-98*、*miR-204-5p*、*miR-141*等通过对EMT-TF的作用影响非经典途径的上皮间质转化进程，从而影响喉癌的进展和转移。但相关研究都缺乏详尽的机制，因此，对其机制的进一步研究，相关药物的研发都是未来的研究方向。此外，上皮间质转化调控的分子机制、肿瘤微环境因子的研究，EMT-TF抗凋亡和促生存的表型诱导，也是值得探索的"宝藏之地"。

二、喉癌进展中上皮间质转化的中间状态

由于上皮间质转化的可塑性和复杂性，加上还存在一个逆转上皮间质转化转换结果的间质上皮转化机制，使得追踪上皮间质转化所有的从上皮到间质的中间状态成为一项巨大的挑战。这项工作具有巨大的临床意义，因为当喉癌患者确诊时往往已经到了癌症播散和转移的阶段，我们能做的仅是限制癌细胞的转移、增殖和生长。但是迄今为止，我们尚缺乏对喉癌进展中上皮间质转化中间状态的研究，那么对其机制的研究，研制出安全有效的靶向药物，是临床医师和患者共同期待的。

参 考 文 献

［ 1 ］ Cercelaru L, Stepan A E, Mărgăritescu C, et al. E-cadherin, β-catenin and Snail immunoexpression in laryngeal squamous cell carcinoma［J］. Rom J Morphol Embryol, 2017, 58(3): 761−766.

［ 2 ］ Chen L, Sun D Z, Fu Y G, et al. Upregulation of microRNA-141 suppresses epithelial mesenchymal transition and lymph node metastasis in laryngeal cancer through HOXC6-dependent TGF-β signaling pathway［J］. Cell Signal, 2020, 66: 109444.

［ 3 ］ Dave N, Guaita-Esteruelas S, Gutarra S, et al. Functional cooperation between snaill and twist in the regulation of ZEB1 expression during epithelial to mesenchymal transition［J］. J Biol Chem, 2011, 286(14): 12024−12032.

［ 4 ］ Dennis M, Wang G, Luo J, et al. Snail controls the mesenchymal phenotype and drives erlotinib resistance in oral epithelial and head and neck squamous cell carcinoma cells［J］. Otolaryngol Head Neck Surg, 2012, 147(4): 726−732.

［ 5 ］ Gloushankova N A, Zhitnyak I Y, Rubtsova S N. Role of epithelial-mesenchymal transition in tumor progression［J］. Biochemistry (Mosc), 2018, 83(12): 1469−1476.

［ 6 ］ Haslehurst A M, Koti M, Dharsee M, et al. EMT transcription factors snail and slug directly contribute to cisplatin resistance in ovarian cancer［J］. BMC Cancer, 2012, 12: 91.

［ 7 ］ Jouppila-Mättö A, Närkiö-Mäkelä M, Soini Y, et al. Twist and snail expression in pharyngeal squamous cell carcinoma stroma is related to cancer progression［J］. BMC Cancer, 2011, 11: 350.

［ 8 ］ Kariche N, Moulaï N, Sellam L S, et al. Expression analysis of the mediators of epithelial to mesenchymal transition and early risk assessment of therapeutic failure in laryngeal carcinoma［J］. J Oncol, 2019, 2019: 5649846.

［ 9 ］ La Fleur L, Johansson A C, Roberg K. A CD44high/EGFRlow subpopulation within head and neck cancer cell lines shows an epithelial-mesenchymal transition phenotype and resistance to treatment［J］. PLoS One, 2012, 7(9): e44071.

［10］ Lambert A W, Pattabiraman D R, Weinberg R A. Emerging biological principles of metastasis［J］. Cell, 2017, 168(4): 670−691.

［11］ Lin Y, Dong C, Zhou B P. Epigenetic regulation of EMT: the Snail story［J］. Curr Pharm Des, 2014, 20(11): 1698−1705.

［12］ Liu S, Zhou F, Shen Y, et al. Fluid shear stress induces epithelial-mesenchymal transition (EMT) in Hep-2 cells［J］. Oncotarget, 2016, 7(22): 32876−32892.

［13］ Marioni G, Cappellesso R, Ottaviano G, et al. Nuclear nonmetastatic protein 23-H1 expression and epithelial-mesenchymal transition in laryngeal carcinoma: a pilot investigation［J］. Head Neck, 2018, 40(9): 2020−2028.

［14］ Maseki S, Ijichi K, Tanaka H, et al. Acquisition of EMT phenotype in the gefitinib resistant cells of a head and neck squamous cell carcinoma cell line through Akt/GSK-3β/snail signalling pathway［J］. Br J Cancer, 2012, 106(6): 1196−1204.

［15］ McGarey P O, O'Rourke A K, Owen S R, et al. Rigid esophagoscopy for head and neck cancer staging and the incidence of synchronous esophageal malignant neoplasms［J］. JAMA Otolaryngol Head Neck Surg, 2016, 142(1): 40−45.

［16］ Ota I, Masui T, Kurihara M, et al. Snail-induced EMT promotes cancer stem cell-like properties in head and neck cancer cells［J］. Oncol Rep, 2016, 35(1): 261−266.

［17］ Puram S V, Tirosh I, Parikh A S, et al. Single-cell transcriptomic analysis of primary and metastatic tumor ecosystems in head and neck cancer［J］. Cell, 2017, 171(7): 1611−1624. e24.

［18］ Saitoh M. Involvement of partial EMT in cancer progression［J］. J Biochem, 2018, 164(4): 257−264.

［19］ Schrader C H, Kolb M, Zaoui K, et al. Kallikrein-related peptidase 6 regulates epithelial to-mesenchymal transition and serves as prognostic biomarker for head and neck squamous cell carcinoma patients［J］. Mol Cancer, 2015, 14: 107.

［20］ Shibue T, Weinberg R A. EMT, CSCs, and drug resistance: the mechanistic link and clinical implications［J］. Nat Rev Clin Oncol, 2017, 14(10): 611−629.

［21］ Tamagawa S, Beder L B, Hotomi M, et al. Role of *miR-200c/miR-141* in the regulation of epithelial-mesenchymal transition and migration in head and neck squamous cell carcinoma ［J］. Int J Mol Med, 2014, 33(4): 879−886.

［22］ Xiang Z, Li Q, Chang A, et al. Expression and significance of TWIST, a zinc finger transcription factor, in laryngeal carcinoma among Chinese population: a meta-analysis ［J］. Int J Clin Exp Med, 2015, 8(10): 18351−18358.

［23］ Xiong H G, Li H, Xiao Y, et al. Long noncoding RNA MYOSLID promotes invasion and metastasis by modulating the partial epithelial-mesenchymal transition program in head and neck squamous cell carcinoma［J］. J Exp Clin Cancer Res, 2019, 38(1): 278.

［24］ Xu N, Shen C, Luo Y, et al. Upregulated *miR-130a* increases drug resistance by regulating RUNX3 and Wnt signaling in cisplatin-treated HCC cell［J］. Biochem Biophys Res Commun, 2012, 425(2): 468−472.

［25］ Yang W H, Lan H Y, Huang C H, et al. RAC1 activation mediates Twist1-induced cancer cell migration［J］. Nat Cell Biol, 2012, 14(4): 366−374.

［26］ Yu L, Li H Z, Lu S M, et al. Down-regulation of TWIST decreases migration and invasion of laryngeal carcinoma Hep-2 cells by regulating the E-cadherin, N-cadherin expression ［J］. J Cancer Res Clin Oncol, 2011, 137(10): 1487−1493.

［27］ Yu M, Bardia A, Wittner B S, et al. Circulating breast tumor cells exhibit dynamic changes in epithelial and mesenchymal composition［J］. Science, 2013, 339(6119): 580.

［28］ Zhang B, Fu T, Zhang L. microRNA-153 suppresses human laryngeal squamous cell carcinoma migration and invasion by targeting the SNAI1 gene［J］. Oncol Lett, 2018, 16(4): 5075−5083.

［29］ Zhang L, Sun J, Wang B, et al. microRNA-10b triggers the epithelial-mesenchymal transition (EMT) of laryngeal carcinoma Hep-2 cells by directly targeting the E-cadherin ［J］. Appl Biochem Biotechnol, 2015, 176(1): 33−44.

［30］ Zhao X, Yu D, Yang J, et al. Knockdown of Snail inhibits pithelial-mesenchymal transition of human laryngeal squamous cell carcinoma Hep-2 cells through the vitamin D receptor signaling pathway[J]. Biochem Cell Biol, 2017, 95(6): 672-678.

[31] Zhao Z, Ge J, Sun Y, et al. Is E-cadherin immunoexpression a prognostic factor for head and neck squamous cell carcinoma (HNSCC)? A systematic review and meta-analysis[J]. Oral Oncol, 2012, 48(9): 761-767.

[32] Zheng H, Kang Y. Multilayer control of the EMT master regulators[J]. Oncogene, 2014, 33(14): 1755-1763.

[33] Zheng M, Jiang Y P, Chen W, et al. Snail and Slug collaborate on EMT and tumor metastasis through *miR-101*-mediated EZH2 axis in oral tongue squamous cell carcinoma [J]. Oncotarget, 2015, 6(9): 6797-810.

[34] Zhou P, Li B, Liu F, et al. The epithelial to mesenchymal transition (EMT) and cancer stem cells: implication for treatment resistance in pancreatic cancer[J]. Mol Cancer, 2017, 16(1): 52.

[35] Zhu G J, Song P P, Zhou H, et al. Role of epithelial-mesenchymal transition markers E-cadherin, N-cadherin, β-catenin and ZEB2 in laryngeal squamous cell carcinoma[J]. Oncol Lett. 2018, 15(3): 3472-3481.

[36] 杜瑞霞, 侯学东, 富公弼, 等. 转化生长因子β1联合表皮生长因子诱导上皮向间质转化对人喉癌细胞株Hep-2侵袭能力影响的研究[J]. 中国耳鼻咽喉颅底外科杂志, 2012, 18(1): 10-14.

[37] 龚小, 于锋, 周毅波. 顺铂诱导上皮间质转化在耐药喉癌细胞中的作用[J]. 临床耳鼻咽喉头颈外科杂志, 2017, 31(23): 1839-1843.

[38] 于锋, 龚小蓉, 周毅波, 等. 干扰核转录因子Snail增强喉癌耐药细胞顺铂敏感性的研究[J]. 临床耳鼻咽喉头颈外科杂志, 2018, 32(5): 350-354.

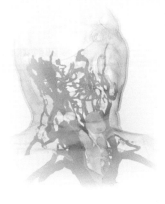

第三十章

喉癌诊断和预后的分子标志物

房居高　时　倩

　　喉鳞状细胞癌简称喉癌，是最为常见的头颈部鳞状细胞癌（HNSCC），约占50%。目前，我国喉癌的标化发病率和死亡率分别为1.1/10万和0.7/10万。由于咽喉部位隐蔽，早期症状不明显，约60%患者就诊时已是中晚期（Ⅲ或Ⅳ期）。晚期患者手术治疗常需要全喉摘除，严重影响患者的生活质量。对局部中晚期患者采用综合治疗成为趋势。虽然手术联合放化疗以及分子靶向治疗等喉癌治疗方法取得了一定的进展与突破，但是喉癌患者的生存率不升反降，从66%降到63%。侵袭转移可能是影响喉癌患者预后的最主要因素。如何提高喉癌患者的生存率，探索喉癌侵袭转移未知的发病机制，寻求喉癌敏感的新分子靶标是目前临床上面临的难题。

［通信作者］　房居高，Email: fangjugaoz@ccmu.edu.cn

第一节　喉癌诊断相关分子标志物

尽管喉癌的发生、侵袭、转移、放化疗敏感性等分子机制极其复杂，但随着各种新的技术的不断改进，对喉癌的发生、转移、敏感、耐药等相关的分子生物学机制的研究得到了可喜的成果。寻找特异性的喉癌分子标志物，使喉癌的预测、诊断、指导治疗及推断预后成为可能，从而得以对喉癌患者实施个体化精准治疗。同时也可以针对特异的基因和分子作为治疗靶点，设计生物治疗药物，为喉癌的诊断和治疗开辟一条新途径。

一、分子标志物

自1983年以来，人类恶性肿瘤的表观遗传学研究进展迅速。表观遗传的改变大体上包含所有能够导致基因表达改变的变化，这些变化并不需要在遗传学水平上对DNA序列进行干扰。

人类恶性肿瘤的表观遗传学变化包含了DNA甲基化、组蛋白修饰和非编码RNA的失调等。

1. DNA甲基化

DNA甲基化是头颈部恶性肿瘤最重要的一种表观遗传修饰类型，有许多基因的启动子区域存在异常甲基化。这些基因包含细胞周期、细胞凋亡、血管生成、细胞－细胞黏附、细胞迁移、细胞侵袭和转移等诸多方面。

2. 组蛋白修饰

组蛋白是核小体的结构单位，对DNA的包装起重要作用。组蛋白的修饰能够影响蛋白的稳定性、蛋白与蛋白间的相互作用，以及蛋白的定位和DNA的连接。喉癌有较高的组蛋白H3过表达及组蛋白修饰，与抑癌基因的转录调节相关，与其他表观遗传学机制一起控制基因的表达。

3. 非编码RNA失调

在人类基因组中，编码蛋白质的基因部分只占了其中的2%，大多数为非编码蛋白质的基因。PIWl-interacting RNA、转录起始RNA和miRNA是3种主要存在于人类基因组中的非编码miRNA。其中miRNA在喉癌细胞的生长、发育、分化、凋亡、生存、迁移和侵袭等发病机制中起着重要的作用。miRNA在转录后水平上调节基因的表达，通过互补作用直接产生干扰效果，作用于靶mRNA。miRNA参与调控了大约60%的蛋白质编码基因，在喉癌的发生、发展、转移及预后中均发挥着重要作用。

现已有的共识是，表观遗传标志物，如过度甲基化的DNA和癌基因的miRNA可作为人类癌症的筛查分子；表观遗传药物包括甲基化抑制剂地西他滨（decitabine）、DNA甲基转移酶抑制剂泽布拉林（zebularine）和组蛋白去乙酰化酶（HDAC）抑制剂曲古菌素A（TSA）等已作为抗癌药物，对癌细胞的恶性行为有明显的抑制作用，通过逆转癌细胞表观遗传性状，正进入临床试验阶段。

另外，随着人类基因组计划的完成及深入研究，应用含有人类全基因组的基因芯片对肿瘤进行分析已成为可能，能从整个基因组的角度来观察肿瘤基因表达谱的变化。基因芯片技术是将大量的核苷酸探针以点阵列的方式排布于同相支持物上，与荧光标记的DNA样品杂交，通过激光共聚焦等方法对样品DNA进行定量检测。基因芯片技术具有自动化、高通量的特点，可以在短时间内测定各组织部位基因结构的变异和表达水平，包含海量的数据。生物信息学研究的最大任务是从已有数据中挖掘未知的有意义的信息，发展最优化的分析、存储、解释方法和模型，将日益增长的遗传信息、基因组信息、生物数据转化为有意义的医学诊断和治疗信息，从而实现个体化医疗。

二、喉癌早期诊断相关分子标志物

早期喉癌及喉癌前病变的诊断可以指导早期治疗，不仅可以减少复发、转移，甚至可以根治肿瘤，在一定程度上减少了患者的手术创伤及治疗费用，提高患者的生存率及改善生活质量。寻找喉癌早期诊断分子标志物，作为喉癌的筛查及随访指标有一定的意义。

1. p16

p16是一种细胞周期调节因子，控制G_1期到G_2期的细胞周期阻滞，导致细胞周期阻滞。p16的表达水平在喉癌细胞中显著降低。p16的甲基化可能是头颈部癌症中最常见的基因失活通路。超过80%的喉鳞状细胞癌检测出p16甲基化，是喉癌常见的表观遗传学改变。最近发现，p16甲基化是咽喉区鳞状细胞癌的一种早期性事件，暗示p16的甲基化可能具有早期喉癌患者筛查的临床价值。Koscielny等建议p16甲基化可作为临床患者3年中的随访指标。

2. 死亡依赖的蛋白激酶（death-associated protein kinase, DAPK）

DAPK是喉癌中最常见的甲基化基因之一，与其他部位癌症相比，其在喉癌组织中具有最高的甲基化频率。DAPK甲基化被认为是头颈部癌症致癌基因发生表观遗传学改变的一种早期性事件。DAPK启动子区域的甲基化水平，对于控制喉癌DAPK自身的转录水平起非常重要的作用。由于在头颈部癌症患者的唾液和体液中可检测到甲基化的DAPK，且甲基化的DAPK是一种非常好的侵袭性小分子生物标志物，因此其具有头颈部癌症筛查、预示癌症复发的潜在临床价值。

第二节　喉癌淋巴结转移相关分子标志物

复发和转移是导致喉癌患者病死率居高不下的主要原因，淋巴结转移是喉癌转移的一个早期事件和独立预后因素。因此，预测和诊断喉癌淋巴结转移对患者的预后和治疗具有重要意义。

一、VEGF-C

VEGF-C是第一个被发现的淋巴管生成因子，主要作用在淋巴管，具有很高的选择性，可以诱导淋巴内皮细胞增殖、迁徙并形成淋巴窦。大量研究表明，VEGF-C具有特异的促淋巴管生成作用，其机制为与其受体VEGFR-3的特异结合，启动酪氨酸激酶信号系统促进淋巴内皮的有丝分裂；还可能通过增加淋巴管数量和大小，导致淋巴管扩张，影响肿瘤细胞浸润。研究表明，VEGF-C及其受体VEGFR-3与喉癌的淋巴结转移密切相关，是淋巴结转移的重要因素之一。

二、细胞周期蛋白D1（cyclin D1）

cyclin D1是已被证实与肿瘤有最直接关系的癌基因。在乳腺癌、前列腺癌、宫颈癌、肝癌以及HNSCC等多种肿瘤中cyclin Dl均过量表达，可使细胞失去对生长因子的依赖，细胞不停地进入细胞周期，造成恶性增生而发生癌变，且cyclinD1的过表达与肿瘤的淋巴结转移以及临床分期不良相关。国内外大量研究证实cyclin D1表达上调与喉癌恶性程度、颈淋巴结转移及预后密切相关，cyclin D1表达增加在颈淋巴结转移中发挥重要作用，有可能成为提示喉癌淋巴结转移的分子标志物。

第三节　喉癌治疗敏感性相关分子标志物

一、喉癌化疗敏感性相关分子标志物

对局部中晚期患者在保证生存率的同时,保留喉功能的综合治疗成为趋势,诱导化疗是综合治疗的重要组成部分。诱导化疗目的在于抑制肿瘤活性,使肿瘤体积缩小,并减少微小转移,提高保喉概率,同时化疗疗效也可作为放疗敏感性的预测指标。对于化疗疗效显著者,则下一步进行放疗或同步放化疗,而非手术;化疗疗效欠佳者仍需进行根治性手术加手术后放疗。这些患者不仅要承受化疗带来的痛苦和经济负担,甚至在化疗期间肿瘤进一步增大影响手术的最佳时机。因此,寻找喉癌患者化疗敏感性的相关生物学指标对指导治疗方案的选择意义重大。

1. MAPK10

研究表明MAPK10是喉癌化疗敏感性相关的重要的基因,属下调基因。MAPK通路参与多种恶性肿瘤如HNSCC、乳腺癌、肺癌及肝细胞癌等肿瘤的发生和发展过程,与喉癌的发病也有密切联系,阻断MAPK信号转导有可能抑制喉癌的发生。MAPK信号通路是连接细胞外刺激和细胞内基因表达的桥梁,在肿瘤化疗耐药中发挥着重要的作用。其作用机制可能与调控耐药相关基因和蛋白的表达有关。MAPK10又名JNK3,是MAPK家族中的JUN氨基末端激酶(JUN N-terminal kinase, JNK)亚群,已被证实在淋巴瘤细胞、弥漫性大B细胞淋巴瘤、嫌色性肾细胞癌和卵巢癌中高表达。在卵巢癌的研究中显示,MAPK10蛋白的表达量还与卵巢癌的病理学级别、临床分期正相关,MAPK10的高表达还可作为卵巢癌化疗敏感的一个预测指标。MAPK10是否也是喉癌化疗敏感性相关指标,有待进一步验证。

2. JUN

Jun为原癌基因,也是喉癌化疗敏感性相关的重要的基因,属下调基因。JUN即c-*jun*基因,属于核内转录因子类原癌基因,可参与细胞生长、分化、信息传递和记忆等生理过程。c-jun调控范围十分广泛,能被各组织中的多种化学物质激活并受其影响,如癌症、DNA甲基化、神经再生等。c-*jun*在肝细胞癌、乳腺癌、卵巢癌、食管癌、胃癌等肿瘤组织细胞中均高表达。同样在喉癌组织中,

c-jun蛋白表达水平也明显增高，且其表达指数与喉癌组织的分化程度、颈淋巴结有无转移相关。研究表明，在胃癌耐药细胞系SGC7901/ADR中c-jun表达显著升高，提示与胃癌的化疗耐药相关。c-jun在卵巢癌紫杉醇耐药细胞系中表达也明显增高，提示与紫杉醇耐药相关。还有研究提示c-JUN/c-FOS-ID1信号通路在食管癌细胞耐药中也起重要作用。JUN也有待进一步验证成为喉癌化疗的敏感指标。

二、喉癌放疗和靶向治疗的相关分子标志物

信号转导与转录激活子3（activators of transcription-3, Stat3）是信号转导与转录激活子家族成员中的重要一员，在许多肿瘤中处于过度激活状态。Stat3与头颈部肿瘤的发生、发展密切相关，在喉癌中存在Stat3的持续性激活。Stat3信号通路是通过调控下游靶基因的转录活性参与肿瘤细胞的增殖、凋亡、血管生成和免疫逃逸反应等。研究证实，Stat3 ASODN转染与放疗具有协同作用，从而增强了放疗对Hep-2细胞的杀伤和抑制作用。转染Stat3 ASODN能够抑制喉癌Hep-2细胞的增殖及促进其凋亡，通过下调Stat3、p-Star3蛋白表达而对cyclin D1、cdk4、p21进行调控，增强放疗的敏感性，提高放射疗的效果。

分子靶向药物特别是表皮生长因子受体抑制剂（epidermal growth factor receptor inhibitor, EGFRI）在HNSCC中的应用得到越来越多的关注。GFR是跨膜糖蛋白，具有酪氨酸激酶活性。表皮生长因子与受体结合成为复合物，进一步激活了受体的酪氨酸激酶活性，通过一系列下游信号转导通路最终影响细胞的增殖、分化和迁移。在90%以上的HNSCC中均可检测到EGFR的表达。许多研究表明，EGFR的表达是HNSCC重要的不良预后因素，它的过表达预示着患者有相对差的总生存率和无瘤生存率，而且肿瘤的局部复发率更高。

在HNSCC中大部分EGFRI应用的研究集中于西妥昔单抗和尼妥珠单抗。和西妥昔单抗相比，使用尼妥珠单抗治疗患者很少出现药物相关皮疹或过敏反应。研究表明，放疗联合尼妥珠单抗治疗是安全的，使用高剂量尼妥珠单抗联合放疗后，患者的总生存率明显提高，并增加不能手术切除的HNSCC患者的放疗治愈性。另外，同期放化疗组内联合尼妥珠单抗的患者比不加尼妥珠单抗的患者总体反应率、无瘤生存率及总生存率均明显提高。尼妥珠单抗与放疗或放化疗联合已初步显示其有效性且不增加不良反应，但尚有待Ⅲ期临床研究的开展。

------------------------------ 参 考 文 献 ------------------------------

[1] Bart Baan, Evangelia Pardali, Peter ten Dijke, et al. In situ proximity ligation detection of c-Jun/AP-1 dimers reveals increased levels of c-Jun/Fra1 complexes in aggressive breast cancer cell lines in vitro and in vivo[J]. Mol Cell Proteomics, 2010, 9(9): 1982−1990.

[2] Dai F, Zhang Y, Chen Y. Involvement of *miR-29b* signaling in the sensitivity to chemotherapy in patients with ovarian carcinoma[J]. Hum Pathol, 2014, 45(6): 1285−1293.

[3] Janiszewska J, Szaumkessel M, Kostrzewska-Poczekaj M, et al. Global miRNA expression profiling identifies miR-1290 as novel potential oncomiR in laryngeal carcinoma[J]. PLoS One, 2015, 10(12): e0144924.

[4] Feng J, Fan Y Q, Ayiheng Q, et al. microRNA-125b targeted STAT3 to inhibit laryngeal squamous cell carcinoma cell growth and motility[J]. Oncol Lett, 2017, 14(1): 480−486.

[5] Fu L C, Balasubramanian M, Shan J X, et al. Auto-activation of c-Jun gene by amino acid deprivation of hepatocellular carcinoma cells reveals a novel c-Jun-mediated signaling pathway[J]. J Biol Chem, 2011, 286: 36724−36738.

[6] Liu Y, Zhou Z T, He Q B, et al. DAPK promoter hypermethylation in tissues and body fluids of oral precancer patients[J]. Med Oncol, 2012, 29(2): 729−733.

[7] Luo G, Zhou Y, Yi W, et al. Lactotransferrin expression is downregulated and affects the mitogen-activated protein kinase pathway in gastric cancer[J]. Oncol Lett, 2015, 9(5): 2409−2413.

[8] Ma J, Li N, Zhao J, et al. Histone deacetylase inhibitor trichostatin A enhances the antitumor effect of the oncolytic adenovirus H101 on esophageal squamous cell carcinoma in vitro and in vivo[J]. Oncol Lett, 2017, 13(6): 4868−4874.

[9] Dai M, Al-Odaini A A, Fils-Aimé N, et al. Cyclin D1 cooperates with p21 to regulate TGFb-mediated breast cancer cell migration and tumor local invasion[J]. Breast Cancer Res, 2013, 15: R49.

[10] Gustems M, Woellmer A, Rothbauer U, et al. C-Jun/c-Fos heterodimers regulate cellular genes via a newly identified class of methylated DNA sequence motifs[J]. Nucleic Acids Res, 2014, 42(5): 3059−3072.

[11] Napso T, Fares F. Zebularine induces prolonged apoptosis effects via the caspase-3/PARP pathway in head and neck cancer cells[J]. Int J Oncol, 2014, 44(6): 1971−1979.

[12] Rodriomz M O, Rivero T C, Del C B R. et al. Nimotuzumab plus radiotherapy for unresectable squanlous-cell careinonla of the head and neck[J]. Cancer Biol Ther, 2010, 9: 343−349.

[13] Iizuka S, Oridate N, Nashimoto M, et al. Growth inhibition of head and neck squamous cell carcinoma cells by sgRNA targeting the cyclin D1 mRNA based on TRUE gene silencing [J]. PLoS One, 2014, 9(12): e114121.

[14] Siegel R L, Miller K D, Jemal A. Cancer statistics, 2016[J]. CA Cancer J Clin, 2016, 66: 7−30.

［15］ Steuer C E, El-Deiry M, Parks J R, et al. An update on larynx cancer［J］. CA Cancer J Clin, 2017, 67(1): 31-50.

［16］ Sun N K, Huang S L, Lu H P, et al. Integrative transcriptomics-based identification of cryptic drivers of taxol-resistance genes in ovarian carcinoma cells: Analysis of the androgen receptor［J］. Oncotarget, 2015, 29; 6(29): 27065-27082.

［17］ Torre L A, Bray F, Siegel R L, et al. Global cancer statistics, 2012［J］. CA Cancer J Clin, 2015, 65(2): 87-108.

［18］ Grossi V, Peserico A, Tezil T, et al. p38α MAPK pathway: A key factor in colorectal cancer therapy and chemoresistance［J］. World J Gastroenterol, 2014, 20(29): 9744-9758.

［19］ Fontana X, Hristova M, Da Costa C, et al. C-Jun in Schwann cells promotes axonal regeneration and motoneuron survival via paracrine signaling［J］. J Cell Biol, 2012, 198(1): 127-141.

［20］ Wang X X, Wang J L, Jia Y L, et al. Methylation decreases the Bin1 tumor suppressor in ESCC and restoration by decitabine inhibits the epithelial mesenchymal transition［J］. Oncotarget, 2017, 8(12): 19661-19673.

［21］ Yoo K H, Park Y K, Kim H S, et al. Identification of MAPK10 as a novel epigenetic marker for chromophobe kidney cancer［J］. Pathol Int, 2011, 61: 52-54.

［22］ Zhang B, Liu W, Li L, et al. KAI1/CD82 and cyclin D1 as biomarkers of invasion, metastasis and prognosis of laryngeal squamous cell carcinoma［J］. Int J Clin Exp Pathol, 2013, 6(6): 1060-1067.

［23］ Zhao Y, Luo A, Li S, Zhang W, et al. Inhibitor of differentiation/DNA binding 1 (ID1) inhibits etoposide induced apoptosis in a c-Jun/c-Fos-dependent manner［J］. J Biol Chem, 2016, 291(13): 6831-6842.

［24］ Wang Z L, Chen Y, Li X F, et al. Expression of VEGF-C/VEGFR-3 in human laryngeal SCCs and its significance for metastasis［J］. Asian Pac J Cancer Prev, 2012, 13(1): 21-31.

［25］ Şimşek H, Han Ü, Önal B, et al. The expression of EGFR, cerbB2, p16, and p53 and their relationship with conventional parameters in squamous cell carcinoma of the larynx［J］. Turk J Med Sci, 2014, 44(3): 411-416.

［26］ 陈向军, 刘筱琴, 伍启刚. 脂质体介导 MAPK 反义寡核苷酸对人喉癌细胞 Hep-2 的生物学影响［J］. 国际检验医学杂志, 2013, 34(16): 2073-2075.

［27］ 李晓明, 路秀英, 卞新华, 张慧萍. Stat3 反义寡核苷酸对喉癌 Hep-2 细胞放疗增敏作用的分子机制［J］. 中国癌症防治杂志, 2010(2): 261-265.

［28］ 沈晓辉, 倪荣生, 钱晓云等. 基因芯片筛选喉鳞状上皮细胞癌相关基因的实验研究［J］. 临床耳鼻咽喉头颈外科杂志, 2010, 24(9): 411-413.

［29］ 时倩, 廉猛, 房居高, 等. 声门上型喉鳞状细胞癌诱导化疗潜在靶向基因的初步分析［J］. 中华耳鼻咽喉头颈外科杂志, 2016(51): 504-510.

［30］ 吴江, 吕鑫, 赵志伟等. 喉鳞状细胞癌的表观遗传学研究进展［J］. 四川解剖学杂志, 2012(20): 65-70.

［31］ 杨静, 季文樾, 曲亚荣, 等. 喉癌组织中 RASSF1A 基因的表达缺失与 DNA 甲基化和组蛋白修饰的关系［J］. 中华耳鼻咽喉头颈外科杂志, 2011, 46(4): 308-312.

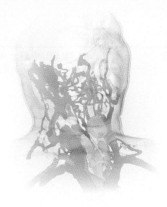

第三十一章

头颈部鳞状细胞癌的放疗及其疗效预测

近20年来，头颈部鳞状细胞癌（HNSCC）的放疗取得了很大的进步，具体表现在如下方面：放疗联合化疗的进展、放疗联合抗表皮生长因子受体（EGFR）靶向治疗的进展、调强放疗（IMRT）技术的普遍应用、分子影像与多模态影像在大体肿瘤体积（gross tumor volume, GTV）定义和危及器官（organs at risk, OAR）勾画中的应用、自适应放疗技术的应用、质子重粒子放疗技术的应用等。正是由于上述进步，使得头颈部肿瘤不仅治疗效果得以提高，而且患者的生活质量也有了很大的改善。

[通信作者]　胡超苏，Email: hucsu62@163.com

第一节　放疗联合化疗在头颈部鳞状细胞癌中的应用

　　从20世纪80年代开始，广大研究者就开始探索放疗联合化疗对局部晚期HNSCC的综合治疗。按照化疗与放疗的联合时机划分为诱导化疗、同期化疗和辅助化疗。经过多年的探索实践，得出如下结论：诱导化疗尽管对提高患者生存的优势较小，但对于大肿块患者采用诱导化疗，敏感的病例能够缩小瘤体，从而缩小高剂量照射的范围，一定程度上降低了正常组织器官的毒性反应；诱导化疗的敏感度能够指导后续的治疗策略。辅助化疗未能提高放疗的局部控制率和生存率；而同期放化疗较单纯放疗或序贯化放疗则明显提高了局部区域肿瘤的控制率和患者的总生存率，荟萃分析显示同期放化疗使患者的5年绝对生存获益提高了6.5%。除去一些年份过早、使用明显不合理的放疗方案及同期化疗药物如博来霉素的临床试验，现报道的12项大宗的Ⅲ期随机对照研究结果表明不论是可手术切除或不可切除的局晚期HNSCC，也不论放疗是采用常规分割或加速分割、超分割，以铂类、5- 氟尿嘧啶（5-FU）为主的同期化疗方案均明显提高了肿瘤的局部控制率和患者的总生存率。

　　局部晚期喉癌既往的标准治疗是全喉切除+术后放疗，尽管患者的生存率尚可，但是全喉切除导致患者的生活质量明显下降，因此广大研究者一直尝试可行的保喉治疗策略。同期放化疗明显改善了肿瘤的局部控制率，成为有效的器官功能保留策略。美国肿瘤放疗协作组（radiation therapy oncology group, RTOG）91-11研究将547例需行全喉切除的喉癌患者随机分为同期放化疗、顺铂联合5-FU（PF）方案诱导化疗后序惯放疗和单纯放疗组，全喉切除作为挽救治疗手段，中位随访10.8年后发现同期放化疗局部控制率和保喉率最高，在保喉率方面诱导化疗联合放疗组并不比单纯放疗组高，但3组间总生存率比较无统计学差异。同期放化疗在口咽癌、下咽癌的器官功能保留治疗中也取得了成功经验。同期放化疗治疗局部晚期HNSCC的临床结果国内报道较少。王方正等回顾性分析了192例局部晚期口咽癌治疗结果，采用常规分割放疗、加速超分割放疗、常规分割联合PF方案同期放化疗3组，3组间3年总生存率无显著差异，3年无瘤生存率分别为20.6%、20%及45.3%；同期放化疗组疗效明显优于其他两组。

　　尽管同期放化疗提高了局部晚期HNSCC的局部控制率，但也较单纯放疗明显增加了治疗相关的不良反应。PF方案通常只有约60%患者能完成计划剂量的同期化疗,荟萃分析也提示年龄＞60岁的患者接受放化疗的获益明显小于年轻患者,可能与完成足剂量治疗比例下降、治疗不良反应增加有关。了解同期放化疗的不良反应有助于更全面地理解这种综合治疗手段的特点,可以帮助临床决策。目前,有详细不良反应报道的大宗前瞻性随机研究结果显示,同期放化疗较单纯放疗明显增加了急性治疗相关不良反应,包括严重的黏膜炎、湿性皮肤反应、吞咽困难、体重下降,以及与化疗相关的恶心、呕吐、严重中性粒细胞计数及血小板计数减少,但未增加治疗期间患者的病死率,未明显增加晚期黏膜溃疡、下颌骨坏死、晚期严重吞咽困难、皮下纤维化的发生率,增加了晚期口腔并发症的发生率。

近年来,开始广泛应用的IMRT技术能减少正常黏膜、腮腺及咽缩肌等受量,与既往常规放疗技术相比可能减少同期放化疗的不良反应。Lee等报道了31例局部进展期喉癌及下咽癌患者采用IMRT并同期化疗,GTV、高危和低危临床靶体积的总剂量分别为70.0、59.4和54.0 Gy,急性反应主要为48%的患者出现2级以上黏膜炎,晚期不良反应包括6例明显吞咽困难、1例喉坏死,未见3级口干。

第二节　术后放疗在头颈部鳞状细胞癌中的应用

一、术后辅助放疗的指征

目前,美国国立综合癌症网络(NCCN)推荐的术后放疗指征为:手术切缘阳性、淋巴结包膜外侵犯、原发肿瘤pT3或pT4、淋巴结N2或N3、原发口腔癌或口咽癌患者存在Ⅳ区或Ⅴ区淋巴结转移、神经受侵或脉管癌栓。有研究发现,对于不存在上述高危因素的患者,单纯手术后的5年局部复发率仅为10%,而对于有淋巴结包膜外侵犯或存在2个及以上危险因素的患者,尽管接受了手术和术后放疗,其5年局部复发率和生存率分别为32%和42%。

二、术后同步放化疗的指征

为进一步提高存在术后高危因素患者的疗效,临床医师们开始尝试在术后辅助放疗的基础上同步化疗。目前，在这方面已发表的最重要的2项临床研究分别是RTOG 95-01和EORTC 22931试验。RTOG 95-01试验共入组459例HNSCC术后患者，入组标准：有2个及以上的淋巴结转移、淋巴结包膜外侵犯和切缘阳性。所有患者被随机分为单纯放疗组和同步放化疗组（化疗方案为单药顺铂100 mg/m^2，第1、22和43天给药）。中位随访时间45.9个月。结果显示，同步放化疗组的肿瘤局部控制率和患者无病生存率显著优于单纯放疗组（$HR = 0.61$，$95\%CI$：$0.41 \sim 0.91$；$HR = 0.78$，$95\%CI$：$0.61 \sim 0.99$）；2组总生存率差异无统计学意义（$HR = 0.84$，$95\%CI$：$0.65 \sim 1.09$）。EORTC 22931试验共入组334例HNSCC术后放疗患者。入组标准：淋巴结包膜外侵犯、切缘阳性、临床分期为Ⅲ/Ⅳ期、原发口腔癌或口咽癌患者存在Ⅳ/Ⅴ区淋巴结转移、神经受侵或脉管癌栓。研究分组和治疗方案与RTOG 95-01试验一致。随访结果显示，同步放化疗组的5年局部复发率显著低于单纯放疗组（18% vs 31%，$P = 0.007$）；同步放化疗组的5年肿瘤无进展生存率和患者的总生存率显著优于单纯放疗组（47% vs 36%，$P = 0.04$；53% vs 40%，$P = 0.02$）。随后Bernier等对上述2项临床试验进行了比较性分析，发现仅有切缘阳性和有淋巴结包膜外侵犯的患者能从术后同步放化疗中获益。因此，目前NCCN推荐的术后同步放化疗的指征为术后切缘阳性和有淋巴结包膜外侵犯。2012年，Cooper等报告了RTOG 95-01临床试验的长期随访结果。亚组分析显示，对于有淋巴结包膜外侵犯和切缘阳性的患者，同步放化疗组的10年局部失败率显著低于单纯放疗组（21.0% vs 33.1%，$P = 0.02$）；同步放化疗组的10年无病生存率和总生存率均优于单纯放疗组（18.4% vs 12.3%，$P = 0.05$；27.1% vs 19.6%，$P = 0.07$）。此为对切缘阳性和有淋巴结包膜外侵犯患者采用术后同步放化疗进一步提供了循证医学证据。

但是有学者对NCCN推荐的口咽癌术后同步放化疗的指征提出了质疑，因为上述研究入组的口咽癌患者并没有考虑其人乳头瘤病毒（HPV）感染的状态。对于存在术后切缘阳性和有淋巴结包膜外侵犯的HPV阳性口咽癌患者接受术后同步放化疗的作用并不能肯定。因此，尚需要开展临床研究予以证实。

三、术后辅助放疗的实施

HNSCC患者在术后辅助放疗实施时需要考虑的问题包括手术至放疗开始的合适时间、术后肿瘤情况影像学评估手段、放疗靶区定义和勾画、分割剂量和照射总剂量的确定以及一些特殊的注意点，如术后皮瓣和假体植入对放疗实施的影响等。

1. 手术至放疗开始的合适时间

目前,NCCN推荐放疗的开始时间应在术后6周内。Huang等通过对已发表的文献进行系统性分析后发现,术后超过6周接受放疗的HNSCC患者的5年局部复发率显著高于术后6周内接受放疗的患者($OR=2.89$, $95\%CI$: $1.60\sim5.21$)。同样,Chen等也对已发表的文献进行系统性分析后发现,术后放疗开始时间每延长1个月,局部复发风险就增加1.28倍($95\%CI$: $1.08\sim1.52$)。Ang等研究发现,总治疗时间<11周、11~13周和>13周患者的5年肿瘤局部控制率分别为76%、62%和38%($P=0.002$),5年总生存率分别为48%、27%和25%($P=0.03$)。上述研究结果提示,总治疗时间(从手术开始到放疗结束的总时间)也是影响HNSCC疗效的重要预后因素。存在高危复发因素的HNSCC患者术后应尽快接受放化疗,且放疗疗程不应无故中断或延长。

2. 术后放化疗前肿瘤情况影像学评估

影像学评估手段包括CT、MRI和PET/CT检查。相较于CT,MRI检查有更好的软组织分辨率,故临床上推荐首选MRI检查来进行评估。但是,部分患者在术后4~6周内获取的MRI图像要分辨术后改变和肿瘤残留或复发比较困难。因此,可以考虑在行MRI常规扫描序列的同时补做功能性MRI加以鉴别,如弥散成像和MRI波谱分析等。另外,目前,PET/CT检查也被推荐应用于手术和/或放化疗后的疗效评价。一般认为合适的检查时间应在手术后2个月之后,因为如果距手术的时间太短进行检查,PET/CT图像的假阳性率较高。但是也有研究提示,在术后放化疗前(术后4周)行PET/CT检查有助于治疗方案的优化。Shintani等对已行头颈部肿瘤全切手术且拟行术后放化疗的91例患者行PET/CT检查后发现,24例(26.4%)有≥1个异常高代谢病灶,其中11例穿刺证实有肿瘤细胞存在,对14例初始治疗方案进行调整,包括放弃放疗、放疗靶区和剂量进行调整、再次手术和改为姑息化疗等。

3. 放疗靶区的确定

HNSCC患者术后放疗靶区的确定要求放疗科医师了解手术方式、详细的手术记录、手术边界和皮瓣使用情况等,与头颈外科医师充分沟通。参考已有文献并且结合复旦大学附属肿瘤医院的临床实践,本院推荐的靶区定义如下:① GTVp或GTVln:指术后残留的原发病灶或淋巴结包膜外侵犯区域。② CTV1(原发病灶高危亚临床区域):包括原发肿瘤手术瘤床、毗邻肿瘤但未被直接累及的区域。③ CTV2(颈部淋巴结高危亚临床区域):有颈部淋巴结转移的区域和相邻的淋巴结引流区,对有颈部淋巴结包膜外侵犯者(特别是经病理学证实者），CTV2边缘需更靠近皮肤表面，病理学不能提供具体淋巴结包膜外侵犯阳性的颈淋巴结区域时，建议参考术前CT/MRI检查结果，勾画时更贴近皮肤表面，当病理阳性淋巴结侵犯肌肉时，建议将该肌肉包括在CTV2内。

④ CTV3（颈部淋巴结低危亚临床区域）：包括影像学和病理未受累的颈部淋巴结区域，可认为是选择性颈部淋巴结区域或颈部淋巴结预防区域。颈部淋巴结预防性照射的范围需根据肿瘤原发病灶的部位、侵犯范围（包括是否超越中线）和分期及淋巴结转移的部位和分期而定。但其中有关部分原发病灶位于一侧的口腔癌和口咽癌患者，主要是T分期比较晚或同侧颈部存在淋巴结转移的患者，有研究建议可仅行单侧颈部淋巴引流区照射。Vergeer等回顾性分析了123例原发病灶位于一侧的口腔鳞状细胞癌和口咽鳞状细胞癌患者的手术联合术后辅助放化疗的疗效，其中原发病灶属T3～T4期者有53例，淋巴结转移属N1～N2b期者有50例。所有患者仅接受了原发病灶瘤床和单纯同侧颈部淋巴引流区照射。结果发现，对侧颈部出现淋巴结转移者7例（6%），N0、N1～N2a和N2b患者的5年对侧颈部淋巴结控制率分别为99%、88%和73%，71%对侧颈部淋巴结转移的患者得到了成功的挽救性治疗。同样，Rackley等分析了81例接受手术和术后放疗的T1-T2N0-T2b期的扁桃体鳞状细胞癌患者的疗效，颈部仅行单纯淋巴引流区照射，随访结果显示，患者的5年总生存率、疾病无进展生存率和肿瘤局部控制率分别为91.0%、93.0%和95.4%。因此，这部分患者的颈部淋巴引流区照射范围值得进一步研究加以优化。

4. 照射剂量

在常规分割（每次1.8～2.0 Gy）的条件下，推荐GTVp和GTVln给予66.0～70.0 Gy，CTV1和CTV2给予60.0 Gy，CTV3给予50.0～55.0 Gy的照射。

目前，HNSCC采用非常规分割放疗较常规分割放疗并未见显著优势。RTOG 0129 Ⅲ期随机临床试验比较了Ⅲ/Ⅳ期HNSCC患者分别采用术后加速放疗（72.0 Gy/42次，共6周；其中常规分割32.4 Gy/18次，之后每天照射2次，分别为1.8 Gy和1.5 Gy）联合同步化疗（$n=360$）和术后常规分割放疗（70.0 Gy/35次，共7周）联合同步化疗（$n=361$）的疗效。随访结果显示，2组患者8年的生存率、疾病无进展生存率和局部失败率的差异均无统计学意义（48% *vs* 48%，$P=0.37$；41% *vs* 42%，$P=0.52$；39% *vs* 37%，$P=0.78$）；并且2组患者3～5级的不良反应发生率比较差异也无统计学意义。

5. 皮瓣移植和假体植入对放疗实施的影响

由于头颈部肿瘤，特别是口腔颌面部恶性肿瘤接受根治性手术后会引起明显的骨和软组织缺损，导致功能缺失和面部外形改变。因此，部分患者需要接受皮瓣移植和假体植入手术。有研究显示，术后放疗对植入皮瓣的存活没有显著影响。但也有研究提示，放疗会导致游离皮瓣移植的手术床的并发症发生率上升和严重程度增加，因此在放疗时应尽量减少移植皮瓣的照射。Bittermann 等通过对口腔癌患者在手术中放置钛夹标记出手术切缘边界，随后根据标记出的手术边界确定瘤床的放疗靶区，同时勾画出游离皮瓣以便在做放疗计划时减少其照射剂量。但目前仍缺乏临床研究数据证实这种靶区勾画方法的疗效及是否对肿瘤的局部控制率有影响。

一部分 HNSCC 患者在接受根治性手术的同时施行了假体植入。有研究显示，高剂量放疗可能会影响假体与骨组织的融合和增加假体邻近骨组织放射性坏死的可能性。此外，从入射线角度来看，金属假体分别会增加和降低位于其前缘和后缘照射靶区的剂量，而照射剂量的不足可能导致肿瘤的复发。但现在应用的 IMRT 技术所采用的多角度、多野照射弥补了因剂量分布不均产生的不利效应。

四、术后放疗联合化疗和分子靶向药物的应用

现有临床证据显示，术后单纯辅助化疗并不能使 HNSCC 患者获益，且术后序贯辅助放化疗的疗效并不优于单纯辅助放疗。而术后同步放化疗则能提高具有高危复发因素（术后切缘阳性和有淋巴结包膜外侵犯）HNSCC 患者的疗效。目前，《NCCN 指南》推荐的术后辅助同步化疗方案是单药顺铂，单次总剂量 100 mg/m^2，每 3 周重复 1 次。同时，也有研究尝试采用每周小剂量顺铂（$25 \sim 50 \text{ mg/m}^2$）同步放疗。Oosting 和 Tsan 等的研究均显示，术后放疗同步联合每周小剂量顺铂的治疗方案所致的不良反应（特别是口腔黏膜炎）发生率和严重程度要高于放疗同步联合每 3 周应用顺铂的方案。主要原因之一可能是每周应用较每 3 周应用时，整个疗程所用顺铂的总累积剂量更高。目前，仍不清楚哪种放疗同步联合顺铂的治疗方案更优。Geiger 等的回顾性研究显示，术后放疗同步联合每 3 周应用顺铂的方案较每周应用顺铂的方案对 Ⅲ/Ⅳ 期 HNSCC 患者的 3 年总生存率有提高的趋势（84.0% *vs* 75%）。但每周应用顺铂组的患者年龄大、HPV 阳性率低和吸烟者多，这可能是导致这部分患者预后差的主要原因。Espeli 等的研究发现，顺铂在体内的总累积剂量 ≥ 240 mg/m^2 者则有更好的总生存期。自 2012 年日本启动了具有高危因素的 HNSCC 术后放疗同步联合每周应用顺铂（40 mg/m^2，共用 7 次），对比每 3 周应用顺铂（100 mg/m^2，共用 3 次）的非劣效性 Ⅱ/Ⅲ 期随机临床试验，主要观察终点是治疗的完成率和患者的总生存

率。未来这项研究结果将会给我们一个比较明确的答案,究竟放疗同步联合顺铂的方案哪一种更优。

也有研究试图采用卡铂同步联合放疗。Argiris等主持的一项Ⅲ期随机临床试验比较了对具有高危病理特点(转移淋巴结≥3个、淋巴结包膜外侵犯、神经和脉管侵犯、切缘阳性)的Ⅲ/Ⅳ期HNSCC患者分别采用术后单纯放疗和放疗同步联合卡铂(每周剂量100 mg/m²)治疗,结果发现2组患者的5年无疾病生存率和总生存率差异均无统计学意义(53% vs 49%,P=0.72;47% vs 41%,P=0.61)。但由于该试验的入组患者太慢,仅入组72例后试验就关闭了,因此本临床试验得出的结论并不可靠。另外,Smid等对114例具有术后高危因素(淋巴结包膜外侵犯、神经和脉管侵犯及切缘阳性)的HNSCC患者分别采用术后单纯放疗和放疗同步联合丝裂霉素和博来霉素(每周剂量100 mg/m²)治疗,结果表明同步放化疗组的2年总生存率显著优于单纯放疗组(74% vs 64%,P=0.036)。

10余年来,以西妥昔单抗为代表的表皮生长因子受体(EGFR)单抗靶向药物同步放疗在治疗局部晚期HNSCC患者中的疗效得到了肯定。在此基础上,有一些临床研究开始探讨EGFR单抗同步联合术后辅助放化疗治疗HNSCC患者是否能够获益。目前,已经报道的研究结果主要集中在同步放化疗的基础上加用靶向药物治疗方面。RTOG 0234 Ⅱ期临床试验观察了术后同步放化疗联合西妥昔单抗治疗HNSCC高危患者的安全性和初步疗效,同步应用的化疗药物分别是顺铂和多西他赛,结果显示,该方案的4、5级非血液学不良反应发生率为10.6%,较RTOG 9501的15%有所降低。顺铂组和多西他赛组的2年无瘤生存率分别为57%和66%,提示术后同步放化疗联合西妥昔单抗的方案安全可行。Ferris等主持的Ⅱ期临床试验对HPV阴性的Ⅲ/Ⅳ期HNSCC的高危(切缘<1 mm、淋巴结包膜外侵犯、神经或脉管受侵、转移淋巴结≥2个)患者在术后放疗时每周同步应用顺铂和帕尼单抗,共有46例患者入组,其中可用于评价的有44例,患者的2年无进展生存率和总生存率分别为70%和72%,32%的患者出现3级或3级以上不良反应,提示该治疗方案的耐受性较好,且有提高这部分患者疗效的趋势。而Harrington等开展的Ⅲ期临床试验将术后Ⅱ~ⅣA期HNSCC(切缘≤5 mm、淋巴结包膜外侵犯)患者随机分为2组,一组放疗同步联合每3周单药顺铂化疗,另一组在同步放化疗基础上同时每天应用针对EGFR/ErbB2的小分子酪氨酸酶抑制剂拉帕替尼,随后单药物维持治疗12个月。结果显示,2组患者的中位无进展生存期比较并无统计学差异(HR=1.10,95%CI:0.85~1.43),且拉帕替尼组的严重不良反应较未用组高(48% vs 40%),提示在同步放化疗的基础上加用拉帕替尼不但不能给患者带来更多获益,反而增加了

治疗相关不良反应。

至今尚无HNSCC高危患者采用术后放疗同步联合EGFR单抗与单纯放疗疗效相比较的前瞻性临床研究报告，也没有术后放疗同步联合EGFR单抗与同步放化疗头对头比较的研究报道。目前，RTOG正在开展对具有中度危险因素的HNSCC患者采用术后单纯放疗和放疗同步联合西妥昔单抗的Ⅲ期临床对照试验（RTOG 0920），预计入组700例患者。

五、HPV阳性HNSCC术后辅助放化疗的临床实践

10余年来，HPV感染作为一个病原性因素在头颈部肿瘤中得到了比较深入的探讨。现认为在美国有约70%的口咽癌发病与HPV感染有关。与HPV阴性的口咽癌相比，HPV阳性的患者对放化疗的应答率更高，预后更好。因此，目前正在开展一些临床研究，如RTOG 1016和NRG HN-002等，探讨对这部分HPV阳性的口咽癌患者降低治疗强度的可能性。在此基础上，也有研究观察了HPV感染状态在HNSCC手术联合术后辅助放化疗患者中的预后价值。DKTK-ROG研究单因素分析结果显示，HPV阳性是预测HNSCC术后患者局部区域控制率的重要预后因子；而多因素分析结果显示，HPV感染状态的预后价值主要表现在口咽癌患者中。Heiduschka等的研究也发现，HPV阳性口咽癌患者的总生存率和无疾病生存率要显著高于HPV阴性者。

最近有回顾性研究提示，一些HNSCC的传统高危因素，如淋巴结包膜外侵犯和近切缘阳性（<0.5 cm），在HPV阳性的口咽癌患者中可能并不是高危因素，因为这些因素的存在对HPV阳性口咽癌的局部复发率和患者的生存率并无显著影响。因此，有研究尝试对存在高危因素（淋巴结包膜外侵犯和近切缘或切缘阳性）的HPV阳性口咽癌患者降低术后放疗剂量，共有175例患者入组，结果发现低剂量（60 Gy）和高剂量（66 Gy）放疗组患者的2年局部区域无复发生存率差异无统计学意义（98.5% vs 98.1%，P=0.421）。另外，现在也有临床研究（如ADEPT、NCT01687413）正在探讨对这部分存在高危因素的HPV阳性口咽癌患者在术后放疗时是否可以省略同步化疗。

六、展望

对存在术后高危因素的HNSCC患者给予术后辅助放化疗已经达成共识，但仍存在一些问题值得探讨：① 通过临床因素、多模态影像学和生物分子信息

进一步精准地筛选出行术后辅助放化疗和（或）分子靶向药物可能获益的患者。② 术后同步放化疗时，化疗药物和用药方式的优化选择，目前临床上推荐的放疗同步单药顺铂 100 mg/m² 仅有约60%的患者能顺利完成。③ HPV 阳性口咽癌作为一种不同于其他 HNSCC 的肿瘤类型，具有独特的生物学特性；其术后放疗适应证、术后辅助放化疗和（或）分子靶向药物的治疗模式至今仍不明确，值得深入研究。

第三节　放疗联合抗表皮生长因子受体靶向治疗在头颈部鳞状细胞癌中的应用

一系列研究证实 EGFR 与肿瘤细胞的增殖、转移密切相关，EGFR 在绝大多数 HNSCC 中过表达，明显影响 HNSCC 患者的预后。本部分着重论述放疗联合抗 EGFR 靶向治疗在 HNSCC 患者综合治疗中的应用时机。

一、联合放疗作为 HNSCC 的根治性治疗

Bonner 等将 424 例初治的局晚期 HNSCC 患者随机分为单纯放疗组和放疗联合西妥昔组，两组采用的放疗技术与放疗剂量完全一致，但西妥昔组在放疗期间每周使用（400 mg/m²，第1周；随后250 mg/m²，每周重复）。结果显示，与单纯放疗相比，放疗联合西妥昔显著改善了中位局部控制时间（24.4个月 *vs* 14.9个月，$P=0.005$）；此外，联合治疗组的中位总生存期也显著优于单纯放疗组（49个月 *vs* 29.3个月，$P=0.018$），5年生存率分别为45.6%和36.4%。亚组分析显示，患者在接受西妥昔单抗期间发生痤疮样皮疹≥2度是良好的预后因素（$P=0.002$）。在针对治疗造成的不良反应和生活质量分析中，联合西妥昔并没有显著增加放疗的急性不良反应，如口腔炎，也没有降低患者的生活质量。由于同期放化疗是局晚期 HNSCC 患者手术之外的标准治疗，而 Bonner 的研究仅仅证明了放疗联合西妥昔疗效优于单纯放疗，但放疗联合西妥昔是否优于同期放化疗尚需要验证。针对局部晚期口咽癌的 RTOG-1016 随机对照研究就试图回答该问题，但是最终结果尚未得到报道。

在一项 TREMPLIN Ⅱ期随机研究中，153例局部晚期喉癌和下咽癌患者首先接受了3个周期的 TPF 方案诱导化疗，其中获得明显缓解的116例被随机分为

放疗（总量70 Gy/35 Fx）联合西妥昔单抗（方案同前）或顺铂（100 mg/m²，第1、22、43天）的同期治疗。结果显示，治疗后3个月的喉保留率（主要研究终点），西妥昔单抗组与顺铂组比较差异无统计学意义（93% vs 95%，P > 0.05）；西妥昔单抗组3年的局部复发率高于顺铂组（21.4% vs 11.7%），但由于该组患者具有较高的手术挽救成功率，从而使两组间总体局部复发率比较无统计学差异（8.9% vs 10%，P > 0.05）；在不良反应方面，西妥昔单抗组3～4级照射野内皮炎发生率高于顺铂组（57% vs 26%，P < 0.001），而两组间口腔黏膜炎发生率比较差异无统计学意义（P > 0.05）；西妥昔单抗组治疗完成率较高（71% vs 43%），可能与顺铂导致的肾功能不全（15.5%）以及血液学毒性（14%）有关。

二、联合同期放化疗作为HNSCC的根治性治疗

以顺铂为基础的同期放化疗是局部晚期HNSCC患者非手术治疗的标准方案。Bonner研究表明放疗联合西妥昔单抗也比单纯放疗更有效，那么在同期放化疗基础上联合西妥昔单抗能否进一步提高疗效呢？RTOG 0522的Ⅲ期随机临床研究试图回答这个问题。该研究共入组895例局部晚期HNSCC患者，随机接受同期放化疗（超分割放疗：总量70 Gy/42次；化疗：顺铂100 mg/m²，第1、22天）或在此基础上联合每周西妥昔单抗。经过2.4年的随访显示，两组患者中90%均能够完成2个周期的顺铂同期化疗，但联合西妥昔单抗组的3～4级口腔炎和照射野内皮炎发生率均明显高于同期放化疗组（43% vs 33%和25% vs 15%）。在疗效方面，2年无进展生存率（63.4% vs 64.3%，P = 0.67）、总生存率（82.6% vs 79.7%，P = 0.17）、局部复发率（24.5% vs 19.8%，P = 0.92）以及远处转移率（7.6% vs 12.0%，P = 0.07），西妥昔单抗组与同期放化疗组的差异均无统计学意义。该研究表明，在同期放化疗基础上加用西妥昔单抗并不能进一步提高肿瘤的控制率，反而增加了治疗不良反应，因此不提倡常规使用该方案。

另有一项前瞻性Ⅱ期临床研究入组了22例局部晚期HNSCC患者，在顺铂单药（100 mg/m²）3周方案同期放化疗基础上每周应用西妥昔单抗，总共用10周，放疗采用后程超分割技术（1.8 Gy/Fx，每周5次，连续6周，第5和6周每天再加照1次，1.6 Gy/Fx，总共70 Gy），治疗过程中2例患者死亡，研究者认为该治疗方案不良反应太大，因此提前终止了该研究。除了临床试验，该作者也不提倡常规应用该方案。

法国的GORTEC 2007-01前瞻性多中心Ⅲ期临床研究探讨了在放疗同步西

妥昔单抗治疗的基础上联合卡铂及5-FU同步化疗能否进一步改善肿瘤的控制率，其中204例为放疗+西妥昔单抗+化疗组（三联组），202例为放疗+西妥昔单抗组（二联组），两组患者的基线特征均衡，三联治疗组和二联治疗组的3年无进展生存率分别为52.3%和40.5%（$P=0.015$），中位无进展生存期分别为37.9个月和22.4个月；局部失败率分别为21.6%和38.8%（$P<0.001$）；但两组患者的3年总生存率无统计学差异，远处转移率及非肿瘤相关病死率也无明显差异。两组间总的3~4级不良反应发生率无明显差异。然而，三联组比二联组有更高的早期病死率，需要鼻饲饮食的比率也更高；另外，三联组3级及以上的黏膜反应发生率和肝功能损伤发生率均更高。

众所周知，另一个抗EGFR靶向药物尼妥珠单抗不良反应轻微，也有研究者利用尼妥珠单抗进行联合同期放化疗的研究。在一项小样本的2×2随机试验中，92例不可切除的局部晚期HNSCC患者被分成4组，分别接受单纯放疗/同期放化疗以及联合尼妥珠单抗的治疗，经过4年的随访，尼妥珠单抗联合同期放化疗显著提高了患者的总生存率（47% vs 21%，$P=0.01$）。由于这项研究中每组的患者只有23例，选择性偏倚的影响不可忽视。因此，该结果有待更大样本量的随机研究来验证。

三、联合同期放化疗作为HNSCC的术后辅助治疗

RTOG-9501和EORTC-22931研究已经充分证明，同期放化疗是HNSCC术后具有高危因素（切缘阳性或者淋巴结包膜外侵犯）患者的标准治疗，但大剂量顺铂同期化疗的不良反应不可小觑，尤其是老年患者以及肾功能不全患者无法耐受顺铂。术后具有高危因素的患者是否可以替换为低剂量顺铂或者多西他赛每周方案同期放化疗？在此基础上联合西妥昔单抗是否有进一步生存获益？RTOG-0234研究定义的术后高危因素为：切缘阳性或者淋巴结包膜外侵犯，或者阳性淋巴结≥2个。对这类患者术后随机分组，根据化疗药物不同分为顺铂组（放疗+西妥昔单抗+每周顺铂30 mg/m²）和多西他赛组（放疗+西妥昔+每周多西他赛15 mg/m²），放疗总量为58~66 Gy（每天2 Gy/次，每周5次），中位随访期为4.4年（0.2~6年），2年总生存率分别为69%和79%，2年无病生存率分别为57%和66%，3~4级骨髓抑制率分别为28%和14%，多西他赛组的不良反应轻但疗效优于顺铂组。两组无论是总体生存还是无病生存，都明显优于RTOG-9501研究的结果，但两组的局部控制率接近；此外，多西他赛组与RTOG-9501相比明显降低了远处转移率。

四、联合新辅助化疗作为 HNSCC 的根治性治疗

抗 EGFR 靶向治疗联合新辅助化疗的灵感来自 EXTRME 研究,既然西妥昔单抗联合化疗提高了复发/转移 HNSCC 患者的缓解率和无进展生存率,那么对于初治的局晚期 HNSCC 患者(尤其是大肿块和希望保喉治疗的患者),西妥昔单抗联合诱导化疗或许更能获益。临床上,已经有多项前瞻性单臂 II 期研究,无论肿瘤缓解率还是近期的总生存率确实令人鼓舞,但包含的病例数较少,难免有选择性偏倚,而且随访时间尚短,诱导化疗阶段联合抗 EGFR 靶向治疗是否能够带来肿瘤控制率的提高仍需要大样本、多中心的随机对照 III 期临床研究来证实。

一项针对鼻咽癌的回顾性研究分析了 296 例接受抗 EGFR 靶向治疗的患者,其中 149 例在诱导化疗阶段联合抗 EGFR 靶向治疗,147 例在同期放化疗过程中联合抗 EGFR 靶向治疗,中位随访时间为 42 个月(1.27~64.8 个月),结果显示抗 EGFR 靶向治疗早期介入明显提高了 DFS(84.3% vs 74.3%,$P=0.027$),但两组之间总生存率、无远处转移生存率以及无局部复发生存率的差异均无统计学意义;两组总的 3~4 度不良反应发生率的差异无统计学意义($P>0.05$)。

抗 EGFR 靶向治疗在局部晚期 HNSCC 患者综合治疗中扮演重要角色,无论与化疗联合还是与放疗联合,无论在哪个时机介入,都有临床获益的研究来支持;但是如何联合/何时联合才能使临床获益最大、不良反应最小,以及成本-效益比最高,尚需要进一步探索研究。

第四节 调强放疗在头颈部鳞状
细胞癌中的应用

调强放疗(IMRT)是 20 世纪 90 年代末期开发出来的放疗技术。与传统的放疗技术相比,IMRT 技术优势表现为不仅照射野的轮廓形状与肿瘤的三维立体轮廓高度适形,而且三维空间的照射剂量分布与肿瘤的三维立体轮廓高度适形。此外,IMRT 能够实现剂量雕刻(dose painting),一次照射就能实现不同的剂量梯度分布,即可见 GTV 最高剂量、高危亚临床病灶(CTV1)稍低剂量和低危亚临床病灶(CTV2)更低剂量,而靶区周围的正常结构受到的照射剂量更低。以鼻咽癌单次分割照射 2.2 Gy 为例,GTV 受到的照射剂量为 2.2 Gy,CTV1 受到

的照射剂量为 2.0 Gy，CTV2 受到的照射剂量为 1.75 Gy，而靶区周围的正常组织根据距离的差异受到的照射剂量梯度不等。这样就能够实现肿瘤靶区的高剂量照射，而肿瘤周围正常的组织器官受到的照射剂量较低，从而实现杀灭肿瘤与保护正常器官的双重目标，既延长了肿瘤患者的生存期，又相对保证了生活质量。HNSCC 周围的正常器官众多，而且功能至关重要，所以是最适合采用 IMRT 技术的肿瘤之一。历经 20 多年的临床实践，大量的研究已经证实了 IMRT 对于 HNSCC 患者的疗效，而且近期针对靶区勾画、正常器官的勾画、肿瘤的照射剂量以及正常器官的耐受剂量限制达成了相对一致的全球共识。相信在今后能够进一步提升肿瘤的控制率并提高患者的生活质量。

一、分子影像信息与放疗计划的整合

在过去的几年中，功能影像在指导头颈部肿瘤放疗计划设计的作用已被广泛研究。主要是以 IMRT 技术能够实现剂量雕刻为出发点，采用功能影像将 GTV 区域进一步细分为不同的亚结构区，如坏死区、乏痒区及增殖代谢区，从而给予不同的剂量。主要研究领域有两方面：其一是识别可能需要额外增加照射剂量的肿瘤亚体积（乏痒区、增殖区）；其二是用于筛选放疗敏感和放疗抵抗的预测参数，以便实施个体化治疗。其中最常使用的是不同核素标记的正电子发射计算机体层显像仪（PET/CT）扫描以及弥散加权磁共振（DW-MRI）。但是，对该治疗方案仍存在很多争议。已经有研究表明，采用 [18]F 标记的 FDG-PET 勾画 HNSCC 的肿瘤体积明显小于 CT 或 MRI，究竟是完全根据 PET 图像来勾画肿瘤靶区体积还是根据 CT 或者 MRI 尚无统一结论，毕竟 PET 对于黏膜的生理性摄取以及肿瘤难以鉴别，而且对于肿瘤微浸润的显示缺乏灵敏度，片面依赖 PET 勾画可能导致肿瘤体积剂量不足，从而为失败埋下祸根。另有研究表明，肿瘤乏痒是导致放疗失败的原因之一，乏痒肿瘤相对于富氧肿瘤需要更高的放疗杀灭剂量，如果能够采用功能 PET 识别乏痒的肿瘤区域，采用剂量雕刻性 IMRT 技术给予相应的乏痒区域高剂量照射会有助于杀灭乏痒肿瘤。但是真正用于临床实践面临以下两个实际问题，肿瘤乏痒显像的可重复性以及乏痒区域随着治疗与时间而动态变化。因此，该分享仅限于小样本的临床研究，尚未大规模临床普及应用。

类似地，功能性 MRI 序列也被尝试用于在定义肿瘤体积中的价值。例如，应用 DW-MRI 来分析组织细胞密度的差异，最后的差异被量化为表观扩散系数，其结果与组织细胞密度呈负相关。DW-MRI 在分析颈部淋巴结是否转移方面具有非常高的阴性预测值。因此，有助于临床医师判断肿瘤靶区，并调整相应的照射剂量。已经有两项研究证实DW-MRI对于头颈部肿瘤IMRT计划的设计具有重要的指导作用。另外的感兴趣点是利用多模态影像预测头颈部肿瘤放化疗的近期效果，如Wong等利用FDG-PET以及DW-MRI分析1个周期诱导化疗的敏感性，发现1个周期化疗前后的肿瘤代谢容积（metabolic tumor volume, MTV）以及肿瘤糖酵解（tumor lesion glycolysis, TLG）可以作为预测放化疗缓解情况的早期预测指标。如果1个周期化疗后MTV下降＞55%或者TLG下降＞60%，那么可以在随后的放疗中降低剂量强度，尤其是对于HPV相关的口咽癌病例。而如果1个周期化疗后MTV或者TLG增加，那么说明化疗不敏感，不需要继续化疗。但DW-MRI不能提供更多有效的预测信息。

二、危及器官的保护

由于头颈部肿瘤解剖结构的复杂性，放疗通常是具有挑战性的。尤其是当正常结构与肿瘤结构紧密相连甚至被侵犯的情况，往往无法实现理想的功能保护，其中口干和吞咽功能障碍是头颈部肿瘤患者放疗后生活质量下降的主要原因。通过IMRT以及图像引导放射治疗（image guided radiation therapy, IGRT）的应用能够从一定程度上实现正常器官的保护，从而减少放疗损伤，提高患者的生活质量。好几项临床Ⅲ期研究已经证实IMRT在正常器官保护方面比传统的二维放疗或者三维适形放疗更有优势，明显提高了患者的生存质量，无论是早期病例，还是局部晚期病例。另有一项荟萃分析表明，IMRT明显降低了口干的严重程度，提高了头颈部肿瘤的5年局部控制率以及患者的总生存率。鼻咽癌采用IMRT技术不仅降低了口干的严重程度，而且在提高肿瘤控制率的前提下明显降低了张口困难、下颌骨坏死、脑坏死的发生率。

PARSPORT Ⅲ期多中心随机研究通过IMRT技术至少保护了患者一侧的腮腺，结果显示口干的发生率明显下降，而且随着时间的延长唾液分泌逐渐恢复，患者的生活质量相应提高。该研究证实了IMRT技术对于头颈部肿瘤的疗效。除了口干之外，放射线对咽缩肌、喉与声门上喉的损伤会导致患者放疗后的吞咽困难和误吸性肺炎，为了防止放疗后的吞咽功能障碍，最合适的方法就是尽量降低咽缩肌与喉的受照剂量，但前提是在保证肿瘤靶区有足量照射的基础上。

三、分割方式

关于头颈部肿瘤放疗的分割方式，荟萃分析显示超分割或者加速分割相对于常规分割能使患者生存获益，5年和10年的总生存率绝对获益分别是3.1%和1.2%。其中超分割放疗带来的获益最大，5年总生存率较常规分割提高8.1%，但在常规分割放疗基础上联合同期化疗相对于单纯的非常规分割放疗能够使10年的总生存获益提高5.1%。目前，局部晚期头颈部肿瘤的标准放疗要么采用超分割，要么采用常规分割联合同期化疗，但是超分割与同期放化疗孰优孰劣尚无相关研究进行比较。

此外，一系列研究证实HPV相关口咽癌对放化疗敏感，患者预后更好。因此，有学者尝试降低HPV相关口咽癌的治疗强度。但必须强调，HPV相关口咽癌患者预后良好是建立在标准治疗强度基础上的。目前，已经有两项降低治疗强度的研究显示阴性结果，HPV相关局部晚期口咽癌放疗过程中意图通过同期联合爱必妥来代替顺铂降低治疗强度，结果导致肿瘤局部控制率下降。因此，不提倡轻易降低治疗强度，只能谨慎用于设计良好的小规模临床研究。目前，《NCCN指南》尽管对口咽癌的治疗策略根据HPV进行了分别描述，但实际上的治疗策略并没有原则性差别。

第五节　自适应放疗在头颈部鳞状细胞癌中的应用

IMRT的实施是基于放疗前的模拟CT勾画靶区和危及器官，然后制订放疗计划，忽略了患者在等待放疗期间及整个放疗过程中解剖结构和位置的变化。这些变化包括摆位误差、解剖结构的移位及变形、肿瘤退缩或进展及形状改变、正常黏膜和腺体的改变等。IMRT外放边界小，靶区与危及器官之间剂量梯度陡，这些变化可能会造成靶区遗漏或危及器官受照范围扩大，从而导致疗效的不确定性。自适应放疗是美国的Yan等在1997年正式提出的概念，自适应放疗是一个动态闭环系统，可以根据每个患者的反馈信息进行剂量重建，自我修正照射野和照射剂量，最后根据临床需要来决定后续的分次照射，从而实现肿瘤患者的个体化治疗。目前自适应放疗技术主要分为离线自适应放疗、在线自适应放疗。① 离线自适应放疗：通过采集患者之前分次的摆位误差、靶区和危及器官的变化及实际受照射剂量等，分析采集到的各种反馈信息，在患者治疗的必要节点上对放疗计划进行适当调整，然后重新评价计划并予以实施。关于头颈部肿瘤自适应放疗二次计划的时机问题，国内外研究者尚未达成一致意见，毕竟每个肿瘤治疗中心的工作量不一样,肿瘤的个体差异导致放疗退缩速度不一致。离线自适应放疗计划校正实施的关键在于确定计划校正的合适时机。② 在线自适应放疗:通过在线获取患者治疗时的影像图像,依据当前已有的各种反馈信息即刻修正治疗计划,在患者不离开治疗床的情况下,将修正后的治疗计划放到当次治疗中。在线自适应放疗的实施要求快速获取治疗前的反馈信息,对治疗计划做出快速修正,并立即实施于当前的照射治疗中。在线自适应放疗计划校正实施的关键在于开发快速的三维图像形变配准技术,以及基于该技术的靶区自动或半自动的计划评估手段。

　　临床上,对自适应放疗的研究主要集中在头颈部肿瘤、肺癌、宫颈癌及前列腺癌等。其中针对不同种类的肿瘤放疗特点,研究者尝试了不同的自适应放疗方案的研究。头颈部肿瘤的靶区勾画比较复杂,肿瘤毗邻着许多重要器官。对于解剖结构复杂的头颈部肿瘤的治疗,自适应放疗更能显现其优势。它能够修正患者在IMRT和IGRT过程中各种原因引起的靶区和危及器官的偏差,在保证疗效的同时减少放疗的不良反应,改善患者的生活和生存质量。以下主要通过头颈部肿瘤自适应放疗的研究说明其发展现状。

一、自适应放疗纠正摆位误差引起的靶区位移

　　目前,头颈部肿瘤患者在放疗过程中普遍采用头颈肩热塑膜固定,但是在临床工作中发现,患者即使采用了面塑膜固定,治疗过程中仍存在摆位误差。Den等采集了28例头颈部肿瘤患者摆位后的锥形束CT(cone beam CT, CBCT)图像(1 013幅),发现在分次照射间的平移误差分别是X轴(1.4 ± 1.4)mm,Y轴(1.8 ± 2.1)mm,Z轴(1.7 ± 1.9)mm。目前自适应放疗校正有离线校正和在线校正两种方式。关于系统误差和随机误差的研究,研究者尝试在头颈部肿瘤放疗过程中应用电子射野影像系统(electronic portal imaging device, EPID)减少系统误差。应用面塑膜固定的31例行IMRT治疗的患者,使用离线校正方案能够减少系统误差($1.6 \sim 2.1$ mm降低到$1.1 \sim 1.2$ mm),差异统计学有意义($P < 0.05$);但是随机误差并没有太大改变,差异无统计学意义($P > 0.05$)。也有研究发现,头颈部肿瘤患者使用EPID通过离线方式纠正摆位误差后,只能降低系统误差,无法降低随机误差。刘婷婷等研究发现,在60例行IMRT的头颈部肿瘤患者中,应用CBCT在线校正系统和随机误差,系统由纠正前的X轴(1.52 ± 1.358)mm、Y轴(1.19 ± 0.941)mm、Z轴(1.73 ± 1.343)mm,减小到纠正后的X轴(0.382 ± 0.648)mm、Y轴(0.437 ± 0.574)mm、Z轴(0.283 ± 0.589)mm,纠

正后的系统误差和随机误差均低于首次的摆位误差。可以看出,在线校正明显优于离线方式。还有作者比较自适应 IMRT 和普通 IMRT 发现,在线自适应校正可同时降低系统误差和随机误差,减少了危及器官的受照射剂量。因此,对于头颈部肿瘤患者采用自适应放疗技术在线校正技术,保证了照射靶区与计划靶区相一致,减少了危及器官的受照射剂量,降低了放疗的不良反应。

二、自适应放疗纠正解剖结构变化所致的靶区位移

国内外多项研究报道显示,头颈部肿瘤患者在放疗过程中,由于肿瘤组织的退缩和体重下降导致外轮廓变化等原因,肿瘤靶区和周围的正常组织关系会发生相对位移,影响靶区和危及器官的实际受照射剂量。研究显示,放疗 5 周后与初始计划比较发现,原发病灶体积及受累淋巴结均会缩小,原发病灶侧移 1.4 mm,受累淋巴结向中心移动 0.9 mm,平均每天缩小 3.2% 和 2.1%。还有研究发现,患者治疗过程中正常器官的受照射剂量明显增加,但是靶区剂量并没有显著差异。关于体重的变化,张勇乾等在行螺旋断层根治性放疗的 12 例头颈部肿瘤患者的研究中发现,患者的体重由治疗前的(63.71 ± 7.50)kg 下降为治疗后的(58.98 ± 6.42)kg,平均下降 7.29%。关于危及器官容积的变化,国内外研究相对较少,主要集中在放疗过程中腮腺体积剂量变化的研究。关于腮腺体积剂量的变化,可能原因有以下两个方面。一方面,肿瘤患者在治疗过程中腮腺受到低剂量射线照射,腮腺中放射敏感细胞被杀死,使得总腮腺体积缩小,腮腺体积变化导致双侧腮腺从低剂量区向高剂量区靠近,导致腮腺实际接受剂量明显增加。另一方面,患者在治疗过程因放疗不良反应导致体重下降,患者外轮廓缩小,也会使腮腺向剂量区靠近,导致腮腺实际受照射剂量增加。Wang 等报道了应用 CBCT 在鼻咽癌 IMRT 中在线校正系统和随机误差,应用在线校正以后,计划靶区(planning target volume, PTV)外放边界从 5～6 mm 可以缩小到 3 mm,脑干和脊髓最大剂量减少了 10 Gy,91% 的患者腮腺平均剂量降低 7.8～8.5 Gy,有效地避免了正常组织损伤。Schwartz 等对 22 例口咽癌患者分阶段自适应放疗进行探索,所有患者接受至少 1 次重新计划,其中 8 例患者接受 2 次重新计划。结果显示,重新计划 1 次较 IGRT 降低对侧腮腺平均剂量 0.6 Gy(2.8%, $P=0.003$),降低同侧腮腺平均剂量 1.3 Gy(3.9%, $P=0.002$);重新计划 2 次进一步降低对侧腮腺平均剂量 0.8 Gy(3.8%, $P=0.026$),降低同侧腮腺平均剂量 4.1 Gy(9%, $P=0.001$)。作者认为有必要在放疗期间采取自适应放疗技术并及时调整放疗计划,从而保证靶区剂量不欠量,正常组织不超量。

三、展望

自适应放疗是一门基于图像引导的新兴放疗技术，相对于传统的放疗技术，自适应放疗能够较好地弥补传统放疗的一些局限性。自适应放疗是未来精准医疗的发展方向，它是以实现精确放疗为目的，利用各种技术支持而建立起来的治疗方法。临床治疗中开展自适应放疗的最终目的是在给予靶区足够剂量且予以尽量小的个体化患者的外放范围，进而提高放疗实施的精准度。但是目前的自适应放疗还处在初级研究阶段，尚未达到理想状态，在线自适应放疗过程包括三维图像的获取、配准、靶区勾画、调强参数的修改及计划的制订，大大增加了医务人员的工作量和患者的治疗时间，因此需要更多的新硬件、新软件的支持，如调强参数的修改及计划的制订、变形配准算法等。理想的自适应放疗是使在线图像引导修正辅以离线剂量修正，使离线剂量修正能够向在线剂量修正发展，由单一的反馈信息向多种反馈信息相结合的多重反馈发展。该方法的发展不仅需要各种先进设备的引进及充分利用，也需要更多的针对不同特点病种的自适应放疗方案，使自适应放疗技术进一步完善，它的理论想法已经得到广泛的关注及认可，但在实际可行性及技术支持方面还需要实践进一步验证。

------------------------------ 参 考 文 献 ------------------------------

[1] Ang K K, Harris J, Wheeler R, et al. Human papillomavirus and survival of patients with oropharyngeal cancer[J]. N Eng J Med, 2010, 363: 24-35.

[2] Ang K K, Zhang Q, Rosenthal D I, et al. Randomized phase Ⅲ trial of concurrent accelerated radiation plus cisplatin with or without cetuximab for stage Ⅲ to Ⅳ head and neck carcinoma: RTOG 0522[J]. J Clin Oncol, 2014, 32(27): 2940-2950.

[3] Belli M L, Scalco E, Sanguineti G, et al. Early changes of parotid density and volume predict modifications at the end of therapy and intensity of acute xerostomia[J]. Strahlenther Onkol, 2014, 190(11): 1001-1007.

[4] Bhide S A, Davies M, Burke K, et al. Weekly volume and dosimetric changes during chemoradiotherapy with intensity modulated radiation therapy for head and neck cancer: a prospective observational study[J]. Int J Radiat Oncol Biol Phys, 2010, 76: 1360-1368.

[5] Blanchard P, Frank S J. Proton therapy for head and neck cancers[J]. Cancer Radiother, 2017, 21(6-7): 515-520.

[6] Bonner J A, Harari P M, Giralt J, et al. Radiotherapy plus cetuximab for locoregionally advanced head and neck cancer: 5-year survival data from a phase 3 randomised trial, and relation between cetuximab-induced rash and survival[J]. Lancet Oncol, 2010, 11(1):

21-28.

[7] Bourhis J, Sire C, Graff P, et al. Concomitant chemoradiotherapy versus acceleration of radiotherapy with or without concomitant chemotherapy in locally advanced head and neck carcinoma (GORTEC 99-02): an open-label phase 3 randomized trial[J]. Lancet Oncol, 2012, 13: 145-153.

[8] Castadot P, Geets X, Lee J A, et al. Assessment by a deformable registration method of the volumetric and positional changes of target volumes and organs at risk in pharyngolaryngeal tumors treated with concomitant chemoradiation[J]. Radiother Oncol, 2010, 95: 209-217.

[9] Chen A M, Felix C, Wang P C, et al. Reduced-dose radiotherapy for human papilloma virus associated squamous-cell carcinoma of the oropharynx: a single-arm, phase 2 study[J]. Lancet Oncol, 2017, 18(6): 803-811.

[10] Chera B S, Amdur R J, Tepper J, et al. Phase 2 trial of de-intensified chemoradiation therapy for favorable-risk human papilloma virus-associated oropharyngeal squamous cell carcinoma[J]. Int J Radiat Oncol Biol Phys, 2015, 93: 976-985.

[11] Concu R, Cordeiro M N D S. Cetuximab and the head and neck squamous cell cancer[J]. Curr Top Med Chem, 2018, 18(3): 192-198.

[12] Cooper J S, Zhang Q, Pajak T F, et al. Long-term follow-up of the RTOG 9501/intergroup phase Ⅲ trial: postoperative concurrent radiation therapy and chemotherapy in high-risk squamous cell carcinoma of the head and neck[J]. Int J Radiat Oncol Biol Phys, 2012, 84(5): 1198-1205.

[13] Cozzolino M, Fiorentino A, Oliviero C, et al. Volumetric and dosimetric assessment by cone beam computed tomography scans in head and neck radiation therapy: a monitoring in four phases of treatment[J]. Technol Cancer Res Treat, 2014, 13(4): 325-335.

[14] Driessen C M L, Boer J P de, Gelderblom H, et al. Induction chemotherapy with docetaxel/ cisplatin/5-fluorouracil followed by randomization to two cisplatin-based concomitant chemoradiotherapy schedules in patients with locally advanced head and neck cancer (CONDOR study) (Dutch Head and Neck Society 08-01): a randomized phase Ⅱ study[J]. Eur J Cancer, 2016, 52: 77-84.

[15] Durante M, Loeffler J S. Charged particles in radiation oncology[J]. Nat Rev Clin Oncol, 2010, 7(1): 37-43.

[16] Forastiere A A, Zhang Q, Weber R S, et al. Long-term results of RTOG 91-11: a comparison of three nonsurgical treatment strategies to preserve the larynx in patients with locally advanced larynx cancer[J]. J Clin Oncol, 2013, 31: 845-852.

[17] Ghosh-Laskar S, Yathiraj P H, Dutta D, et al. Prospective randomized controlled trial to compare 3-dimensional conformal radiotherapy to intensity-modulated radiotherapy in head and neck squamous cell carcinoma: Long-term results[J]. Head Neck, 2016, 38 Suppl 1: E1481-E1487.

[18] Grégoire V, Langendijk J A, Nuyts S. Advances in Radiotherapy for Head and Neck Cancer [J]. J Clin Oncol, 2015, 33(29): 3277-3284.

[19] Gunn G B, Blanchard P, Garden A S, et al. Clinical outcomes and patterns of disease recurrence after intensity modulated proton therapy for oropharyngeal squamous carcinoma

［J］. Int J Radiat Oncol Biol Phys, 2016, 95: 360−367.

［20］ Harari P M, Harris J, Kies M S, et al. Postoperative chemoradiotherapy and cetuximab for high-risk squamous cell carcinoma of the head and neck: Radiation Therapy Oncology Group RTOG-0234［J］. J Clin Oncol, 2014, 32(23): 2486−2495.

［21］ Hawkins P G, Lee J Y, Mao Y, et al. Sparing all salivary glands with IMRT for head and neck cancer: Longitudinal study of patient-reported xerostomia and head-and-neck quality of life［J］. Radiother Oncol, 2017, pii: S0167-8140(17)32502-1.

［22］ Holliday E B, Garden A S, Rosenthal D I, et al. Proton therapy reduces treatment related toxicities for patients with nasopharyngeal cancer: a case-match control study of intensity modulated proton therapy and intensity-modulated photon therapy［J］. Int J Particle Ther, 2015, 2: 19−28.

［23］ Houweling A C, Wolf A L, Vogel W V, et al. FDG-PET and diffusion-weighted MRI in head-and neck cancer patients: implications for dose painting［J］. Radiother Oncol, 2013, 106(2): 250−254.

［24］ Kraan A C, van de Water S, Teguh D N, et al. Dose uncertainties in IMPT for oropharyngeal cancer in the presence of anatomical, range, and setup errors［J］. Int J Radiat Oncol Biol Phys, 2013, 87: 888−896.

［25］ Lacas B, Bourhis J, Overgaard J, et al. Role of radiotherapy fractionation in head and neck cancers (MARCH): an updated meta-analysis［J］. Lancet Oncol, 2017, 18(9): 1221−1237.

［26］ Lefebvre J L, Pointreau Y, Rolland F, et al. Induction chemotherapy followed by either chemoradiotherapy or bioradiotherapy for larynx preservation: the TREMPLIN randomized phase Ⅱ study［J］. J Clin Oncol, 2013, 31(7): 853−859.

［27］ Loo H, Fairfoul J, Chakrabarti A, et al. Tumor shrinkage and contour change during radiotherapy increase the dose to organ at risk but not the target volumes for head and neck cancer patients treated on the TomoTherapy HiArt™ system［J］. Clin Oncol (R Coll Radiol), 2011, 23: 40−47.

［28］ Marta G N, Silva V, de Andrade Carvalho H, et al. Intensity-modulated radiation therapy for head and neck cancer: systematic review and meta-analysis［J］. Radiother Oncol, 2014, 110(1): 9−15.

［29］ Marur S, Li S, Cmelak A J, et al. E1308: Phase Ⅱ Trial of Induction Chemotherapy Followed by Reduced-Dose Radiation and Weekly Cetuximab in Patients With HPV-Associated Resectable Squamous Cell Carcinoma of the Oropharynx-ECOG-ACRIN Cancer Res Group［J］. J Clin Oncol, 2017, 35(5): 490−497.

［30］ Mazzola R, Alongi P, Ricchetti F, et al. 18F-Fluorodeoxyglucose-PET/CT in locally advanced head and neck cancer can influence the stage migration and nodal radiation treatment volumes［J］. Radiol Med, 2017, 122(12): 952−959.

［31］ Mazzola R, Ferrera G, Alongi F, et al. Organ sparing and clinical outcome with step-and-shoot IMRT for head and neck cancer: a mono-institutional experience［J］. Radiol Med, 2015, 120(8): 753−758.

［32］ Mazzola R, Ricchetti F, Fersino S, et al. Predictors of mucositis in oropharyngeal and oral cavity cancer in patients treated with volumetric modulated radiation treatment: A dosevolume analysis［J］. Head Neck, 2016, 38 Suppl 1: E815-E819.

［33］ Numico G, Franco P, Cristofano A, et al. Is the combination of Cetuximab with chemo-radiotherapy regimens worthwhile in the treatment of locally advanced head and neck cancer? A review of current evidence［J］. Crit Rev Oncol Hematol, 2013, 85(2): 112-120.

［34］ Nutting C M, Morden J P, Harrington K J, et al. Parotid-sparing intensity modulated versus conventional radiotherapy in head and neck cancer (PARSPORT): a phase 3 multicentre randomized controlled trial［J］. Lancet Oncol, 2011, 12(2): 127-136.

［35］ Patil V M, Noronha V, Joshi A, et al. Results of a randomized phase Ⅲ study of nimotuzumab in combination with concurrent radiotherapy and cisplatin versus radiotherapy and cisplatin alone, in locally advanced squamous cell carcinoma of the head and neck［J］. ASCO 2018, abstract 6000.

［36］ Peng H, Tang L L, Liu X, et al. Anti-EGFR targeted therapy delivered before versus during radiotherapy in locoregionally advanced nasopharyngeal carcinoma: a big-data, intelligence platform-based analysis［J］. BMC Cancer, 2018, 18(1): 323.

［37］ Rasmussen J H, Nørgaard M, Hansen A E, et al. Feasibility of multiparametric imaging with PET/MR in head and neck squamous cell carcinoma［J］. J Nucl Med, 2017, 58(1): 69-74.

［38］ Reddy B K, Lokesh V, Vidyasagar M S, et al. Nimotuzumab provides survival benefit to patients with inoperable advanced squamous cell carcinoma of the head and neck: a randomized, open-label, phase Ⅱb, 5-year study in Indian patients［J］. Oral Oncol, 2014, 50(5): 498-505.

［39］ Ricchetti F, Wu B, McNutt T, et al. Volumetric change of selected organs at risk during IMRT for oropharyngeal cancer［J］. Int J Radiat Oncol Biol Phys, 2011, 80: 161-168.

［40］ Rodríguez M O, Rivero T C, del Castillo Bahi R, et al. Nimotuzumab plus radiotherapy for unresectable squamous-cell carcinoma of the head and neck［J］. Cancer Biol Ther, 2010, 9(5): 343-349.

［41］ Silvoniemi A, Suilamo S, Laitinen T, et al. Repeatability of tumour hypoxia imaging using [18F]EF5 PET/CT in head and neck cancer［J］. Eur J Nucl Med Mol Imaging, 2017, doi: 10. 1007/s00259-017-3857-3.

［42］ Tao Y, Auperin A, Sire C, et al. Improved outcome by adding concurrent chemotherapy to cetuximab and radiotherapy for locally advanced head and neck carcinomas: results of the GORTEC 2007-01 phase Ⅲ randomized trial［J］. J Clin Oncol, 2018, JCO2017762518.

［43］ Thiagarajan A, Caria N, Schoder H, et al. Target volume delineation in oropharyngeal cancer: impact of PET, MRI, and physical examination［J］. Int J Radiat Oncol Biol Phys, 2012, 83: 220-227.

［44］ Ursino S, D'Angelo E, Mazzola R, et al. A comparison of swallowing dysfunction after three-dimensional conformal and intensity-modulated radiotherapy: a systematic review by the Italian Head and Neck Radiotherapy Study Group［J］. Strahlenther Onkol, 2017, 193(11): 877-889

［45］ van de Water S, van Dam I, Schaart D R, et al. The price of robustness; impact of worst-case optimization on organ-at-risk dose and complication probability in intensity-modulated proton therapy for oropharyngeal cancer patients［J］. Radiother Oncol, 2016, 120(1):

56-62.

［46］ Wong K H, Panek R, Welsh L, et al. The predictive value of early assessment after 1 cycle of induction chemotherapy with 18F-FDG PET/CT and diffusion-weighted MRI for response to radical chemoradiotherapy in head and neck squamous cell carcinoma［J］. J Nucl Med, 2016, 57(12): 1843-1850.

［47］ Yang S N, Liao C Y, Chen S W, et al. Clinical implications of the tumor volume reduction rate in head-and-neck cancer during definitive intensity-modulated radiotherapy for organ preservation［J］. Int J Radiat Oncol Biol Phys, 2011, 79: 1096-1103.

［48］ Yoo J, Henderson S, Walker-Dilks C, et al. Evidence-based guideline recommendations on the use of positron emission tomography imaging in head and neck cancer［J］. Clin Oncol (R Coll Radiol), 2013, 25(4): e33-e66.

［49］ You R, Sun R, Hua Y J, et al. Cetuximab or nimotuzumab plus intensity-modulated radiotherapy versus cisplatin plus intensity-modulated radiotherapy for stage Ⅱ-Ⅳb nasopharyngeal carcinoma［J］. Int J Cancer, 2017, 141(6): 1265-1276.

［50］ Yuan C, Xu X H, Xu L, et al. Cetuximab versus nimotuzumab for the treatment of advanced nasopharyngeal carcinoma: a network meta-analysis［J］. J BUON, 2017, 22(4): 1004-1010.

［51］ 曾峥.晚期口腔颌面—头颈肿瘤单抗靶向治疗的分析［J］.中外医学研究,2017,15（9）：105-106.

［52］ 赵晓莹,郭晔,朱永学,等.尼妥珠单抗联合顺铂和氟尿嘧啶方案诱导化疗治疗可切除的头颈部鳞状细胞癌初步临床分析［J］.中华耳鼻咽喉头颈外杂志,2012,47(7)：536-539.

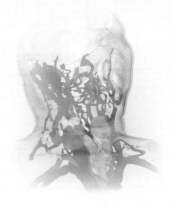

第三十二章

质子重离子放疗在头颈部肿瘤中的应用

孔 琳 陆嘉德

　　放疗在肿瘤的局部治疗中具有重要作用,70%以上的头颈部鳞状细胞癌(HNSCC)患者需要放疗。近年来,放疗技术取得了长足进步,经历了从常规二维放射治疗、三维放射治疗到调强放疗(IMRT)的技术突破,改善了肿瘤控制率和放射治疗相关的急性及远期不良反应。然而,头颈部肿瘤,因其发病部位通常毗邻诸多与机体重要功能密切相关的组织和器官,放疗难度仍较大。粒子射线(质子重离子)治疗作为新型的放疗技术,因其优良的放射物理学和生物学特性,质子重离子放疗在头颈部肿瘤中的应用越来越多,在多种恶性肿瘤的治疗中已显示出良好的疗效。

[通信作者]　陆嘉德,Email: jiade.lu.2005@anderson.ucla.edu

第一节　质子重离子放疗的优势

自1946年美国的Robert Wilson提出可将质子或重离子用于肿瘤治疗以来，全球已有103家质子重离子治疗中心，主要分布在欧美和日本，我国有5家（包括中国台湾地区）。碳离子是目前最常用于肿瘤治疗的重离子，仅分布于日本、德国、意大利和中国。上海市质子重离子医院同时拥有质子和重离子放射技术，还配备了光子放射技术。根据国际粒子治疗联合协作组（Particle Therapy Co-operative Group, PTCOG）的统计，截至2019年，全球已有217 941例患者完成了质子和（或）重离子放疗，其中质子放疗190 036例（87.2%），重离子放疗190 036例（12.8%）。

一、放射物理学特性及优势

质子和碳离子的放射物理学特性方面相似，但与常规光子射线明显不同（见图32-1-1）。光子射线进入人体后的深度剂量呈指数型衰减分布，质子重离子射线在入射路径中能量释放较少，达到肿瘤部位时骤然释放其大部分能量，形成一个尖锐的能量峰，即布拉格峰（Bragg peak），布拉格峰之后的出射路径则几

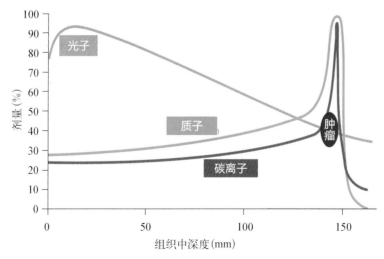

图32-1-1　不同线束的百分深度剂量

乎没有有效剂量。临床上可通过调节加速的质子重离子线束的能量来精准控制布拉格峰在人体的深度，并按肿瘤的大小扩展峰的宽度，从而使高剂量区仅集中在不同深度的肿瘤部位，并控制肿瘤周围正常组织的剂量。剂量学比较研究显示，在多种类型的肿瘤治疗中，质子调强放疗（IMPT）较光子调强放疗（intensity modulated X-ray therapy, IMXT）在肿瘤靶区和正常组织的照射剂量分布上更具优势。

Holliday 等对比分析了 25 例口咽癌 IMPT 后的剂量学优势，匹配 IMXT 患者作为对比，采用 IMPT 的患者，其口腔前部、后部以及硬腭、食管、下颌骨的平均放射剂量均明显降低。

质子重离子射线的放射物理学特征对于需要高剂量、根治性放疗的肿瘤具有非常重要的意义。头颈部肿瘤尤其局部晚期肿瘤通常毗邻诸多重要组织和器官（脑干、脊髓、颅神经、唾液腺等），与机体的多项重要功能密切相关。有效运用质子重离子射线的放射物理学剂量学优势，不仅可使照射的高剂量集中于肿瘤部位，提高肿瘤的疗效，而且可有效限制肿瘤周围重要正常组织的照射剂量，减轻治疗相关不良反应，并提高患者的生活质量。Jakobi 等对 45 例 HNSCC 患者应用正常组织并发症发生率（normal tissue complication probability, NTCP）模型来评估采用 IMRT 的获益情况，研究结果显示，质子和重离子两种放疗技术的肿瘤覆盖率类似；亚组分析显示，IMPT 对于肿瘤位于头颈上部患者的吞咽等不良反应 NTCP 风险降低超过 10%，减少了喉部肿瘤患者的急性黏膜炎的风险。

二、放射生物学特性及优势

在放射生物学方面，光子与质子均属于低线性能量传递（linear energy transfer, LET）的射线，碳离子线具有更高的 LET。LET 指带电粒子淀积在每单位质量厚度组织中的能量。高 LET 射线的相对生物效应高，以直接作用为主，氧增强比低，射线直接作用于生物分子而使其发生损伤；低 LET 射线如 X 射线以间接作用为主，射线与生物组织内水分子作用产生自由基，这些自由基再与生物分子作用而致其损伤。碳离子这一高 LET 射线可直接导致肿瘤细胞的 DNA 双链断裂，对各周期的细胞均有效，且几乎不受氧浓度的影响。由于碳离子的高生物效应区域主要集中于布拉格峰区，故其射线的高生物效应区域多集中在肿瘤靶区，从而更可避免肿瘤周围正常组织区域的高剂量和高生物效应照射。因此，碳离子较常规光子和质子可更有效地杀灭乏氧肿瘤细胞、肿瘤干细胞及对光子放射不敏感的肿瘤细胞,如头颈部腺样囊性癌、恶性黑色素瘤及软组织肉瘤等。

日本国立放射科学研究所（National Institute of Radiological Sciences, NIRS）碳离子放射头颈部肿瘤的数据显示,1997年4月至2006年2月接受碳离子射线治疗的236例头颈部肿瘤患者中,主要为光子放射不敏感的病理类型,包括恶性黑色素瘤（85例）、腺样囊性癌（69例）、腺癌（27例）、软组织肉瘤（14例）、乳头状腺癌（13例）及鳞状细胞癌（12例）等,碳离子放射总剂量为57.6～64.0 Gy/（16次/4周）,5年局部控制率及总生存率分别为68%和47%,重度（3/4级）急性不良反应的发生率＜10%,未出现3级及以上晚期不良反应,后期2级不良反应的发生率低于3%。

此外,对光子放疗后局部复发的肿瘤,鉴于肿瘤周围重要危及器官可能已经受到了足量的光子照射,加上首程光子照射对残余肿瘤细胞可能造成的光子抗拒,质子重离子放射所具备的物理剂量学上的精准性及生物学上的高效性,对其治疗同样具有无可比拟的优势。

第二节　质子重离子放疗头颈部肿瘤的临床疗效

一、鼻咽癌

鼻咽癌是中国最常见的肿瘤,对放疗及化疗敏感,IMXT与化疗联合后,患者具有较好的长期生存率,即使是局部晚期鼻咽癌患者的5年生存率也可高达85%。质子重离子放疗可提高患者的长期生存质量,或对少部分IMXT不敏感的鼻咽癌患者有所获益。

Lewis等报道了美国安德森癌症中心采用质子射线治疗10例新诊断的鼻咽癌患者的结果。在剂量学上,质子可以降低正常组织的剂量,2年局部控制率和总生存率分别为100%和88.9%。

德国的Akbaba等回顾性分析了2009年至2018年采用光子联合碳离子放疗26例高危鼻咽癌的临床结果,中位总剂量为74 Gy。2年局部控制率和总生存率分别为95%和100%,5年局部控制率和总生存率预期可达到90%和86%。3级急性和慢性不良反应的发生率分别为20%和16%,无3级以上的不良反应。上海市质子重离子医院2015年6月至2018年6月收治了91例初诊鼻咽癌,也主要采用光子联合碳离子放射，临床结果值得期待。

二、口咽肿瘤

放疗在口咽癌中具有重要的作用，剂量学和临床研究显示，质子放疗在减轻正常组织损伤及不良反应方面具有优势，如口干、体重减轻、胃造瘘等。

早在2005年，Slater等就报道了一项局部晚期口咽癌患者采用光子联合质子放疗的前瞻性临床研究结果。1991年至2002年共入组了29例局部晚期口咽癌患者，采用加速超分割放射，在5.5周内分45次给予75.9 Gy（RBE）总剂量，其中光子放射50.4 Gy（RBE）/28次，针对原发肿瘤和颈部淋巴结进行质子同期推量放射25.5 Gy（RBE）/17次，2年和5年局部控制率分别为93%和84%，无病生存率分别为81%和65%，治疗耐受性良好，仅3例（11%）患者出现3级晚期不良反应。

Gunn等报道了2011年3月至2014年7月在美国MD安德森癌症中心治疗的50例（49例为Ⅲ/Ⅳ期）口咽鳞状细胞癌患者接受IMPT治疗的临床结果，50%为重度吸烟者，98%为HPV阳性。急性3级黏膜炎和吞咽困难的发生率分别为58%和24%，胃造瘘11例（随访中瘘管均已拔除），中位体重减轻7%。中位随访期为29个月，3级晚期吞咽困难的发生率为12%，2级及以上口干的发生率为25%，2年总生存率和无进展生存率分别为94.5%和88.6%。其后将该组50例患者与100例采用IMXT的患者进行2∶1匹配。2组病例的总生存期和无进展生存期差异无统计学意义，但IMPT较IMXT降低了患者在治疗期间胃造瘘（$HR=0.44$，$P=0.05$）和治疗后3个月重度体重下降（$HR=0.23$，$P=0.01$）的风险。

2019年的中华医学会全国放射肿瘤治疗学年会上，上海市质子重离子医院回顾性分析2015年10月至2019年3月治疗的38例术后肉眼观察肿瘤全切除的头颈部肿瘤患者，采用术后质子放疗（18例，54～60 Gy/27～30次）或碳离子放疗（20例，54～60 Gy/18～20次）。2年总生存率、无进展生存率和无局部复发生存率分别为93.3%、87.4%及94.1%，质子组和碳离子组疗效差异无统计学意义，急性不良反应为轻中度，发生率质子组高于碳离子组（$P=0.02$）。

三、鼻腔鼻窦肿瘤

鼻腔鼻窦恶性肿瘤较为少见。该区域解剖结构复杂，邻近多个重要结构（如眼、视神经、视交叉、脑、脑干、颅神经等），常规光子放疗难度大，质子重离子放疗具有非常显著的优势。来自佛罗里达州质子治疗研究所的剂量学研究显示,在靶区覆盖相同的前提下,三维适形质子治疗计划的正常组织的剂量均低于IMXT,显著降低了原发灶同侧视觉相关结构以及对侧晶体、腮腺、泪腺的剂量。

Zedna等报道来自日本早年(1999年1月至2006年12月)根治性质子治疗的39例无法手术的鼻腔鼻窦恶性肿瘤的疗效,给予至少60 Gy总剂量,3年总生存率、无进展生存率分别为59%及49%,23%的患者出现局部进展,严重晚期不良反应发生率为13%。Dagan等学者报道了美国佛罗里达大学84例无远处转移的初治鼻腔鼻窦恶性肿瘤患者(排除肉瘤及恶性黑色素瘤)的质子放疗临床结果,中位随访期2.4年,3年无进展生存率和总生存率分别为83%和68%。美国麻省总院及多家质子中心的临床结果也均显示质子放疗的临床优势。

碳离子放疗鼻腔鼻窦鳞状细胞癌的结果来自日本学者,2001年8月至2012年3月,59例鼻腔鼻窦鳞状细胞癌接受了单纯质子放疗(38例,占64%)或重离子放疗(21例,占36%)。中位随访期为30个月(8~127个月),3年和5年总生存率分别为56.2%和41.6%,无进展生存率分别为42.9%和34.7%;局部控制率分别为54.0%和50.4%,13例患者(22%)发生了3级或3级以上的晚期不良反应。

2014年发表于《柳叶刀·肿瘤》(*Lancet Oncology*)的荟萃分析进一步证实了粒子放疗的优势。该研究纳入43个研究、1 186例光子治疗及286例粒子放疗(质子238例及碳离子58例)患者。研究结果显示,粒子放疗患者的5年总生存率($RR=1.51$, $P=0.003\ 8$)及无病生存率($RR=1.93$, $P=0.000\ 3$)均显著高于光子放疗,亚组分析显示,质子放疗的无病生存率(风险比为1.44, $P=0.045$)及局部控制率($RR=1.26$, $P=0.011$)显著优于光子放疗。

上海市质子重离子医院自2015年5月至2019年6月已治疗了111例原发于鼻腔鼻窦的恶性肿瘤,单纯质子放疗4例(3.6%),单纯碳离子放疗70例(63.1%),质子放疗联合碳离子放疗患者37例(33.3%),生存结果及不良反应结果正在随访分析中。

四、头颈部腺样囊性癌

头颈部腺样囊性癌发病率不高,好发于唾液腺(大涎腺和小涎腺),生长较为缓慢,但侵袭性强,其特征是沿神经隐匿性浸润生长。因对常规光子和化疗敏感性较差,故以手术治疗为主。可完全切除的早期腺样囊性癌,5年局部控制率约80%;而晚期尤其是无法手术切除的肿瘤,即使术后采用辅助放疗,局部控制率也仅约50%。质子重离子放射的剂量学和生物学优势也提高了头颈部腺样囊性癌的疗效。

2006年，美国麻省总医院及哈佛大学医学院报道了23例头颈部小涎腺腺样囊性癌光子联合质子放疗的临床结果。患者均为局部晚期或伴颅底侵犯，给予75.9 Gy的中位剂量，中位随访时间62个月，仅2例患者局部复发，5年无进展生存率及总生存率为93%和77%。高剂量放射提高了局部控制率，但晚期不良反应发生率相对较高，3～4级眼部或视力相关不良反应（包括视网膜病变、泪瘘、晶体或角膜病变等）发生率为17.4%，2级眼部相关晚期不良反应发生率为52%，晚期脑损伤的发生率为52%。美国MD安德森癌症中心对16例头颈部腺样囊性癌患者进行术后辅助质子放疗，中位剂量60 Gy，中位随访期24.9个月，仅1例患者出现局部复发，其余15例（94%）均为无病存活。晚期不良反应中，1例发生视神经损伤导致4度视力下降，1例照射野附近出现无症状脑坏死。

碳离子放疗对于腺样囊性癌更具有优势。日本兵库粒子治疗中心采用单一质子或碳离子治疗了80例头颈部腺样囊性癌患者，5年总生存率为63%，肿瘤局部控制率高达75%，即使是无法切除或分期为T4的患者，局部控制率也高达66%～68%。NIRS采用碳离子放射治疗了18例局部晚期舌根腺样囊性癌，总剂量为57.6或64.0 Gy（16次/4周），5年局部控制率、总生存、无瘤生存率分别为92%、72%和44%。日本4个碳粒子治疗中心联合报道了289例无远处转移的头颈部腺样囊性癌单纯碳离子放疗（57.6～70.4 Gy/16～32次）的研究结果，其中T3/T4期患者占85%，2年及5年的无进展生存率为88%及68%，总生存率为94%及74%。3～5级晚期不良反应发生率为15%，包括骨坏死、视网膜病变、视神经功能障碍、青光眼及脑坏死等，2人因脑出血死亡。

德国HIT采用碳离子（24 Gy/8次）联合光子（50 Gy/25次）治疗了54例无法切除或非R0切除的唾液腺肿瘤（其中近90%为腺样囊性癌），3年肿瘤局部控制率与患者总生存率分别为81.9%和78.4%，无3级及以上不良反应。该中心比较了无法手术或部分切除的晚期腺样囊性癌患者采用IMXT（37例）或IMXT联合碳离子治疗（58例）的结果，联合碳离子治疗组的5年局部控制率、无进展生存率和总生存率（59.6%、48.4%和76.5%）均明显高于单纯光子治疗组（39.9%、27%和58.7%）。2016年，德国海德堡重离子与质子治疗中心及德国国家癌症中心（National Center for Tumor Disease, NCT）报道了大样本（309例）光子（中位剂量50 Gy）联合碳离子（中位剂量23.9 Gy）放疗头颈部腺样囊性癌的结果，T4期占60%，患者的3年无进展生存率和总生存率分别为83.7%和67.8%。3级急性黏膜炎及皮肤反应的发生率为16%和3%，晚期3～4级不良反应发生率为1%～2%。

上海市质子重离子医院2015年5月至2019年6月治疗了123例无远处转移的头颈部腺样囊性癌,原发灶位于鼻腔鼻窦(41例,占33.3%)、鼻咽(22例,占17.9%)、大涎腺(17例,占13.8%)、口腔(16例,占13.0%)、泪腺(15例,占12.2%)及其他(12例,占9.8%)。T3/T4期患者95例(占77.3%),复发患者27例(占22.0%)。单纯质子放疗5例(4.1%),单纯碳离子放疗54例(43.9%),质子联合碳离子放疗64例(52.0%)。该临床结果值得期待。

五、头颈部黏膜恶性黑色素瘤

原发于头颈部黏膜的恶性黑色素瘤好发于鼻窦部位,易局部复发和远处转移,且对常规光子放疗和化疗敏感性较差,故其治疗通常以手术为主。因其远处转移率高,全身治疗尤其免疫治疗有助于提高疗效。头颈部黏膜的恶性黑色素瘤光子放疗后的3年局部控制率为36%~61%,5年总生存率约30%。

Zenda等报道了来自日本的一项初步研究,14例局限性鼻腔鼻窦黏膜恶性黑色素瘤接受了总剂量为60 Gy的大分割(4 Gy/次,每周3次)质子放疗,3年局部控制率和总生存率分别为86%和58%。随后Ⅱ期临床研究入组了32例患者,1年局部控制率为75.8%(预期为75%),3年总生存率为46.1%。远处转移仍然是治疗失败的主要原因,占死亡原因的93.3%。

碳离子因其较高的相对生物学效应(relative biological effectiveness, RBE),对恶性黑色素瘤可能更具放射生物学优势。日本的碳离子放疗结果显示出较好的局部控制率。群马大学重离子医疗中心的一项包括21例头颈部黏膜恶性黑色素瘤的前瞻性观察性研究,评估了碳离子放疗联合达卡巴嗪、尼莫斯汀和长春新碱(DAV方案)化疗在黏膜黑色素瘤中的疗效,20例患者接受了碳离子放疗64.0 Gy/16次,每6周进行2个周期DAV化疗,3年总生存率和无进展生存率分别为49.2%和37.0%,局部控制率为92.3%,获得了较好的局部控制率,但总生存率仍不理想。NIRS在1994年至2004年采用单纯碳离子(总剂量为52.8~64 Gy,分16次/4周完成)放疗72例头颈部黏膜恶性黑色素瘤患者,5年局部控制率高达84.1%,但5年总生存率仅27.0%。此后,NIRS在放疗同期使用了DAV方案化疗,患者的5年总生存率明显提高至54.0%。可见,碳离子放疗对头颈部恶性黑色素瘤具有很好的局部控制率,联合化疗才能提高患者的总生存率。

日本碳离子放射肿瘤学研究协作组回顾性分析了2003年11月至2014年12月在日本4家机构接受碳离子放疗的260例头颈部黏膜恶性黑色素瘤患者(N0-

1M0)，中位放疗总剂量为57.6 Gy/16次，129例患者联合化疗。结果显示，患者的2年总生存率和肿瘤的局部控制率分别为69.4%和83.9%；分别有27例和7例患者发生3级和4级晚期不良反应，无5级不良反应发生。

六、头颈部骨/软骨、软组织肉瘤

头颈部骨/软骨、软组织肉瘤包括多种病理类型，其中颅底脊索瘤和软骨肉瘤的质子放疗效果最早获得肯定。这种原发颅底的罕见恶性肿瘤，对光子放疗和化疗均不敏感，手术切除是最主要的治疗手段，但因其所处的解剖位置复杂且毗邻重要的正常组织，手术难以完全切除尤其是整块切除。因肿瘤的远处转移率较低，故局部辅助治疗是提高患者预后的关键。

颅底脊索瘤常规光子放疗（总剂量50～58 Gy）的效果不佳，肿瘤的5年局部控制率不超过40%。采用质子或光子加质子放疗技术可以使总剂量提高至66 Gy以上，肿瘤的5年局部控制率提高到54%～73%，软骨肉瘤的疗效更可提高至90%以上。1999年，美国麻省总医院MGH的Munzenrider和Liebsch最早报道了采用质子联合光子放疗（总剂量66～83 Gy）519例颅底肿瘤的疗效，颅底脊索瘤患者的5年无复发生存率和总生存率分别为73%和80%，软骨肉瘤患者则分别为98%和91%。Ares等报道了瑞士保罗谢勒研究所（Paul Scherrer Institute, PSI）治疗的颅底脊索瘤（42例）和软骨肉瘤（22例）的结果，脊索瘤和软骨肉瘤的中位剂量分别为73.5 Gy和68.4 Gy（1.8～2.0 Gy/次），肿瘤的5年局部控制率分别为81%和94%，患者的5年总生存率则分别为62%和91%。该中心近期报道的77例软骨肉瘤8年局部控制率和患者的总生存率达到了89.7%和93.5%。

碳离子治疗颅底脊索瘤和软骨肉瘤同样疗效显著。日本NIRS采用碳离子治疗了47例颅底脊索瘤，放疗剂量60.8 Gy（16次/4周），5年局部控制率达88%。1998年至2008年德国海德堡离子束治疗中心（Heidelberg Ion-Beam Therapy Center, HIT）给予155例颅底脊索瘤患者中位剂量为60 Gy（20次/4周）的照射后，肿瘤的5年和10年局部控制率分别为72%和54%，患者的5年和10年总生存率分别为85%和75%。HIT治疗的79例软骨肉瘤的5年和10年局部控制率均为88%，患者的5年及10年总生存率分别为96.1%和78.9%。

采用现代IMRT技术治疗颅底脊索瘤和软骨肉瘤，因提高了放疗总剂量，疗效也可能获得提高。质子重离子放疗颅底脊索瘤和软骨肉瘤是否优于IMRT，或碳离子放疗是否优于质子放疗，目前均不明确，尚待Ⅲ期随机临床研究的结果予以证实。

碳离子放疗头颈部其他软组织肉瘤也取得了较好的疗效。NIRS报道了碳离子放疗27例头颈部软组织肉瘤（2例为软骨肉瘤，无脊索瘤）的结果。1997年4月至2001年3月，采用57.6 Gy或64 Gy（16次/4周）的剂量治疗了14例头颈部软组织肉瘤，3年肿瘤的局部控制率和患者的总生存率仅分别为23.6%和42.9%；2001年4月始将剂量提高70.4 Gy（16次/4周），3年肿瘤的局部控制率和患者的总生存率分别为91.8%和74.1%，明显优于之前较低剂量放疗组。

七、放疗后复发头颈部肿瘤

随着影像诊断技术（如MRI与PET/CT）和精确放疗在头颈部肿瘤的诊断、分期及治疗中的广泛应用，因肿瘤靶区勾画不精准或剂量覆盖不够而引起的复发率逐渐升高。目前，头颈部肿瘤IMXT后的复发，更大的可能性是因为肿瘤本身对放疗不敏感所致。此外，肿瘤周围的正常组织器官在首程放疗中，通常已获较高剂量的照射，尤其是邻近肿瘤的正常组织。因此，局部复发的头颈部肿瘤如无法采用挽救性手术治疗而行光子再程放疗通常疗效不佳。粒子再程放疗的物理剂量精确与生物高效两大特性，使其更适用于局部复发的头颈部肿瘤。首先，粒子线可有效地将高剂量集中在复发的肿瘤病灶，并有效降低周围正常组织的照射剂量；更重要的是，粒子线尤其是重离子线较高的RBE，可更有效杀灭对光子抗拒的肿瘤细胞。

Romesser等评估了2011年至2014年间92例放疗后复发的头颈部肿瘤患者接受被动散射再程质子放疗的临床结果，中位放疗剂量为60.6 Gy，1年总生存率为65.2%。来自美国安德森癌症中心的60例再程质子放疗的分析结果显示，1年局部无失败率和总生存率分别为68.4%和83.8%；但不良反应较大，18例患者（30%）发生3级急性不良反应，13例患者（22%）在质子放疗结束时仍需要鼻饲管。1年3级晚期不良反应发生率为16.7%，需鼻饲管1年的概率为2.0%，3例患者死亡与治疗相关（1例急性和2例晚期）。

鼻咽癌是中国常见的头颈部肿瘤，但国际上缺乏局部复发鼻咽癌再程粒子放疗的研究结果。美国Lin等于1999年报道了质子再程放疗（59.4～70.2 Gy，常规分割）对16例光子放疗后复发的鼻咽癌患者的效果，其中大多数为局部中晚期患者。因受当时影像诊断技术所限，诊断和靶区勾画均未采用MRI。患者完成了质子照射后，均未出现严重的中枢神经系统不良反应，出现黏膜坏死和骨坏死（各1例）的患者经治疗后均得以康复。该组患者的2年无进展生存率为

50%，而靶区完整覆盖肿瘤者的2年无进展生存率高达83%。

碳离子放疗可能更具有优势。德国HIT的学者于2010年至2013年收治了52例常规光子根治后局部复发的头颈部腺样囊性癌患者，其中多数为T3/T4期。再程放疗采用了单一碳离子放疗（48例）或碳离子联合IMXT（4例）技术，照射范围仅包括MRI可见的复发肿瘤病灶外加安全边界，碳离子放疗中位剂量为51 Gy（36~74 Gy）。结果显示，1年肿瘤局部控制率为70.3%，仅8例（6.5%）患者出现重度放疗后期不良反应。

上海市质子重离子医院采用碳离子再程放疗了141例放疗后复发的头颈部肿瘤患者，中位剂量60 Gy（50~69 Gy，2.0~3.5 Gy/次），1年总生存率为95.9%，无进展生存率为84.9%，7.1%的患者发生3级及以上的急性和晚期不良反应，黏膜溃疡坏死10例，其中4例患者死亡。对于中国常见的鼻咽癌放疗后复发，开展了3项前瞻性Ⅰ/Ⅱ期临床研究，其中2项发表了研究方案，确定了碳离子再程放疗复发鼻咽癌的合适剂量为63 Gy/21次。回顾性分析了2015年5月至2017年8月碳离子再程放疗的75例复发性鼻咽癌，放疗总剂量为50~66 Gy（2.0~3.0 Gy/次），1年总生存率和无复发生存率分别为98.1%和86.6%。治疗期间无2级及以上急性不良反应，重度晚期不良反应不多见，明显少于光子放疗，包括黏膜坏死（9.3%）、口腔干燥（1.3%）和颞叶坏死（1.3%）。

综上所述，IMXT仍是目前肿瘤放疗的主流技术。质子重离子放疗作为一种新型技术，其疗效在部分头颈部肿瘤尤其是难治性肿瘤的临床应用及研究中获得了体现。对于生存期较长的肿瘤患者，质子重离子放疗可以减少正常组织的放疗损伤，提高长期生存患者的生活质量；对于光子放疗不敏感的肿瘤患者，碳离子线因其较高的RBE则可提高肿瘤的控制率。目前，质子重离子放疗的适应证主要包括位于颅底和鼻窦的恶性肿瘤或放疗后局部复发的头颈部肿瘤，其中大多为软组织肿瘤（包括脊索瘤、软骨肉瘤）、恶性黑色素瘤及腺样囊性癌等。鉴于其良好的物理学和生物学特性，质子重离子技术在头颈部肿瘤中的应用前景非常值得期待，目前仍缺乏前瞻性Ⅲ期临床研究结果。

------------------------------------- **参 考 文 献** -------------------------------------

[1] Akbaba S, Held T, Lang K, et al. Bimodal radiotherapy with active raster-scanning carbon ion radiotherapy and intensity-modulated radiotherapy in high-risk nasopharyngeal carcinoma results in excellent local control[J]. Cancers (Basel), 2019, 11(3): 379.

[2] Blanchard P, Garden A S, Gunn G B, et al. Intensity-modulated proton beam therapy (IMPT)

versus intensity-modulated photon therapy (IMRT) for patients with oropharynx cancer -A case matched analysis[J]. Radiother Oncol, 2016, 120(1): 48−55.

[3] Dagan R, Bryant C, Li Z, et al. Outcomes of sinonasal cancer treated with proton therapy [J]. Int J Radiat Oncol Biol Phys, 2016, 95(1): 377−385.

[4] Gao J, Hu J, Guan X, et al. Salvage carbon-ion radiation therapy for locoregionally recurrent head and neck malignancies[J]. Sci Rep, 2019, 9(1): 4259.

[5] Gunn G B, Blanchard P, Garden A S, et al. Clinical outcomes and patterns of disease recurrence after intensity modulated proton therapy for oropharyngeal squamous carcinoma [J]. Int J Radiat Oncol Biol Phys, 2016, 95(1): 360−367.

[6] Holliday E, Bhattasali O, Kies M S, et al. Postoperative intensity-modulated proton therapy for head and neck adenoid cystic carcinoma[J]. Int J Part Ther, 2016, 2(4): 533−543.

[7] Holliday E B, Kocak-Uzel E, Feng L, et al. Dosimetric advantages of intensity-modulated proton therapy for oropharyngeal cancer compared with intensity-modulated radiation: a case-matched control analysis[J]. Med Dosim, 2016, 41(3): 189−194.

[8] Hu J, Bao C, Gao J, et al. Salvage treatment using carbon ion radiation in patients with locoregionally recurrent nasopharyngeal carcinoma: Initial results[J]. Cancer, 2018, 124(11): 2427−2437.

[9] Huang Y W, Pan C Y, Hsiao Y Y, et al. Monte Carlo simulations of the relative biological effectiveness for DNA double strand breaks from 300 MeV u(-1) carbon-ion beams[J]. Phys Med Biol, 2015, 60(15): 5995−6012.

[10] Jakobi A, Bandurska-Luque A, Stützer K, et al. Identification of patient benefit from proton therapy for advanced head and neck cancer patients based on individual and subgroup normal tissue complication probability analysis[J]. Int J Radiat Oncol Biol Phys, 2015, 92(5): 1165−1174.

[11] Jensen A D, Nikoghosyan A V, Lossner K, et al. COSMIC: a regimen of intensity modulated radiation therapy plus dose-escalated, raster-scanned carbon ion boost for malignant salivary gland tumors: results of the prospective phase 2 trial[J]. Int J Radiat Oncol Biol Phys, 2015, 93(1): 37−46.

[12] Jensen A D, Nikoghosyan A V, Poulakis M, et al. Combined intensity-modulated radiotherapy plus raster-scanned carbon ion boost for advanced adenoid cystic carcinoma of the head and neck results in superior locoregional control and overall survival[J]. Cancer, 2015, 121(17): 3001−3009.

[13] Jensen A D, Poulakis M, Nikoghosyan A V, et al. High-LET radiotherapy for adenoid cystic carcinoma of the head and neck: 15 years' experience with raster-scanned carbon ion therapy[J]. Radiother Oncol, 2016, 118(2): 272−280.

[14] Jensen A D, Poulakis M, Nikoghosyan A V, et al. Re-irradiation of adenoid cystic carcinoma: analysis and evaluation of outcome in 52 consecutive patients treated with raster-scanned carbon ion therapy[J]. Radiother Oncol, 2015, 114(2): 182−188.

[15] Jingu K, Tsujii H, Mizoe J E, et al. Carbon ion radiation therapy improves the prognosis of unresectable adult bone and soft-tissue sarcoma of the head and neck[J]. Int J Radiat Oncol Biol Phys, 2012, 82(5): 2125−2131.

［16］ Kong L, Gao J, Hu J, et al. Phase Ⅰ / Ⅱ trial evaluating concurrent carbon-ion radiotherapy plus chemotherapy for salvage treatment of locally recurrent nasopharyngeal carcinoma ［J］. Chin J Cancer, 2016, 35(1): 101.

［17］ Kong L, Hu J, Guan X, et al. Phase Ⅰ / Ⅱ trial evaluating carbon ion radiotherapy for salvaging treatment of locally recurrent nasopharyngeal carcinoma［J］. J Cancer, 2016, 7(7): 774−783.

［18］ Kong L, Zhang Y, Hu C, et al. Effects of induction docetaxel, platinum, and fluorouracil chemotherapy in patients with stage Ⅲ or Ⅳ A/B nasopharyngeal cancer treated with concurrent chemoradiation therapy: Final results of 2 parallel phase 2 clinical trials［J］. Cancer, 2017, 123(12): 2258−2267.

［19］ Koto M, Demizu Y, Saitoh J I, et al. Multicenter study of carbon-ion radiation therapy for mucosal melanoma of the head and neck: subanalysis of the Japan Carbon-Ion Radiation Oncology Study Group (J-CROS) Study (1402 HN)［J］. Int J Radiat Oncol Biol Phys, 2017, 97(5): 1054−1060.

［20］ Koto M, Hasegawa A, Takagi R, et al. Evaluation of the safety and efficacy of carbon ion radiotherapy for locally advanced adenoid cystic carcinoma of the tongue base［J］. Head Neck, 2016, 38 Suppl 1: E2122−E2126.

［21］ Lewis G D, Holliday E B, Kocak-Uzel E, et al. Intensity-modulated proton therapy for nasopharyngeal carcinoma: Decreased radiation dose to normal structures and encouraging clinical outcomes［J］. Head Neck, 2016, 38 Suppl 1: E1886−E1895.

［22］ Mizoe J E, Hasegawa A, Jingu K, et al. Results of carbon ion radiotherapy for head and neck cancer［J］. Radiother Oncol, 2012, 103(1): 32−37.

［23］ Patel S H, Wang Z, Wong W W, et al. Charged particle therapy versus photon therapy for paranasal sinus and nasal cavity malignant diseases: a systematic review and meta-analysis ［J］. Lancet Oncol, 2014, 15(9): 1027−1038.

［24］ Phan J, Sio T T, Nguyen T P, et al. Reirradiation of Head and Neck Cancers With Proton Therapy: Outcomes and Analyses［J］. Int J Radiat Oncol Biol Phys, 2016, 96(1): 30−41.

［25］ Romesser P B, Cahlon O, Scher E D, et al. Proton beam reirradiation for recurrent head and neck cancer: multi-institutional report on feasibility and early outcomes［J］. Int J Radiat Oncol Biol Phys, 2016, 95(1): 386−395.

［26］ Russo A L, Adams J A, Weyman E A, et al. Long-term outcomes after proton beam therapy for sinonasal squamous cell carcinoma［J］. Int J Radiat Oncol Biol Phys, 2016, 95(1): 368−376.

［27］ Takagi M, Demizu Y, Hashimoto N, et al. Treatment outcomes of particle radiotherapy using protons or carbon ions as a single-modality therapy for adenoid cystic carcinoma of the head and neck［J］. Radiother Oncol, 2014, 113(3): 364−370.

［28］ Takayasu Y, Kubo N, Shino M, et al. Carbon-ion radiotherapy combined with chemotherapy for head and neck mucosal melanoma: Prospective observational study［J］. Cancer Med, 2019, 8(17): 7227−7235.

［29］ Toyomasu Y, Demizu Y, Matsuo Y, et al. Outcomes of patients with sinonasal squamous cell carcinoma treated with particle therapy using protons or carbon ions［J］. Int J Radiat

Oncol Biol Phys, 2018, 101(5): 1096－1103.

[30] Uhl M, Mattke M, Welzel T, et al. High control rate in patients with chondrosarcoma of the skull base after carbon ion therapy: first report of long-term results[J]. Cancer, 2014, 120(10): 1579－1585.

[31] Uhl M, Mattke M, Welzel T, et al. Highly effective treatment of skull base chordoma with carbon ion irradiation using a raster scan technique in 155 patients: first long-term results [J]. Cancer, 2014, 120(21): 3410－3417.

[32] Weber D C, Badiyan S, Malyapa R, et al. Long-term outcomes and prognostic factors of skull-base chondrosarcoma patients treated with pencil-beam scanning proton therapy at the Paul Scherrer Institute[J]. Neuro Oncol, 2016, 18(2): 236－243.

[33] Yu N Y, Gamez M E, Hartsell W F, et al. A Multi-Institutional Experience of Proton Beam Therapy for Sinonasal Tumors[J]. Adv Radiat Oncol, 2019, 4(4): 689－698.

[34] Zenda S, Akimoto T, Mizumoto M, et al. Phase Ⅱ study of proton beam therapy as a nonsurgical approach for mucosal melanoma of the nasal cavity or para-nasal sinuses[J]. Radiother Oncol, 2016, 118(2): 267－271.

[35] Zenda S, Kawashima M, Nishio T, et al. Proton beam therapy as a nonsurgical approach to mucosal melanoma of the head and neck: a pilot study[J]. Int J Radiat Oncol Biol Phys, 2011, 81(1): 135－139.

[36] Zenda S, Kohno R, Kawashima M, et al. Proton beam therapy for unresectable malignancies of the nasal cavity and paranasal sinuses[J]. Int J Radiat Oncol Biol Phys, 2011, 81(5): 1473－1478.

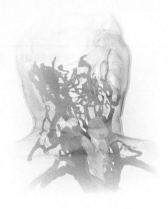

第三十三章

头颈部鳞状细胞癌抗 EGFR 靶向治疗及疗效预测

郭 晔

　　头颈部鳞状细胞癌(HNSCC)是异质性很强的肿瘤类型,具体的肿瘤生物学行为和特征性信号转导通路还未明确,这极大地阻碍了个体化的临床研究。在过去的10年间,HNSCC系统治疗最重要的进展在于针对表皮生长因子受体(EGFR)的分子靶向治疗。作为最热门的肿瘤治疗靶点之一,EGFR在HNSCC中的表达率超过90%,并且与肿瘤的发生和发展具有密切的关系。多个转化性研究又证实了EGFR表达与肿瘤分期、分化和治疗预后的相关性,预示EGFR有可能成为HNSCC有效的治疗靶点。目前,临床上正在使用或研究的EGFR抑制剂包括两大类:单克隆抗体(monoclonal antibody, McAb)和酪氨酸激酶抑制剂(TKI)。

[通信作者]　郭晔,Email: pattrickguo@gmail.com

第一节 局部晚期头颈部鳞状细胞癌的治疗及疗效预测

一、靶向药物联合放疗

对于不可切除的 HNSCC 或者涉及器官保留的喉癌或下咽癌而言，同期放化疗是标准的治疗模式。荟萃分析显示，在放疗同期给予化疗，与单纯放疗相比，可以使这部分患者的5年生存率提高 6.5%。但是同期放化疗会显著增加放疗急性不良反应如口腔炎等的发生率，并不适合所有的患者，同时该项荟萃分析发现老年（＞70岁）患者并不能从联合治疗中获益。此外，在一项基于3个 RTOG 前瞻性研究数据的汇总分析发现，43%的患者在接受同期放化疗后发生了严重的远期不良反应包括咽部和（或）喉部的功能障碍，13%的患者在治疗后2年仍然依赖饲管进食，甚至有10%的患者在治疗后3年死于治疗相关的不良事件。因此，虽然同期放化疗具有很高的循证学证据，但其近期和远期不良反应是阻碍其广泛应用的瓶颈所在。

众所周知，HNSCC 是所有实体肿瘤中 EGFR 表达率最高的。并且研究显示在接受同样放疗的条件下，EGFR 高表达肿瘤的预后明显差于低表达肿瘤，并且更容易局部复发。此后，多个体外研究显示，在单纯放疗或放化疗同时联合西妥昔单抗（抗 EGFR 人鼠嵌合单克隆抗体）能够明显增加抗肿瘤效果。随着体外和Ⅰ/Ⅱ期研究的顺利结束，一项Ⅲ期随机临床试验随后开展。在该研究中，424例局部晚期 HNSCC 患者随机接受单纯放疗或者放疗联合8周西妥昔单抗（每周1次，第1周400 mg/m²，以后每周250 mg/m²）的治疗。结果显示，与单纯放疗相比，联合治疗显著延长了患者的中位无复发生存期（24.4个月 *vs* 14.9个月，$P=0.005$）和总生存期（49个月 *vs* 29.3个月，$P=0.006$）；除了西妥昔单抗的特征性不良反应（痤疮样皮疹和输液相关反应）以外，联合治疗并没有显著增加放疗相关不良反应。随后，该研究的更新报道显示，在放疗同期联合西妥昔单抗可以提高9.2%的患者的5年生存率，并发现发生2级或2级以上皮疹的患者更能从联合治疗中获益。该研究的争议之一在于对照组采用的是单纯放疗，而并非是同期放化疗。另一个争议在于不良反应，很多后续的非随机研究发现放疗同期联合西妥昔单抗仍然可能加重放疗的急性不良反应，从而对西妥昔单抗较之化疗安全性上的优势产生怀疑。迄今为止，缺乏头对头比较西妥昔单抗或顺铂联合放疗的前瞻性Ⅲ期随机对照研究，仅有的一项随机Ⅱ期研究由于入组困难而提前终止。在一项汇集了15项研究（其中3项为前瞻性，12项为回顾性）的荟萃分析中，与西妥昔单抗联合放疗相比，同期放化疗具有生存和局部控制上的优势。因此，目前包括NCCN在内的多个指南仍然推荐同期放化疗是首选的治疗模式，但对于顺铂使用有禁忌证或高危因素的患者，西妥昔单抗联合放疗仍然是最佳的选择。在一篇专家共识中，顺铂的禁忌证包括ZPS（Zurbrod performance status）评分≥3分、肌酐清除率＜50 mL/min、听力丧失或耳鸣≥2级以及神经病变≥2级，高危因素包括ZPS评分＝2分、年龄＞70岁、肌酐清除率50～60 mL/min、伴有高血压和糖尿病。鉴于西妥昔单抗和顺铂均具有放疗增敏效果，是否能够联合应用无疑是需要解决的课题。一项名为RTOG 0522的Ⅲ期随机对照研究共入组了940例局部晚期的HNSCC患者，随机接受加速分割放疗联合2个疗程的大剂量顺铂（100 mg/m²，第1、22天）或者在此基础上再联合西妥昔单抗的同期治疗。结果显示，2组患者的3年总生存率、无进展生存率，以及肿瘤的局部复发率和远处转移率的差别均无统计学意义。在不良反应方面，联合治疗明显增加了3/4级口腔黏膜炎的发生率（43.2% vs 33.3%），并且放疗的中断率也较高。

除了西妥昔单抗，帕尼单抗（抗EGFR人源化单克隆抗体）联合放疗的研究也得到了广泛开展。在一项名为HN6的Ⅲ期随机对照研究中，320例局部晚期HNSCC患者随机接受了常规分割放疗联合顺铂或者加速分割放疗联合帕尼单抗的治疗。结果显示，2组患者的2年总生存率、无进展生存率，以及肿瘤的局部复发率和远处转移率的差别均无统计学意义。毒性方面，帕尼单抗组具有较高的3/4级放射性皮炎（33% vs 14%）和口腔黏膜炎（52% vs 38%）的发生率。而在之前发表的CONCEPT-1的Ⅱ期随机研究结果显示，在同期放化疗基础上联合帕尼单抗同样没有任何获益，反而会增加不良反应。综上，目前的研究并不支持在同期放化疗的基础上联合抗EGFR单抗。

如果需要在放疗期间同时联合化疗和靶向药物，顺铂联合西妥昔单抗是否是理想的组合值得商榷，因为两者具有类似的抗肿瘤机制，即抑制DNA修复和增殖。在RTOG 0234的Ⅱ期随机临床试验中，203例具有切缘阳性或者淋巴结包膜外侵犯的局晚期鳞状细胞癌患者手术后随机接受了放疗联合西妥昔单抗再加顺铂（30 mg/m²，每周1次）或者多西他赛（15 mg/m²，每周1次）的辅助治疗。结果显示，2年的总生存率分别为69%和79%；2年的无病生存率分别为57%和66%，后者显著优于历史对照数据，而前者反而没有差别。在不良反应方面，3/4

级口腔炎和放射性皮炎的发生率 2 组类似；而严重骨髓抑制的发生率，顺铂组 2 倍于多西他赛组（28% *vs* 14%）。由于紫杉类药物具有独特的抗肿瘤机制（抑制有丝分裂），并且已在诱导和姑息治疗领域证明其对 HNSCC 有效，因此放疗联合西妥昔单抗以及紫杉类药物的组合值得进一步研究。

以往针对需要器官保留的局晚期喉癌和下咽癌患者，最常用的治疗模式为同期放化疗。RTOG 9111 研究显示，与单纯放疗或序贯放化疗相比，同期放化疗获得了最高的喉保留率，但同时也具有最高的严重口腔炎发生率以及非肿瘤相关病死率。此外，直接行同期放化疗的弊端在于一旦治疗后肿瘤有残留或者出现局部复发，手术解救治疗的成功率较低并且并发症较高，这很大程度上是由于患者同时接受了全量放疗以及大剂量顺铂所致。近年来，随着诱导化疗特别是 TPF 方案（多西他赛、顺铂、5-FU）的广泛应用，器官保留率得到了进一步提高。在一项名为"GORTEC 2000-01"的 Ⅲ 期随机临床试验中，213 例需要进行全喉切除术的喉癌和下咽癌患者接受 3 个疗程的 TPF（多西他赛，顺铂联合 5-FU）或者 PF 方案（顺铂联合 5-FU）的诱导化疗，肿瘤至少达到部分缓解者随后接受单纯放疗。远期随访结果显示，TPF 组 10 年的保喉率达到 70.3%，显著高于 PF 组的 46.5%（$P = 0.01$）。但由于 TPF 诱导化疗的不良反应相对较大，且其中顺铂对于肾功能的不良反应，有可能会影响后续放疗中同期使用顺铂。Lefebvre 等开展了一项名为 TREMPLIN 的 Ⅱ 期随机临床试验，试图揭示在 TPF 方案诱导化疗后放疗联合顺铂或者西妥昔单抗孰优孰劣的问题。该研究入组了 116 例经诱导化疗后肿瘤缓解的喉癌和下咽癌患者，随机接受放疗联合顺铂（100 mg/m²，第 1、22、43 天）或者西妥昔单抗（400 mg/m²，放疗前 1 周；250 mg/m²，放疗时每周 1 次，连用 7 周）。作为该研究的主要终点，2 组间治疗后 3 个月的保喉率差异无统计学意义（95% *vs* 93%，$P = 0.63$）；而次要研究终点中，治疗后喉功能保留率分别为 87% 和 82%（$P = 0.68$），18 个月的总生存率分别为 92% 和 89%（$P = 0.44$）。在不良反应方面，2 组 3/4 级口腔炎的发生率均为 43%，由于西妥昔单抗独特的皮肤反应造成放射野内的皮肤不良反应方面发生率显著高于顺铂组（52% *vs* 24%，$P < 0.001$）；但在其他不良反应如骨髓抑制、肾损伤以及一般状况恶化方面，顺铂组的发生率较高，由此 57% 的顺铂组患者需要进行方案调整，而在西妥昔单抗组的这一比例仅为 29%（$P = 0.02$）。虽然该研究只是一项 Ⅱ 期临床试验，但是为需要进行器官保留的 HNSCC 患者提供了一种全新的治疗模式。该研究证明在放疗同期联合西妥昔单抗，既能够安全有效地与标准的 TPF 诱导化疗方案进行组合，又达到同期放化疗同样的治疗效果。在方案的依从性上，放疗联合西妥昔单抗显著优于同期放化疗组，同时有可能避免后者所导致的严重远期不良反

应。对于治疗后局部复发的患者,挽救性手术的成功率在西妥昔单抗组明显高于顺铂组,这反映了同期放化疗失败后手术治疗的难度。

二、靶向药物联合化疗

针对局部晚期HNSCC患者,近年来出现了一种新的治疗模式,即TPF方案诱导化疗继以局部放疗。这一做法的优点在于:① 快速缩小肿瘤负荷,有可能提高后续局部放疗效果;② 早期给予系统治疗,有可能降低远处转移发生率;③ 与同期放化疗相比,不良反应明显较轻。迄今为止,有2项Ⅲ期随机临床试验(TAX 323和TAX 324)证明诱导化疗的疗效与总体预后具有相关性。为了验证西妥昔单抗在诱导治疗领域中的作用,Mesía等开展了一项Ⅱ期单臂临床研究。该研究入组了50例局部晚期HNSCC患者,给予TPF联合西妥昔单抗的诱导治疗,后续给予放疗同期联合西妥昔单抗。结果显示,诱导化疗的总体和完全缓解率分别为86%和24%,中位总生存期为40.7个月。但是该诱导治疗方案的不良反应明显并不值得临床推荐,尽管使用了预防性粒细胞集落刺激因子和抗生素,仍有24%的患者发生了粒细胞缺乏症,治疗相关性病死率为6%。对于TPF诱导化疗方案的另一个担忧是大剂量5-FU的使用可能会加重后续放疗的口腔黏膜反应,有些研究探索性地使用西妥昔单抗来代替。在已经发表的2项研究中发现,西妥昔单抗联合TP方案(多西他赛、顺铂)和PC方案(紫杉醇、卡铂)分别获得了86%和96%的总体缓解率,并且不良反应明显轻于TPF方案。

综上,对于局部晚期HNSCC患者,抗EGFR靶向治疗的加入为整个治疗模式提供了更多的选择,其在诱导治疗领域的作用以及最佳的联合放化疗的组合是下一步研究的目标。此外,对于具有独特肿瘤生物学行为的类型,如HPV阳性肿瘤,西妥昔单抗的作用还需要深入研究。

第二节　复发/转移性头颈部鳞状细胞癌的治疗及疗效预测

一、一线治疗

以往,对于大多数局部复发或转移性HNSCC患者,姑息性化疗往往是唯一的治疗选择。一线化疗方案通常采用以铂类（顺铂或卡铂）为基础联合5-FU或者紫杉类药物，肿瘤缓解率为20%～30%，中位总生存期为6～9个月。虽然在过去的30年开展了多项随机临床试验，但即便与顺铂单药相比，也未获得显著的生存获益。

由于西妥昔单抗联合放疗获得了成功，而体外实验证实其与多种化疗药物包括顺铂具有协同抗肿瘤作用，其在姑息性治疗领域的研究自然而然很快地展开。随着 I / II 期临床研究的顺利结束，一项名为EXTREME的 III 期随机临床试验首次获得了阳性的结果。该研究入组了442例复发或转移性HNSCC患者，随机接受铂类（顺铂或卡铂）联合5-FU方案（最多6个疗程）或者在此基础上联合西妥昔单抗的治疗，并且在联合治疗后进行西妥昔单抗的维持治疗。结果显示，联合治疗使肿瘤缓解率翻倍提高（36% vs 20%，$P < 0.001$），中位无进展生存期延长了2.2个月（5.6个月 vs 3.3个月，$P < 0.001$），而中位总生存期延长了2.7个月（10.1个月 vs 7.4个月，$P = 0.04$）。在不良反应方面，西妥昔单抗并没有明显增加化疗的常规不良反应，其特征性不良反应包括皮疹、输液相关反应和低镁血症。在有关生存质量的报道中，联合西妥昔单抗也没有损害生存质量的各项评分，相反在疼痛、吞咽、发音等方面有所改善。基于EXTREME研究获得了里程碑式意义的结果，西妥昔单抗联合含铂类的化疗方案这一模式很快成为复发或转移性HNSCC患者一线治疗的"金标准"。

帕尼单抗作为一个全人源化的抗EGFR单克隆抗体，同样在晚期HNSCC患者中进行了积极的研究。在一项名为SPECTRUM的全球多中心 III 期随机临床试验中，其研究设计与前述EXTREME研究基本一致；虽然样本量（657例）更大，但很遗憾是与单纯化疗相比，帕尼单抗并没有达到主要研究终点即显著延长中位总生存期（11.1个月 vs 9个月，$P = 0.14$）。但不可否认的是，帕尼单抗显著延长了中位无进展生存期（5.8个月 vs 4.6个月，$P = 0.004$），并且提高了肿瘤的缓解率（36% vs 25%，$P = 0.007$）。迄今为止，至于为何该研究出现阴性的结果目前尚无合理的解释。但应该指出，帕尼单抗联合化疗获得了与西妥昔单抗类似的肿瘤缓解率和生存结果，但该研究中单纯化疗组的结果明显优于EXTREME研究。究其原因，除了入组患者本身的因素以外，单纯化疗组中9%的患者后续进行了抗EGFR单抗治疗，这可能会削弱一线治疗对于总生存的影响。此外，研究设计也可能是原因之一，该研究并没有强制性规定帕尼单抗的维持治疗。当然，药物本身的差别也可能产生影响。作为一个IgG2型的单抗，帕尼单抗缺乏抗体依赖性细胞介导的细胞作用（antibody dependent cell mediated cytotoxicity, ADCC）的机制可能会影响与化疗药物的协同作用。

近年来，紫杉类药物也加入一线治疗的方案中来，其通常与铂类药物组成两药联合化疗方案，而西妥昔单抗也被证明可以安全、有效地加以联合。在一项名为 GORTEC 2008-03 的 II 期单臂临床研究中，44 例复发或转移性 HNSCC 患者接受了 TP 方案（多西他赛、顺铂）联合西妥昔单抗的治疗，完成 4 个周期后继以西妥昔单抗的维持治疗。结果显示，总体缓解率为 44.4%，中位总生存期和无进展生存期分别为 14 个月和 6.2 个月。由于预防性使用了粒细胞集落刺激因子的支持，仅有 20.4% 的患者发生了 3/4 级粒细胞缺乏症。对于临床上无法耐受铂类药物的患者，紫杉类和西妥昔单抗也显示出良好的协同作用。在一项 II 期临床研究中，46 例复发或转移性 HNSCC 患者接受了紫杉醇每周方案（80 mg/m²）联合西妥昔单抗的治疗。结果显示，总体缓解率为 54%，中位总生存期和无进展生存期分别为 8.1 个月和 4.2 个月，不良反应可以耐受。

二、解救治疗

对于一线铂类化疗失败的复发或转移性 HNSCC 患者，可供选择的解救治疗方案非常有限，氨甲蝶呤或紫杉类是常用的药物。但很多患者一般此时营养状况很差，对于解救化疗的耐受性很差，有时不得不只能接受最佳支持治疗。

如同转移性结直肠癌，西妥昔单抗也首先在晚期 HNSCC 患者的解救治疗领域进行了尝试，并希望能够在经铂类化疗失败的患者中逆转肿瘤对铂类的耐药。针对这部分患者，有 2 项前瞻性 II 期临床试验采用类似的研究设计（西妥昔单抗联合铂类），均获得了 10% 的肿瘤缓解率，中位总生存期分别为 5.3 个月和 6.1 个月。为了进一步明确西妥昔单抗和铂类药物的协同作用，Vermorken 等进行了一项多中心 II 期临床试验。该研究先采用西妥昔单抗单药治疗 103 例以往铂类药物治疗失败的晚期 HNSCC 患者，当疾病发生进展后允许患者在保留西妥昔单抗的基础上再联合顺铂或卡铂。结果显示，西妥昔单抗获得了 13% 的肿瘤缓解率，中位疾病进展时间和总生存期分别为 2.3 个月和 5.9 个月。53 例发生疾病进展的患者后续接受了联合治疗，但没有 1 例发生肿瘤缓解。上述研究表明，尚无充分证据证明西妥昔单抗能够逆转肿瘤细胞对于铂类药物的耐药，即便采用联合治疗，其疗效主要来自西妥昔单抗。

扎鲁木单抗（zalutumumab）作为另一个全人源化的抗 EGFR 单克隆抗体，与西妥昔单抗一样同为 IgG1 型，因此也具有很强的 ADCC 作用。为了在随机临床试验背景下明确抗 EGFR 单抗在解救治疗中的作用，一项名为 ZALUTE 的 III 期临床试验得以开展。该研究入组了 286 例经铂类药物治疗失败的晚期头颈部鳞状细胞癌患者，以2：1的比例随机接受扎鲁木单抗联合最佳支持治疗（best supportive care，BSC）或者单纯BSC（单药氨甲蝶呤被允许作为BSC手段，占78%）。结果显示，联合治疗获得了6.3%的肿瘤缓解率，明显优于单纯BSC组的1.1%；在生存方面，2组的无进展生存期分别为9.9周和8.4周（$P=0.0012$），但中位总生存期的差别无统计学意义（6.7个月 vs 5.2个月，$P=0.0648$）。虽然该研究在统计学角度是阴性结果，但联合扎鲁木单抗的获益是显而易见。除了样本量的估计偏低以外（设计之初低估了氨甲蝶呤的疗效），较多对照组患者试验结束后接受了解救治疗（28% vs 14%），这可能会对总生存的分析带来影响。

除了抗EGFR单克隆抗体以外，另一大类EGFR抑制剂是小分子酪氨酸激酶抑制剂（TKI）包括吉非替尼和厄洛替尼，主要用于非小细胞肺癌的治疗。随着2项Ⅱ期临床试验证实了吉非替尼对于晚期HNSCC患者具有一定的疗效，其与解救化疗直接对照的一项Ⅲ期随机试验也得以开展。在这项名为IMEX的研究中，486例晚期HNSCC患者随机接受常规剂量的吉非替尼（250 mg/d）、双倍剂量的吉非替尼（500 mg/d）或者传统药物氨甲蝶呤（每周40～60 mg/m²）的治疗。结果发现，虽然双倍剂量吉非替尼组的肿瘤缓解率最高（7.6%），但3组的总生存期并没有统计学差别（5.6～6.7个月）。为了明确吉非替尼和紫杉类的协同作用，Argiris等开展一项Ⅲ期随机临床对照研究。该研究入组了270例既往化疗失败的复发或转移HNSCC患者，随机接受多西他赛每周方案（35 mg/m²）联合安慰剂或者吉非替尼（250 mg/d）的治疗。结果显示，安慰剂组和吉非替尼组的中位总生存期分别为6个月和7.3个月（$P=0.6$）。虽然亚组分析显示联合吉非替尼延长了年轻患者（<65岁）的总生存期（7.6个月 vs 5.2个月，$P=0.04$），但由于总体疗效并未改善，无法得到临床推荐。

阿法替尼是一种不可逆的EGFR、HER2和HER4的TKI，其对EGFR配体结合域中的截断突变型（EGFR Ⅷ）仍然有较好的抑制作用。Seiwert等开展了一项Ⅱ期随机研究，结果证明了阿法替尼和西妥昔单抗在解救治疗领域中的等效性。随后在一项名为LUX-Head Neck1的Ⅲ期随机对照研究中，474例经一线含铂类方案治疗失败的复发或转移性HNSCC患者以2：1的比例随机接受阿法替尼（40 mg/d）或者氨甲蝶呤（40 mg/m²/周）的治疗。结果显示，阿法替尼组和MTX组的总体缓解率分别是10.2%和5.6%，阿法替尼显著改善了中位无进展生存期（2.6个月 vs 1.7个月，$P=0.03$），但遗憾的是2组总生存期差异无统计学意义（6.8个月 vs 6.0个月，$P=0.7$）。虽然阿法替尼没能改善总生存期，但需要指出，该研究入组患者中约60%的患者在一线接受过抗EGFR单抗治疗，而这有可能部分导致对于阿法替尼的交叉耐药，因此可以解释亚组分析中既往未接受单抗治疗患者的无进展生存获益更为明显。此外，作为口服药物且易溶于水，阿法替尼的使用较为方便。因此，阿法替尼仍有理由作为合理的解救药物选择。

综上，对于复发或转移性HNSCC患者，抗EGFR靶向治疗特别是西妥昔单抗在一线和解救治疗领域均具有重要的作用，其与多种化疗方案具有良好的协同作用。

-------------------------- 参 考 文 献 --------------------------

［ 1 ］ Ahn M J, D'Cruz A, Vermorken J B, et al. Clinical recommendations for defining platinum unsuitable head and neck cancer patient populations on chemoradiotherapy: a literature review［ J ］. Oral Oncol, 2016, 53: 10−16.

［ 2 ］ Ang K K, Zhang Q, Rosenthal D I, et al. Randomized phase Ⅲ trial of concurrent accelerated radiation plus cisplatin with or without cetuximab for stage Ⅲ to Ⅳ head and neck carcinoma: RTOG 0522［ J ］. J Clin Oncol, 2014, 32: 2940−2950.

［ 3 ］ Argiris A, Ghebremichael M, Gilbert J, et al. Phase Ⅲ randomized, placebo-controlled trial of docetaxel with or without gefitinib in recurrent or metastatic head and neck cancer: an eastern cooperative oncology group trial［ J ］. J Clin Oncol, 2013, 31: 1405−1414.

［ 4 ］ Argiris A, Heron D E, Smith R P, et al. Induction docetaxel, cisplatin, and cetuximab followed by concurrent radiotherapy, cisplatin, and cetuximab and maintenance cetuximab in patients with locally advanced head and neck cancer［ J ］. J Clin Oncol, 2010, 28: 5294−5300.

［ 5 ］ Bonner J, Harari P, Giralt J, et al. Radiotherapy plus cetuximab for locoregionally advanced head and neck cancer: 5-year survival data from a phase 3 randomised trial, and relation between cetuximab-induced rash and survival［ J ］. Lancet Oncol, 2010, 11: 21−28.

［ 6 ］ Forastiere A A, Zhang Q, Weber R S, et al. Long-term results of RTOG 91-11: a comparison of three nonsurgical treatment strategies to preserve the larynx in patients with locally advanced larynx cancer［ J ］. J Clin Oncol, 2013, 31: 845−852.

［ 7 ］ Guigay J, Fayette J, Dillies A F, et al. Cetuximab, docetaxel, and cisplatin as first-line treatment in patients with recurrent or metastatic head and neck squamous cell carcinoma: a multicenter, phase Ⅱ GORTEC study［ J ］. Ann Oncol, 2015, 26: 1941−1947.

［ 8 ］ Harari P M, Harris J, Kies M S, et al. Postoperative chemoradiotherapy and cetuximab for high-risk squamous cell carcinoma of the head and neck: Radiation Therapy Oncology Group RTOG-0234［ J ］. J Clin Oncol, 2014, 32: 2486−2495.

［ 9 ］ Hitt R, Irigoyen A, Cortes-Funes H, et al. Phase Ⅱ study of the combination of cetuximab and weekly paclitaxel in the first-line treatment of patients with recurrent and/or metastatic squamous cell carcinoma of head and neck［ J ］. Ann Oncol, 2012, 23: 1016−1022.

［10］ Janoray G, Pointreau Y, Garaud P, et al. Long-term results of a multicenter randomized phase Ⅲ trial of induction chemotherapy with cisplatin, 5-fluorouracil, ± docetaxel for larynx preservation［ J ］. J Natl Cancer Inst, 2015, 108: 1−7.

［11］ Kies M S, Holsinger F C, Lee J J, et al. Induction chemotherapy and cetuximab for locally advanced squamous cell carcinoma of the head and neck: results from a phase Ⅱ prospective trial［J］. J Clin Oncol, 2010, 28: 8−14.

［12］ Lefebvre J L, Pointreau Y, Rolland F, et al. Induction chemotherapy followed by either chemoradiotherapy or bioradiotherapy for larynx preservation: the TREMPLIN randomized phase Ⅱ study［J］. J Clin Oncol, 2013, 31: 853−859.

［13］ Machiels J P, Haddad R I, Fayette J, et al. Afatinib versus methotrexate as second-line treatment in patients with recurrent or metastatic squamous-cell carcinoma of the head and neck progressing on or after platinum-based therapy (LUX-Head Neck1): an open-label, randomised phase 3 trial［J］. Lancet Oncol, 2015, 16: 583−594.

［14］ Machiels J P, Subramanian S, Ruzsa A, et al. Zalutumumab plus best supportive care versus best supportive care alone in patients with recurrent or metastatic squamous-cell carcinoma of the head and neck after failure of platinum-based chemotherapy: an open-label, randomised phase 3 trial［J］. Lancet Oncol, 2011, 12: 333−343.

［15］ Magrini S M, Buglione M, Corvò R, et al. Cetuximab and radiotherapy versus cisplatin and radiotherapy for locally advanced head and neck cancer: a randomized phase Ⅱ trial［J］. J Clin Oncol, 2016, 34: 427−435.

［16］ Mesía R, Henke M, Fortin A, et al. Chemoradiotherapy with or without panitumumab in patients with unresected, locally advanced squamous-cell carcinoma of the head and neck (CONCERT-1): a randomised, controlled, open-label phase 2 trial［J］. Lancet Oncol, 2015, 16: 208−220.

［17］ Mesía R, Rivera F, Kawecki A, et al. Quality of life of patients receiving platinum-based chemotherapy plus cetuximab first line for recurrent and/or metastatic squamous cell carcinoma of the head and neck［J］. Ann Oncol, 2010, 21: 1967−1973.

［18］ Mesía R, Vázquez S, Grau J J, et al. A phase 2 open label, single-arm trial to evaluate the combination of cetuximab plus taxotere, cisplatin, and 5-flurouracil as an induction regimen in patients with unresectable squamous cell carcinoma of the head and neck［J］. Int J Radiat Oncol Biol Phys, 2016, 94: 289−296.

［19］ Petrelli F, Coinu A, Riboldi V, et al. Concomitant platinum-based chemotherapy or cetuximab with radiotherapy for locally advanced head and neck cancer: a systematic review and meta-analysis of published studies［J］. Oral Oncol, 2014, 50: 1041−1048.

［20］ Seiwert T Y, Fayette J, Cupissol D, et al. A randomized, phase Ⅱ study of afatinib versus cetuximab in metastatic or recurrent squamous cell carcinoma of the head and neck［J］. Ann Oncol, 2014, 25: 1813−1820.

［21］ Siu L L, Waldron J N, Chen B E, et al. Effect of standard radiotherapy with cisplatin vs accelerated radiotherapy with panitumumab in locoregionally advanced squamous cell head and neck carcinoma: a randomized clinical trial［J］. JAMA Oncol, 2017, 3(2): 220−226.

［22］ Vermorken J B, Stöhlmacher-Williams J, Davidenko I, et al. Cisplatin and fluorouracil with or without panitumumab in patients with recurrent or metastatic squamous-cell carcinoma of the head and neck (SPECTRUM): an open-label phase 3 randomised trial［J］. Lancet Oncol, 2013, 14: 697−710.

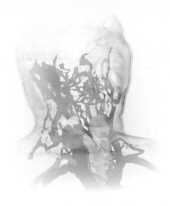

第三十四章

达芬奇机器人在头颈部
肿瘤手术中的应用

雷博文　卢忠武

　　近年来，外科手术发生了巨大变化，正逐渐由传统的手工开放性手术过渡到使用辅助器械共同手术。例如，腔镜、机器人。腔镜技术已有20余年的历史，最先运用于腹腔胆囊切除，具有切口小、损伤小、恢复快、并发症少等优点，很快发展运用到外科各个领域。达芬奇机器人手术系统（da Vinci surgical system）结合了开放手术与腔镜手术的优点，于近期成为许多外科医师学习使用的新技术。目前，达芬奇机器人在各国已广泛应用于心脏外科、妇产科、泌尿外科和使用最多的普通外科手术中，而头颈外科的应用仅在韩国广泛使用，尤其是在甲状腺癌的治疗中，机器人手术已成一种规范术式。本文就达芬奇机器人手术在头颈部肿瘤中的应用做一介绍。

［通信作者］　卢忠武，Email: shwulu@163.com

第一节 头颈部肿瘤的手术方式

一、经口腔入路机器人手术

在妇产科、普外科等手术中，由于存在自然腔道，机器人的应用比头颈外科更为广泛。经口入路的头颈外科手术弥补了头颅腔隙少的空间限制，正处于研究的热点。经口腔入路机器人手术（transoral robotic surgery, TORS）主要对于喉、口腔、口咽及颅底等部位体积中等（T3以下）的肿瘤，通过屏幕可以清楚地显示与正常组织交界的肿瘤。另外，TORS技术还可以应用于游离皮瓣的重建。TORS可覆盖口咽、声门上及下咽部多个区域的良恶性病变，尤其是下咽部的肿瘤，具有独特的优势。TORS手术可以使术者在窄小、深的空间里达到近似颈部开放手术的灵活程度。因此，头颈外科医师能够通过这一微创方式完成复杂的外科手术。

1. 喉部手术

咽喉部起自会厌软骨上缘，下达环状软骨下缘，与喉、口咽、食管相邻，由于其位置特殊、隐匿，且生理功能重要，现在所有的传统的开放外科手术已不及机器人手术精准。利用机械臂细长、灵活的特点，可以在狭小的空间以人手无法达到的水平完成分离、切割等各种外科操作。

机器人在喉部的手术最早由美国宾夕法尼亚大学医学研究者应用，在开口器联合三维内镜的使用下，手术视野通畅、操作灵敏。

目前，有报道梨状窝癌、声带癌的机器人辅助手术平均用时39 min，手术切缘均为阴性，无围术期并发症。同时，Weistein等也报道过应用TORS顺利完成3例声门上型喉鳞状细胞癌切除术。

不仅如此，机器人可以进行二氧化碳激光术治疗喉癌，在切除病变的同时，最大限度地保留了喉功能，避免气管切开、鼻饲等操作，提高患者的生活质量。

尽管目前真正应用机器人完成该手术的病例不多，但已有研究者报道在尸体上用机器人完成了双侧声带黏膜剥离术，以及从会厌喉面掀起黏膜瓣并旋转缝合到前联合、声带部分切除术等操作。

而后，陈伟等报道了TORS在喉癌的具体操作方式，指出气管插管应用6 mm的弹簧管，且宜经病变对侧的鼻腔插管。进行TORS手术时将机械臂塔置于手术台左侧，与患者纵轴成30°角，从患者左足侧推入；将载有手术钳的手术臂以30°角进入视野，密切注意两条机械臂的位置，避免相互干扰。一般将电凝铲置于右侧，将无创手术钳置于左侧，通过远程操纵台控制2条机器臂和内镜。手术助手坐于患者头侧，通过观察显示器进行吸引、暴露、递送等辅助性操作，根据欧洲喉科学会的标准确定手术范围并切除肿瘤。

2. 口咽部手术

口咽部手术主要包括舌根部、扁桃体的肿瘤切除术。Weinstein等对27例扁桃体鳞状细胞癌患者行TORS根治性扁桃体切除术，93%的患者手术切缘为阴性，仅2例患者术后出现震颤性谵妄、黏膜出血和睡眠呼吸暂停并发症。此外，O'Malley等应用此法进行了3例舌根癌切除术，平均手术时间110 min，出血量少于150 mL。手术切缘均为阴性，患者术后第2天即进食流质，平均住院时间6 d，术后未出现舌部肿胀、气道狭窄、误吸等并发症。

机器人可使术者更容易辨认保护舌咽、舌下和舌神经以及舌动脉等相关结构，在保证肿瘤切除的前提下达到微创的效果。同时，机器人还可以在皮瓣的一期修复中起作用。Mukhija等报道利用机器人完成了对2例口咽和口腔癌患者游离前臂皮瓣在口咽腔中对缺损覆盖和缝合固定，手术平均耗时小于4 h，避免了下颌骨及气管切开，患者术后饮食可，颜面保护佳，出院较传统手术提前了约3 d，恢复令人满意。

除肿瘤外，机器人手术还可以对阻塞型睡眠呼吸暂停低通气综合征的病因——舌根肥大进行治疗，实施舌根片切术，目前已取得很好的效果。

3. 下咽部手术

下咽部的肿瘤常常伴有转移的情况，在进行TORS前应先进行双侧淋巴结清扫术（一般为Ⅱ、Ⅲ、Ⅳ区）。如果肿瘤N分期不同，清扫范围也不同。对肿瘤为N0期的患者可进行前哨淋巴结活检、选择性清扫，或术前放疗；对肿瘤为N1期的患者，可选择颈部淋巴结清扫；对肿瘤为N2、N3期的患者，宜做根治性淋巴结清扫。

随着现代医学的进展，下咽部的早期肿瘤（T1、T2期）已经可以获得较好的治疗，但传统的开放手术造成的损伤较大，如伤口大、疼痛、出血多及恢复慢等。达芬奇机器人辅助的手术，可在切除肿瘤的前提下，尽可能地保留组织功能、减少手术创伤。进行该手术时，首先需要为暴露术野做准备。因下咽部位置隐匿、狭窄，灵活地运用开口器是减少暴露术野时间的关键。

手术过程中，机械臂上的手术钳可反折并灵活地进行抓持、分离等动作。同时，在术腔狭窄的空间里，机器人可完成精细的缝合动作，对于下咽后壁的组织缺损，为防止术后瘢痕收缩引起进食困难，可以利用游离皮瓣进行局部的缺损修复。

相比传统开放手术，TROS因其微创带来的优势将逐渐体现。

4. 颅底手术

TROS在颅底中的应用尚不如前者广泛，但也有研究报道此术式应用前景光明。

二、经双侧乳晕和腋窝途径入路

经双侧乳晕和腋窝途径（bilateral axillo-breast approach, BABA）入路手术主要应用于甲状腺肿瘤的切除。目前，机器人辅助BABA术式已经在韩国成为一种甲状腺手术的规范术式。报道记载，这种方式既带来了无可比拟的美容效果，又减少了颈部的不适。翁原驰等进行了40例BABA手术，他们的适应证定为：① 年龄为14～60岁；② 甲状腺癌局限于包膜内，未侵及气管及喉返神经；③ 无广泛淋巴结转移；④ 既往无甲状腺手术史；⑤ 一般情况良好，无严重心肺并发症，能耐受全身麻醉；⑥ 对手术切口美观要求强烈。结果显示：平均手术时间（124.1±34.6）（70～225）min，平均术中出血量（7.4±6.5）（2～40）mL，平均术后住院时间（2.3±0.7）（1～4）d，无手术区域及皮下隧道出血。患者均未出现永久性喉返神经损伤及永久性甲状旁腺功能减退。患者术后甲状腺术区、淋巴结及皮下隧道均未见复发或转移。40例患者均对手术美容效果非常满意。

此外，也有人提出机器人甲状腺手术适应证应满足以下条件：① 颈部条件需满足传统腔镜腋下入路的要求；② 甲状腺体积≤4 cm；③ 结节位于单侧腺叶内；④ 单侧腺叶内结节直径≤2 cm。其绝对禁忌证为：① 无美容要求；② 怀疑远处转移；③ 肿瘤侵犯喉返神经、气管及食管等；④ 术后复发。相对禁忌证为：① 甲状腺功能亢进；② 合并严重桥本甲状腺炎（HT）。

机器人BABA入路的甲状腺切除术的学习曲线平均在20例，比学习腔镜更为短暂。当团队的协作配合建立之后，其手术时间也会更加短暂，在建立皮下隧道、机器入位、安装机械臂等步骤所消耗的时间明显缩短，这也与国外文献关于机器人甲状腺手术学习曲线的报道相符合。

三、颈胸部附加切口进路

此路径主要运用于甲状腺及甲状旁腺切除、颈部淋巴结清扫术等外科治疗，适应于单侧腺体切除和区域选择性颈部淋巴结清扫术。

四、经腋径路

经腋径路(transaxillary approach, TAA)法是腔镜甲状腺手术常用的术式，Kang等回顾分析了33例机器人TAA法手术及改良的颈部淋巴结清扫术，均未发生霍纳综合征等并发症或重要的神经损伤。因此，TAA是技术上安全、可靠的单侧甲状腺叶切术的良好选择，大多数操作者认为BABA法对于双侧甲状腺叶切除优于TAA法。

五、经自然腔道内镜手术和经双侧腋窝耳后入路腔镜甲状腺切除术

经自然腔道内镜手术(natural orificestransluminal endoscopic surgery, NOTES)和经双侧腋窝耳后入路腔镜甲状腺切除术(endoscopic thyroidectomy via bilateral axillo-postauricular approach, BAPA)是为了女性，尤其是那些不希望手术破坏乳房区域的年轻女性而开展的，正处于研究阶段。

第二节　机器人手术在头颈部肿瘤手术中的优势

一、机器人手术在颈部淋巴结清扫中的应用

Lee等在机器人辅助下通过面部除皱切口或耳后附加切口对26例cN0期口腔癌患者进行了肩胛舌骨上的颈部淋巴结清扫术。结果显示，与常规开放术式相比，机器人辅助手术虽然有较长的手术时间[(157±22)min vs (78±16)min]，但在颈部淋巴结清扫的疗效、住院时间及并发症发生率等方面比较，2组之间差异未见统计学意义。患者主观评估术后美观方面，机器人手术组显著优于传统治疗组，因为手术切口隐蔽于耳后和发迹内，避免了颈部瘢痕。

二、机器人手术的优势

1. 视野

机器人可以给术者提供放大10～15倍的图像，有利于术者对重要组织结构

（如喉返神经、甲状旁腺等）进行区分和保护。同时，可以清晰地暴露肿瘤的位置，以及其与正常组织的界限，有利于在充分切除肿瘤组织的前提下尽可能少地损伤正常组织，减少术后并发症的产生。

2. 操作安全性

机器人的工作臂有7个自由度，包括臂关节上下、前后、左右运动与机械手的左右、旋转、开合、末端关节弯曲共7种动作，可作沿垂直轴360°和水平轴270°旋转，且每个关节活动度均＞90°。同时，机器人手臂可以做到不颤抖、不滑脱、不误伤者的安全保障，这对患者和术者都是有力的保护。

3. 技术安全性

机器人手术的技术安全性包括：皮下隧道的建立；甲状腺术区空间的创建；甲状腺的解剖分离方法；喉返神经、甲状旁腺、气管、食管等重要结构的解剖与保护；颈侧区解剖层次的清晰显示；甲状腺血管、淋巴管的分离与凝闭；引流管的放置等。王猛等开展了150例机器人甲状腺手术，手术均顺利完成，无中转开放或腔镜辅助手术，无永久性甲状旁腺功能减退及喉返神经损伤发生。同时，BABA通路避免了传统腔镜手术所需要的二氧化碳气体打出的皮下气肿创造的空间，从而避免了高碳酸血症、皮下气肿及纵隔气肿等并发症的发生。

总之，虽然现在机器人的手术量尚不够庞大，但是其并发症的发生率已经尽可能地降到了最低。

4. 手术时间

Kang等对其完成的100例机器人辅助甲状腺切除术做了统计，平均手术时间为136.5 min，与传统手术时间相比并无较大差异（甚至更长），但其手术时间包括了机器人手术的准备时间，其中建立腋下通道的平均时间为（20.9±8.4）min，安装机械臂的平均时间为（6.8±3.1）min，而真正的手术时间为（59.9±25.9）min。当操作团队的配合建立起来，其手术时间也会逐渐缩短。

5. 美观

现代手术多要求"微创"，一是指缩小创口面积，二是尽量隐藏手术痕迹。机器人辅助头颈外科手术包括TORS、BABA、TAA等，都是较为隐秘的位置，为追求美观的患者提供了良好的解决办法。在满足结构美观的同时，机器人手术也尽可能地保留了各个部位组织的功能，如喉部手术的发音、吞咽等。

6. 创伤与恢复

机器人手术都是以"微创"为前提，无论其在头颈部的手术，还是其他例如心胸、结直肠的手术，损伤均小于传统的开放手术，患者术后的情况更为良好，其恢复也较传统的开放手术更为迅速。有研究表明，传统开放的甲状腺手术与机器人辅助的甲状腺手术相比,前者术第1、2天的痛视觉类比评分大于后者,之后则差异不大。皮下通路建立所带来的胸部隐痛不适通常在3个月内消失。

第三节　达芬奇机器人在头颈部肿瘤手术中的应用前景

一、局限

尽管达芬奇机器人在手术上有着很多的优势,但其很多局限、不足也同时体现。

首先,设备引进、使用均需要较为庞大的经费。其中机器人的机械臂每使用10次就得更换。因此,研发性价比更高的机械臂也是这个行业的目标之一。同时,高昂的成本势必会使手术费用提升,患者的经济负担也会成为一大焦点。现在倡导个体化治疗,医师应当为每一例患者进行评估规划,为其设计出最合理的手术方案。

其次,操作者需要进行一定时间的培训和练习才能熟练地应用机器人进行手术。目前,中国综合性医院的机器人数量并不多,因此仅有少部分医师有时间、机会学习和使用机器人进行手术,机器人的普及并不迅速。

第三,现在研究的热点都在机器人的优点上,但由于客观上案例数量不足,机器人手术所带来的远期并发症、后遗症等还没有完全体现,研究人员也还未得出完整的结论。手术的术后反馈等信息也需要长时间的收集和整理。

二、展望

机器人凭借其带来的微创、美观、系统性操作等特点,为外科手术带来了巨大的改变。

由于机器人是电子操作,因此,未来有机会实施远程操作的机器人手术。医院只要拥有达芬奇机器人,就可以凭借互联网技术,邀请知名的专家在远程为患者进行手术。同时,在这个倡导微创手术的时代,机器人手术有着传统开放手术无可替代的优点,甲状腺肿瘤的切除将不再使颈部存在一个横行的切口,喉部等其他部位的肿瘤也可以尽可能地保留其结构和功能的完整性。机器人提供的视野清晰广阔,机械臂灵活、稳固等特点,既提高了手术对于患者的安全性,也减少了术者伤及自身的可能性,为上述优点提供了技术的保障。

总体来说,机器人在头颈部肿瘤的手术上有着巨大的应用前景,随着当代信息、科技的进一步发展,其优势会逐渐体现,使用也会更为普及。头颈部肿瘤的手术质量也会因此越发提高。

---------------------------- **参 考 文 献** ----------------------------

[1] Burton J, Wang R, Padhya T. Robotic—assisted surgery in the head and neck[J]. Cancer Contml, 2015, 22(3): 331-334.

[2] Hockstein N G, Nolan J P, O'Malley B W Jr, et al. Robotic microlaryngeal surgery: a technical feasibility study using the Da-vinci surgical robot and an airway mannequin[J]. Laryngoscope, 2015, 15(50): 780-785.

[3] Kang S W, Lee S H, Ryu H R, et al. Initial experience with robotassisted modified radical neck dissection for the management of thyroid carcinoma with lateral neck node metastasis [J]. Surgery, 2010, 148 (1): 1214-1221.

[4] Lee H S, Kim W S, Hong H J, et al. Robot—assisted supraomohyoid neck dissection via a modified face—lift or retroauficular approach in early-stage cN0 squamous cell carcinoma of the oral cavity: a comparative study with conventional technique[J]. Ann Surg Oncol, 2012, 19(12): 3871-3888.

[5] Selamat M R, CHoi J Y, Koo D H, et al.机器人甲状腺切除术在韩国将成为一种新的规范术式[J].中国微创外科杂志,2012,12(7): 590-593.

[6] Park J H, Lee J, Hakim N Z, et al. Robotic thyroidectomy learning curve for beginning surgeons with little or no experience of endoscopic surgery[J]. Head Neck, 2015, 37(12): 1705-1711.

[7] 陈伟,许凤雷,陈琰,等.经口入路机器人辅助咽喉部肿瘤切除术的临床经验[J].中国耳鼻咽喉颅底外科杂志,2016,22(4): 293-297.

[8] 李超,王薇,季晓霞,等.机器人辅助手术在头颈肿瘤外科的临床应用[J].中华耳鼻咽喉头颈外科杂志,2013,48(2): 174-176.

[9] 李许演,苏宇雄.经口腔机器人手术在头颈外科中的应用[J].中国口腔颌面外科杂志,2011,9(1): 75-78.

[10] 汪洋.达芬奇机器人甲状腺手术[J].中国普通外科杂志,2011,20(5): 529-532.

[11] 王猛,郑鲁明,于芳,等.达芬奇机器人手术治疗甲状腺微小癌150例临床分析[J].中国实用外科杂志,2016,36(5): 540-546.

[12] 翁原驰,吴志翀,陈曦,等.机器人经双侧腋窝和乳晕入路甲状腺手术的初步经验(附40例报告)[J].外科理论与实践,2016,21(6): 517-520.

[13] 严佶祺.应用机器人手术系统行甲状腺手术价值及评价[J].中国实用外科杂志,2016,36(11): 1161-1164.

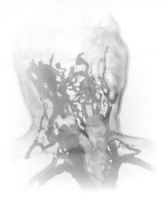

第三十五章

喉功能重建钛网支架的研发与转化

闫红宏　刘学奎

喉癌是头颈部常见的恶性肿瘤,全球喉癌年龄调整发病率(标化发病率)为2/10万,其中声门区癌占50%～70%。手术仍是目前治疗喉癌的主要手段,喉部分切除术则是主要手术方式,其应用日益增多。行喉部分切除术根治喉肿瘤的同时,必然造成喉软骨缺损,术后喉狭窄发生率为10%～45%,患者需终身携带气管套管,严重影响患者的生存质量。现代肿瘤外科要求在根治性切除肿瘤的前提下,尽可能保留或重建重要脏器的生理功能以提高患者的生存质量。为保留或重建喉的发音、呼吸、吞咽功能,喉软骨缺损重建一直以来都是临床研究的一个焦点问题。

［通信作者］　刘学奎,Email: liuxk@sysucc.org.cn

第一节　喉部分切除术后修补材料的研究

一、喉部分切除术后修补材料的研究现状

喉部分切除术的修补组织常用的有胸骨舌骨肌肌筋膜（单双蒂）、胸骨舌骨肌软骨膜、筋膜及颈阔肌肌皮瓣等；自体材料不存在免疫排斥反应及异物反应是其优点，缺点是来源受到一定限制，取材增加手术程序和损伤风险。额侧喉部分切除术后可出现喉狭窄，发生率为7.0%～29.3%，喉垂直部分切除术后喉狭窄的发生率为10%～20%，拔管困难原因在于喉前后径的缩小、修补组织过厚、增生肥厚等因素导致喉腔窄小、呼吸不畅而无法拔管（见图35-1-1）。

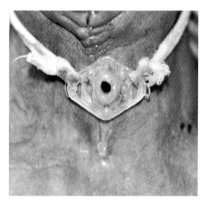

图35-1-1　喉狭窄导致须长期带气管套管

人工合成材料由于可人工合成、来源不受限，在喉气管缺损重建中的应用日益受到重视。随着材料科学的发展，有替代自体材料和同种异体材料的趋势。例如，当下应用较多的钛网支架具有以下特点：良好的生物相容性，易于塑形，形状和体积可终身不变，具有一定的强度，不致敏、不致癌；同时，钛网孔洞的存在可以清除黏液纤毛，并通过这些孔洞再生新的上皮细胞，使得补片可以很容易地与受体组织结合，如今已广泛应用于整形外科和颌面外科，具有良好的长期效果。而在气道方面，钛网已被用于喉损伤的内固定和内侧的甲状软骨成形术。Mitskavich等于1996年报道了钛网支架应用于生长期喉气管狭窄修复的动物实验结果：钛支架能保持环状软骨裂开后扩展的宽度，且不影响软骨的正常生长。Gaafar等于2007年报道了钛网支架应用于12例喉气管狭窄修复，取得了良好的临床结果。2003年，国内学者刘学奎在广东省医学科学研究基金支持下完成的"钛网喉支架重建的动物研究"结果证实：钛网喉支架植入后，无塌陷、无变形、无移位、无排出，是理想的喉支架制作材料。2007年，我国学者刘学奎年首创声门型喉癌行额侧垂直半喉切除钛网喉功能重建术，2010年，刘学奎等又报道了9例声门型喉鳞状细胞癌患者行额侧部分喉切除钛网喉功能重建术，患

者术后第2天均可经口进食，无误吸，后期无喉腔狭窄及钛网外露的情况。2011年，该技术获申报单位批准为新技术项目，成为中山大学肿瘤防治中心头颈科常规手术，并在广东、广西、江西、海南等省内外医院得到推广应用。2018年，吴迪等报道了38例声门型喉癌患者，行额侧部分喉切除钛网喉功能重建，术后7 d内36例患者成功拔除气管套管，2例患者由于甲状软骨及前联合癌性粘连，补充了术后放疗，而在放疗结束后，这2例患者也成功拔除气管套管，拔管率100%；术后所有患者出现不同程度的声嘶，但均能正常交流或恢复工作。发声良好者32例（84.21%），中等6例（15.79%），无发声差病例；1例患者因术区肉芽组织生长及粘连行内镜激光下肉芽组织切除术（术后病理学检查证实为肉芽组织）；1例患者出现了颈部淋巴结复发，另1例出现颈部淋巴结转移，以上2例患者再次行颈淋巴结清扫术。自2007年以来，70余例声门型喉癌行额侧垂直半喉切除术，通过原创的手工塑形的钛网支架修复喉软骨缺损，重建喉功能，所有患者成功拔除气管套管，长期随访结果证明喉功能重建钛网支架修复喉软骨缺损具有良好的临床效果。该项技术已在多省市医院广泛开展。除此之外，吴迪等也将这项技术介绍给国外同行，在2010年韩国举办的"第四届国际头颈肿瘤大会"上进行了大会发言。2016年，在西雅图第9届美国头颈学会国际会议就此技术作了壁报展示。2017年5月，在美国MD安德森癌症中心全球学术项目（Global Academic Programs, GAP）会议上就此技术作了口头汇报。

新型材料钛网的使用很大程度上减少了额侧喉部分切除术后的并发症，是一种较理想的修复方法。但是该项技术也有缺陷，术中需手工裁剪塑形，耗时较多。为克服手工塑形多钛网支架存在塑形凭医师个人经验、耗时、固定不安全等问题，我中心与广州迪克医疗器械有限公司成功研发出喉功能重建钛网支架装置（见图35-1-2），并申请了专利（专利号：201510708450.0）；通过动物实验及

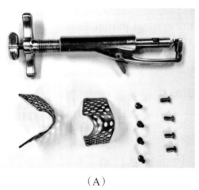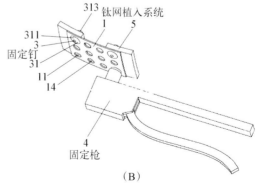

（A）　　　　　　　　　　　　　　（B）

图35-1-2　喉功能重建钛网支架装置

注：（A）实物图（植入系统、固定钉及钉枪）；（B）示意图（植入系统、固定钉及钉枪）

临床应用研究验证,完成成果验收审查(喉功能重建钛网支架装置植入后可能发生的移位:喉功能重建钛网支架装置中,固定钉与钉枪的使用可以保证固定的安全),启动喉功能重建钛网支架装置的3类医疗器械申报程序,获得产品的医疗器械注册证,实现产业化形成产业链;将中山大学肿瘤防治中心建设为喉功能重建钛网支架装置(植入系统、固定钉及钉枪)临床应用示范基地及服务平台,面向广东省、华南地区乃至全国推广应用。

二、科研立项

1. 科研项目

(1) 2004—2006年:广东省医学科学研究基金《钛网喉支架重建的动物实验研究》,项目编号:A2003242。

(2) 2008—2010年:广东省自然科学基金,《新型钛网喉气管支架重建的实验及临床应用研究》,项目编号:8151008901000022,经费5万元。

(3) 2016—2017年:中山大学科技成果转化类项目,《喉功能重建钛网支架装置(植入系统、固定钉及钉枪)的研发与转化》,经费60万元。

(4) 2018年4月—2021年3月:广州市科技计划项目:民生科技攻关计划,《喉功能重建钛网支架装置的研制》。

2. 发表论文

(1) 刘学奎,曾宗渊,田文栋,等.钛网喉支架重建的动物实验研究[J].现代肿瘤医学,2006,14(9):1067-1069.

(2) Liu X K, Zhang Q, Li Q, et al. Laryngeal framework reconstruction using titanium mesh in glottis cancer after frontolateral vertical partial laryngectomy[J]. Laryngoscope, 2010, 120(11): 2197-2202.

(3) 吴迪,余济春,闫红宏,等.声门型喉癌额侧垂直部分喉切除术后钛网支架喉功能重建的长期效果[J].临床耳鼻咽喉头颈外科杂志,2017,31(7):552-555.

3. 发明专利

喉功能重建钛网支架装置(植入系统、固定钉及钉枪)专利(专利号:201510708450.0)。

第二节 手工塑形钛网喉支架重建

一、动物实验研究

1. 钛网喉支架的制备

根据甲状软骨缺损形状、大小需要,将钛网进行裁剪、塑形制备。支架呈弧形,长20～30 mm,宽10～15 mm。

2. 动物

选用健康成年杂种家犬6只,雌性4只、雄性2只,体重12～20 kg,均行左侧垂直半喉切除术,用钛网喉支架修复喉腔缺损。

3. 手术步骤

(1) 麻醉、消毒:肌内注射盐酸氯胺酮(100 mg/kg)麻醉后,将犬置于仰卧位,头部及四肢固定于手术台,用剪刀剪除颏下及颈部皮毛,1%的聚维酮碘消毒。

(2) 喉部分切除术:正中切口,暴露甲状软骨,行左侧垂直半喉切除术,完整保留左侧甲状软骨外膜,将其与右侧甲状软骨外膜缝合,关闭喉腔。

(3) 钛网喉支架修复:将术中制备的钛网喉支架置于左侧甲状软骨外膜外侧,左侧带状肌覆盖钛网喉支架,缝数针固定钛网喉支架于残留的甲状软骨,分层缝合关闭颈部切口。

(4) 术后处理:均未行气管切开,也未留置引流管。术后给予肌肉注射青霉素80万 IU,2次/d。分别于术后3个月和6个月时将动物处死,全喉切除,取出钛网喉支架标本,将钛网喉支架剥离,余下的标本用4%甲醛固定,15% EDTA脱钙,石蜡包埋,制备常规组织切片,HE染色,进行组织学观察。

4. 结果

(1) 术后一般情况:术后无切口感染,无皮下气肿和血肿。进食时有轻度呛咳,术后8～15 d均消失;无呼吸困难,无窒息死亡。钛网喉支架均无移位和外露。术后1个月,实验犬均不同程度恢复发声。

(2) 标本大体观察:术后3个月和6个月的喉标本钛网喉支架均保持植入时的位置,无塌陷,无移位,触之稳定,无明显变形;钛网喉支架与其周边的甲状软骨、环状软骨结合稳固;周围软组织与钛网喉支架粘连、包裹,结合紧密,修复部位的喉腔大部分黏膜光滑,无钛网喉支架暴露于喉腔内,喉腔无狭窄。

(3) 组织学观察:光学显微镜下,术后3个月时,修复部位的喉腔面可见排列整齐的柱状纤毛上皮细胞,钛网喉支架周围包被薄层纤维组织,可见少许巨噬细胞和单核细胞存在,周围组织结构正常;术后6个月时,修复部位的喉腔面见排列整齐的柱状纤毛上皮细胞,钛网喉支架周围包被薄层纤维组织,无巨噬细胞和单核细胞存在,周围组织结构正常。

5. 实验研究结果证实

术后各阶段钛网喉支架均保持植入时的位置,无塌陷、无移位、无明显变形、无外露。修复部位的喉腔大部分黏膜光滑,有2只实验犬在术后3个月时观察发现喉腔有少许肉芽形成,无钛网喉支架暴露于喉腔面,仅进食时有轻度呛咳,术后8~15 d均消失,无呼吸困难,无窒息死亡。钛网喉支架均无移位和外露。术后1个月实验犬均不同程度恢复发声。由此可推断,钛网喉支架的应用可避免喉腔狭窄,保证呼吸道通畅。

6. 结论

我们采用的钛网支架硬度适中,既可在术中根据喉支架缺损范围的大小和形状的不同进行裁剪、塑形,又可保障喉支架不至于塌陷,是一较理想的制作喉支架的材料。

二、临床应用研究

在钛网喉支架重建的动物实验研究基础上,开展了声门型喉鳞状细胞癌额侧垂直部分喉切除钛网喉功能重建的临床应用研究。

1. 病历资料

2007年12月1日至2009年12月31日,9例T2~T3期声门型喉鳞状细胞癌患者行额侧垂直部分喉切除钛网喉功能重建,2例患者术前行气管切开(肿瘤大,麻醉插管困难);术后7 d静脉注射抗生素和皮质类固醇;术后24 h若无呼吸困难症状,逐渐开始脱管试验。所有患者未放置鼻胃饲管,术后第2天鼓励进食块状食物;术后3个月CT检查评估钛网的位置,并进行纤维喉镜检查观察喉腔情况。

2. 结果

术后7 d内有1例患者气管套管拔除成功,另1例暂不拔除气管套管,防止放疗后喉头水肿(因病理学检查提示侵犯前联合处的甲状软骨术后需行辅助放疗),放疗结束后顺利拔管。无内镜下需要激光切除肉芽肿或粘连的病例,无需要气道扩张的病例，也无因出血或喉部狭窄而需要二次气管切开的病例。术后第2天，7例未行气管切开术的患者中有1例因喉部水肿引起呼吸困难，需要再次进行气管切开术。所有患者术后第2天顺利恢复经口进食，均无误吸，都不需要临时或永久的鼻胃管或胃造瘘管。术后2周和3个月，CT扫描显示钛网固定良好，无移位变形[**见图35-2-1（A）**]，无喉部狭窄；术后2周，纤维镜检查显示喉腔维持良好，无狭窄、萎缩、坏死，喉部腔内未见钛网[**见图35-2-1（B）**]。术后3个月，在覆盖钛网内侧的带状肌表面发现了良好的新上皮化，不明显的肉芽组织主要位于保留的声带的末端。术后所有患者有不同程度的声音嘶哑，但能与人正常交谈。随访未发现肿瘤局部复发、颈部淋巴结转移或远处转移情况。

　　自2011年该技术获申报单位批准为新技术项目，已成为中山大学肿瘤防治中心头颈科常规手术，并在广东、广西、江西、海南等省内外大医院得到推广应用。

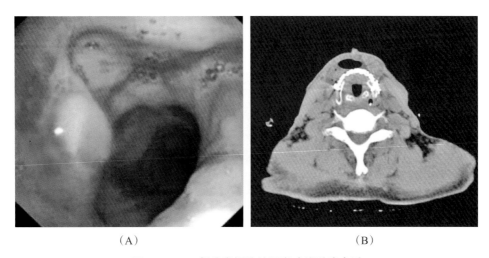

（A）　　　　　　　　　　　　　　（B）

图35-2-1　部分喉切除钛网喉功能重建术后

注：（A）术后2周，纤维喉镜检查显示喉腔无狭窄、收缩、坏死、钛网无暴露于喉腔；（B）术后3个月CT检查钛网无移位

3. 手术适应证

　　钛网喉支架重建术的适应证：① T2期声门型喉癌并侵犯假声带、前联合或者对侧声带；② T3期声门型喉癌并单侧声带固定；③ T3期声门型喉癌前连合甲状软骨板轻微受侵（如甲状软骨板内膜）；④ 不能耐受行环状软骨—舌骨固定术和环状软骨—舌骨—会厌固定术的老年患者；⑤ 评估心肺功能可耐受手术。

4.额侧部分喉切除钛网喉功能重建术的具体操作

（1）喉部分切除：行"T"形切口，暴露并分离颈前带状肌，暴露从舌骨至环状软骨的喉气管前壁，切开甲状腺峡部，于双侧甲状软骨板行垂直切口。从正常一侧入喉，向下依次经过假声带、喉室、声带及弹性圆锥，在直视下继续分离声门下至肿瘤侧的杓状软骨下缘。若肿瘤离杓状软骨近，可将杓状软骨、甲状软骨板及两侧声带一起完整切除。于肿瘤侧，只有杓状软骨、杓会厌皱襞及1/4～1/3的甲状软骨后份保留。留取手术切缘送冰冻病理检查，保证肿瘤切除彻底。

（2）钛网喉功能重建：根据重建修复所需的大小及长度选择合适的钛网（Stryker Leibinger可塑性钛网，佛莱堡，德国；厚度1 mm）。首先，钛网置于甲状软骨板的缺损区，然后根据大小用剪刀裁剪［见图35-2-2（A）］。第二，经修剪的钛网要与甲状软骨板缺损适合［见图35-2-2（B）］。为了可以充分固定钛网，残余的甲状软骨板宽度不少于8 mm。第三，用合适的霍尔德骨螺丝将钛网固定在甲状软骨板上［见图35-2-2（C）］，推荐使用较短的骨螺丝（长4 mm，直径2 mm）。将胸骨舌骨肌作为内衬置于钛网内侧［见图35-2-2（D）］，用肩胛舌骨肌及皮肤覆盖于钛网外侧［见图35-2-2（E）］。

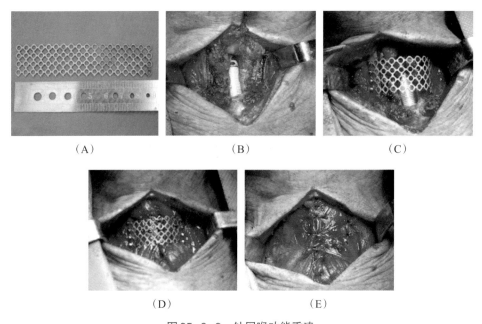

（A）　　　　　　　　　（B）　　　　　　　　　（C）

（D）　　　　　　　　　（E）

图35-2-2　钛网喉功能重建

注：（A）钛网塑形前；（B）额侧垂直喉部分切除术后的喉部缺损；（C）将修剪塑形后的钛网用螺钉固定在残留的甲状软骨板上；（D）胸骨舌骨肌覆盖钛网内面；（E）肩胛舌骨肌和皮肤覆盖钛网外面。

（3）预防性气管切开术：考虑患者术后可能有喉头水肿、颈部出血压迫气管导致呼吸困难风险，遂建议常规行预防性气管切开，术后加强气道管理，防止痰液堵塞气管套管，3 d左右可行拔管试验。

<h1 style="text-align:center">第三节 喉功能重建钛网支架
装置的研发与转化</h1>

基于喉功能重建钛网支架装置的成功研发，并已申请专利，还需动物实验，临床应用进一步验证，最后实现成果的转化。技术路线如图35-3-1所示。

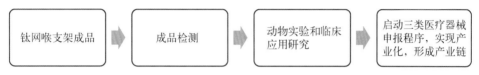

图35-3-1 喉功能重建钛网支架装置的技术路线图

一、动物实验

应用钛网支架成品行喉功能重建动物实验10例，观察植入物植入体内后与机体组织短期、长期接触后所引起的物理性、化学性变化及机体反应等。选择健康成年比格犬10只，随机分为2组，均行额侧部分喉切除术。A组：胸骨舌骨肌皮瓣修复，B组：钛网支架成品＋胸骨舌骨肌皮瓣修复（胸骨舌骨肌皮瓣作为钛网支架的"衬里"，避免钛网支架裸露于喉气管腔内）。

1. A组：胸骨舌骨肌皮瓣修复（已做4例）

（1）麻醉方式：药物肌内注射全身麻醉，舒泰15 mg/kg肌内注射＋速眠新0.1 mL/kg肌内注射。

（2）术前给药：青霉素80万IU＋注射用水5 mL肌内注射。

（3）消毒、铺巾：将犬置于手术台，固定头部及四肢，用剪刀剪掉颏下区及颈部毛，用1%的聚维酮碘消毒，上至下唇，下至双侧乳头，两侧至斜方肌前缘；铺无菌手术巾。

（4）切口：于颈部正中行垂直切口，切开皮肤、皮下组织及颈阔肌，颈阔肌深面行锐性分离，向上达舌骨水平，向下达胸骨上窝。

暴露甲状软骨：在两侧胸骨舌骨肌间沿白线向两侧分离，制备胸骨舌骨肌瓣，充分保护肌瓣的筋膜完整，用拉钩向两侧牵开暴露甲状软骨、环甲膜及环状软骨弓。

（5）部分喉切除：在环甲膜作一短横切口，观察喉内情况，用组织剪从左、右两侧甲状软骨板中1/2处纵行剪开甲状软骨，拉开断端，暴露喉腔，将双侧2/3甲状软骨板、双侧声带、前联合及部分室带整块切除（见图35-3-2）。

（6）关闭喉腔：仔细检查喉腔内及胸骨舌骨肌瓣未见明显出血，将双侧胸骨舌骨肌瓣外侧缘与喉内对应的双侧残端喉黏膜缝合，双侧内侧缘对合间断缝合，保证喉腔完整（见图35-3-3）。

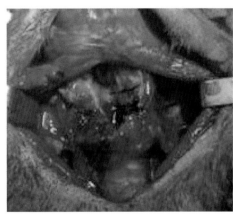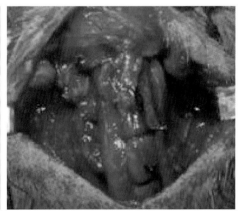

图35-3-2　比格犬额侧部分喉切除后喉缺损　　图35-3-3　胸骨舌骨肌瓣修复喉缺损

（7）止血、缝合：彻底止血，将颈阔肌、皮下组织、皮肤缝合。

2. B组：钛网支架成品+胸骨舌骨肌皮瓣修复（已做3例）

（1）麻醉方式：药物肌内注射全身麻醉，舒泰15 mg/kg肌内注射+速眠新0.1 mL/kg肌内注射。

（2）术前给药：青霉素80万IU+注射用水5 mL肌内注射。

（3）消毒、铺巾：将犬置于手术台，固定头部及四肢，用剪刀剪掉颏下区及颈部毛，用1%的聚维酮碘进行消毒，上至下唇，下至双侧乳头，两侧至斜方肌前缘；铺无菌手术巾。

（4）切口：于颈部正中行垂直切口，切开皮肤、皮下组织及颈阔肌，颈阔肌深面行锐性分离，向上达舌骨水平，向下达胸骨上窝。

（5）暴露甲状软骨：在两侧胸骨舌骨肌间沿白线向两侧分离，制备胸骨舌骨肌瓣，要充分保护肌瓣的筋膜完整，用拉钩向两侧牵开暴露甲状软骨、环甲膜及环状软骨弓。

（6）部分喉切除：在环甲膜作一短横切口，观察喉内情况，用组织剪从左、右两侧甲状软骨板中1/2处纵行剪开甲状软骨，拉开断端，暴露喉腔，将双侧2/3甲状软骨板、双侧声带、前联合及部分室带整块切除（见图35-3-4）。

（7）钛网支架成品+胸骨舌骨肌皮瓣修复：仔细检查喉腔内及胸骨舌骨肌瓣未见明显出血，将双侧胸骨舌骨肌瓣外侧缘与喉内对应的双侧残端喉黏膜缝合，双侧内侧缘对合间断缝合，将钛网喉支架成品固定在两侧甲状软骨板残端，并将内衬胸骨舌骨肌缝吊在钛网上，防止胸骨舌骨肌皮瓣塌陷，保证喉腔完整及通畅（见图35-3-5）。

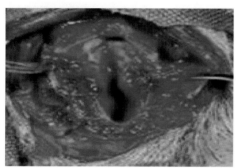 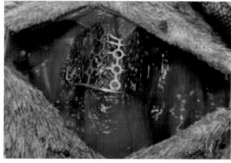

图35-3-4　比格犬额侧部分喉切除后喉缺损　图35-3-5　喉功能重建钛网支架装置（植入系统、固定钉及钉枪）的钛网固定

（8）止血、缝合：彻底止血，将颈阔肌、皮下组织、皮肤缝合。

3. 术后处理

2组术后1周给予肌内注射青霉素80万IU，2次/d；术后观察2组动物的吞咽、呼吸、声音情况；术后3、6个月行CT检查；分别于术后3、6个月将动物处死，全喉切除，取出钛网喉支架标本，将钛网喉支架剥离，余下的标本用4%多聚甲醛固定，15%EDTA脱钙，石蜡包埋，制备常规组织切片，HE染色，行组织学观察。

4. 结果

（1）术后一般情况：术后2组均无切口感染，无皮下气肿，无血肿。进食时均有呛咳，A组术后8～15 d均消失，B组术后8～10 d消失；A组中有1例有轻度喉鸣音，B组均无呼吸困难，无窒息死亡；B组中钛网喉支架均无移位和外露；术后1个月两组均不同程度恢复发声；A组喉部无喉结形状，B组喉部外形美观。

备注：目前实验仅对B组做了CT检查及处死处理。

术后6个月行CT检查可见钛网固定良好，无移位变形，无喉部狭窄（见图35-3-6）；全喉切除（见图35-3-7）并观察植入物植入体内后与机体组织接触后所引起的物理性、化学性变化及机体反应等。

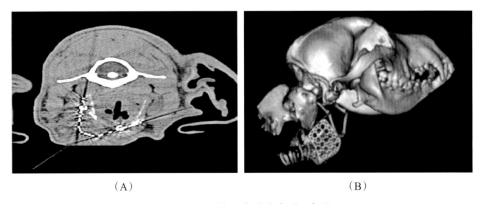

（A） （B）

图35-3-6 钛网喉重建术后6个月

注：（A）CT影像；（B）三维重建可见部分甲状软骨消失，在其腹侧的偏右侧见一个U型高密度（CT值＞4 000 Hu）网状结构装置。

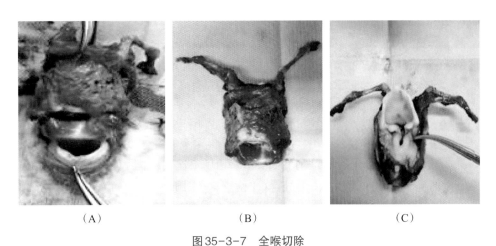

（A） （B） （C）

图35-3-7 全喉切除

注：（A）钛网喉功能重建术后6月行全喉切除术；（B）全喉标本正面观；（C）全喉标本背面观。

（2）标本大体观察：术后3、6个月的喉标本钛网喉支架均保持植入时的位置，无塌陷，无移位，触之固定，无明显变形，保持喉的外形美观；钛网喉支架与其周边的甲状软骨、环状软骨结合稳固；周围软组织与钛网喉支架粘连、包裹，结合紧密，修复部位的喉腔大部分黏膜光滑，无钛网喉支架暴露于喉腔内，喉腔无狭窄。

（3）组织学观察：光学显微镜下，术后3个月时，修复部位的喉腔面见排列整齐的柱状纤毛上皮细胞，钛网喉支架周围被薄层纤维组织，可见少许巨噬细胞和单核细胞存在，周围组织结构正常；术后6个月时，修复部位的喉腔面见排列整齐的柱状纤毛上皮细胞，钛网喉支架周围被薄层纤维组织，无巨噬细胞和单核细胞存在，周围组织结构正常。

二、临床应用研究

目前，还处于动物实验阶段，计划在动物实验的基础上，选择合适的喉癌患者，应用成熟的额侧部分喉切除术根治肿瘤，应用喉功能重建钛网支架装置行喉功能重建修复，临床应用30例，观察评价患者的喉发音、呼吸、吞咽功能等状况。

三、喉功能重建钛网支架装置的成果转化

喉功能重建钛网支架装置（植入系统、固定钉及钉枪）的成果转化通过动物实验及临床应用研究验证，完成成果验收审查，启动喉功能重建钛网支架装置的三类医疗器械申报程序，获得产品的医疗器械注册证，创建应用示范基地，面向全国各医院推广应用。

四、展望

在外科领域，缺损后往往需要假体修复，手工塑形可能会有误差，制作的修复假体个体契合性差，精准度低，不能满足术后美观、舒适的要求；随着3D打印技术的兴起，应用于医学领域，运用Maker Ware软件进行个性化精确设计塑形，通过扫描图像模拟构造三维立体形态，快速、简单的设计出最适合患者的个性化精确修复体，已经广泛应用于在骨关节、颌面外科及神经外科颅骨修补等。制造出与缺损部分吻合良好的修复体，能还原缺损部位的生理原貌；同时术中减轻术者劳动强度，减少了钛钉使用及多次手工塑型，降低了手术难度，且钛网固定牢固，无活动外露及感染，同时手术时间较传统的手工裁剪方式明显缩短，外观较对侧对称，效果满意，并且缩短了术后康复时间，增加了医患双方的满意度。直接3D打印出与缺损区匹配的个性化钛网，外形与骨缺损区吻合，边缘光滑，术中无须塑形可直接植入。

对于喉部分切除术后喉缺损，不同个体甲状软骨的大小、形状、角度等各具

特异性，如何保证个性化钛网准确复位是一大难点；术中塑型钛网，相对耗时；临时修剪后的钛网边缘锐利、无法还原甲状软骨的个性化特征并精准复位，增加了钛网变形的机会，造成对邻近组织额外的刺激和磨损，增加局部炎症、钛网外露的风险；结构支撑不能精准还原。基础构架的误差，势必影响软组织的修复、喉腔的形状、杓状软骨的功能，最终加大误咽、声嘶的程度、延长恢复的周期。个性化钛网边缘圆钝，精准复位，有效地减少钛网变形移位及新喉对周围组织的刺激和损伤，使得钛网外露的风险进一步下降，3D打印个性化钛网才能真正精准重建甲状软骨缺损修复；前期我中心已有与华南理工大学合作开展3D打印人体喉模型（见**图35-3-8**），未来的研究是基于3D打印技术的喉功能重建钛网喉支架的研发和应用。

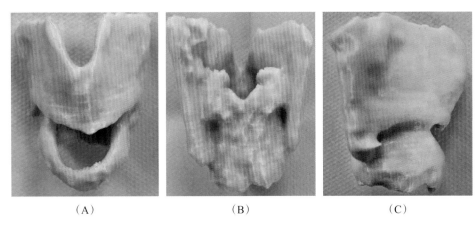

（A）　　　　　　　　　（B）　　　　　　　　　（C）

图35-3-8　3D打印人体喉模型

注：（A）正面观；（B）背面观；（C）侧面观。

-------------------------------- **参 考 文 献** --------------------------------

［1］Liu X K, Zhang Q, Li Q, et al. Laryngeal framework reconstruction using titanium mesh in glottis cancer after frontolateral vertical partial laryngectomy［J］. Laryngoscope, 2010, 120: 2197-2202.

［2］Ferlay J, Colombet M, Soerjomataram I, et al. Estimating the global cancer incidence and mortality in 2018: GLOBOCAN sources and methods［J］. Int J Cancer, 2019, 144(8): 1941-1953.

［3］Lee N. The Lancet Technology: 3D printing for instruments, models, and organs［J］. Lancet, 2016, 388(10052): 1368.

［ 4 ］ Heufelder M, Wilde F, Pietzka S, et al. Clinical accuracy of waferless maxillary positioning using customized surgical guides and patient specific osteosynthesis in bimaxillary orthognathic surgery［J］. J Craniomaxillofac Surg, 2017, 45(9): 1578−1585.

［ 5 ］ 董频.额侧位垂直喉部分切除术的改良经验［J］.山东大学耳鼻喉眼学报,2010,24 (3): 1−3.

［ 6 ］ 冯辰栋,夏宇,李祥,等.3D打印多孔钛支架微观孔隙结构和力学性能［J］.医用生物力学,2017,32(3): 256−260.

［ 7 ］ 刘冬,秦虎,汪永新,等.3D打印羟基磷灰石/聚乳酸网状复合物修复颅骨缺损［J］.中国组织工程研究,2019,23(6): 833−837.

［ 8 ］ 吴迪,余济春,闫红宏,等.声门型喉癌额侧垂直部分喉切除术后钛网支架喉功能重建的长期效果［J］.临床耳鼻咽喉头颈外科杂志,2017,31(7): 552−555.

［ 9 ］ 殷俊飞扬,钟静,陈莉智,等.3D打印技术在颌面整形外科的应用进展［J］.中国医学物理学杂志,2018,35(12): 1479−1482.

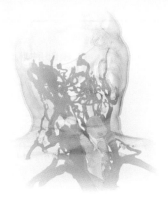

第三十六章

头颈部鳞状细胞癌的免疫治疗

谭励城　朱永学

　　人体的免疫系统具有免疫防御、免疫自稳和免疫监视三大基本功能。肿瘤免疫治疗的思路是削弱或阻止肿瘤逃逸机制，增强免疫系统识别肿瘤抗原和杀伤肿瘤细胞的能力。头颈部鳞状细胞癌（HNSCC）起源于上段呼吸道和消化道的黏膜鳞状上皮细胞，是一组异质性很大的肿瘤，主要包括口腔癌、口咽癌、下咽癌和喉癌。HNSCC的主要危险因素包括吸烟和酗酒，人乳头瘤病毒（HPV）感染在HNSCC，特别是口咽癌的发生和进展中的作用逐渐被深入研究。因此，以HPV及其相关分子为靶点的免疫治疗手段具有广阔的前景。同时，免疫检查点抑制剂在HNSCC的治疗中也取得了喜人的成果，因此更多新型的免疫检查点抑制剂正在研发中。

［通信作者］　朱永学，Email: zhuyongxue@sina.com

第一节 以人乳头瘤病毒相关分子
为靶点的免疫治疗

在肿瘤的发生过程中，伴随着基因突变的积累，使得抑癌基因失活以及原癌基因活化，这些异常基因表达的产物，被免疫系统作为"肿瘤抗原"而识别，启动固有免疫和适应性免疫，通过多种机制来杀伤、消灭肿瘤细胞，包括固有免疫中 NK 细胞的细胞毒作用、巨噬细胞的吞噬作用、补体的细胞毒作用，以及适应性免疫中 $CD8^+T$ 细胞的细胞毒作用、$CD4^+$ T 细胞分泌各种细胞因子、浆细胞分泌特异性抗体等。

然而，肿瘤也会通过多种途径来逃避免疫系统的杀伤，称为肿瘤的免疫逃逸机制。例如下调肿瘤抗原的表达使得免疫细胞无法识别肿瘤，表达或分泌抑制性分子（如 TGF-β）来抑制免疫细胞的活性或营造抑制性的肿瘤微环境等。肿瘤免疫治疗的思路即是削弱或阻止肿瘤逃逸机制，增强免疫系统识别肿瘤抗原和杀伤肿瘤细胞的能力。

相对于烟草等其他因素引起的 HNSCC，HPV 相关 HNSCC 具有特殊的病因学特征和肿瘤分子生物学特征。HPV 感染口咽等部位的鳞状上皮后，病毒的 *E6/E7* 基因编码 E6/E7 癌蛋白可分别结合抑癌蛋白 p53 和 pRB 并加速它们的降解，从而影响细胞周期和 DNA 修复的正常进行，导致细胞过度增殖以及突变的积累。因此，以 HPV 及其相关分子为靶点的免疫治疗手段具有广阔的前景。

2017 年美国一项对 2 627 名 18～33 岁青年的横断面研究发现，26 岁之前至少接种过一剂 HPV 疫苗的接种组相对于从未接种过的未接种组，口腔 HPV16/18/6/11 的感染率降低了 88%，但限于当时 HPV 疫苗的普及不够、接种率低，疫苗未能在人群中发挥保护作用。

NCT00019110 是一项关于 HPV16 E6/E7 多肽疫苗治疗包括 HNSCC 在内的多种 HPV 相关肿瘤的 II 期临床试验，目前已经结束，还未公布结论。另外一项 HPV DNA 疫苗联用环磷酰胺的 I 期临床试验 NCT01493154 也已结束，但并未发布结果。

ADXS11-001 是一种用于治疗 HPV 相关肿瘤的疫苗，成分是基因重组的减毒李斯特菌株，该菌可分泌重组李斯特菌素 -O 结合 HPV 的 E7 蛋白，并活化 T 细胞，诱导针对 HPV 相关肿瘤细胞的特异性免疫。ADXS11-101 治疗宫颈癌和肛管癌的临床试验已初见成效，NCT02002182和NCT02291055是2项已经启动的临床试验，用于研究ADXS11-001治疗HPV相关HNSCC。其他一些以HPV及其相关分子为靶点的临床试验见**表36-1-1**。

表36-1-1 部分以HPV及其相关分子为靶点的临床试验

NCT编号	阶　段	机制/靶点	当前状态
NCT02865135	Ⅰ/Ⅱ期临床	HPV E7多肽疫苗	已启动
NCT03978689	Ⅰ期临床	利用新型融合蛋白CUE-101激活并扩增肿瘤特异性T细胞治疗HPV相关肿瘤	招募中
NCT03821272	Ⅰ/Ⅱ期临床	HPV E6多肽疫苗	招募中
NCT03578406	Ⅰ期临床	HPV E6蛋白特异性TCR的T细胞	招募中
NCT02163057	Ⅰ/Ⅱ期临床	编码E6/E7蛋白的质粒和编码人白介素-12的质粒作为疫苗注射	已完成

第二节　免疫检查点抑制剂在头颈部鳞状细胞癌中的应用

2018年诺贝尔生理或医学奖授予了美国科学家James P. Allison和日本科学家本庶佑，以表彰他们在研究免疫检查点领域做出的贡献。如今，免疫检查点抑制剂成了肿瘤治疗领域的热点，在HNSCC患者的治疗中取得了不少喜人的成果，同时还有很多新型的免疫检查点抑制剂正在研发。

一、抗CTLA-4通路相关治疗

CTLA-4在CD8$^+$T细胞、CD4$^+$T细胞等的表面表达，与共刺激分子CD28竞争结合抗原提呈细胞（APC）表面的B7-1/B7-2分子。相对于CD28，CTLA-4对B7具有更强的亲和力。一方面，CTLA-4可以阻止CD28向T细胞内传递活化信号；另一方面，CTLA-4在结合了B7-1/B7-2后，也会向胞内传递抑制信号，从而使T细胞处于一种耗竭状态，无法行使正常的抗肿瘤功能。

易普利姆玛（ipilimumab）作为第一个被美国FDA批准的抗CTLA-4单抗，

也是第一个免疫治疗药物,用于治疗晚期黑色素瘤,可明显延长患者的生存时间。替西术单抗(tremelimumab)是另一个抗CTLA-4单抗,于2015年被美国FDA批准用于恶性间皮瘤。当前,多项正在进行的临床试验聚焦于易普利姆玛、替西木单抗单用或与其他治疗方法联用治疗HNSCC,见表36-2-1表列出了部分临床试验。

表36-2-1　部分抗CTLA-4通路相关治疗的临床试验

NCT编号	临床试验阶段	治疗方法	当前状态
NCT02812524	Ⅰ期	术前肿瘤内注射易普利姆玛	招募中
NCT01935921	Ⅰ期	易普利姆玛与西妥昔单抗联合IMRT治疗Ⅲ～ⅣB期HNSCC	已启动
NCT03003637	Ⅰ/Ⅱ期	易普利姆玛联用纳武单抗的新辅助疗法治疗晚期/复发HNSCC	招募中
NCT03426657	Ⅱ期	双免疫检查点抑制剂(替西木单抗+度伐单抗)联合放疗治疗局部晚期HNSCC	招募中

二、抗PD-1/PD-L1通路相关治疗

早在2003年,陈列平教授及其团队便使用抗PD-L1单抗结合过继T细胞疗法,延长了PD-L1$^+$小鼠HNSCC细胞系腹腔种植模型的生存时间,这也是抗PD-L1疗法首次成功地地开展体内实验。

2010年,首个抗PD-1单抗临床试验展开,39例罹患不同晚期实体肿瘤的患者接受了不同剂量的MDX-1106治疗,1例大肠癌患者获得完全缓解,1例肾癌和1例黑色素瘤患者获得部分缓解,另有12例患者表现为病情稳定或伴局部肿瘤缩减,这项试验揭开了PD-1/PD-L1免疫治疗的序幕,而MDX-1106就是现在大家熟知的"O药"——纳武单抗。

CheckMate141是一项里程碑式的Ⅲ期临床试验,该研究比较了纳武单抗单用与标准化疗(西妥昔单抗、多西他赛或氨甲蝶呤单用)治疗铂类耐药、复发转移的HNSCC的疗效,免疫治疗组和化疗组中位生存期分别为7.5个月和5.1个月,1年生存率分别为36%和11.6%,达到了一级终点,取得令人欣喜的结果。

对于另一个抗PD-1单抗帕博利珠单抗(也称"K药"),KEYNOTE是一组意义重大的临床试验,KEYNOTE-012最先研究了帕博利珠单抗在PD-L1

阳性(免疫组织化学表达大于1%)的复发/转移HNSCC患者治疗中的安全性和效果,结果达到了18%(8/45)的总体缓解率以及患者良好的耐受;之后KEYNOTE-012增加了一个扩增队列,不考虑PD-L1的表达情况,入组了132例复发/转移HNSCC患者,使用帕博利珠单抗200 mg静脉注射,每3周1次,最后得到的总体缓解率为18%,值得注意的是,在肿瘤PD-L1表达阳性组和阴性组,总体缓解率的差异并没有统计学意义,而当将免疫细胞和肿瘤细胞一起纳入PD-L1评分系统时,发现总体缓解率在PD-L1阳性组(22%)和阴性组(4%)中的差异具有统计学意义,并且对于无进展生存期和总生存期而言,PD-L1阳性组也明显优于阴性组。

随后,关于帕博利珠单抗的研究进一步深入,KEYNOTE-040比较了帕博利珠单抗单用与标准化疗(西妥昔单抗、多西他赛或氨甲蝶呤单用)治疗复发/转移的HNSCC患者,免疫治疗组的中位生存期为8.4个月,化疗组为6.9个月,帕博利珠单抗表现出优势。

之前的研究为帕博利珠单抗作为二线治疗复发/转移HNSCC患者的安全性和疗效提供了有力证据,而让帕博利珠单抗进入一线治疗方案的是KEYNOTE-048研究带来的跨时代意义的结果。KEYNOTE-048是一项随机Ⅲ期临床试验,比较了帕博利珠单抗单用、帕博利珠单抗联合标准化疗(铂类+5-FU),以及西妥昔单抗联合标准化疗(EXTREME方案)治疗既往未接受过化疗或靶向治疗的复发/转移HNSCC患者;并针对PD-L1 CPS ≥ 1、PD-L1 CPS ≥ 20以及总体3组人群,分别进行了疗效和安全性评估。帕博利珠单抗联合标准化疗组相对EXTREM方案组,在3组人群中均显著延长了中位生存期;单药组相对EXTREME方案组,在CPS ≥ 1和CPS ≥ 20组中,患者的中位生存期也显著延长,而在总体人群中并没有表现出劣势,但在3组人群中,单药组相比EXTREME方案组,无进展生存率均显著降低。安全性方面,单药组的不良反应发生率明显低于EXTREME方案组,而帕博利珠单抗联合标准化疗组与EXTREME方案组相当。基于KEYNOTE-048的成果,帕博利珠单抗获美国FDA批准,用于单药一线治疗CPS ≥ 1的复发/转移HNSCC患者,以及与铂类+5-FU方案联用一线治疗复发/转移HNSCC患者(无论CPS为多少);同时帕博利珠单抗还获欧盟委员会批准,单药或联用铂类+5-FU方案一线治疗CPS ≥ 1的复发/转移HNSCC,这真正意义上标志着HNSCC全面进入免疫治疗时代。

由于帕特利珠单抗在HNSCC患者治疗效果方面的不俗表现,大量关于帕特利珠单抗联合其他疗法的临床试验如雨后春笋般涌现,NCT02296684研究帕特利珠单抗单药作为新辅助治疗局部晚期HNSCC患者的疗效;NCT02641093

聚焦于帕特利珠单抗联合术后放化疗治疗复发高风险的HNSCC患者。

PD-1/PD-L1通路中的另一个分子PD-L1也是免疫治疗的热门靶点。一项Ⅱ期临床试验（NCT02207530）表明，度伐单抗作为抗PD-L1单抗，在治疗PD-L1 TPS ≥ 25%的铂类耐药复发/转移HNSCC患者中，客观缓解率达16.2%；而在HPV阳性患者中，客观缓解率达29.4%，具有很大的潜力。阿特珠单抗和（avelumab）也有许多正在进行的治疗HNSCC患者的临床试验。

国产抗PD-1/PD-L1药物的研发速度迅猛。目前，已有4种药物上市，其中包括2款抗PD-1单抗（特瑞普利单抗和信迪利单抗），2款抗PD-L1单抗（卡瑞利珠单抗和替雷利珠单抗），治疗HNSCC患者的相关临床试验也正在进行中。

三、其他新型免疫检查点相关疗法

B7-H3分子作为B7家族的一员于2001年被发现，最开始报道其可以活化T细胞，现在认为B7-H3分子通过结合不同的受体发挥双向作用，在多种肿瘤中可以检测到B7-H3的表达，并对T细胞起到抑制作用。目前有2项正在进行的NCT02475213和NCT04129320临床试验，研究抗B7-H3单抗恩必利珠单抗（enoblituzumab）联合抗PD-1/PD-L1疗法治疗HNSCC患者。

LAG-3也是近几年受到广泛关注的新型免疫检查点分子，其表达在包括CD4+ T、CD8+ T在内的多种免疫细胞表面，起到负性调节作用。多项以LAG-3为靶点的药物relatlimab治疗头颈部鳞状细胞癌正在进行临床试验（NCT04326257和NCT04080804等）。

此外，TIM-3、TIGIT、VISTA等也是最近逐渐被重视的新型免疫检查点，现阶段，仅有一项关于TIM-3抑制剂治疗HNSCC患者的临床试验NCT03652077正在招募中，希望未来能有更多的药物被研发。

--------------------------------- **参考文献** ---------------------------------

[1] Brahmer J R, Drake C G, Wollner I, et al. Phase Ⅰ study of single-agent anti-programmed death-1 (MDX-1106) in refractory solid tumors: safety, clinical activity, pharmacodynamics, and immunologic correlates[J]. J Clin Oncol, 2010, 28(19): 3167−3175.

[2] Bray F, Ferlay J, Soerjomataram I, et al. Global cancer statistics 2018: GLOBOCAN estimates of incidence and mortality worldwide for 36 cancers in 185 countries[J]. CA Cancer J Clin, 2018, 68(6): 394−424.

[3] Burtness B, Harrington K J, Greil R, et al. Pembrolizumab alone or with chemotherapy

versus cetuximab with chemotherapy for recurrent or metastatic squamous cell carcinoma of the head and neck (KEYNOTE-048): a randomised, open-label, phase 3 study[J]. Lancet, 2019, 394(10212): 1915−1928.

[4] Castellsague X, Alemany L, Quer M, et al. HPV involvement in head and neck cancers: comprehensive assessment of biomarkers in 3680 patients[J]. J Natl Cancer Inst, 2016, 108(6): djv403.

[5] Chow L Q M, Haddad R, Shilpa Gupta S, et al.Antitumor activity of pembrolizumab in biomarker-unselected patients with recurrent and/or metastatic head and neck squamous cell carcinoma: results from the phase Ib KEYNOTE-012 expansion cohort[J]. J Clin Oncol, 2016, 34(32): 3838−3845.

[6] Cohen E E W, Soulières D, Le Tourneau C, et al. Pembrolizumab versus methotrexate, docetaxel, or cetuximab for recurrent or metastatic head-and-neck squamous cell carcinoma (KEYNOTE-040): a randomised, open-label, phase 3 study[J]. Lancet, 2019, 393(10167): 156−167.

[7] Harrington K J, Ferris R, Blumenschein Jr G, et al. Nivolumab versus standard, single-agent therapy of investigator's choice in recurrent or metastatic squamous cell carcinoma of the head and neck (CheckMate 141): health-related quality-of-life results from a randomised, phase 3 trial[J]. Lancet Oncol, 2017, 18(8): 1104−1115.

[8] Leemans C R, Snijders P J F, Brakenhoff R H. The molecular landscape of head and neck cancer[J]. Nat Rev Cancer, 2018, 18(5): 269−282.

[9] Qin S, Xu L P, Yi M, et al. Novel immune checkpoint targets: moving beyond PD-1 and CTLA-4[J]. Mol Cancer, 2019, 18(1): 155.

[10] Rowshanravan B N, Halliday N, Sansom D M. Halliday, and D.M. Sansom, CTLA-4: a moving target in immunotherapy[J]. Blood, 2018, 131(1): 58−67.

[11] Safran H, Leonard K L, Perez K, et al. Tolerability of ADXS11-001 Lm-LLO listeria-based immunotherapy with mitomycin, fluorouracil, and radiation for anal cancer[J]. Int J Radiat Oncol Biol Phys, 2018, 100(5): 1175−1178.

[12] Sanmamed M F. Chen L. A paradigm shift in cancer immunotherapy: from enhancement to normalization[J]. Cell, 2018, 175(2): 313−326.

[13] Seiwert T Y, Burtness B, Mehra R, et al. Safety and clinical activity of pembrolizumab for treatment of recurrent or metastatic squamous cell carcinoma of the head and neck (KEYNOTE-012): an open-label, multicentre, phase 1b trial[J]. Lancet Oncol, 2016, 17(7): 956−965.

[14] Vermorken J B, Psyrri A, Mesía R, et al. Impact of tumor HPV status on outcome in patients with recurrent and/or metastatic squamous cell carcinoma of the head and neck receiving chemotherapy with or without cetuximab: retrospective analysis of the phase Ⅲ EXTREME trial[J]. Ann Oncol, 2014, 25(4): 801−807.

[15] Zandberg D P, Algazi A P, Jimeno A, et al. Durvalumab for recurrent or metastatic head and neck squamous cell carcinoma: Results from a single-arm, phase Ⅱ study in patients with >/=25% tumour cell PD-L1 expression who have progressed on platinum-based chemotherapy[J]. Eur J Cancer, 2019, 107: 142−152.

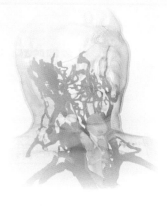

第三十七章

数字化外科技术在头颈外科中的理论研究与临床转化

李 超 蔡永聪

数字化外科技术是集医学、数学、电子信息技术、材料学等多学科技术在外科领域的综合体现，是一门极具创新性的交叉学科。随着计算机辅助设计（computer aided design, CAD）和计算机辅助制造（computer aided manufacturing, CAM）等技术在医学外科领域的应用，医学诊断及治疗逐渐呈现出数字化趋势，并从20世纪后期开始逐渐提出数字化医学的概念。近年来，在数字化信息技术高速发展的时代，伴随医学影像学技术的提高，数字化外科技术也在临床应用中得到进一步发展，逐渐应用于疾病诊断、外科手术方案制订、术前手术模拟及术中导航等。目前，数字化外科技术主要包括三维图像重建技术、CAD/CAM、计算机导航系统、虚拟手术及机器人手术等，为完成精确、安全、高效的外科手术提供技术支持。

[通信作者] 李超，Email: sclichao@qq.com

第一节　数字化外科技术

一、虚拟现实技术

虚拟现实（virtual reality, VR）技术是一种运用计算机模拟生成三维虚拟世界的人机界面技术，能够使模拟者亲临于模拟场景中，并赋予逼真的视觉、听觉、触觉等感官体验。VR技术目前已广泛应用于军事、工业、教育等领域，虽该技术在医学领域中起步较晚，却已在外科手术辅助方面崭露头角，使外科手术指引与术前评估开启了全新的模式。将VR技术应用到头颈部，可以将复杂结构生动立体地表现出来，使抽象的概念变得直观、生动，为手术模拟带来了很大的灵活性。

二、人体三维可视化技术

人体三维可视化技术主要是运用神经网络、深度学习、图像融合、VR、大数据挖掘等人工智能创新技术，将人体内部器官3D建模，以彩色三维可透明的立体结构展现，用来辅助临床医生解决目前所遇到的各种复杂疑难病症。该技术主要是借助CT或MRI图像数据转换为医学数字成像和通信（digital imaging and communications in medicine, DICOM）数据，利用计算机图像处理技术对数据进行分析、融合、计算、分割、渲染等，将器官、血管、肿瘤等目标形态、空间分布进行描述和解释，并可以直观、准确、快捷地将目标从视觉上分离出来，从而为手术方案规划提供决策，实现精准诊疗。

第二节　数字化外科技术在头颈外科
手术中的临床转化与应用

一、数字化外科技术在头颈外科诊断方面的基础研究与应用

CT、MRI、超声、全景片等影像学检查是头颈部外科常用的传统诊断手段，

但存在缺陷。数字化外科技术的兴起,突破了传统医学诊断的局限性,为精确诊断组织结构密度相近的头颈部疾病带来革命性变化。尽管头颈部病变的病理性质多样,但用于诊断的数字化资料仍以CT/MRI图像数据为基础,利用数字化技术将其二维图像进行三维空间重建,术前清晰、准确、直观地显示病变部位及其与周围组织的解剖关系,能精确诊断头颈部病变范围。重建后的三维图像还可以在数字化软件中进行操作,利于头颈外科医师从全方位、多角度了解病变部位及其与周围组织器官的毗邻关系,提高诊断的准确性。此外,利用CAD/CAM技术获得快速成型模型,真实标记病变范围,并且可根据病变性质明确手术范围、降低手术风险。而在颌骨重建方面,CAD/CAM还可利用镜像原理获得病灶侧数据,通过模拟手术显示术后效果,预定手术方案,选择合理供体重建完整的颌骨,为术中增加颌骨重建的精准性提供可靠的依据(见图37-2-1)。

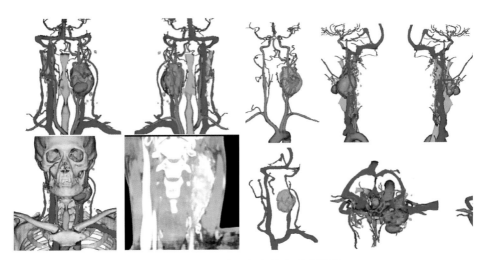

图37-2-1　三维可视化技术重建结果
注:从不同维度显示动脉体瘤的位置及与血管的关系。

二、数字化外科技术在头颈外手术中的基础研究与开发利用

CAD、CAM和VR技术可以在虚拟的环境下,完整地模拟多种手术方案,比较手术效果,选择最佳方案,最终达到恢复良好的外形和对称性,重建后得到良好的形态及功能结果。3D立体打印技术是快速成型技术的一种,它是一种以数字模型文件为基础,运用粉末状金属或塑料等可黏合材料,通过逐层打印的方式来构造物体的技术。此项技术可以将患者的解剖结构一比一的原型复制出来,

呈现出一个立体三维的解剖结构供外科手术方案设计、模拟外科及器官组织的替代等。术前应用CAD/CAM结合3D打印技术可以对下颌骨缺损修复进行精准化定位。最大限度缩短手术时间，精准完成一期修复重建，在努力提高患者生存率的同时最大限度改善患者的生存质量。

利用数字化技术模拟手术及术后效果获得最佳手术方案后，实现该手术方案的准确执行是数字化外科手术的关键。目前，主要依靠术前三维重建模型，运用CAD/CAM技术快速成型获得手术模型，以及计算机术中导航系统实现数字化技术的临床转化。在头颈外科手术中，CAD/CAM技术主要应用于颌面部骨肿瘤切除、骨缺损重建及复杂骨折修复等。通过术前CT/MRI数据进行三维立体模拟并联合CAD/CAM技术及镜像技术快速成型、预制修复体，指导术者手术范围和塑型，简化手术操作，缩短手术时间，减少手术并发症。精准的头颈外科手术还依赖于计算机导航系统、虚拟技术，通过虚拟模型与实际手术过程进行三维空间配准，术中直观显示术区解剖结构及手术器械，拓宽手术视野，实现虚拟手术与实际对象达到交互式映射，为手术安全保驾护航。机器人手术与术中导航技术不同，主要依靠机器人手术臂替代部分医务工作者完成许多复杂的头颈外科手术，并将术中实时图像同步给外科医师，高要求、高标准地精准执行术前手术规划。举例如图37-2-2～图37-2-7所示。

三、数字化外科技术在头颈外科疑难肿瘤评估治疗中的应用

头颈部的解剖结构、组织类型复杂多样，导致头颈部肿瘤病理类型多样、生物学行为多变、组织结构毗邻关系复杂。对于疑难的头颈部肿瘤而言，手术常涉

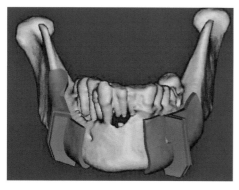
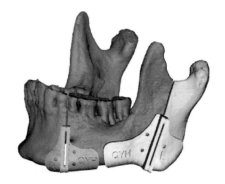

图37-2-2　软件依据肿瘤具体的骨质浸润情况在电脑模拟的模型上做数字化切割，模拟患侧下颌骨的节段性缺损，并设计截骨板和截骨线

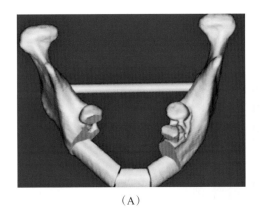
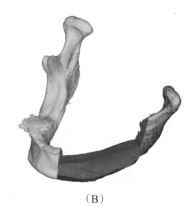

（A）　　　　　　　　　　　　　　　　　（B）

图37-2-3　对缺损下颌骨进行虚拟修复重建

注：（A）设计为游离腓骨；（B）设计为游离髂骨。

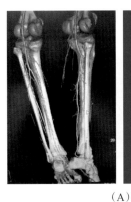
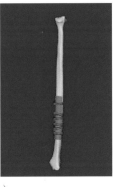
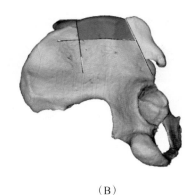

（A）　　　　　　　　　　　　　　　　　（B）

图37-2-4　结合患者皮瓣供区的腓骨、髂骨骨长度、厚度和成角数据，在计算机上确定最佳的截骨区域和范围

注：（A）游离腓骨重建下颌骨，肌皮瓣修复口底及牙龈缺损；（B）游离髂骨重建下颌骨，肌皮瓣修复口颊及牙龈缺损。

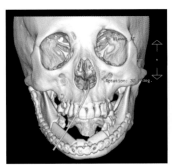
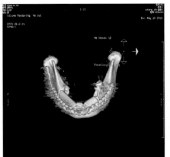
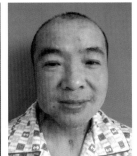

图37-2-5　游离腓骨修复患者复查评估

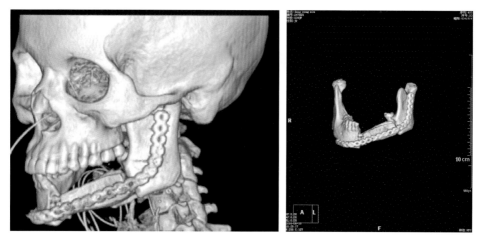

图37-2-6　游离髂骨患者术后

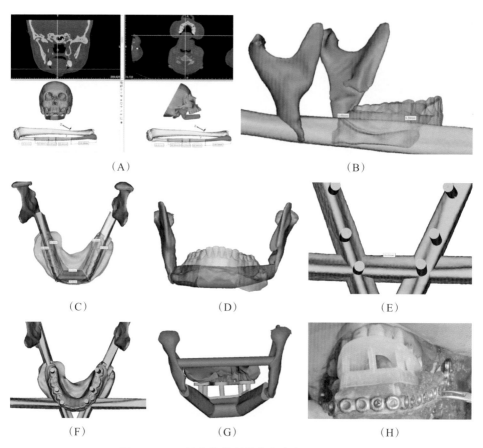

图37-2-7　数字化外科技术完成全下颌骨重建

注：(A～H)为重建过程。

及重要的血管、神经及重要组织器官,因此精确的术前评估是确保手术安全的必要条件。数字化技术从三维角度展示肿瘤及周围结构真实的解剖关系,术前模拟手术过程及术后效果,评估手术风险,制订可行的手术方案,利于术者术中做到"心中有数"。头颈部肿瘤术后效果评估通常采用术后外形及影像学图像表现,存在主观偏差,数字化技术能在三维空间重建和测量方面提供客观的术后评估数据,弥补治疗后传统评估手段的缺陷。同时,可以通过数字化软件将术前、术后重建图像进行对比,评估手术的精确程度,为头颈外科疑难肿瘤术后提供准确的、客观的术后随访及效果评价数据。

目前,还可以采用VR进行手术模拟。首先采集CT及MRI数据,后将数据转化为DICOM格式并进行标准测试,保证图像达到质量标准。对筛选后图像的敏感信息进行脱敏。对DICOM图像的颈部、胸部及病灶区域进行特殊分割,并根据手术需求将分割后的图像进行三维重建。将CT与MRI的图像进行多模态模型融合。医学影像专家对多模态模型进行精度检测。将多模态三维重建模型转化为VR模型,并将血管、神经、骨及肿瘤这些重要结构进行不同染色,方便识别。将染色后的模型导入UE4引擎,实现功能的定制化。安置集群渲染设备、三维扫描器、三维场景扫描仪,装备头戴式显示器、数据手套,模拟手术,在虚拟手术室场景内运用手势操作对模型进行拾取、旋转、缩放、拆分、剖面等操作。反复演练模拟手术过程,力争术中减少手术风险,做到精准切除和个体化修复。举例如图37-2-8~图37-2-11所示。

四、数字化外科技术在头颈外科手术中的展望

2017年,人工智能成为全球科技巨头布局智慧医疗的创新点,2018年,政府报告中将互联网+医疗放在战略发展高度。不管是CAD还是VR技术进行的术前模拟手术,数字化外科技术都能够根据患者的具体数据实现对病灶区域复杂解剖结构与组织环境的识别分析,使传统的经验外科向数字化和精准化发展,并且在术前诊断、手术规划和模拟等各个方面发挥重要的作用,为术中准确切除病变提供了保障,同时对涉及颌骨修复的骨骼塑型和固定钛板长度、形态及钛钉位置确定等提供术前参考。数字化外科技术和3D打印技术在头颈肿瘤的精准治疗及外科修复重建领域将扮演更为重要的作用,将促进头颈部肿瘤治疗向精准化、个体化方向发展,并显著改善患者的术后生存质量,社会效益显著。

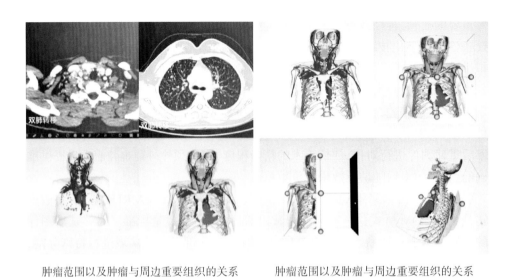

肿瘤范围以及肿瘤与周边重要组织的关系　　肿瘤范围以及肿瘤与周边重要组织的关系

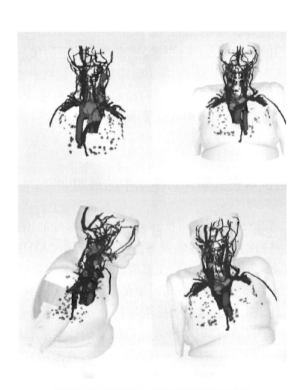

肿瘤范围以及肿瘤与周边重要组织的关系

图37-2-8　三维可视化技术不同维度显示甲状腺癌及转移淋巴结位置、与血管的关系

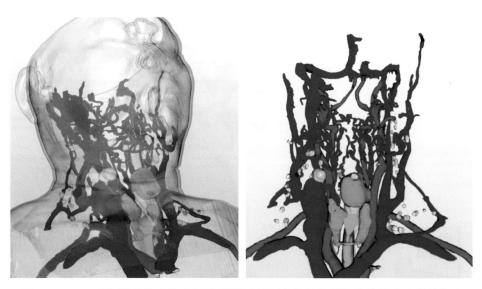

图37-2-9　三维可视化技术重建结果不同维度显示复发喉癌、淋巴结位置、与血管的关系

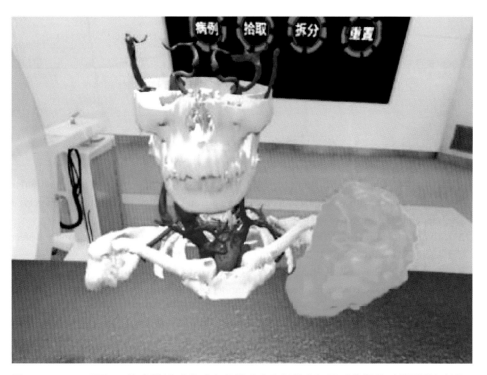

图37-2-10　采用VR技术模拟手术时在虚拟手术室场景内运用手势操作对模型进行拾取、
　　　　　 旋转、缩放、拆分、剖面等操作

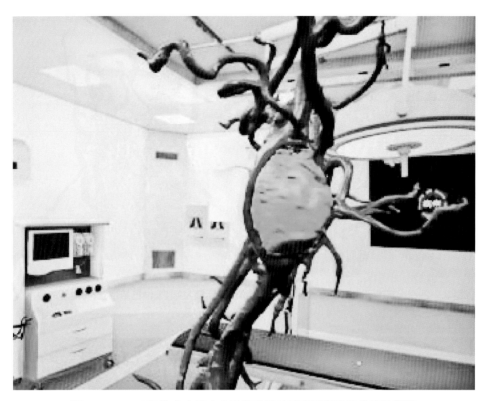

图37-2-11 VR技术应用中去除静脉系统后观察颈动脉体瘤的情况

---------------------------- 参 考 文 献 ----------------------------

[1] Ayoub N, Ghassemi A, Rana M, et al. Evaluation of computer-assisted mandibular reconstruction with vascularized iliac crest bone graft compared to conventional surgery: a randomized prospective clinical trial[J]. Trials, 2014, 15(1): 114.

[2] Byun S H, Lim H K, Yang B E, et al. Delayed Reconstruction of Palatomaxillary Defect Using Fibula Free Flap[J]. Journal of Clinical Medicine, 2020, 9(3): 884.

[3] Foley B D, Thayer W P, Honeybrook A, et al. Mandibular reconstruction using computer-aided design and computer-aided manufacturing: an analysis of surgical results[J]. Journal of Oral and Maxillofacial Surgery, 2013, 71(2): e111-e119.

[4] Li C, Cai Y, Wang W, et al. Combined application of virtual surgery and 3D printing technology in postoperative reconstruction of head and neck cancers[J]. BMC surgery, 2019, 19(1): 182.

[5] Liu Y, Zhang L, Zhou G, et al. In vitro engineering of human ear-shaped cartilage assisted with CAD/CAM technology[J]. Biomaterials, 2010, 31(8): 2176-2183.

［ 6 ］ Olszewski R. Surgical engineering in cranio-maxillofacial surgery: a literature review［J］. Journal of Healthcare Engineering, 2012, 3(1): 53-86.

［ 7 ］ 何海涛, 杨茂进. 快速成型技术在颌面头颈外科中的应用［J］. 创伤外科杂志, 2015, 17 (5): 385-388.

［ 8 ］ 王珏. 数字化技术在颅颌面外科的应用进展［J］. 中国美容医学, 2012, 27(8): 1434-1437.

［ 9 ］ 徐昕, 严君烈, 平飞云, 等. 计算机辅助设计与制作技术在下颌骨缺损个体化钛赝复体修复中的应用［J］. 中华口腔医学杂志, 2011, 46(7): 422-424.

［10］ 徐旭, 朱慧勇, 李志勇, 等. 计算机辅助导航系统在下颌骨缺损修复重建中的初步应用［J］. 中国修复重建外科杂志, 2015, 29(6): 661-666.

［11］ 袁晓燕, 龙洁. 数字化外科技术在颌面部外伤修复重建中的应用与展望［J］. 现代生物医学进展, 2016(14): 2786-2788.

中英文对照索引